儿科手术麻醉病例精选丛书

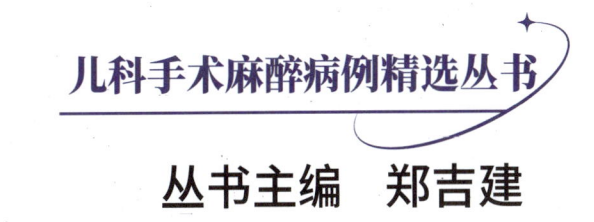

丛书主编 郑吉建

小儿心血管手术
麻醉病例精选

白 洁　张马忠　郑吉建　主　编

XIAO'ER XINXUEGUAN SHOUSHU
MAZUI BINGLI JINGXUAN

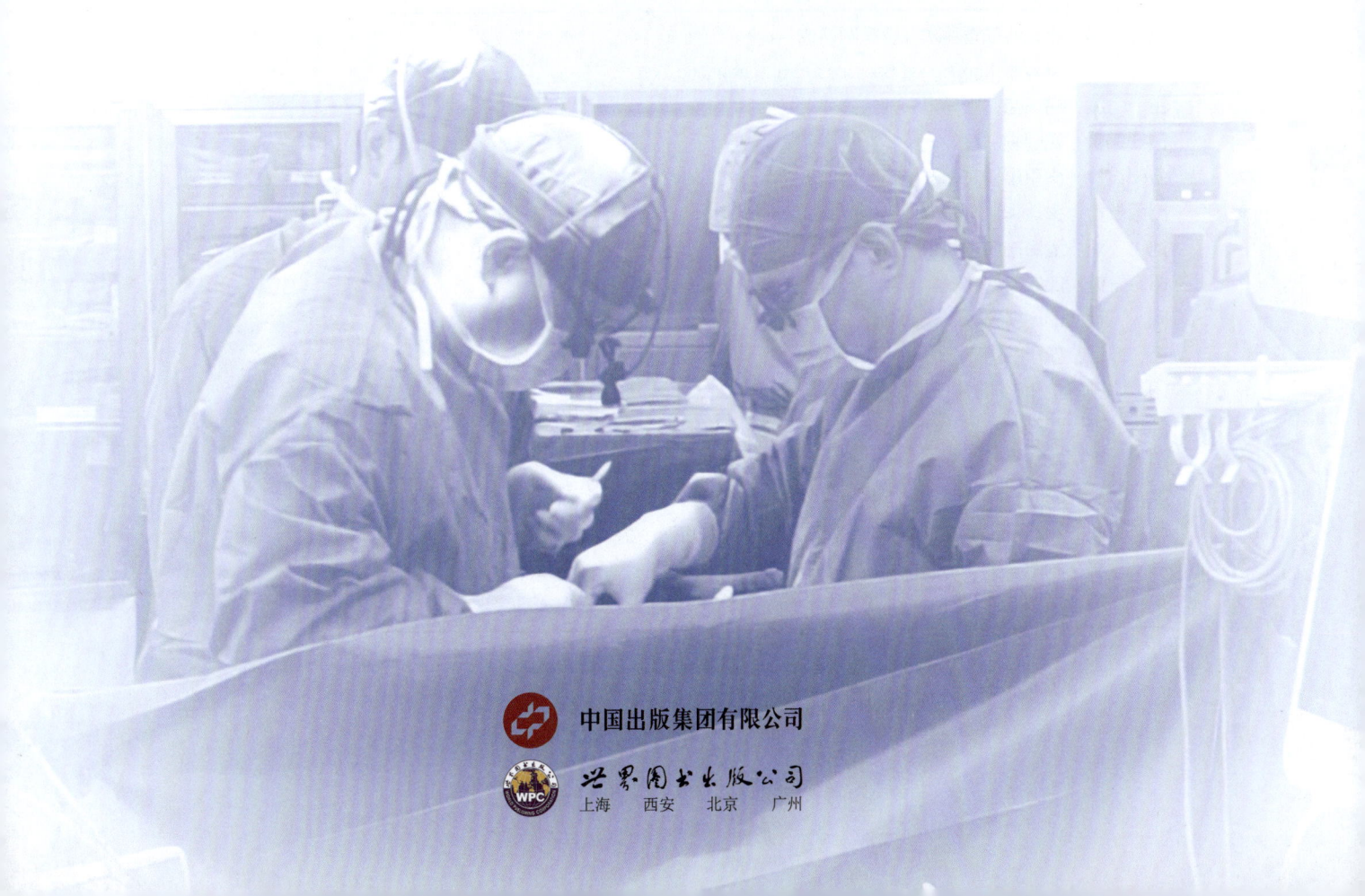

中国出版集团有限公司

世界图书出版公司
上海　西安　北京　广州

图书在版编目(CIP)数据

小儿心血管手术麻醉病例精选 / 白洁，张马忠，郑吉建主编. —上海：上海世界图书出版公司，2023.7
（儿科手术麻醉病例精选丛书 / 郑吉建主编）
ISBN 978-7-5232-0327-9

Ⅰ.①小… Ⅱ.①白… ②张… ③郑… Ⅲ.①小儿疾病—心脏血管疾病—外科手术—麻醉—病案—汇编 Ⅳ.①R726.54

中国国家版本馆CIP数据核字（2023）第061870号

书　　名	小儿心血管手术麻醉病例精选
	Xiao'er Xinxueguan Shoushu Mazui Bingli Jingxuan
主　　编	白　洁　张马忠　郑吉建
责任编辑	沈蔚颖
装帧设计	南京展望文化发展有限公司
出版发行	上海世界图书出版公司
地　　址	上海市广中路88号9-10楼
邮　　编	200083
网　　址	http://www.wpcsh.com
经　　销	新华书店
印　　刷	杭州锦鸿数码印刷有限公司
开　　本	787mm×1092mm　1/16
印　　张	24.00
字　　数	630千字
版　　次	2023年7月第1版　2023年7月第1次印刷
书　　号	ISBN 978-7-5232-0327-9/ R·663
定　　价	268.00元

版权所有　翻印必究
如发现印装质量问题，请与印刷厂联系
（质检科电话：0571-88855633）

编写者名单

主编
白 洁　张马忠　郑吉建

副主编
张瑞冬　胡 洁　黄 悦

审校
陈 煜

参编人员
（按姓氏笔画排序）

马 宁	王 璐	王燕婷	卞 勇	白 洁	吕井井
朱 明	汲 玮	许文妍	许文音	孙 瑛	孙彦隽
孙莉萍	李 波	杨寅愉	吴 赤	但颖之	沈 杨
宋蕴安	张 侃	张马忠	张剑蔚	张瑞冬	陈华林
季莹莹	金立红	周思易	郑吉建	胡 洁	侯慧艳
姜 静	贺 盼	顾洪斌	陶颖莹	黄 悦	黄延辉
黄佳佳	章嘉平	彭哲哲	薛 彬		

序 言

小儿心血管疾病又称先天性心脏疾病，简称"先心病"。此病不仅发病率高，而且还是导致 5 岁以下儿童因疾病死亡的主要原因。随着外科、体外循环、麻醉以及重症监护等技术的发展，目前大型的儿童心脏中心几乎可以通过手术纠治任何先天性心脏病。在这一过程中，麻醉管理在为先心纠治保驾护航、降低不良事件以及改善预后等方面发挥着非常重要的作用。尽管如此，由于先天性心脏病患儿具有年龄跨度大、疾病种类多、病情危重，以及麻醉手术并发症多等特点，先天性心脏病手术麻醉管理极具挑战性，个体化管理和调控是关键。

上海儿童医学中心麻醉科每年完成近 4 000 例的先天性心脏病手术麻醉，是目前国内年实施先天性心脏病手术麻醉数量最多的儿童心脏中心，积累了大量的疑难危重患儿的麻醉管理经验，并建立起相对完善的麻醉管理方案和应急事件的处理流程。2018 年，郑吉建、张马忠、白洁三位教授带领科室同仁将美国波士顿儿童医院麻醉科编写的《小儿心脏麻醉手册》（THE PEDIATRIC CARDIAC ANESTHESIA HANDBOOK）翻译出版，对我国先心麻醉的管理起到了积极的推动作用。虽然《小儿心脏麻醉手册》简洁明了地介绍了当今最新的先心麻醉管理理念和原则，但指导临床实践仍感不足。为此，三位教授带领科室同仁精心挑选了 80 份病例，系统介绍了上海儿童医学中心麻醉科在先心麻醉管理方面成功的经验，同时也分析了存在的不足，并结合最新的管理理念进行了深入的讨论。

本书的病例讨论不仅包括先天性心脏病纠治术的麻醉管理，而且还包括先天性心脏病患儿的非心脏手术和手术室外的麻醉与镇静，几乎涵盖了所有先天性心脏病例的麻醉管理。书中内容不仅仅再现了日常临床工作，而且还结合了最新的先心麻醉管理理念进行深入浅出的讨论，内容精彩，条例清晰，对先天性心脏病手术麻醉的临床实践具有实际指导作用和参考价值。

本人荣幸应邀为该书作序，并乐于向全国的麻醉同道推荐该书，希望该书能对从事先心麻醉工作的医师有所帮助，并对先心患儿的围术期安全保证有所贡献。

江 帆

教授，博士研究生导师
上海交通大学党委副书记
上海交通大学医学院党委书记
2022 年 8 月

前 言

此前，我们首次翻译出版了美国波士顿儿童医院的《小儿心脏麻醉手册》（THE PEDIATRIC CARDIAC ANESTHESIA HANDBOOK）一书，该书不仅全面阐述了儿童先天性心脏病的胚胎发育、病理生理、体外循环与机械辅助循环以及心导管等多方面内容，而且概述了二十多种常见先天性心脏病的解剖特点、手术处理原则以及麻醉管理要点。该书以手册形式编写出版，言简意赅，图文并茂，易于学习和理解，出版后不仅广受小儿心血管麻醉专业人员欢迎，而且对心脏内科、心脏外科以及心脏监护室医师和护士具有重要的帮助作用。

尽管如此，面对复杂危重的小儿心血管手术患儿，仅依靠手册中的麻醉管理原则实施具体的麻醉管理仍显不足，临床工作迫切需要一本基于真实案例的书籍作为参考。国家儿童医学中心（上海），上海交通大学医学院附属上海儿童医学中心麻醉科每年近4 000例小儿心血管手术麻醉，其中疑难危重病例占一半以上。我们经过充分挖掘和分析，精选出80个涵盖小儿心血管直视手术、导管介入治疗手术、诊疗操作镇静及非心血管手术等具有代表意义的麻醉病例，以病例讨论的形式编写了这本《小儿心血管手术麻醉病例精选》。本书不仅真实还原了病例麻醉管理的全过程，而且参考国内外最新资料、专家共识及指南，回顾了相关知识点，同时就麻醉管理过程中的经验和教训或不足之处进行深入剖析，具有非常强的临床参考价值。

本书是上海儿童医学中心麻醉科全体同仁共同努力的结晶，同时得到了心脏外科和体外循环科的大力支持，对同仁的倾力付出表示最真挚的感谢！对那些为我们提供珍贵学习机会的心血管患儿表示最真挚的谢意，对那些不足之处表示深深的歉意！陈煜教授给予了大力支持和指导，并对稿件进行了全面校阅，在此表示深深的感谢！

我们深知，虽经全体编写人员认真编写和集体审稿、尽量减少错误，不足之处依然难免，况且病例讨论又是仁者见仁，智者见智。本书仅代表上海儿童医学中心麻醉科的一家之言，供大家在实践中参考，不足之处敬请读者指正和谅解，我们将在后面的工作中不断改进。

主任医师，博士研究生导师
国家儿童医学中心（上海），上海交通大学医学院附属上海儿童医学中心副院长
2022年8月

目 录

第 1 篇
基础理论

1 心脏大血管发育 3

2 心血管系统的生理概述 10

3 先天性心脏病的病理生理 19

4 先天性心脏病患儿的手术麻醉管理 25

5 体外循环和体外膜肺 43

第 2 篇
先天性心血管疾病的手术麻醉病例讨论

1 腋下小切口房间隔缺损修补术中单肺通气的麻醉管理 55

2 肺动脉瓣下型室间隔缺损修补术的麻醉管理 59

3 婴幼儿房缺、室缺伴重度肺高压患儿纠治术的麻醉管理 63

4 多发室间隔缺损行肺动脉环缩术的麻醉管理 67

5 完全性房室通道缺损合并唐氏综合征患儿行纠治术的麻醉管理 71

6 弯刀综合征伴发心肺功能不全患儿行手术纠治的麻醉管理 75

7 梗阻型完全性肺静脉异位连接患儿行纠治术的麻醉管理 79

8 三房心患儿行纠治术的麻醉管理 84

9 极低体重儿 PDA 结扎的麻醉管理 88

10 新生儿动脉导管动脉瘤切除术的麻醉管理 92

11 主肺动脉窗并发重症肺炎患儿行纠治术的麻醉管理 96

12 孤立性主动脉缩窄患儿行主动脉端端吻合术的麻醉管理 101

13 主动脉缩窄合并室间隔、房间隔缺损患儿行纠治术的麻醉管理 105

14 Williams 综合征患儿手术纠治主动脉瓣上狭窄的麻醉管理 110

15 永存第五主动脉弓合并缩窄伴第四主动脉弓中断手术的麻醉管理 115

16 法洛四联症患儿行根治术的麻醉管理 119

17 法洛四联症患儿根治术中缺氧发作的麻醉管理 123

18 室间隔完整型肺动脉闭锁患儿急诊行 B-T 分流术的麻醉管理 127

19 肺动脉闭锁合并室间隔缺损患儿行肺动脉单源化手术的麻醉管理 131

20 肺动脉闭锁患儿行 B-T 分流手术的麻醉管理 135

21	Taussig-Bing 畸形患儿行大动脉调转术的麻醉管理 140
22	完全性大动脉转位患儿行 Rastelli 手术的麻醉管理 145
23	完全性大动脉转位患儿行 Nikaidoh 手术的麻醉管理 149
24	纠正型大动脉转位患儿行 Senning + Rastelli 手术的麻醉管理 153
25	埃勃斯坦畸形患儿行单心室功能矫治手术的麻醉管理 157
26	埃勃斯坦畸形患儿行一个半心室功能矫治手术的麻醉管理 161
27	三尖瓣闭锁患儿行中央分流术的麻醉管理 165
28	三尖瓣闭锁患儿行 Glenn 手术的麻醉管理 169
29	三尖瓣闭锁患儿行 Fontan 手术的麻醉管理 173
30	二尖瓣反流患儿行二尖瓣置换术的麻醉管理 178
31	三尖瓣反流患儿行瓣膜整形术的麻醉管理 181
32	主动脉瓣狭窄患儿行主动脉瓣交界切开术的麻醉管理 184
33	主动脉瓣二瓣化畸形伴升主动脉扩张患儿行 Bentall 手术的麻醉管理 188
34	心脏横纹肌瘤患儿行左心室流出道疏通术的麻醉管理 192
35	右心室肌间血管瘤患儿行右心室流出道疏通术的麻醉管理 196
36	左心房黏液瘤患儿行心脏肿瘤切除术的麻醉管理 199
37	肥厚型梗阻性心肌病患儿行改良 Morrow 术的麻醉管理 202
38	左冠状动脉异常起源于肺动脉患儿行冠状动脉移植术的麻醉管理 206
39	右冠状动脉-右心室瘘患儿行冠脉瘘修补术的麻醉管理 211
40	双主动脉弓患儿行纠治术的麻醉管理 215
41	肺动脉吊带合并室间隔缺损患儿行矫治术的麻醉管理 220
42	Kommerell 憩室患儿行血管环纠治术的麻醉管理 224
43	室缺修补术后患儿行三尖瓣整形术的麻醉管理 227
44	法洛四联症根治术后患儿行右心室-肺动脉外管道置换术的麻醉管理 230
45	二次开胸患儿术中恶性心律失常的麻醉处理 233
46	新生儿 ASO 术后行延迟关胸术的麻醉管理 237
47	小儿心脏术后急诊行心包切开术的麻醉管理 240
48	多发性大动脉炎患儿行人工血管解剖旁路术的麻醉管理 243
49	慢性缩窄性心包炎患儿行心包剥脱术的麻醉管理 248

50 川崎病后冠脉病变患儿在体外循环下行冠脉搭桥术的麻醉管理 253

51 特发性肺动脉高压患儿行 Potts 分流术的麻醉管理 257

52 暴发性心肌炎儿童行心脏移植术的麻醉管理 262

53 先天性心脏病患儿术后器官捐献(供体)的麻醉管理 266

54 房性心动过速患儿行左心耳切除术的麻醉管理 270

55 短链酰基辅酶 A 脱氢酶缺乏症患儿行房间隔缺损修补术的麻醉管理 274

56 心脏肿瘤患儿手术后发生生物蛋白胶致过敏性休克的处理 278

57 房间隔缺损修补术患儿体外循环期间严重过敏反应的处理 281

第 3 篇
先天性心脏病行非心脏手术麻醉病例讨论

58 法洛四联症婴儿行胆道探查术的麻醉管理 287

59 室间隔缺损患儿行腭裂修补术的麻醉管理 290

60 永存动脉干并发肠穿孔患儿行剖腹探查手术的麻醉管理 293

61 大动脉转位新生儿行急诊剖腹探查术的麻醉管理 298

62 努南综合征患儿行扁桃体腺样体切除术的麻醉管理 302

63 腹膜后巨大畸胎瘤伴左心功能不全患儿行畸胎瘤切除术的麻醉管理 306

第 4 篇
心血管疾病手术室外的镇静/麻醉病例讨论

64 过渡型房室间隔缺损患儿行心导管检查术的麻醉管理 313

65 特发性肺动脉高压患儿行心导管检查术的麻醉管理 317

66 扩张性心肌病伴肺动脉高压患儿行心导管检查术的麻醉管理 321

67 主动脉瓣狭窄新生儿行介入球囊扩张治疗的麻醉管理 324

68 肺动脉瓣狭窄患儿行介入球囊扩张治疗的麻醉管理 327

69 室间隔缺损合并近期上呼吸道感染患儿行心导管封堵术的麻醉管理 330

70 复杂先天性心脏病术后频发心房扑动患儿行射频消融术的麻醉管理 333

71 心动过速性心肌病患儿行支气管镜检查的麻醉管理 336

72 川崎病患儿行心脏磁共振检查的镇静管理 339

73 肺动脉闭锁术后患儿行心脏磁共振检查的镇静管理 342

74 黏多糖贮积症合并重度主动脉瓣反流患儿行心脏 CT 检查的镇静管理 345

75 法洛四联症患儿行心脏 CT 检查的镇静管理 349

76 复杂先天性心脏病患儿心导管室内心搏骤停的处理　352

77 肺动脉高压患儿行右心导管检查术后肺动脉高压危象发作　356

78 室上速患儿射频消融术中并发心包填塞的处理　360

79 室间隔缺损封堵术患儿术中心律失常的麻醉处理　363

80 Fontan术后患儿行心导管造影＋体-肺动脉侧支封堵术中气道出血的麻醉管理　367

第 1 篇 基础理论

心脏大血管发育

了解胚胎期心脏大血管的发育过程，有助于理解各类先天性心血管畸形的发病机制。近年来，通过鸟类和鼠类的心脏发育模型对比，为进一步了解人类心脏发育和先天性心脏病病因学提供了重要支持。

心脏前体细胞

心脏各部分的细胞均来源于未分化的前体细胞。前体细胞受到外部信号的影响进入其最终发育的通路。受精卵细胞反复分裂形成了一个细胞团块，再演变成两层明显的细胞层。上胚层与第二层细胞层分开，而这第二层细胞在鸡中称为下胚层，或在鼠和人中被称为原始内胚层。原肠胚形成阶段，大量细胞迁徙进入囊胚腔，并在其内进行重组，以此形成了三个胚层（外胚层、中胚层和内胚层），从而决定了胚胎发育成未来躯体的雏形。

原肠胚形成过程中的早期，出现了心前细胞。人类原肠胚形成发生在胚胎发育第三周初期，此后成血管细胞即刻出现在生心区。原肠胚形成时期，在最前方移行通过原条的心前细胞构成了原始心管的最前方部分。原肠胚形成之后，未定型的心前细胞进入原条。随后再向两侧移动，在亨森氏结水平与侧板中胚层会合。侧板中胚层然后分裂成两层，脏壁层直接位于内胚层上方，体壁层直接位于外胚层下方。前方的内胚层为脏壁中胚层细胞提供信号，促进其向心前细胞谱系分化。

心前细胞位于上皮样的脏壁中胚层头端。心前中胚层细胞是作为一个单位整体移行，而不是作为一群细胞各自移行。位于胚胎两侧的心前中胚层沿着从头端到前肠门的方向一起向中线移行到达前肠门。当两侧心前中胚层团块的最头端部分在中线会合，整个心前细胞群形成了一个马蹄状的新月形结构，称为第一（主要）生心区。

心内膜前体细胞的移行通路和心前细胞相似，但是也存在重要的差异。心内膜前细胞和内皮前细胞又都被称为成血管细胞。心内膜成血管细胞最先可在脏壁中胚层中被检测出来。心内膜成血管细胞和心前细胞一起向前移行至中线，但它们是作为独立细胞移行的。

心　管

心管的形成

第一生心区的心前细胞向中线移动时，心内膜细胞形成一个微通道网络，随后这些微通道合并成一个外覆心肌的复杂心内膜网络。在正常发育过程中，心内膜的微通道网络很快融合形成一个位于肌性管道内的内皮通道。

心管形成时，通过心背系膜与前肠相连。在襻化过程中，心背系膜退化，仅保留心管的心房和动脉两极的连接。心背系膜中央部分的解体是正常襻化过程的关键步骤，此时动脉和静脉端的附着为襻化的心管提供了"锚定点"。心背系膜的间质部分被称为背侧间充质突起，其在后方突入心房，是第二生心区的衍生物。它是构成房室间隔的重要组成部分，并作为引导肺静脉发育的结构而存在。心背系膜也是发育过程中包括由神经嵴发育出神经结构，并作为一些可能从腹神经管发

3

育而来的细胞进行移行的重要途径。

在心管形成后,心跳很快就启动了,并可观察到血液循环(人胚胎20天时)。随着循环的启动,心脏变成了胚胎中第一个实施其基本成熟功能的器官。

心管的节段分化

传统上认为心管包括所有心脏节段的前体。事实上,当心跳启动时,心管主要包含未来的左心室组织。而流出道、右心室、房室连接节段、心房和静脉窦都是在襻化过程中添加到心脏上的。其实,大多数人类复杂型先天性心脏病的发生都涉及上述结构。流出道(动脉干和圆锥)原基以及右心室和大部分心室间隔及部分心脏静脉极是从前部或第二生心区发育而来。

节段分化产生了胚胎心脏的生理学功能。心管不同区域的快慢交替收缩特性确保了单向的前向血流。心房具有最快的自发收缩性频率,是起搏点活动的部位。心房传导快,房室传导慢,心室传导快,流出道传导慢。快速传导区域显示出快速地收缩-舒张的机械特征,而慢速传导区域则展现出缓慢而持久的收缩。造成先是心房有力地收缩,接着房室连接发生括约肌样的收缩(在房室瓣发育成熟之前),这在心室有力的射血期中阻止了逆向血流的产生。心管的心动周期以流出道的括约肌样收缩(在半月瓣发育成熟前)为结束,这同样阻止了来自主动脉弓的逆向血流。

心管的襻化

当心管因在动脉极和静脉极有新的心脏组织不断加入而延伸时,心管朝右侧弯曲。随着形态改变的持续,心管变得更加复杂。左心室移至心房的前下方,右心室移至左心室右侧,并稍稍靠前。

左心房和右心房的分子学特性由左-右信号机制来决定。左心房和右心房的分子学差异在心房节段出现后的早期就得以建立,其遗传调控则依赖于左-右信号机制。有趣的是,在左-右轴决定异常的小鼠模型中,大动脉转位的发生率通常升高,提示左-右信号机制是影响正常流出道发育的一个可能因素。

襻化不仅决定了心脏的左右侧定位,也决定了心脏各节段彼此的正确关系。襻化过程包含了心管生长、弯曲和旋转的初始阶段。襻化始于房室连接仅与左心室相连,止于流出道仅与右心室相连。襻化的第二阶段是右心房流入道移动到右心室上方,以及主动脉流出道移动到左心室上方的过程,同时在这个过程中,流出道间隔呈脊状隆起,分别与原始肌部间隔和房室垫融合。心室分隔是原始室间孔关闭及室间隔和圆锥隔形成连续的一个过程。

融合

在心脏的腔内表面,内侧弯曲的皱褶在心脏内部形成了一个小型的肌性嵴,位于房室连接和流出道之间,被称为心室漏斗凸缘或心室漏斗嵴。其他关键标志点是房室连接的两个主要心内膜垫,以及两个流出道的心内膜嵴。下心内膜垫和背侧房室心肌相附着,上心内膜垫和腹侧房室心肌相附着。随着融合过程的继续,小型的右侧和左侧的侧房室心内膜垫变得明显起来。两个流出道心内膜垫形成了延展的螺旋嵴,从远端的动脉干终点延伸到尾端的右心室体部。在前方终止于右心室的心内膜垫嵴被称为隔心内膜嵴。在后方终止于右心室的心内膜嵴称为壁心内膜嵴。壁心内膜嵴与右侧的侧心内膜垫相接触,而右侧的侧心内膜垫将与上心内膜垫形成连续。隔心内膜嵴将与下心内膜垫形成连续。随着正常分隔过程中心内膜垫的融合,它们与原发房间隔和背侧间质突起一起共同构建出中央房室间质复合体,该复合体从房室连接延伸到心肌流出道的远端部分。如复杂型转位、永存动脉干和各类四联症型疾病,都是来源于这些正常发育步骤中的偏差。左心室腔和右心室腔通过原始室间孔相互交通。血液从右心室进入心脏的流出道。一个袖口状的心肌结构沿着流出道延伸到位于心包反折高度的主动脉囊处。

● 分 隔 ●

心内膜垫的发育和心肌化

当心脏初步形成时,心肌和心内膜细胞层由一个习惯上被称为"心胶质"的无细胞层将其分开。

心胶质是一种基底膜，位于两层并列的上皮之间（心肌和心内膜），并含有传统的基底膜蛋白。在早期襻化心脏的流出道和房室区域内心胶质发生凝聚，形成相对的突起物。由此形成的心内膜垫，与具有特殊收缩功能的房室连接和流出道心肌一起，起到防止逆向血流产生的作用。房室心内膜垫也参与心脏纤维交叉上间质组织的形成，包括房室瓣和中心纤维体。胚胎期流出道的心内膜垫参与形成主动脉肺动脉间隔、半月瓣和圆锥隔。在心内膜垫的形态发生学过程中，定居到原有的无细胞心胶质中的间质细胞集群来源于心脏的内膜细胞和一个心外膜来源的细胞集群，该细胞集群移行入房室垫，但不进入流出道垫。

内皮侵入心胶质是一个真正的细胞分化过程，从典型的上皮细胞转变成独立移行的成纤维细胞样间质细胞。只有来自流出道和房室垫的心内膜有能力进行这种转变，只有流出道和房室连接处的心肌能够诱导此转变。

心肌化是心内膜垫间质被心肌取代的过程。心脏内所有的间隔结构——室间隔、房间隔和圆锥隔，一定程度上都是通过非心肌的间质垫融合构建的。心肌化承担着肌性圆锥隔和肌性室间隔的流入道及前部流出道的形成。在人类，房室膜性间隔是唯一来源于心内膜垫组织的非心肌间隔结构。

心房分隔

心房分隔和肺总静脉与左心房的连接是正常心脏发育中的紧密关联事件。在心背系膜和心房连续的位置上（大约是在肺芽水平），有一个间质细胞的突起进入心房，即"背侧间质突起"。背侧间质突起是一种来源于第二生心区的衍生物，它延伸入心房腔，和位于原发隔前缘上的间质帽相连。两个主房室垫、背侧间质突起与间质帽最终一起融合，形成了房室间质复合体。

原发隔的心肌部分来源于左心房心肌。原发隔通过其心肌部分的伸长进行生长，原发隔前缘上的间质帽是间质组织，细胞来源于内皮至间质的转变，与心内膜垫中的细胞来源类似。随着原发隔的继续生长，使得原发隔间质帽和背侧间质突起与两个主房室心内膜垫相接触。这些间质组织融合形成房室间质复合体，并使得原发间孔关闭。

原发房间孔关闭前，在原发隔体部出现了继发孔。最初表现为原发隔上出现小孔，然后数量增多，尺寸变大，最后合并成最终的继发孔。继发隔是作为一个位于静脉窦的左侧静脉瓣和原发隔之间的心房顶内褶而开始的。继发隔也标明了左心房和右心房组织之间的界限位置。继发隔的左心房心肌表面出现左心房标记物，而继发隔的右心房心肌表面出现右心房标记物。

心室分隔

因为原始室间孔最初为右心室提供了全部的流入血流，并为左心室提供了全部的流出血流，所以其正确关闭对于心脏的正常发育是至关重要的。原始室间孔的关闭是通过肌部室间隔的生长和房室连接及流出道的心内膜垫融合来协同完成的。

原始肌部室间隔最初是一个新月形的结构，其后边界延伸到下心内膜垫，其前边界延伸到上心内膜垫。原始室间孔关闭的部分过程包括上心内膜垫和下心内膜垫的彼此相向延伸，在人类约孕6周时其接触并融合。肌部间隔的进一步生长导致肌性室间隔嵴和已经融合的心内膜垫组织产生融合。正常的流入道间隔的发育主要取决于下心内膜垫来源的组织和肌部室间隔的交互作用，而光滑的前部室间隔则来源于上心内膜垫和肌部室间隔的交互作用。膜部间隔是肌部间隔和上心内膜垫及下心内膜垫之间最后结合的大致位置。

房室连接和房室瓣的发育

位于原始心房和心室连接部心肌的电生理和生理特性对分隔前的心脏是至关重要的。但是，位于房室连接部心肌、心房心肌和心室心肌之间的心肌连续必须被打断，以便心脏纤维交叉的发育及实现传导系统的正确功能。除希氏束之外，房室心肌和心室肌之间被一层称为纤维化环的纤维绝缘层所隔开。成熟心脏的房室连接部心肌的残余部分被整合入最终的心房肌中。

襻化心脏的房室心内膜垫的间质细胞群和在心脏外表面的房室沟中的间质细胞融合，造成了房室心肌连续的纤维中断。房室沟间质细胞来源于心外膜细胞。人类心脏的心肌连续中断始于孕

52～60天，正常情况下在孕4月底前"完成"。如果房室连接处的绝缘组织没有形成，可能成为临床预激综合征的病因基础。

房室瓣发育可能与房室沟组织的内向性生长过程有关，因为在正常情况下，最终的瓣膜附着点位于心内膜垫组织和内收的房室沟组织之间的位置。房室瓣瓣叶是通过尚不清楚的脱层过程使心内膜垫组织和心肌与心室壁分离来形成的。

脱层过程中，瓣叶的心房面由心内膜垫组织构成，而其心室面主要由心肌构成。心肌层提供了与相关的瓣下张力装置的连续性。随着瓣叶形态发生学的演进，心肌部分消失了。最初，房室瓣叶的末端和致密心室心肌直接相连，或通过心肌的小梁外生突起进行连接。乳头肌来源于两个机制：从最初独立且已经存在的小梁彼此聚合形成乳头肌；或从心肌分离出来的心肌结构加入小梁或自身直接形成乳头肌。二尖瓣乳头肌来源于单个的大型小梁，然后分开成为两个独立的支撑乳头肌。降落伞样二尖瓣病变可能就是这一过程缺陷造成的。三尖瓣乳头肌是通过不同的机制，彼此独立发育而来的；腱索是通过小梁和（或）最初为实心结构的各独立瓣叶逐渐形成开孔及纤维分化而形成的。

传导系统的发育

人类胚胎约在孕33天时，可在组织学上识别出房室结。它位于房室管的后部，下心内膜垫的心室边缘下方的心肌中，并被包括在原始环中。原始房室结直接与房室和心室心肌相连续。从最早期开始，可以注意到一个最终变成希氏束的细胞束从房室结组织的主体部分延伸到心室的心内膜下。在发育中的房室结的主体部分下方，房室沟间质将内收与心内膜垫间质相接触，并环绕未来的希氏束将其收纳入位于心脏交叉部位的纤维绝缘组织中。

传导组织在心室中的分化似乎是通过一个将"工作"心肌募集入传导系统细胞谱系的过程来实现，同时与其脱离细胞周期有关。许多观察支持原始心脏的小梁是连接近端希氏束和心室游离壁的最初传导通路的论点。在成熟心脏中，一小部分小梁可能仍保持作为传导系统的组成部分。与中央房室结-希氏束-束支传导系统相比，壁内浦肯野纤维是一个晚期出现的结构。传导组织的形态学分化是从房室结开始向外进行的。

流出道的形态发生学

主动脉肺动脉分隔

随着位于第四主动脉弓和第六主动脉弓之间、主动脉囊顶部的间质凝聚，主肺动脉间隔初步形成。这一间质是一个神经嵴细胞集群，两根间质凝聚形成的刺突，在流出道的动脉干末端穿透入心内膜垫嵴。分隔是朝心脏方向进行的，随着神经嵴来源的间质刺突融合，分隔完成。随着间隔的形成，动脉干被神经嵴来源的平滑肌细胞分开。随着主肺动脉分隔朝着心脏方向的推进，主动脉干和肺动脉干变得明显。在主动脉肺动脉间隔缺失的情况下，心脏的出口与一个共同动脉干相连，即永存动脉干。如果主动脉肺动脉间隔形成不完全，则就是主肺动脉窗。

半月瓣的发育

半月瓣在主肺动脉间隔和圆锥隔的连接部位上发育。它们来源于壁圆锥嵴和隔圆锥嵴、圆锥心内膜嵴之间形成的小嵴，以及穿透圆锥心内膜嵴的神经嵴来源的间质刺突。心内膜嵴的融合是通过嵴之间的接触，及之后接触位置上内皮细胞消失来完成的。然后这些嵴通过螺旋形或者纽结形结构的主肺动脉间隔来相互连接。

半月瓣瓣叶的发育在分隔形成后马上开始。最初在远端心内膜嵴及间隔垫的动脉面长出实心尖端突出物，将来成为瓣叶组织。瓣窦是通过在瓣叶的出口面进行主动的内皮凹陷而形成的。初始的瓣膜瓣叶是增厚的结构，充满大量的细胞外基质，基质中有心内膜来源的间质细胞密集栖息，其动脉面由立方形的内皮构成，而心室面则为一层扁平的流线型内皮。在瓣窦凹陷完成后，瓣叶进行重构，形成具有成熟半月瓣特征的柔软的纤维组织。

圆锥分隔

圆锥隔的形成是一个多步骤过程。最初，圆

锥心内膜嵴是由被心内膜和心肌包绕的心胶质构成的"简单"结构。小部分心内膜细胞分化成间质细胞后，侵入到心胶质中。随后，圆锥心内膜嵴增大，每一次圆锥心肌括约肌样收缩则将相对的心内膜嵴聚拢来。心内膜嵴逐渐从远端的圆锥向心底部融合，并形成一个初始的间质圆锥隔。当近端的圆锥垫融合，它们就完成了主动脉下和肺动脉下流出道的分隔。然后，心内膜垫组织被心肌组织取代，该过程先发生在近端圆锥隔，最后到远端圆锥隔。圆锥垫的心肌化导致室上嵴和肌部流出道隔的形成。

大血管和冠脉循环的形态发生学

心外膜细胞移行和冠状动脉的发育

在心脏发育过程中，心外膜的发育是一个相对较晚的步骤，但其正确的形成对于冠状动脉、瓣膜和心肌间隙内成纤维细胞集群的正常发育是必不可少的。哺乳动物的心外膜发育始于原始横隔部位的绒毛状突起并外迁，再逐渐爬满心脏表面。移行的细胞最终在心肌表面扁平化，并发育出相当于原始上皮细胞的形态学特征。扁平化过程也使得细胞占据了更大的表面积，使毗邻的细胞簇相互接触，直至形成一个连续的细胞层。我们对人类发育中的这个过程知之甚少，人类的这些重要过程发生在胚胎发育的头两个月。

心外膜下的空间是冠状血管前体血管丛的起源位置。在心脏的胚胎发育过程中，心肌的营养转运有三个序贯且部分重叠的阶段。第一阶段时，先生成一个内衬有心内膜细胞的广阔小梁间窦状隙网，营养物质可能经此流向心肌。第二阶段为心外膜下穿透心肌的内皮细胞通道网络的形成。一小部分的这些通道将与小梁间窦状隙相交通。第三阶段是心外膜下血管网的退化，以及合并形成肌性动脉通道。这些血管结构成形后，会穿透入心室壁和心房壁，建立起一个心肌中的网络结构。血管散布到心脏的腹侧面，然后沿着心脏的沟状结构（特别是房室沟）到达流出道，并在环绕着动脉干的心肌鞘内形成血管丛。这些血管与来源于动脉干周围丛的外向生长毛细血管相合并，最终形成穿入主动脉壁的冠状动脉近段。

主动脉弓的发育

大血管是供血液从心脏流到身体各部分的管道，因此，必须在胚胎循环开始时就形成并有功能（人为孕20～22天）。胚胎的血管是通过血管发生的过程来形成的，即内皮前细胞（成血管细胞）的聚集形成小型内皮通道的网络。背主动脉和主动脉弓是通过独立形成的局部成血管网的融合来构建的。当这些网之间形成交通后，小型内皮通道合并成更大的通道而形成最终的管腔。这些通道是仅含有内皮细胞的有功能血管。降主动脉内的间质细胞和主动脉弓区域内的神经嵴细胞随后共同参与形成动脉中层平滑肌细胞。

初始的胚胎动脉循环在形态学上是双侧对称的，并包括多对主动脉弓血管，将心脏的流出血流连接到成对的背主动脉。背主动脉最初在整个胚胎长度上是成对。成对的主动脉从远端开始融合成单支结构，并反向朝着第七体节进行。随着第一和第二主动脉弓血管退化，仅作为毛细结构保持开放。位于第三和第四主动脉弓血管之间的背主动脉（颈动脉导管）完全退化，没有留下残迹，使得成对的第三主动脉弓血管变成从主动脉囊/干复合体到胚胎头部的唯一血流来源。第三主动脉弓血管成了最终的颈总动脉的前体。位于背主动脉分叉的右背主动脉完全退化；使得右侧的第四主动脉弓血管成为一个短蒂，连接右第七节间动脉（未来的锁骨下动脉）到主动脉囊/干复合体。右第六主动脉弓血管变成了右肺动脉。左第六主动脉弓血管变成了左肺动脉和动脉导管，动脉导管将来源于肺丛的远端肺总动脉和左肺动脉在位于左背主动脉和左第四弓血管连接处水平上连接到左背主动脉。左背主动脉在其整个长度上还是非常通畅，但是出现重构，所以最终的左第四主动脉弓血管、动脉导管和左第七节间动脉（未来的左锁骨下动脉）在一个很小的跨度内全都连接到左背主动脉。椎动脉来源于七根颈节间动脉之间形成的吻合。在节间动脉之间的连续建立以后，它们与背主动脉的连接则退化（变成锁骨下动脉的第七节间血管的连接除外），使得椎动脉最终起源于锁骨下动脉。

肺静脉的发育

胚胎心背系膜中出现的一束内皮细胞，即是肺总静脉前体组织。内皮束形成了一个管腔，最初为一个中线结构。随着背侧间质突起的发育并在原始肺静脉右侧突入心房腔，肺静脉移至中线左侧。在正常发育过程中，背侧间质突起的持续发育、这一间质的心肌化以及伴随的原发隔发育，最终使肺静脉连接到左心房。因此，肺静脉的发育并非是心房壁外向性生长的产物。最初的肺总静脉开口重构成为成熟心脏中四个分开的肺静脉开口。肺静脉壁最初不是肌性的。但随着发育的演进，环绕着这些静脉形成了心肌袖。

体静脉的发育

胚胎的体静脉也是通过血管发生来形成的。最初有三个双侧结构的体静脉引流：卵黄囊静脉、脐静脉和主静脉系统。卵黄囊静脉引流胚胎的胃肠道及肠衍生结构。脐静脉将来自胎盘的氧合血输送到心脏。主静脉系统接收来自胚胎头、颈和体壁的回流血液。所有这三路血液都引流入原始心管的静脉窦。成熟的体静脉系统是在胚胎静脉系统的基础上，通过退化、重构，以及替代等一系列复杂变化而最终建成的。

静脉窦最初是双侧对称的，以其左右"角"来与左右总主静脉、脐静脉和卵黄囊静脉相连接。在正常情况下，左侧的主静脉、卵黄囊静脉、脐静脉系统和静脉窦左角的连接出现退化，心脏中的冠状窦成为一个静脉窦左角的主要衍生物得以保留。当胚胎静脉和左静脉角之间的连接退化失败时，就能看到永存左上腔静脉。静脉窦的右角在正常情况下容纳了整个体静脉引流，除了部分心脏血流经冠状窦回流。此外，成熟心房中位于腔静脉开口之间的组织来源于静脉窦的右角。

左右卵黄囊静脉通过一个静脉丛相互连接，该静脉丛将来演变成肝窦。左卵黄囊静脉在失去和静脉窦左角的连接后退化。因此，胚肠的整个静脉系统在正常情况下经右卵黄囊静脉回流到心脏。右卵黄囊静脉至右静脉窦的连接，作为下腔静脉的终末部分，从胎儿期持续到成体阶段。

左脐静脉也失去了其和静脉窦左角的连续，右脐静脉作为一个独立结构也退化了。左脐静脉与静脉导管（来源于卵黄囊静脉的肝丛）形成吻合。静脉导管在生命发育成熟时关闭，之后再无任何胚胎脐静脉系统的衍生结构和心脏相连或持续存在。

主静脉系统最初包括双侧前主静脉和双侧后主静脉。前后主静脉在静脉窦水平的融合形成了总主静脉。左前主静脉失去了其与静脉窦左角的连续，但正常情况下，其在心脏表面有部分残留，作为冠状静脉血流进入冠状窦的一个通道，被称为左心房斜静脉。左前主静脉的另一部分保留下来形成左颈内静脉。随着左前主静脉失去与心脏的连续，其通过主静脉间吻合与右前主静脉连续，此主静脉间吻合在甲状腺静脉和胸腺静脉之间形成；这个血管间的连接部分将作为左头臂静脉而持续存在。右前主静脉位于右心房和近端左前主静脉引流（经主静脉间吻合）之间的部位变成正常的右上腔静脉。

后主静脉是胚胎静脉引流系统中唯一能最终保持两侧对称的结构。两根后主静脉的大部分退化，并失去其和静脉窦的直接连续。后主静脉最初引流体壁、性腺和肾脏结构。其对体壁的静脉引流功能被上主静脉丛所取代，而性腺和肾脏静脉引流被下主静脉丛夺取。

后主静脉、上主静脉和下主静脉床一起形成部分的下腔静脉，该节段与卵黄囊静脉来源的下腔静脉相连，后者直接连接到右心房。在胎儿和成熟体循环中的后主静脉残迹局限于下腔静脉的最远端部分（由左右后主静脉的吻合形成）和髂总静脉。下腔静脉的后主静脉来源部分与下腔静脉的上主静脉节段相连。上主静脉系统是奇静脉及半奇静脉的起源位置，通常情况下在肾静脉和髂总静脉之间与下腔静脉相连。下腔静脉的上主静脉节段与下腔静脉的下主静脉节段相连，下腔静脉的下主静脉节段在连接卵黄囊静脉通路进入心脏之前，收集性腺静脉和肾静脉回流。

在上主静脉和下主静脉系统中，最初的血管结构是双侧对称的，然后左侧通路退化，右侧通路留存，形成下腔静脉位于右侧的典型位置。静脉的形态发生学机制可能依赖于正确的左-右信号转导。这是一系列特别重要的发育关系，可持续存在于那些下腔静脉中断合并奇静脉连续的患儿中,这些患儿的肝静脉直接引流入右心房。

(孙彦隽)

参考文献

[1] Streeter GL. Developmental horizons in human embryos. Description of age group XI, 13-20 somites, age group XV, XVI, XVII, and XVII. Contrib Embryol, 1948, 32: 133-203.

[2] Lough J, Sugi Y. Endoderm and heart development. Dev Dyn, 2000, 217: 327-342.

[3] Goss CM. The physiology of the embryonic mammalian heart before circulation. Am J Physiol, 1942, 137: 146-152.

[4] Verzi MP, McCulley DJ, De Val S, et al. The right ventricle, out flow tract, and ventricular septum comprise a restricted expression domain within the secondary/anterior heart field. Dev Biol, 2005, 287: 134-145.

[5] Conlon RA. Retinoic acid and pattern formation in vertebrates. Trends Genet, 1995, 8: 314-319.

[6] Dersch H, Zile MH. Induction of normal cardiovascular development in the vitamin A-deprived quail embryo by natural retinoids. Dev Biol, 1993, 160: 424-433.

[7] Kostetskii I, Jiang Y, Kostetskaia E, et al. Retinoid signaling required for normal heart development regulates GATA-4 in a pathway distinct from cardiomyocyte differentiation. Dev Biol, 1999, 206: 206-218.

[8] Xavier-Neto J, Shapiro MD, Houghton L, et al. Sequential programs of retinoic acid synthesis in the myocardial and epicardial layers of the developing avian heart. Dev Biol, 2000, 219: 129-141.

[9] McCulley DJ, Kang JO, Martin JF, et al. BMP4 is required in the anterior heart field and its derivatives for endocardial cushion remodeling, out flow tract septation, and semilunar valve development. Dev Dyn, 2008, 237: 3200-3209.

[10] Layton WM, Jr. Random determination of a developmental process: reversal of normal visceral asymmetry in the mouse. J Hered, 1976, 67: 336-338.

[11] Kitamura K, Miura H, Miyagawa-Tomita S, et al. Mouse Pitx2 defi ciency leads to anomalies of the ventral body wall, heart, extra- and periocular mesoderm and right pulmonary isomerism. Development, 1999, 126: 5749-5758.

[12] Sissman NJ. Cell multiplication rates during development of the primitive cardiac tube in the chick embryo. Nature, 1966, 210: 504-507.

[13] Davis CL. The cardiac jelly of the chick embryo. Anat Rec, 1924, 27: 201.

[14] Van Mierop LH, Alley RD, Kausel HW, et al. The anatomy and embryology of endocardial cushion defects. J Thorac Cardiovasc Surg, 1962, 43: 71-83.

[15] Pexieder T. Prenatal development of the endocardium: a review. Scan Electron Microsc, 1981, 223-253.

[16] Lamers WH, Viràgh S, Wessels A, et al. Formation of the tricuspid valve in the human heart. Circulation, 1995, 91: 111-121.

[17] Hogers B, DeRuiter MC, Baasten AM, et al. Intracardiac blood flow patterns related to the yolk sac circulation of the chick embryo. Circ Res, 1995, 76: 871-877.

[18] Manner J. Does the subepicardial mesenchyme contribute myocardioblasts to the myocardium of the chick embryo heart? A quail-chick chimera study tracing the fate of the epicardial primordium. Anat Rec, 1999, 255: 212-226.

[19] Van Mierop LH, Gessner IH. The morphologic development of the sinoatrial node in the mouse. Am J Cardiol, 1970, 25: 204-212.

[20] Bartelings MM, Gittenberger-de Groot AC. The arterial orifi ce level in the early human embryo. Anat Embryol (Berl), 1988, 177: 537-542.

[21] Hyams VJ, Manion WC. Incomplete differentiation of the cardiac valves. A report of 197 cases. Am Heart J, 1968, 76: 173-182.

[22] Miyabara S, Ando M, Yoshida K, et al. Absent aortic and pulmonary valves: investigation of three fetal cases with cystic hygroma and review of the literature. Heart Vessels, 1994, 9: 49-55.

[23] Phillips MT, Kirby ML, Forbes G. Analysis of cranial neural crest distribution in the developing heart using quail-chick chimeras. Circ Res, 1987, 60: 27-30.

[24] Miyagawa S, Ando M, Takao A. Cardiovascular anomalies produced by nimustine hydrochloride in the rat fetus. Teratology, 1988, 38: 553-558.

[25] Kurihara Y, Kurihara H, Oda H, et al. Aortic arch malformations and ventricular septal defects in mice deficient in endothelin-1. J Clin Invest, 1995, 96: 293-300.

[26] Lindsay EA, Botta A, Jurecic V, et al. Congenital heart disease in mice defi cient for the DiGeorge syndrome region. Nature, 1999, 401: 379-383.

心血管系统的生理概述

心血管系统由心脏、动脉、静脉和毛细血管组成。心脏通过节律性收缩与舒张将血液泵入血管,为身体各个部位提供充足的血液供应。血管系统不仅是血液流通的管道,还在调节全身血液流动过程中发挥重要的作用。心脏和血管系统分工协作,向组织和器官提供足够的氧和营养物质以满足其代谢需求和维持正常的生命活动。心血管生理学是围术期管理的重要理论基础,学习心血管生理学将有助于提高麻醉医师的围术期管理水平和改善患儿的术后转归。本章节将介绍血流动力学基本原理、心脏机械运动的基本过程以及调节心血管功能的重要因素。

血流动力学基本原理

血流动力学是指血液在心血管中流动产生的运动力学,涉及物理学和生理学。以血流动力学的基本原理为基础,分析心血管功能的各种影响因素,对于围术期心血管功能的管理具有非常重要的意义。

心血管系统也称为循环系统,同样遵循流体运动的一般物理规律。物理学中流量计算公式为 V = Q/A,(V 为流速,Q 为体积流量,A 为管道截面积),其反映了血流流速、流量和血管截面积的关系,即流速与单位时间内的血管流量呈正比,与血管的横截面积呈反比。当循环流量恒定时,毛细血管中的血流速度最慢,而主动脉的血流速度最快,这是因为毛细血管床总横截面积最大,而主动脉横截面积最小。多普勒超声技术通过测量主动脉血流的速度时间积分和主动脉瓣环直径推算心脏每搏输出量,可用于指导临床血流动力学管理。

影响血流量的物理因素

物理学中的欧姆定律(Ohm's law)和泊肃叶定律(Poiseuille's law)同样适用于心血管系统。经典的 Ohm 定律:电流 = 电压/电阻,根据这个公式,可以理解为血管流量(Q)与血管两端的压力差(Pi − Po,Pi 为流入压力,Po 为流出压力)成正比,而与血流阻力(R)呈反比,即 Q =(Pi − Po)/R。Poiseuille 定律描述了影响液体流动的各种物理因素间的关系,Q =(Pi − Po)πr^4/8ηL(Q 为管道流量,Pi − Po 为管道两端的压力差,r 为管道半径,η 为流体黏滞系数,L 为管道长度)。联合 Ohm 定律和 Poiseuille 定律可以推出阻力公式:R = 8ηL/πr^4。由此可见,血管直径的微小改变可以显著增加血流阻力。从动脉至静脉系统,循环系统中的压力逐步下降。在循环系统中,动脉系统呈串联式存在,当血液流至小动脉时,血管半径显著减小,阻力明显增加,而压力显著下降。在临床上,通过血管活性药物收缩或扩张外周血管,改变其半径,可调节血管阻力。硝普钠主要扩张小动脉,会显著降低外周阻力,减少心脏后负荷,增加心排量。尽管单支毛细血管半径比小动脉还小,但毛细血管网络以并联模式存在,毛细血管的总阻力低于单支毛细血管阻力,从小动脉至毛细血管,阻力未显著增加且压力下降也并不明显。而在肺动脉高压终末期,部分并联的肺毛细血管功能性丧失,导致肺毛细血管阻力的进一步增加和肺动脉高压恶化。血黏度增加也是导致外周血管阻力增加的重要因素之一,可造成血流量减少。法洛四联症患儿通常伴有代偿性红细胞增多,表现为血细胞比容(Hematocrit,Hct)升高,而高 Hct 又会明显增加血黏度,引起外周血管阻力升高和血流速度减慢,最终导致组织器官灌注不足。红细胞增多与血黏度增加、器官低灌注密切相关,所以应重视对患儿围术期 Hct 的调控管理。

血管壁剪切应力

大量研究表明,剪切应力在维持血管内皮细胞结构与功能完整性过程中起着十分重要的作用,也是诱发心脑血管疾病的重要因素。剪切应力是指流动血液与血管内皮之间摩擦所产生的作用于血管壁的力,相当于流体的剪切黏度系数与剪切速率的乘积,即 $\tau = \gamma \cdot \eta$,其中:τ 为剪切应力,γ 为剪切速率,η 为剪切黏度系数。假设血管是非弹性圆柱管,那么剪切速率就是血液流动速度相对血管半径的变化速率,即 $\gamma = du/dr$,其中 u 为血流速度,r 为血管半径。由此可见,血流速度越快,血管壁的剪切速率越大,血管壁的剪切应力也就越大。Hagen-Poiseuille 方程将血管壁的剪切应力与血流量联系起来:$\tau = 4\mu Q/\pi R^3$,此公式表明,血管壁上的剪切应力与血流量成正比,与血管半径的三次方成反比。近 20 年来,随着磁共振、三维超声向量、血流成像等技术的不断发展,现可以较为容易地测量剪切应力。正常范围内的剪切应力有助于维持血管内皮完整性,过高或者过低均对人体有害。先天性心脏病患儿术后血管异常可改变血管壁剪切应力,并最终影响血管内皮的结构和生理功能。主动脉弓手术或动脉吻合术不仅可以增加剪切应力,促进湍流生成,超高的剪切应力还可能导致血管内膜撕裂,形成动脉瘤。

心血管系统的顺应性

心血管系统的顺应性反映跨壁压改变导致器官或血管容积变化的能力。心室和血管的顺应性各不相同,通常外周静脉的顺应性>心室>中心静脉>动脉>小动脉和毛细血管。与左心室相比,右心室的顺应性更高,所以右心室能够承受大量血液回流而不会大幅地增加心室压力。与动脉相比,静脉壁更薄,顺应性更大且为动脉的 20~30 倍,所以,大部分循环容量都被储存在静脉系统中,治疗性扩容对静脉容量的影响更大。

心泵功能

心肌细胞的特殊结构和功能

心脏是血液流动的源动力,通过心脏的收缩与舒张,推动血液在循环系统中流动。不同于其他组织细胞,心肌细胞含有肌动蛋白、原肌球蛋白、肌联蛋白、肌钙蛋白复合物以及肌球蛋白等多种蛋白组成的肌丝。肌丝又分细丝和粗丝,平行重叠排列后构成肌节,具有收缩作用,是心肌收缩的基本单位。肌节长度处于 2.2~3.5 μm 时肌丝重叠程度最佳,肌节过短时,细丝弯曲,而肌节过长时,肌丝重叠减少,这些均不利于心肌主动张力的产生。

粗丝的主要成分是大分子肌球蛋白,约由 300 个肌球蛋白分子组成。肌球蛋白头端彭大呈球状,含有肌动蛋白-肌球蛋白 ATP 酶,负责 ATP 水解与能量释放,并使肌动蛋白和肌球蛋白的横桥松弛。ATP 的水解量决定肌动蛋白和肌球蛋白连接与断开的速度,进而决定了心肌纤维的收缩速度。

细丝由肌动蛋白、原肌球蛋白和肌钙蛋白组成。肌动蛋白是由一条多肽链构成的球形分子,又称为球状肌动蛋白。肌动蛋白排列成一系列重复单位,形成两股 α 螺旋链,螺旋链之间的叉指状蛋白则称为原肌球蛋白。肌钙蛋白复合物以一定的间隔附着在肌球蛋白上,复合物由三个亚单位组成:肌钙蛋白 T 附着在原肌球蛋白上;肌钙蛋白 C 为高亲和力的钙结合位点;肌钙蛋白 I 抑制肌动蛋白-肌球蛋白间的相互作用。这些蛋白在肌丝滑行中起着非常关键的作用。在临床上,血清肌钙蛋白的升高不仅能够反应心肌细胞的损伤,且特异性和敏感性均高于常用心肌酶谱检测。

线粒体是心肌细胞的动力源,能够产生心肌细胞收缩所需的大部分 ATP。成年心肌细胞含有大量的线粒体,约占细胞体积的 30% 以上,通过氧化磷酸化能够满足90%以上的能量需求。在正常生理条件下,脂肪酸的氧化作用优于其他营养物质;在应激情况下,心肌细胞还可以通过氧化葡萄糖、乳酸、氨基酸和酮体来获得能量。胎儿的心肌细胞糖酵解和乳酸生成率高,脂肪酸氧化途径产生的ATP不足15%。不同部位的线粒体形态特征和功能有所不同。肌原纤维间质线粒体主要用于肌球蛋白和肌浆网ATP酶的能量供应,膜下线粒体主要参与离子稳态作用,而核周线粒体可能与基因的转录和翻译有关。

肌膜(即心肌细胞膜)是由胶原、糖萼以及质膜等组成的脂质双分子层结构,包含闰盘和心肌横管两大组成部分。闰盘是心肌纤维连接处特有的结构,是心肌的一个重要特征,由相邻的两个心肌纤维分支出的短突嵌合而成。闰盘内存在3种不同的连接复合体:桥粒、黏着连接和缝隙连接。缝隙连接由连接蛋白家族的蛋白质组成,是相邻细胞间化学和电耦合的基础,并保证了细胞之间的电和代谢传递,而桥粒和黏着连接则构成心肌细胞间的机械性连接。闰盘是保证心脏作为整体同步工作的基础,构成闰盘的成分蛋白发生突变会引发多种心肌病,包括心律失常综合征、心肌疾病等。

肌膜内陷形成横管(T管),T管与细胞内肌浆网相连,将动作信号迅速传递至心肌细胞内部,并通过受磷蛋白来调节钙离子的流动。受磷蛋白通过抑制钙离子与肌浆网上的Ca^{2+}-ATP酶结合,阻止钙离子进入胞质,而受磷蛋白的磷酸化可以逆转这种抑制,促进钙离子内流,引起心脏收缩。有大量研究表明,心力衰竭、败血症以及扩张型心肌病等患儿的心肌受磷蛋白活性降低。心肌细胞中其他细胞器,如α微管蛋白、β微管蛋白、内质网、细胞核、高尔基体等,也在心肌细胞收缩过程中发挥着重要作用。

心肌收缩从动作电位开始,通过兴奋-收缩偶联最终形成机械收缩。电脉冲传递到心肌,心肌细胞去极化,并沿着肌纤维膜和横管系统传导,通过闰盘的缝隙连接将脉冲传播到邻近的心肌细胞。细胞外高浓度的钙离子通过肌膜和T管上的电压门控钙通道进入细胞内,导致细胞内钙离子浓度升高,而钙离子浓度升高又通过兰尼碱受体,促使肌浆网内的钙离子释放,进一步提高细胞内的钙离子含量。这个过程亦称为钙诱导的钙释放。发生兴奋收缩偶联时,胞质内钙离子浓度可增高近百倍。当细胞内的钙含量上升时,钙与肌钙蛋白C结合,使原肌球蛋白和肌钙蛋白的构象发生改变,拮抗了肌钙蛋白Ⅰ的作用,暴露了肌动蛋白上的肌球蛋白结合位点,促使肌动蛋白与肌球蛋白头部结合形成横桥,横桥带动细丝向粗丝间隙内滑动,肌纤维收缩,之后肌浆网钙ATP酶泵逆浓度差将细胞内的钙离子泵回肌浆网。同时,肌膜通过钠-钙交换和钙泵将钙离子排出,从而降低细胞内的钙离子浓度以及促使肌动蛋白与肌球蛋白解离。心肌收缩的力量和速度与细胞内游离钙离子的量成正比。新生儿心肌细胞不仅体积小,而且缺乏T小管,肌浆网的发育也不完全,钙诱导的钙释放有限,而细胞外钙离子的跨膜运动在兴奋收缩耦联中的作用更为突出。因此,新生儿的心肌收缩力更多依赖于细胞外游离钙离子浓度。

心肌收缩的力学机制

心肌收缩存在两种不同类型的力学机制:等长收缩和等张收缩。等长收缩时,心肌长度不变而张力增加。在静息状态下,拉伸心肌到不同长度时的张力称为静息张力,静息张力与长度的关系呈指数型曲线。当固定长度的心肌被激活时会产生额外的张力,称为主动张力。总张力为静息张力和主动张力之和。在等长收缩时,心肌产生的张力取决于肌肉收缩时长度,过短或过长均不能产生最大张力。在等张收缩时,张力保持不变,心肌缩短。当心肌收缩时,前负荷(心肌静止时的负荷)和后负荷(心肌收缩时的负荷)决定了心肌收缩时的总负荷。在心肌收缩过程中,最初以固定长度进行等长收缩,直到产生与总负荷同等的张力时,再进行等张收缩。

心动周期

心动周期是指一个完整的心脏收缩和舒张过程。心腔的压力、容积随着心动周期时相的变化而变化。了解心动周期对于评估心功能有着重要意义。压力-容积环(P-V环)反映了一个心动周期中心室压力和心室容积之间的关系(图 1-1)。P-V 环可分为四个时相：等容收缩、心室射血、等容舒张、心室充盈。以心室肌收缩的力学机制为基础，每个时相对应特定的长度-张力关系。左、右心室心动周期大致一致，但压力容积环的表现有所不同。以左心室为例，在心动周期过程中，随着 A~E 的时相变化左心室压力和容积变化。

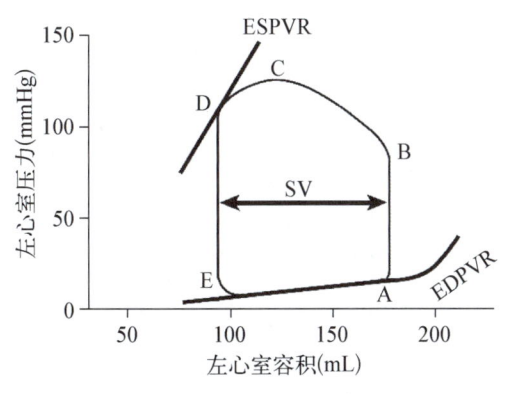

图 1-1 左心室压力-容积环

在舒张末期，左心室开始收缩，左心室内的压力上升，房室瓣关闭，这时心室腔内压力仍低于主动脉压力，主动脉瓣尚未打开，血液处于密闭腔室中，左心室的容积保持不变，但心室内压力迅速增加，这段短暂的时间即为等容收缩相。在 P-V 环中表现为 A~B 点的垂直线。

当左心室内压力超过主动脉压力时，主动脉瓣打开，随着心室和主动脉之间压力和能量梯度的发展，左心室开始射血。射血过程分为短暂的快速射血期和较长的慢速射血期。在快速射血期，心室和主动脉的压力大幅升高，达到峰值后终止。此后，心室壁张力、心室内压力、心室射血率均下降。在快速射血期内左心室压力超过主动脉压力，射血量占每搏量的 80% 以上；在慢速射血期内主动脉压力超过了左心室压力，虽然压力梯度逆转，但因动脉壁拉伸产生势能，所以仍能维持血液从左心室流入主动脉，而射血速度显著减慢。在 P-V 环中表现为 B~D 点。C 点为心室压力最高点。射血时产生的左心室容积变化量即每搏量，取决于心肌细胞的收缩程度。当主动脉瓣关闭后，左心室收缩结束，此时呈现的压力和容积分别为左心室收缩末压(left ventricular end-systolic pressure，LVESP)和左心室收缩末容积(left ventricular end-systolic volume，LVESV)。心室射血末期斜率即心肌收缩末压力-容量关系斜率(end-systolic pressure-volume relationship，ESPVR)，反映心肌收缩力。在心室收缩过程中，单个心肌细胞的收缩是偏心、等张及等长收缩的组合，而心室收缩模式复杂而精致，并使心室收缩效率达到最大化。整个心脏收缩时心肌纤维相互协同产生扭力，心室形态结构的改变类似拧毛巾动作，能量消耗最小。研究表明，在单心室生理患儿的心室收缩中并无形态学上的"拧"动作，这使得单心室患儿的心肌收缩耗能多，效率低。

主动脉瓣关闭标志着左心室舒张期开始，此时心室内压高于心房内压，房室瓣仍然关闭，心室处于密闭腔室，心室内压迅速下降，而心室容积基本保持不变。从主动脉瓣关闭到房室瓣开放这段时间，称为等容舒张期。在 P-V 环中表现为 D~E 点。当心室内压降低到心房内压以下时，房室瓣开放，进入快速心室充盈期，心室的大部分充盈发生在此期。心室舒张后期则是慢速充盈期，此时的心室已经完全舒张，随着左心室压力逐渐升高，心室顺应性变差，充盈速度逐步下降。此前的充盈均为被动充盈，由心房收缩导致的心室充盈为主动充盈，心房收缩导致心房压力增高，迫使血液流入心室。尽管左心房收缩引起的充盈量仅占左心室充盈的 1/10，但当心房收缩力减弱，如：先心术后交界性异位性心动过速(junctional ectopic tachycardia，JET)，心房驱血作用减弱会导致心室充盈和心输出量显著下降。

整个心室充盈期在 P-V 环中表现为 E~A 点。A 点时心室容积达到最大，称为左心室舒张末容积(left ventricular end-diastolic volume，LVEDV)，即左心室前负荷，此时的压力为左心室舒张末压(left ventricular end-diastolic pressure，LVEDP)。舒张期心室充盈曲线的斜率，即舒张末期压力-容积关系斜率(end-diastolic pressure-volume relationship，EDPVR)，反映了左心室顺应性。当心脏出现异常情况如肥厚、缺血、梗死或结构异常时，尽管 LVEDV 相同，但因心室顺应性降低，LVEDP 可明显增加。

P-V 环的宽度即 LVEDV 与 LVESV 的差值，定义为每搏量(stroke volume，SV)。射血分

数(ejetion fraction，EF)是 SV 与 LVEDV 的比值。P-V 环所环绕的面积即为心室做功。在心肌收缩力不变情况下，前负荷增加可导致 P-V 环右移，SV 增加；后负荷增加则上抬 P-V 环，SV 减少。当儿童患有心脏疾病或心功能改变时，P-V 环也会发生相应改变，例如二尖瓣关闭不全的患儿，左心室收缩时血液逆流至左心房，等容收缩功能受损，A~B 点不再是垂直线。此外，容量超负荷可导致心室充盈量增加，LVEDV 增加。在主动脉瓣狭窄的患儿，左心室射血阻力增加，排空受阻，导致射血时跨主动脉瓣的压力梯度增大，左心室收缩压力峰值大幅增加，C 点显著增高。同时，室壁应力明显增加，SV 下降，LVESV 增加。

影响心输出量的因素

心输出量(cardiac output，CO)是衡量心脏收缩功能的基本指标。心输出量由心率(heart rate，HR)和 SV 决定：CO = HR × SV，其中 SV 又取决于心脏的前负荷、后负荷及心肌的收缩力。心脏收缩功能反映的是心室前负荷、后负荷、心肌收缩力及心率等变量的综合效果。

心率

心率是调节心输出量的重要因素之一，主要受自主神经系统调控。自主神经系统通过交感神经和副交感神经来调控窦房结起搏细胞自律性，进而改变心率。

心率对心搏输出的影响是复杂的，并非呈线性关系。这是因为心率还间接地影响 SV。心率增快可缩短心室舒张期，减少心室充盈时间，减少前负荷。另一方面，心率增快可增加心肌细胞的钙离子内流，使心肌收缩力增强。研究表明，心率过快或过慢及房室不同步都将减少心输出量。心输出量与心率呈倒 U 形关系。在先心纠治术后，完全性房室传导阻滞将导致患儿心输出量显著下降。因为 SV 代偿性增加不足以抵消非常缓慢的心率和房室失同步所致的心输出量减少。

每搏量和前负荷

SV 指每次心跳时从心室射出的血量。以舒张末期容积与收缩期末期容积之差表示，SV = EDV - ESV，EDV 和(或)ESV 改变将使 SV 增加或减少。心室前负荷是影响每搏量的重要因素，可以用压力负荷或容量负荷表示。Frank、Starling 等将前负荷描述为心肌收缩的初长度。前负荷通过改变初长度来调节 SV 的作用称为异长自身调节，Frank 和 Starling 两人最早描述了这种心脏异长自身调节现象。"心肌收缩产生的能量是心肌纤维初长度的函数"，这就是著名的 Frank-Starling 定律，该定律是心血管生理学上的一个里程碑式的定律，描述了心肌收缩力与心肌纤维收缩初长度之间的正相关关系，明确了心室射血量增加是心室舒张充盈(前负荷)增加的反应。根据这种机制所绘制的心功能曲线亦称为 Frank-Starling 曲线(图 1-2)。

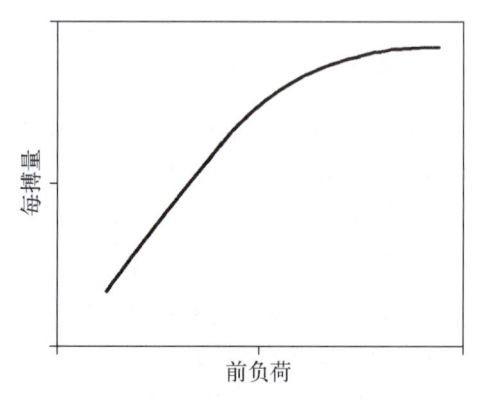

图 1-2 Frank-Starling 曲线
当心室收缩力、后负荷和心室顺应性保持不变时，心室充盈增加，心脏每搏量增加。

随着心室前负荷增加，SV 呈上升趋势。在前负荷升高初期，SV 增加显著，形成曲线的陡峭部分。当前负荷升高到一定程度后，SV 的增加趋于平缓，进入曲线平台期，心功能正常时曲线并不出现显著下降，但慢性心衰或心室过度扩张患儿曲线表现为下降。结合 Starling 曲线和 P-V 环来看，输液增加前负荷，SV 沿 Starling 曲线随之升高；在 P-V 环上表现为舒张末期容积增加，在收缩力并未改变的情况下，SV 增加。

在通常情况下，静脉回心血量与心输出量相等。静脉血回流量是影响前负荷的重要因素，也是影响心输出量的决定因素。静脉系统有着巨大的前负荷储备，通过静脉血液回流，可以增加 3 倍的心输出量。因此，静脉血液回流的调节十分关键。

静脉血液回流由平均体循环充盈压、右心房舒张末压、静脉阻力等因素决定。静脉血液回流＝（平均体循环充盈压－右心房舒张末压）/静脉阻力，平均体循环充盈压与右心房舒张末压的压力梯度是静脉血液回流的驱动力，任何增加这个压力梯度的因素，如平均体循环充盈压升高（增加血容量）或右心房舒张末压降低，都可以增加回心血量和前负荷。其中，平均体循环充盈压又受到血容量和容量血管的影响。

循环系统的容量由两部分组成，一部分容量并不增加血管壁的张力，只起维持血管基本形状的作用，这部分容量被称为非张力容量；另一部分对血管壁产生牵张作用，增加了血管壁张力，这部分容量被称为张力性容量。张力性容量占总循环血量的 25%～30%，这个比例会受到血管壁张力变化的影响。张力性血容量是影响平均体循环充盈压的因素。大部分血容量属于非张力性容量，对平均体循环充盈压或静脉血液回流无明显影响。

静脉壁上有着丰富的自主神经，控制着张力性容量和非张力性容量互相转换。多巴酚丁胺、硝普钠、硝酸甘油等药物可以增加血管顺应性，使部分张力性容量转换为非张力性容量。如果伴有容量不足，可能导致静脉血液回流量下降和心输出量减少。单纯的动脉收缩药物（如：加压素）会升高体循环动脉压，但体循环血压上升之后并未出现静脉血液回流及心输出量增加。对动静脉均有作用的血管收缩药（如：去甲肾上腺素）可能会增加静脉血液回流的梯度和心输出量。

改变胸腔内压可通过右心房舒张末压的变化来影响前负荷。在自主呼吸的吸气相，肋间隙扩张，横膈下降，胸腔扩张产生胸内负压，胸内负压传递到右心房和腔静脉后，右心房的跨壁压增加，右心房扩张，右心房舒张末压和腔静脉压下降。同时，腹内压也受膈肌下降的影响，导致腹腔静脉跨壁压增加，平均体循环充盈压上升。总之，静脉血液回流的压力梯度增加，静脉血液回流增加，前负荷增加。极度用力吸气时，胸廓入口处的腔静脉因负压而塌陷，静脉回流受阻，此时进一步降低右心房舒张末压不再对静脉回流产生影响。

与自主呼吸作用相反，在间歇性正压通气的吸气相，胸内压增加且高于大气压，导致右心房周围压升高，顺应性降低，使得右心房的跨壁压降低和右心房舒张末压升高。应用持续正压通气时，整个呼吸周期中胸内压都高于大气压。在这种模式下右心房舒张末压将增加，静脉血液回流压力梯度降低，导致全身静脉回流减少，右心输出减少导致左心室前负荷降低，左心室输出量下降。

在 Fontan 循环生理的患儿中，静脉血液回流是由平均体循环充盈压与腔静脉-肺动脉吻合口下游的压力梯度所决定的。心房压的改变不影响全身静脉血液回流，只改变肺静脉血液回流。给予 Fontan 患儿正压通气导致胸膜腔内压升高，同时降低平均体循环充盈压与肺循环之间的压力梯度以及肺循环到共同心房之间的压力梯度，静脉血液回流减少。而早期拔管恢复自主呼吸，从正压通气转换为负压通气可增加 Fontan 患儿的肺血流量和心排血量。

后负荷

心室后负荷也是影响 SV 的重要因素之一。后负荷是指心室在射血过程中所克服的阻力，包括任何阻止心脏射血的因素。在心室流出道及心脏瓣膜没有狭窄的情况下，心室后负荷主要取决于射血时的心室壁张力以及阻力血管对射血的阻力。在收缩力和前负荷恒定的情况下，当后负荷增加时，心脏射血需要更高的压力，Starling 关系减弱，曲线下移。在 P-V 环上，后负荷增加，导致心室射血过程中产生更高的压力，在前负荷不变的条件下，ESV 和 ESP 都增加，最终导致 SV 降低。心室后负荷与心输出量呈负相关。在心功能状态不同时，心脏对后负荷改变的反应也有所不同。在心功能正常时，如果后负荷突然增加，心室的舒张末容积和压力也会随之升高。根据 Starling 机制，由于后负荷增加而导致的心肌做功代偿性增加，随后心脏对后负荷的增高逐渐适应，心肌收缩力增强，心室舒张末容积和压力会逐渐恢复到正常水平，心输出量也恢复到原来范围。当心肌功能不全时，心室不能通过心肌收缩力的增强而完全代偿后负荷的增加，可导致心室扩大和充盈压力增加。如果按 Starling 机制来增加心室做功，虽然心输出量仍然可保持在正常范围，但心室充盈压力的升高、后负荷的增加会加剧心肌功能抑制。在严重心力衰竭时,心室无法通过Starling机制增加心肌的做功,心输出量不能维持,此时降低心室后负荷不仅可增加心输出量,而且可降低心室充盈压,这是临床上用于治疗心功能不全患儿的重要理论依据。

胸膜腔内压通过影响胸内动脉跨壁压而影响左心室后负荷。主动脉跨壁压是主动脉内收缩压和胸膜腔内压的差值。在自主呼吸中,胸膜腔内压降低使主动脉跨壁压增高,产生更高的后负荷和较小的左心室SV。正压通气时,胸膜腔内压增高,主动脉跨壁压下降,左心室后负荷降低。因此,利用正压通气降低左心室功能不全患儿的后负荷,可以减少心肌和呼吸肌的耗氧量。

胸膜腔内压对右心室后负荷的影响取决于肺血管阻力与肺容量的关系。正常呼吸至功能残气量时肺血管阻力最小,肺泡膨胀或塌陷时肺血管阻力均增加。肺血管阻力增加右心室后负荷增加。在持续正压通气模式中,吸气相和呼气相的肺泡压和胸膜腔内压均为正值,整个呼吸周期内肺泡和肺泡外血管阻力均升高。

心肌收缩力

心肌收缩力指心肌收缩的能力,是一个独立于心率、心脏前负荷、后负荷的指标,是心肌自身功能状态的反映。通过改变心肌的内在收缩力从而改变心脏的搏出量和每搏做功,这个与初长度无关的心功能调节方式称为等长调节(homometric autoregulation)。心肌收缩力与SV、心室做功呈正相关。在Starling曲线中,如果收缩力改变,那么心脏将呈现出全新的Starling曲线。在相应的P-V环中,收缩力改变体现在ESPVR的变化上。当ESPVR斜线向上、向左移位,斜率增加,在EDPVR不变的情况下,EF和SV增加;当ESPVR斜线向右、向下移位时则显示心肌收缩力下降低,在EDPVR保持不变的情况下,EF和SV降低。

心肌收缩力受多种因素的影响,兴奋收缩偶联过程中各个环节都能影响收缩能力,但从心肌细胞收缩机制来看,决定收缩力强度的主要因素还是胞内Ca^{2+}浓度,而决定缩短速度的关键因素是横桥ATP酶活性,其控制着横桥将化学能转化为机械能的速率,从而影响心肌的收缩速度与幅度。在一定初长度下,粗、细肌丝的重叠是形成活化横桥的条件,然而活化横桥的形成依赖于兴奋后胞内Ca^{2+}浓度升高程度和肌钙蛋白对Ca^{2+}的亲和力;凡是能增加胞内Ca^{2+}浓度或肌钙蛋白Ca^{2+}亲和力的因素,均可增加活化横桥的形成,使心肌收缩能力增强。如儿茶酚胺类药物可以通过激活β受体,增加细胞内cAMP浓度,进而增加肌膜Ca^{2+}通道的开放和肌浆网的Ca^{2+}释放,使胞内Ca^{2+}浓度升高。钙增敏剂可以增加肌钙蛋白对Ca^{2+}亲和力,形成稳定的构象关系,并促进横桥与细丝的结合,增强心肌收缩力。自主神经活性和多种体液因素也可影响心肌收缩能力。

心肌收缩的异长自身调节和等长自身调节往往同时存在,在评价心肌收缩功能时,也不可能排除前负荷、后负荷等因素的影响。在临床上,通常采用每搏出量、每搏做功指数、射血分数、心室收缩末期最大斜率等指标来反映心肌收缩状态。

心室顺应性和舒张功能

心脏舒张功能是指在心脏舒张末期心室容积增加的能力,临床上通常用心室容量与压力的变化趋势来表示心室舒张功能。心室顺应性指单位压力改变所导致的容量改变($\Delta V/\Delta P$)。在心室正常工作范围内,压力-容积关系呈线性关系,但心室顺应性受容量负荷的影响,随着心室容量逐渐增大,心室顺应性相应降低,此时进一步增加容量将导致压力大幅上升,压力-容积关系呈曲线关系。因此,在调整容量负荷时,不仅要考虑心脏固有的顺应性,还应考虑容量负荷改变所导致的心室顺应性的改变。新生儿心脏顺应性较差,不能耐受过高的前负荷。前负荷过度增加容易导致舒张末压力增加和静脉压升高,所以新生儿更容易发生容量相关性心力衰竭,限制了新生儿容量输注的有效性。因此,在前负荷耐受已达收缩力最大的情况下,新生儿只能通过增加心率来增加心输出量,这也是新生儿和婴幼儿心输出量依赖心率的原因之一。

左、右心室的心肌结构不同,其顺应性也不尽相同。右心室心肌薄,顺应性高,可以承受相对较大的容量负荷。对前负荷进行调整时应考虑不同心室的顺应性状态。在左心室功能不全时，输注较少量液体就有可能导致前负荷过多和肺水肿发生。在调整左心室功能不全患儿的前负荷时，应以减少回心血量和降低血管张力为主要目标；对于右心室功能不全的患儿，为了维持一定的右心室输出量，保证足够的左心室前负荷，应谨慎使用脱水药物或血管扩张药物。

心血管功能的调节

心血管功能受神经、体液调节，保持心率、心输出量、动脉血压和组织器官血流量相对稳定，可以满足在不同情况下各器官、组织代谢的需要。

神经调节

心脏的窦房结、房室交界、房室束等受心交感神经和心迷走神经双重支配，心室肌主要受心交感神经支配。心交感神经兴奋，其节后纤维释放去甲肾上腺素，与心肌 $β_1$ 受体结合，使心率加快，收缩力增强，心输出量增多。心迷走神经兴奋，其节后纤维末梢释放乙酰胆碱，与心肌 M 型胆碱能受体结合，使心率减慢、房室传导减慢。

支配血管平滑肌的神经可分为两大类，缩血管神经和舒血管神经。大部分血管平滑肌仅受交感缩血管神经纤维支配，少部分血管（如骨骼肌）接受交感缩血管神经纤维和舒血管神经纤维的双重支配。而毛细血管平滑肌主要受局部组织代谢产物的影响。交感缩血管神经纤维兴奋时的主要效应是血管收缩，而在剧烈运动时交感舒血管神经使骨骼肌血管舒张。

体液调节

体液调节是指血液和组织液中某些化学物质对心肌和血管平滑肌功能的调节作用。

肾上腺素和去甲肾上腺素

肾上腺髓质分泌肾上腺素和去甲肾上腺素。肾上腺素使心率增快，心肌收缩力增强。不同的血管平滑肌主导的肾上腺素能受体不同。在皮肤、肾脏、胃肠道等器官的血管平滑肌中，α 受体占优势，肾上腺素与其结合呈现血管收缩效应；在骨骼肌和肝脏血管中，$β_2$ 受体占优势，小剂量肾上腺素引起血管舒张，大剂量时 α 受体兴奋，会引起血管收缩。去甲肾上腺素则使全身各器官的血管广泛收缩。

肾素-血管紧张素-醛固酮系统

肾素-血管紧张素-醛固酮系统是有一系列肽类激素及相应酶组成的体液调节系统，主要成员包括肾素、血管紧张素Ⅰ、血管紧张素Ⅱ、血管紧张素Ⅲ及醛固酮等等，它们广泛存在于心肌、血管平滑肌、骨骼肌、脑、肾等器官组织中。其中血管紧张素Ⅱ具有较强的缩血管升压作用，而血管紧张素Ⅲ的缩血管作用较弱。血管紧张素Ⅰ刺激肾上腺髓质分泌肾上腺素和去甲肾上腺素。醛固酮有储 Na^+ 保水的作用。临床上已将血管紧张素转换酶抑制剂和血管紧张素受体拮抗剂作为抗高血压、改善心功能、预防和治疗冠心病的常用药物。

其他一些血管活性物质，如血管升压素、血管内皮细胞生成和释放的舒血管物质和缩血管物质、激肽系统、心血管活性多肽、气体信号分子、前列腺素、细胞因子和一些全身性激素等，在心血管功能的调节中都具有重要作用。

影响心血管生理功能的因素错综复杂，相互关联，在临床工作中应综合考量这些影响因素。血流动力学的基本原理是围术期血流动力学管理的基础，心血管系统的正常生理功能及其调控机制是甄别和干预病理状态的理论依据，了解这些基础理论将有助于管理围术期血流动力学、预防和干预围术期心血管不良事件的发生，提高患儿围术期麻醉安全性。

（白　洁　许文音）

参考文献

[1] Ross MU, Jon NM, Kristcn NM, et al. Critical heart disease in infants and children. 3rd Ed. Philadelphia: Elsevier, Inc., 2019, 111-133.

[2] Peter JD, Franklyn PC. Smith's Anesthesia for Infants and Children. 8th Ed. Philadelphia: Elsevier, Inc., 2017, 73-107.

[3] Lai YC, Potoka KC, Champion HC, et al. Pulmonary arterial hypertension: the clinical syndrome. Circ Res. 2014, 115(1): 115-130.

[4] Jeevasankar M, Agarwal R, Chawla D, Paul VK, Deorari AK. Polycythemia in the newborn. Indian J Pediatr. 2008, 75(1): 68-72.

[5] Staarmann B, Smith M, Prestigiacomo CJ. Shear stress and aneurysms: a review. Neurosurg Focus. 2019, 47(1): E2.

[6] Davies PF. Hemodynamic shear stress and the endothelium in cardiovascular pathophysiology. Nat Clin Pract Cardiovasc Med. 2009, 6(1): 16-26.

[7] Bossers SS, Cibis M, Kapusta L, et al. Long-Term Serial Follow-Up of Pulmonary Artery Size and Wall Shear Stress in Fontan Patients. Pediatr Cardiol. 2016, 37(4): 637-645.

[8] Flashman E, Redwood C, Moolman-Smook J, et al. Cardiac myosin binding protein C its role in physiology and disease. Circ Res. 2004, 94(10): 1279-1289.

[9] Muller FU, Kirchhefer U, Begrow F, et al. Junctional sarcoplasmic reticulum transmembrane proteins in the heart. BasicRes Cardiol. 2002, 97(suppl 1): 152-155.

[10] Nader M, Khalil B, Kvietys P, et al. Striatin: a novel regulator of cardiomyocyte calcium homeostasis and contraction(864.3). FASEB J. 2014, 28(1 suppl): 864.863.

[11] Reda SM, Chandra M. Dilated cardiomyopathy mutation (R174W) in troponin T attenuates the length-mediated increase in cross-bridge recruitment and myofilament Ca^{2+} sensitivity. Am J Physiol Heart Circ Physiol. 2019, 317(3): H648-H657.

[12] McNamara JW, Singh RR, Sadayappan S. Cardiac myosin binding protein-C phosphorylation regulates the super-relaxed state of myosin. Proc Natl Acad Sci U S A. 2019, 116(24): 11731-11736.

[13] Campbell KS, Chrisman BS, Campbell SG. Multiscale Modeling of Cardiovascular Function Predicts That the End-Systolic Pressure Volume Relationship Can Be Targeted via Multiple Therapeutic Strategies. Front Physiol. 2020, 11: 1043.

[14] Noel C, Krishnamurthy R, Pednekar A, et al. Prospective comparison of circumferential and longitudinal strain in asymptomatic children with single left ventricle, single right ventricle and normal hearts. I Cardiovasc Magn Reson. 2014, 16(1): P111.

[15] Luecke T, Pelosi P. Clinical review: positive end-expiratory pressure and cardiac output. Crit Care. 2005, 9(6): 607-621.

[16] Berlin DA, Bakker J. Understanding venous return. Intensive Care Med. 2014, 40(10): 1564-1566.

[17] Triposkiadis F, Giamouzis G, Boudoulas KD, et al. Left ventricular geometry as a major determinant of left ventricular ejection fraction: physiological considerations and clinical implications. Eur J Heart Fail. 2018, 20(3): 436-444.

[18] Walley KR. Left ventricular function: time-varying elastance and left ventricular aortic coupling. Crit Care. 2016, 20(1): 270. Published 2016, Sep 10.

[19] Richter MJ, Hsu S, Yogeswaran A, et al. Right ventricular pressure-volume loop shape and systolic pressure change in pulmonary hypertension. Am J Physiol Lung Cell Mol Physiol. 2021, 320(5): L715-L725.

先天性心脏病的病理生理

先天性心脏病（congenital heart disease，CHD）患儿不仅具有特定的心脏解剖结构改变，而且伴有相关的病理生理学改变以及多系统器官功能储备的改变。综合了解这些异常改变对于CHD患儿围术期的麻醉管理具有十分重要的作用，是麻醉管理的基础。导致CHD患儿血流动力学异常的基本病理改变包括分流、混合、梗阻以及反流。此外，CHD患儿也可能存在心肌缺血等问题。在一些较复杂的CHD患儿中，这些基本病理改变可以同时存在。

分流病变

分流是指回流的静脉血经同一循环系统的动脉流出，形成再次循环的过程，包括生理性分流和解剖性分流。体静脉心房（右心房）的静脉血流入主动脉，产生体静脉血的再循环，引起生理性右向左分流；同样，肺静脉心房（左心房）的静脉血流进入肺动脉，产生肺静脉血的再循环，引起生理性左向右分流。解剖性分流是指血液经心腔或大血管水平上的分流口从一个循环系统流入另一个循环系统。可以是单纯性分流，也可以是复杂性分流，分流方向和大小取决于分流口大小、分流口两边的相对阻力，即体循环血管阻力（systemic vascular resistance，SVR）和肺循环血管阻力（pulmonary vascular resistance，PVR），心室顺应性以及是否存在解剖梗阻。生理性分流可以在没有解剖分流（无异常分流口）的情况下发生，如大动脉转位患儿，仅有生理性分流，并无解剖性分流。

左向右分流是最常见的先天性心脏缺陷，表现为氧合后的血液经体、肺循环间的分流口由体循环流入肺循环。常见的左向右分流病变包括房间隔缺损（atrial septal defect，ASD）、室间隔缺损（ventricular septal defect，VSD）、房室间隔缺损（atrioventricular septal defect，AVSD）、动脉导管未闭（patent ductus arteriosus，PDA）和部分性肺静脉异位回流（partial anomalous pulmonary venous return，PAPVR）。所有左向右分流都会增加心脏的容量负荷，容量负荷改变受到分流口的部位和大小的影响。当肺循环血流量大于体循环血流量（$Q_p:Q_s>1$）时，额外增加血流并不能进一步提高动脉的血氧含量，反而增加了心脏的容量负荷，导致心室收缩和舒张功能障碍，并使体循环的输出量减少。同时，肺血流增加还可降低肺顺应性，增加气道阻力和呼吸做功；肺循环阻力的进行性增高可导致肺血管阻塞性疾病（pulmonary vascular obstructive disease，PVOD）。大动脉水平的分流可增加肺的血流量，肺静脉回流入左心房的血流因此增加，从而导致左心室舒张末期容积增大。通过Frank-Starling机制导致左心室每搏做功增加，左心室心腔扩张、心肌肥厚。此外，舒张期主动脉瓣关闭，因血液分流入低压的肺循环，导致体循环舒张压降低，冠状动脉灌注不足。在心室肥大和氧耗增加的情况下，可能造成心肌氧供减少而缺血，最终造成肺静脉充血和左心衰竭引起的肺水肿。随着PVR的增加，右心室的压力负荷也在增加，导致右心衰竭。ASD的左向右分流主要发生在心房收缩期，分流量取决于左、右心室舒张的相对顺应性。VSD的左向右分流大小取决于缺损大小和PVR。VSD较小，左向右分流受到限制,分流量不取决于 PVR 水平。分流不受限制的较大 VSD,左向右分流量很大程度上取决于 PVR 水平。PVR 越低,左向右分流量越大。心房或心室水平的明显分流,除了上述大动脉水平分流存在的血流动力学影响外,右心室容量负荷增加尤其显著。长期的肺循环血流量和压力升高导致 PVR 增加。当 PVR 超过 SVR 时,分流发生逆转,出现右向左分流,导致发绀和红细胞增多症。当 PVR 的这种变化不可逆时,即为艾森曼格综合征(Eisenmenger's syndrome)。

尽管左向右分流的先心患儿麻醉管理因人而异,但确实存在某些共性,重点在于了解麻醉药物对 PVR 和 SVR 的影响。所有麻醉药均剂量依赖性地抑制心肌功能,且 6 个月以下的婴儿最为敏感。因此,不同麻醉药物的小剂量联合应用较单一用药更有助于保持心输出量(cardiac output,CO)和血流动力学稳定。此外,通过调控吸入氧浓度和通气参数以维持足够的氧合,但并不能因此降低 PVR 而增加左向右分流。

右心梗阻性病变或肺循环阻力大于体循环阻力可导致体静脉血的再循环而产生生理性右向左分流,结果使肺血流减少,未氧合血混合入体循环导致低氧血症和发绀,而右心室射血受阻使心室压力超负荷,最终导致右心功能不全。当缺损部位或分流口的大小接近或超过主动脉根部的直径(非限制性缺损)时,心室和大血管的收缩压相等。右心压力可达到体循环压力水平。生理分流通常都是解剖分流的结果,但也可能发生在无解剖分流的情况下,即大动脉转位。

梗阻病变

梗阻病变的病理生理取决于梗阻发生的解剖水平和严重程度。梗阻可发生在瓣膜、瓣上和(或)瓣下,例如肺动脉狭窄、主动脉瓣狭窄[瓣上和(或)瓣下]、主动脉缩窄(coarctation of the aorta,CoA)及二尖瓣狭窄等。闭锁是一种极端形式的梗阻。二叶主动脉瓣可能是对血流动力学影响最小的左心梗阻性病变,而主动脉闭锁和左心发育不良综合征(hypoplastic left heart syndrome,HLHS)可能是对血流动力学影响最为严重的左心

梗阻性病变。多种先心缺陷可导致右心梗阻,临床症状和体征也可多种多样,但所有病变都可能伴发右向左分流。右心梗阻的严重程度取决于心脏和(或)大血管结构畸形的程度。轻症者仅表现为运动不耐受或者容易疲劳;然而,某些右心梗阻严重的患儿在新生儿期即可表现为严重发绀或充血性心力衰竭(congestive heart failure,CHF)。此外,心室收缩过程中出现的流出道直径缩小还可以产生动力性梗阻,例如法洛四联症(tetralogy of fallot,TOF)。

左心梗阻造成的体循环血流动力学紊乱可能由单一水平梗阻引起,例如肥厚型心肌病、主动脉缩窄、主动脉弓中断、主动脉瓣狭窄[瓣上和(或)瓣下],也可能是多个水平的梗阻所致,例如肖恩综合征(Shone's syndrome)。左心梗阻可导致不同程度的肺动脉高压和(或)冠状动脉灌注不足。在左心流出道严重梗阻的新生儿,其左心室后负荷显著增加,左心室射血分数急剧降低,导致:① 体循环低血压和低灌注,若动脉导管保持开放,那么体循环的灌注则依赖于右心室和肺动脉血流;若动脉导管关闭,患儿将表现为体循环低血压、酸中毒以及呼吸急促等严重休克征象;② 心室壁张力增加、心肌灌注压降低可致心肌缺血;③ 低氧血症,未氧合的血液从右心室经动脉导管流入体循环,甚至逆行灌注冠状动脉;④ 左心室舒张末压力升高和左心房压升高导致经卵圆孔的左向右分流,使肺血流量(Q_p)增加。因此,麻醉管理的要点在于维持足够的心输出量和舒张压,以维持冠状动脉的灌注。任何左心室舒张末压力(left ventricular end diastolic pressure,LVEDP)升高的患儿都难以耐受液体输注过量和 SVR 升高。

右心房室瓣(atrioventricular valves,AV)、右心室流出道(right ventricular outflow tract,RVOT)、肺动脉瓣(pulmonary valve,PV)、主肺动脉(main pulmonary artery,MPA)和(或)肺动脉分支等单个或多个解剖区域的先天畸形都可能阻碍血液从右心流出。在发育过程中,组织的异常移位可能直接导致畸形发生,而解剖结构不规则也可能造成血流动力学受损,间接导致畸形发生,先天性心脏畸形通常是两者共同作用的结果。因此,梗阻病变很可能发生在其中几个解剖区域。右心

梗阻病变大多合并右向左分流,导致发绀。例如,严重三尖瓣下移畸形(Ebstein 畸形)患儿的经 ASD 或未闭卵圆孔(patent foramen ovale,PFO)右向左分流,或者 TOF 患儿通过 VSD 的右向左分流。右心流出完全梗阻,例如重度肺动脉狭窄(pulmonary stenosis,PS)或肺动脉闭锁(pulmonary atresia,PA),此类患儿的特点为肺血流减少、低氧血症以及右心功能不全。这类患儿的肺灌注依赖于 PDA 开放,由主动脉提供血流到肺动脉;房室瓣膜狭窄则会使腔静脉或肺静脉回流受阻,表现出体循环或肺循环瘀血征象。因此,右心梗阻的重症新生儿需要在出生后静脉泵注外源性前列腺素 E1(prostaglandin E1,PGE1),维持 PDA 的开放,否则当 PDA 关闭时,发绀加重,甚至导致患儿死亡。

混合病变

发绀型先天性心脏病多为混合病变。当心内交通非常大时,两侧心腔实际上成为一个共同心腔,动、静脉血在心房或心室水平完全混合,然后泵入体循环和肺循环。此时的混合病变存在双向分流,导致或加重低氧血症。心输出量分配至体循环和肺循环的血流量比值取决于体、肺循环阻力以及是否存在梗阻。若存在左心室流出道梗阻,左向右分流占优势($Q_p : Q_s > 1$),肺血流增加,体循环灌注减少;当存在右心室流出道梗阻时,右向左分流占优势($Q_p : Q_s < 1$),肺血流明显减少,导致低氧血症发生。若无流出道梗阻,流向体循环或肺循环的血流量取决于 PVR 和 SVR 之比。一般多为 PVR 低于 SVR,左向右分流占优势,肺血流增加($Q_p : Q_s > 1$);若 PVR 大于 SVR,则右向左分流占优势,肺血流减少($Q_p : Q_s < 1$)。降低 SVR 较增加 PVR 更有利于体、肺循环平衡和氧供的维持。在Ⅰ期姑息术后的左心发育不良综合征新生儿中,SVR 升高尤其危险,可导致体循环窃血和肺血流量增加。研究表明,为了平衡单心室生理患儿的体循环和肺循环血流,允许性高碳酸血症要比降低吸入氧浓度更为有益,这是因为可以在减少肺血流的同时尽可能减少对体循环氧合的影响。在双向 Glenn 吻合术后的患儿中,通气不足引起的 $ETCO_2$ 增加反而会因为脑血

管扩张,导致回心血流增加,从而改善氧合。当然,$ETCO_2$ 增加同时也面临着 PVR 升高的风险,需要谨慎平衡由此带来的风险。负压通气可以明显增加 Fontan 术后患儿的心输出量,从而改善全身的氧运输。对于 Fontan 开窗术患儿,必须采取措施降低 PVR,减少右向左分流,最终改善体循环氧合。鉴于发绀型先天性心脏病患儿基础动脉血氧饱和度低,所以体循环氧供更加依赖于通过增加血红蛋白浓度来提高携氧能力。

循环间混合是存在于大动脉转位的特殊情况。大动脉转位患儿的心房-心室连接正常。但心室-大动脉连接不一致,所以产生并联循环,即从体循环返回至右心房的未氧合血流入右心室,再经主动脉直接搏出至体循环,随后又返回到右心房。包括大脑和心脏等重要器官在内的组织因此受到未氧合血的灌注;相反,肺循环返回至左心房的氧合血流入左心室,然后经肺动脉流入肺循环,最后又返回左心房。这导致体、肺循环完全独立,并联存在,肺静脉血在肺循环中再循环,体静脉血在体循环中再循环。肺动脉的血氧饱和度明显高于主动脉血氧饱和度,此即"转位生理"的基础。此时,患儿的生存必须依赖于并联循环间存在的血液混合。循环间血液混合可以发生在多个水平,心内交通包括心房水平的 ASD 和 PFO,或心室水平的 VSD;心外交通包括大动脉水平的 PDA。循环间混合对大动脉转位(transposition of the great arteries,TGA)患儿的生存至关重要,混合是否有效既决定了血红蛋白氧饱和度和临床表现的严重程度,又受到解剖、生理等诸多因素的影响,包括循环间交通的数目、部位和位置以及是否限制性交通。在通常情况下,房间隔水平上的混合是最有效的,因为左心房压力(left atrial pressure,LAP)始终高于右心房压力(right atrial pressure,RAP)。在整个心动周期中,血流的方向始终是左向右的(氧合的肺静脉血→未氧合的体循环静脉血),右心室血氧含量因此增加,主动脉血氧饱和度升高。由于很可能发生双向分流(主动脉血通过 PDA 分流到肺动脉,右心室血液通过 VSD 分流到左心室),所以室间隔或 PDA 水平的混合往往并不有效。d-TGA 最常见的循环间混合通常只是 PFO,往往需要通过房隔造口增加循环间

混合,缓解发绀。混合效率还受到 Q_p 的影响。各种原因引起的肺血流减少也可以导致混合程度降低、发绀加重,如 PS,或者血容量不足、麻醉药抑制心肌收缩力而使总心输出量减少等。

循环间混合通过有效的体循环和肺循环,将氧合血液输送到全身,同时将未氧合血液送入肺部。有效血流量指来自一个循环系统,并到达另一循环系统的静脉血量,即有效肺血流量指到达肺循环的体静脉血量;有效体循环血流量则指到达体循环的肺静脉血量。有效血流量通常是血流由正常途径通过心脏的结果,但也可能是解剖右向左或左向右分流的结果。有效肺血流量和有效体循环血流量都是维持生命所必需的。肺循环总血流量是有效肺血流量和再循环肺血流量的总和。体循环总血流量是有效体循环血流量和再循环体循环血流量的总和。无论病变多么复杂,有效肺血流量和有效体循环血流量总是相等的,而肺循环总血流量和体循环总血流量却不一定相等。因此,再循环血流(生理分流)是额外的无效血流。在 TGA 中,由于体循环和肺循环并行存在,这种有效血流仅占肺循环总血流量或者体循环总血流量的一小部分,而再循环血流量却占最大比例。有效全身血流量在肺循环总血流量或体循环总血流量中的占比越大,动脉血氧饱和度就越高。

发绀是 TGA 最常见的临床表现。大动脉转位伴室间隔完整(transposition of the great arteries with intact ventrieulon septum, TGA/IVS)的新生儿,如果 PDA 或 PFO 比较细小,那么患儿在出生后的第 1 天就会出现严重发绀、酸中毒以及心功能不全。TGA/IVS 患儿合并粗大的 PDA 或 PFO/ASD,或者 TGA 合并 VSD,循环间混合更有效,PaO_2 也更高,但进展为 CHF 的风险也更大。

反流性病变

除 Ebstein 畸形外,先天性心脏疾病患儿中孤立的原发性瓣膜反流比较少见。Ebstein 畸形患儿不仅存在三尖瓣(tricuspid valve,TV)的问题,而且还会影响 RV 心肌。Ebstein 畸形患儿的病理生理学和临床表现也因解剖的严重程度而异。C 型和 D 型患儿 TV 明显移向心尖部位,导致 RV 心室腔明显变小,几无功能。此外还可能导致右心室流出道梗阻并且伴有严重瓣膜反流,使得回流的体循环静脉血大部分都通过 ASD 分流,造成心脏肥大和肺发育不良,进而导致 PVR 增高和发绀。PVR 持续升高阻碍了发育不良的 RV 射血入肺循环,所以肺循环灌注依赖于 PDA 的开放。病情相对较轻的 A 型和 B 型患儿,随着 PVR 降低,RV 可以建立有效的前向血流。

尽管先天性肺动脉瓣反流很少发生,但是 TOF 和其他需要在 RV 和 PA 之间放置管道的患儿在术后会出现严重肺动脉反流。主动脉瓣反流(aortic regurgitation,AR)和二尖瓣反流(mitral regurgitation,MR)是更为重要的瓣膜反流性病变。反流病变可使心室容量超负荷,导致心室进行性扩张和充血性心力衰竭。反流严重时,反流瓣膜近端和远端的腔室都会扩张,造成容量超负荷。MR 时,LV 和 LA 都会扩张;AR 时,LV 增大,主动脉扩张或搏动增强。

孤立性 MR 在先心患儿中相当罕见。在房室间隔缺损、单心室和"先天性矫正大动脉转位"的患儿中,尽管体循环心室房室瓣的反流相对比较常见,但这些情况通常并不被看作 MR。MR 与二尖瓣瓣环、瓣叶、腱索或乳头肌异常有关。主动脉瓣关闭不全或扩张型心肌病造成的左心室容量过负荷可能导致环状扩张。二尖瓣瓣叶扩张或裂缺也可能导致反流。瓣叶扩张可能由先天性结构异常或结缔组织疾病,例如马方综合征,或风湿热等炎症性疾病引起。乳头肌功能障碍也可能导致 MR,例如,扩张型心肌病。使左心室后负荷和容量负荷增加的因素也会加剧二尖瓣关闭不全。其他罕见原因包括肿瘤引起的瓣膜结构变形。

随着时间的推移,二尖瓣关闭不全会逐渐加剧。反流的存在使得需要更大的左心室舒张末容积(left ventricular end diastolic volume,LVEDV)才能维持足够 CO 以及容纳收缩期通过二尖瓣反流的血液,LVEDV 增加反过来又进一步加重瓣环扩张,使心室功能障碍不断加剧,最终导致心血管系统失代偿。MR 可引起左心房扩张以及相关房性心律失常(如房颤),房性心律失常发作也可能引起心血管功能失代偿。持续严重的 MR,特别是与发生心室功能不全,以及 LVEDV 过高有关的 MR,可能会导致严重的肺动脉高压(pulmonary hypertension,PH),右心室功能也可能随之受损。右心室功能还可能因为左心室扩张造成室间隔右移而受损。SVR 降低和改善主动脉瓣异常(狭窄或反流)有助于降低 MR。心肌缺血导致的乳头肌功能障碍可以通过增加冠状动脉血流解决。

心肌缺血

导致先天性心脏病患儿心内膜下缺血的原因包括:冠状动脉先天性或获得性异常诱发心肌缺血;冠状动脉正常,但氧供/氧耗不平衡导致心肌局部缺血。冠状动脉畸形的主要类型包括:① 冠状动脉异常起源于肺动脉;② 冠状动脉异常起源于主动脉;③ 先天性左冠状动脉主干闭锁;④ 冠状静脉瘘;⑤ 冠状动脉桥接;⑥ 冠状动脉瘤;⑦ 冠状动脉狭窄。

心内膜下灌注除了取决于冠状动脉灌注压(coronary perfusion pressure,CPP),即平均主动脉舒张压减左心室舒张末压,还取决于灌注的有效时间(舒张期优势)。因此,心率、舒张压和心室舒张末压之间的关系决定了是否会发生心内膜下缺血。正常新生儿和婴儿的主动脉舒张压通常较低。单心室生理,体循环血流依赖动脉导管供给以及永存动脉干患儿由于主动脉舒张期血流进入阻力低的肺循环。因此,主动脉舒张压可进一步降低。心室收缩、舒张功能受损和(或)心室舒张末期容积增加能使舒张末压升高,对于心内膜下灌注尤其有害。心率加快时,为维持心内膜下灌注,必须维持较高的舒张压,否则可因舒张期持续时间缩短使冠状动脉灌注有效时间减少而造成缺血。川崎病、左冠状动脉异常起源于肺动脉(anomalous left coronary artery arising from the pulmonary artery,ALCAPA)和威廉综合征(Williams syndrome)等造成的冠状动脉解剖畸形,会使先天性心脏病的管理更加复杂。

ALCAPA 是最难治疗的冠脉异常疾病之一。ALCAPA 的病理生理复杂,随着新生儿生长发育和肺血管阻力和压力下降,其病理生理会因解剖结构和生理环境的不断变化而变化。新生儿期,尽管混合静脉血氧饱和度相对较低,但由于 PVR 和肺动脉压力较高,左心室仍能得到源自肺动脉的左冠状动脉的灌注,足以维持左心室功能。出生以后,随着 PVR 和肺动脉压力降低,左冠状动脉中的血流方向可能发生逆转,流向肺动脉,造成"冠状动脉窃血",影响左心室灌注,导致心肌缺血和心室功能障碍。由于左心室收缩可能会阻断收缩期冠状动脉灌注,所以左冠状动脉的灌注主要依赖于舒张期。如果左心室的舒张压明显升高,则会进一步降低冠状动脉的灌注压力。如果存在明显的侧支循环,则"冠状动脉窃血"也可能会影响收缩期和舒张期的右心室灌注,但正如正常冠脉生理,某些右心室心肌的收缩期灌注具有保护性。ALCAPA 冠脉血流逆向流入肺循环潜在的特殊优势在于可能有助于维持 PVR 和肺动脉压力,延迟症状出现。左心功能不全与左心室扩张有关,二尖瓣瓣环扩张和乳头肌缺血、功能障碍都可造成二尖瓣关闭不全。这将导致容量过负荷以及左心室功能进一步恶化,肺瘀血和 CO 减少,通常表现为缺血造成的严重扩张型心肌病。

肺动脉高压

PH 指任何原因引起的肺动脉压力升高。静息状态下平均肺动脉压力(mean pulmonary artery pressure,mPAP)≥25 mmHg 即为肺高压。小儿 PH 原因多样,对所有年龄的患儿都可能造成威胁。新生儿肺小动脉平滑肌增厚、管腔狭窄,肺阻力增加,称为生理性肺高压。随着生长发育,肺小动脉肌层退化变薄,管腔增大,肺阻力下降。缺氧、酸中毒和感染等可造成新生儿肺小动脉痉挛,使肺血管阻力持续增高,由"胎儿"型循环过渡至"成人"型循环发生障碍,而引起心房和(或)动脉导管水平血液的右向左分流,临床出现严重低氧血症,即新生儿持续肺动脉高压(persistent pulmonary hypertension of newborn,PPHN)。

CHD 患儿的肺动脉高压通常继发于左向右分流或左心梗阻性疾病。根据公式 $P = R \times Q$,肺动脉压等于肺血流阻力(R_P)和肺血流量(Q_P)的乘积。因此,肺循环(宫内或出生后)阻力和流量异常可致先天性心脏病患儿肺高压的形成。肺阻力增加可发生在毛细血管前、毛细血管后(肺静脉、左心房或二尖瓣)或两者共同存在。在双心室循环患儿中,若静息状态下 mPAP≥25 mmHg,肺动脉楔压(pulmonary artery wedge pressure,PAWP)≤15 mmHg,肺血管阻力指数(pulmonary vascular resistance index,PVRI)>3 Wood units·m^{-2}即认为毛细血管前 PH;若静息状态下 mPAP≥25 mmHg,PAWP≥15 mmHg 则认为毛细血管后 PH。

毛细血管前 PH 通常是由于肺小动脉变窄引起的。左向右分流的 CHD 可由于肺血流量增加而导致肺动脉高压,病程的进展取决于分流的大小和位置。三尖瓣后分流,即 VSD、PDA、主肺动脉窗和各种形式的动脉干以及旨在增加肺血流的体肺分流手术,通常与 PAH 发生有关。三尖瓣后分流引起的 PAH 一般发生在儿童期,AVSD 或动脉干等复杂病变通常在生命早期即可发生 PAH。三尖瓣前分流,如 ASD,则较少与 PAH 有关,即便发生时间也要晚得多,可能因为 ASD 会导致肺血流量增加,但不会明显增加压力负荷。CHD 所致的 PAH 病理生理学与肺血管收缩、内壁肥厚和肺血管床重塑有关。损伤机制可能与高流量和高压损伤肺血管内皮,激活弹性蛋白酶和基质金属蛋白酶,使细胞外基质降解以及 FGF、TGF-β$_1$ 等释放,导致肺血管平滑肌细胞增殖肥大、新内膜形成,从而出现平滑肌细胞延伸至肺小动脉、中层肥厚、内膜增生纤维化、丛状病变和肺动脉树变细等组织学改变。内皮功能障碍和肺血管重塑最终将导致 PVR 和肺动脉压进行性和不可逆性升高以及肺血流量减少。

肺静脉狭窄、肺静脉异位回流、三房心的肺静脉血回流入左心房受阻,或者先天性二尖瓣狭窄、先天性主动脉瓣狭窄、重度主动脉缩窄、重度左心室收缩或舒张功能障碍等所致的左心房压升高,都可引起毛细血管后 PH。这类 PH 患儿通常表现出肺水肿和 Kerley B 线等肺静脉高压征象。超声心动图和心导管检查通常可以明确梗阻部位和程度。随着时间的推移,毛细血管后 PH 患儿最终也可能由反应性肺小动脉收缩而引发"毛细血管前"PAH,使肺动脉压进一步升高。由于可能在下游阻塞的情况下加重肺水肿,所以扩张肺血管,增加肺血流的治疗方法视为禁忌,而解除梗阻是治疗这类患儿最好的方法。

(黄　悦　许文妍)

参考文献

[1] Kelle AM, Backer CL, Gossett JG, et al. Total anomalous pulmonary venous connection: results of surgical repair of 100 patients at a single institution. J Thorac Cardiovasc Surg. 2010, 139: 1387-1394.

[2] Jegatheeswaran A, McCrindle BW, Blackstone EH, et al. Persistent risk of subsequent procedures and mortality in patients after interrupted aortic arch repair: A congenital heart surgeons' society study. J Thorac Cardiovasc Surg. 2010, 140(5): 1059-1075.

[3] Paranon S, Acar P. Ebstein's anomaly of the tricuspid valve: from fetus to adult. Heart. 2008, 94: 237-43.

[4] Cuypers JAAE, Witsenburg M, van der Linde D, Roos-Hesselink JW. Pulmonary stenosis: update on diagnosis and therapeutic options. Heart. 2013, 99: 339-347.

[5] Warnes CA. Transposition of the great arteries. Circulation. 2006, 114: 2699-709.

[6] Lalezari S, Bruggemans EF, Bloom NA, Hazekamp MG. Thirty year experience with the arterial switch operation. Ann Thorac Surg. 2011, 92: 973-979.

[7] Simonneau G, Gatzoulis MA, Adatia I, et al. Updated clinical classification of pulmonary hypertension. J Am Coll Cardiol. 2013, 62(25 Suppl): D34-41.

[8] Ivy DD, Abman SH, Barst RJ, et al. Pediatric pulmonary hypertension. J Am Coll Cardiol. 2013, 62(25 Suppl): D117-126.

[9] Bruno CJ, Havranek T. Screening for Critical Congenital Heart Disease in Newborns. Adv Pediatr. 2015, 62(1): 211-226.

[10] Strobel AM, Lu le N. The Critically Ill Infant with Congenital Heart Disease. Emerg Med Clin North Am. 2015, 33(3): 501-518.

[11] Gupta N, Kamlin CO, Cheung M, Stewart M, Patel N. Improving diagnostic accuracy in the transport of infants with suspected duct-dependent congenital heart disease. J Paediatr Child Health. 2014, 50(1): 64-70.

[12] Yap SH, Anania N, Alboliras ET, Lilien LD. Reversed differential cyanosis in the newborn: a clinical finding in the supracardiac total anomalous pulmonary venous connection. Pediatr Cardiol. 2009, 30(3): 359-362.

[13] Moffett BS, Garrison JM, Hang A, et al. Prostaglandin Availability and Association with Outcomes for Infants with Congenital Heart Disease. Pediatr Cardiol. 2016, 37(2): 338-344.

[14] Chang AC, Atz AM, Wernovsky G, Burke RP, Wessel DL. Milrinone: systemic and pulmonary hemodynamic effects in neonates after cardiac surgery. Crit Care Med. 1995, 23(11): 1907-1914.

[15] Abman SH, Hansmann G, Archer SL, et al. Pediatric Pulmonary Hypertension: Guidelines From the American Heart Association and American Thoracic Society. Circulation. 2015, 132: 2037-2099.

4 先天性心脏病患儿的手术麻醉管理

外科手术是一种治疗小儿先天性心脏病（congenital heart disease，CHD）的确实有效手段。随着医学技术的飞速发展，CHD的手术治疗效果已经得到了极大提高，目前多数CHD患儿如能及时手术治疗，可以恢复到跟正常儿童一样，且生长发育不受影响。复杂CHD患儿的手术治疗需要包括心脏外科、心脏内科、麻醉、灌注、重症监护医生及护士在内的医疗团队的共同努力。除手术修补质量、心肺转流（cardiopulmonary bypass，CPB）效果和术后管理等因素均可明显影响CHD患儿的预后外，围术期的麻醉管理也非常重要。因此，这也给小儿心脏麻醉医生带来了极大的挑战和要求。

对CHD患儿的手术麻醉管理，不仅要考虑患儿的非正常循环生理、伴发疾病，而且还要考虑外科医师的手术操作以及体外循环等诸多因素的影响，需要对CHD的病理生理学、疾病诊疗、儿科、心脏麻醉和重症监护等都有较为深刻的了解。

● 术前访视与评估

病史

▶ **1. 现病史**

了解患儿有无心脏疾病的主要症状。

CHD的种类很多，其临床表现主要取决于心血管畸形的严重程度和复杂程度。复杂而严重的畸形在出生后不久就会出现严重症状，甚至危及生命，而一些简单的畸形如室间隔缺损（ventricular septal defect，VSD）、房间隔缺损（atrial septal defect，ASD）以及动脉导管未闭（patent ductus arteriosus，PDA）等，早期可以没有明显症状，但疾病仍然会潜在地发展、加重，故需要及时诊治，以免失去手术机会。CHD的主要症状有：① 反复上呼吸道感染，易患肺炎；② 生长发育差、消瘦、多汗；③ 吃奶时吸吮无力、喂奶困难，或婴儿拒食、呛咳、呼吸急促；④ 儿童常诉说易疲乏、体力差；⑤ 口唇、指甲青紫或者哭闹、活动后青紫、杵状指/趾；⑥ 喜欢蹲踞，有晕厥、咯血病史。

频繁的肺部感染可能是由肺部血流量增多所致，常见于无症状的CHD患儿。心功能衰竭和上呼吸道感染的鉴别可能非常困难，两者均可表现为轻度的呼吸急促、喘息和上呼吸道充血。与年龄相匹配的活动能力有助于评估心脏的功能和储备能力。心功能衰竭的婴儿在喂养时会出现心脏储备低下的症状，父母可能会诉说婴儿喂养时有出汗、疲倦、呼吸困难以及口周发绀等。患儿无法跟上其他兄弟姐妹的节奏常常是一个非常可靠的心功能正在恶化的临床征象。

▶ **2. 家族史**

父母罹患CHD，其子女患CHD的概率为3%～5%，而这个概率在一般人群中仅为0.8%。遗传疾病共分为五大类，即单基因病、多基因病、染色体病、线粒体病以及体细胞遗传病。除体细胞遗传病主要与肿瘤有关外，其余四种均可能与心血管疾病有关。

（1）单基因病包括常染色体显性和隐性遗传、X连锁遗传等。目前约有120种单基因病伴有心血管系统缺陷性综合征，其中部分已确定了遗传缺陷的基因定位及基因突变，如常染色体显性遗传方式的马方综合征、Noonan综合征、不伴耳聋的长 Q-T 综合征(long QT syndrome, LQTS)和主动脉瓣上狭窄等;常染色体隐性遗传方式的 Ellis-Van 综合征、伴耳聋的 LQTS 等。

(2) 多基因遗传病是指与两对以上基因有关的遗传病,其发病既与遗传因素有关,又受环境因素的影响,故也称多因子遗传,如法洛氏四联症(tetralogy of Fallot, TOF)等。

(3) 染色体病即由染色体畸变所致的疾病。在人类染色体病中约有 50 种伴有心血管异常。21-三体综合征(Down syndrome)患儿心血管系统受累的频率为 40%~50%,主要为心内膜垫缺损、VSD 和 ASD,而 TOF 和大动脉转位(transposition of the great arteries, TGA)也有报道;18-三体综合征(Edwards syndrome)患儿心血管受累的频率接近 100%,最常见的为 VSD 和 PDA,ASD 也很常见,其他心脏异常包括主动脉瓣和(或)肺动脉瓣畸形、肺动脉瓣狭窄(pulmonary stenosis, PS)、主动脉缩窄(aortic stenosis, AS)、TGA、TOF、右位心和血管的异常;13-三体综合征(Patau 综合征)患儿心血管受累的频率约为 80%,常见的有 PDA、VSD、ASD、PS、AS 和 TGA 等。这三种综合征的大部分患儿被认为因其染色体不分离所致,也可能与其母亲的生育年龄有关。

(4) 线粒体病由线粒体 DNA 突变所致,主要累及神经系统、神经肌肉等方面。有些心肌病属于线粒体病。

▶ **3. 患儿母亲的妊娠史**

询问患儿母亲孕期最初 3 个月有无病毒感染、是否曾服用某些影响胎儿发育的药物、化学毒物或曾接触过放射线等。

▶ **4. 既往外科手术和介入治疗史**

CHD 患儿,尤其是复杂型,可能需要经历多次姑息手术、介入治疗或者根治手术。需了解其先前心脏手术方式、手术效果、后遗症以及有无抢救和复苏史。

▶ **5. 了解患儿是否合并其他畸形,或者心脏疾患是否源于某种先天性综合征**

约 8% 的 CHD 患儿会合并其他畸形。除了先天性的心脏畸形外,某些综合征尚可能合并其他问题:① 气道及其周围组织结构的畸形:例如,CHARGE 综合征、Edwards 综合征、Turner 综合征等常合并小颌畸形;Noonan 综合征常合并短蹼颈、巨颌畸形;Hurler 综合征可能合并巨舌症、短颈。这些合并畸形都可能导致患儿气管插管困难,甚至面罩通气困难。另外,DiGeorge 综合征患儿的气管较短,气管插管时易致导管深入到一侧支气管。② 代谢异常:例如 DiGeorge 综合征常合并低钙血症等。③ 心律失常:LQTS 患儿容易出现尖端扭转性室速、心源性猝死(sudden cardiac death, SCD)。Brugada 综合征患儿易发生室速(ventricular tachycardia, VT)、室颤(ventricular fibrillation, VF)及 SCD。小儿常见综合征及其合并的 CHD 见表 1-1。

▶ **6. 了解患儿内科治疗的情况**

包括药物治疗,例如利尿剂、血管紧张素转化酶抑制剂(angiotensin-converting enzyme inhibitor, ACEI)、地高辛等,有些药物在心脏手术前需要停药。常见的围术期用药和注意事项见表 1-2。

表 1-1 小儿常见综合征及其合并的 CHD

综合征	合并的 CHD
CHARGE 综合征(眼部缺损、先天性心脏缺陷、后鼻孔闭锁、肾脏畸形、生殖器发育不全、耳畸形)	65% 的患儿合并圆锥动脉干畸形、主动脉弓畸形
DiGeorge 综合征(第 22 号染色体缺失、CATCH22 综合征)	主动脉弓中断、永存动脉干(persistent truncus arteriosus, PTA)、VSD、PDA、TOF
Duchenne 型肌营养不良症	心肌病
Ehlers-Danlos 综合征	主动脉瘤和颈动脉瘤
Ellis-van Creveld 综合征(软骨-外胚层发育不良)	50% 的患儿合并共同心房
胎儿酒精综合征	25%~30% 的患儿合并 VSD、PDA、ASD、TOF
Friedreich 共济失调	心肌病

续 表

综 合 征	合并的 CHD
Ⅱ型肝糖原贮积症(Pompe 病)	心肌病
Holt-Oram 综合征	ASD、VSD
Leopard 综合征(心脏-皮肤综合征)	PA、PR 间期延长、心肌病
LQTS	长 QT 间期
Jervell and Lange Nielsen 综合征	室性心律失常
Romano-Ward 综合征	
Marfan 综合征	主动脉瘤、主动脉瓣反流和(或)二尖瓣反流
黏多糖贮积症	主动脉瓣反流和(或)二尖瓣反流、冠状动脉病变、心肌病
Noonan 综合征	PA(瓣膜发育不良)、左心室肥厚、室间隔肥厚
结节性硬化症	心肌横纹肌瘤
Shprintzen 综合征(软腭-心-面综合征,22q 缺失)	圆锥动脉干畸形、TOF
VACTERL 综合征	VSD、圆锥动脉干畸形(TOF、PTA)
Williams 综合征	主动脉瓣上狭窄、PA
Zellweger 综合征(脑肝肾综合征)	PDA、VSD、ASD

表 1-2 常见的围术期用药和注意事项

心脏药物分类	相互作用	注意事项
血管紧张素转换酶抑制剂	全麻诱导致低血压	低血压患儿应考虑取消早晨剂量或减量;避免使用有明显拟迷走作用药物,避免固定剂量诱导方案
β受体阻滞剂	急性停药加速心动过速和心律失常;增强挥发性麻醉药的降压作用;降低正性肌力药的反应性	围术期可继续用药
钙通道阻滞剂	可能会增强挥发性麻醉药的负性变力和变时作用	围术期可继续用药
利尿剂	低血容量、低血钾;可能增强神经肌肉阻滞剂的作用	术前停药
抗心律失常药	使用强心药和电解质紊乱时,有致心律失常作用;高儿茶酚胺能状态;与其他抗心律失常药物相互作用并导致心动过缓	避免电解质失衡;避免致心律失常药物;严密监护
α₂受体激动剂	减少围术期寒战、缺血以及麻醉药和镇痛剂需要量	严密监测下围术期继续使用

体格检查

▶ **1. 一般情况**

包括身高、体重、营养状况、血压以及脉搏等。

随着患儿年龄的增长,表现为心率(heart rate,HR)下降、血压上升,故其生命体征的判读具有年龄依赖性。充血性心力衰竭时,CHD 患儿常不能达到与其年龄相匹配的体重、身高以及头围的增长;发绀儿童往往并不表现出生长发育停滞。

对血管通路和监测部位有无受限也需进行评估。CHD 患儿如果既往已行姑息性锁骨下动脉分流手术,则该侧手臂可能较难测得脉搏和血压;有的患儿外周血管发育非常差,浅表部位只可见非常细小的毛细血管;而经过多次手术的患儿,开放外周静脉通路通常会有一定的困难。这些都将影响麻醉诱导方式的选择。

▶ **2. 心脏情况**

包括心脏大小、心音以及心脏杂音等。

(1)望诊:有无心前区隆起、胸廓发育畸形以及心前区搏动弥散等。

(2)触诊:是否可触及细震颤(应注意位置及

发生在收缩期或舒张期),有时也可触及心尖抬举性冲动感。

(3) 叩诊:可粗略估计心脏的大小及位置。

(4) 听诊:注意第一、第二心音的强弱;杂音的性质、时程、响度、位置及传导方向等。

3. 周围血管征

严重主动脉瓣关闭不全时,舒张压降低、脉压增大,常可及点头征、股动脉枪击音、毛细血管搏动征等周围血管征。

4. 检查是否有心功能不全的症状

如呼吸形式改变、活动受限、颈静脉怒张、胸腹水和肝脏肿大等。

5. 气道情况

包括牙齿、舌、张口度以及有无气管狭窄或其他困难气道相关解剖等。如果患儿已行气管插管,则应明确插管的原因和时间、气管导管的类型、口径及深度等,并了解氧浓度、气道压和其他机械通气调控参数。

实验室检查及其他辅助检查

1. 实验室检查

常规检查全血细胞计数、电解质、肝肾功能以及出凝血功能等。

(1) 全血细胞计数:对血容量正常的 CHD 患儿,血球压积的升高可提示低氧血症的严重程度和病程演变。血球压积超过 60% 时,易出现毛细血管淤塞和继发性终末器官损害(包括中风)。尽管存在这些风险,但如果放宽术前禁饮、禁食的指导原则,允许患儿饮用清亮液体直至麻醉诱导前 2 小时,则这些患儿一般不需接受术前静脉输液。

(2) 水、电解质及酸碱平衡:应进行血浆电解质浓度筛查,特别对长期接受洋地黄和利尿剂治疗的 CHD 患儿。强效利尿剂可导致低钾和低钠血症;在充血性心力衰竭和 22q11.2 微缺失综合征的患儿,尚可观察到低钙血症。重度充血性心力衰竭可伴有神情紧张不安和激惹。重要的是要排除低血糖造成此类表现的可能性。

(3) 肝、肾功能:术前明确肝、肾功能的状态对于镇静催眠药、镇痛药以及肌松剂的选择具有非常重要的意义。

(4) 出凝血功能:发绀也可能影响 CHD 患儿的出凝血功能,导致凝血酶原时间(prothrombin time,PT)、部分凝血酶原时间(partial thromboplastin time,PTT)以及出血时间(bleeding time,BT)的延长;也可能存在血小板减少和功能减退。

(5) 此外,根据 CHD 类型的不同,有时还需行特定的检查项目。

2. 心电图

可准确反映心脏位置,提示心房、心室有无肥厚,同样可以确诊有无心律失常以及心脏传导系统的情况。

3. 经胸超声心动图检查(transthoracic echocardiography, TTE)

CHD 患儿的术前 TTE 检查很重要,可用以明确心脏解剖和功能,并对完善术前准备、评估手术对病理生理的影响、制订手术计划及预测术中意外或特殊情况的发生等有很大帮助。

4. 胸片及计算机断层扫描(computed tomography, CT)

胸片可以用来证实临床表现和诊断,如有无心脏肿大、肺血流量的多少、既往有无接受过外科手术以及目前有无肺水肿或浸润、急性肺部感染等。主动脉等大血管手术、多次开胸手术时,尚须进一步行 CT 或其他检查,以明确血管病变部位、有无气管压迫及明显粘连等。

5. 心脏和大血管磁共振成像(magnetic resonance imaging, MRI)

MRI 是对 CHD 患儿非常有用的无创成像工具,常用于心脏异常的节段性描述、评估胸主动脉异常、评估圆锥动脉干畸形、确定体-肺静脉异常、无创检测和量化分流、狭窄及反流。MRI 在量化心室功能、局部室壁运动、瓣膜功能以及流速流量等方面较为有用,对复杂 CHD 的主动脉弓、肺动脉及纵隔血管成像尤其有用。MRI 可为某些病变提供准确有用的信息,包括主动脉缩窄、肺动脉异常、肺静脉异常连接、左上腔静脉残留以及心内板障、管道和分流等。对某些 CHD 患儿,可替代心导管检查,对冠状动脉异常、心肌灌注缺陷及与心肌瘢痕相关状况(如致心律失常性右心室异常增生)进行无创评估。如今,更新颖的 MRI 图像可用于3D打印、重建复杂病变，并建立心脏模型帮助规划手术过程；心脏腺苷负荷MRI可用于描绘诱导的缺血区域。

MRI扫描时间较长，且通常要求患儿绝对制动或控制呼吸以获得最佳图像，因而可能需要镇静或麻醉。麻醉时，患儿需要核磁共振兼容的麻醉机和监护仪。

▶ 6. 心导管检查

心导管检查仍是CHD解剖和生理功能评估的金标准。尽管目前许多解剖学问题可通过无创方法获得，但导管检查仍是了解生理数据或解剖复杂程度的重要工具。它分为右心和左心导管检查两种，检查方法是X线透视下，用不透放射线的塑料导管通过肘部贵要静脉或大隐静脉，经上腔或下腔静脉入右心房，再顺序达右心室、肺动脉。

详细回顾心导管检查数据并了解其对手术和麻醉计划的潜在影响至关重要。对麻醉医生较为重要的心导管数据包括以下内容：

（1）患儿对镇静药的反应。

（2）所有心腔和大血管的压力和氧饱和度。

（3）心内和心外分流的位置和大小。

（4）肺血管阻力（pulmonary vascular resistance，PVR）和体循环阻力（systemic vascular resistance，SVR）。

（5）心腔大小和功能。

（6）瓣膜解剖和功能。

（7）与既往手术相关的体、肺动脉畸形。

（8）冠状动脉的解剖。

（9）既往建立姑息心性分流的解剖、位置和功能。

（10）可能影响血管通路或手术的后天或先天性解剖变异。

术前准备

药品准备

▶ 1. 静脉镇静药

（1）丙泊酚：丙泊酚可用于有足够心血管功能储备的CHD患儿。诱导剂量的丙泊酚可导致心肌收缩力轻度降低，静脉滴注可致前负荷轻微降低，但平均动脉压（mean arterial pressure，MAP）和HR则显著降低。丙泊酚具有降低前负荷、后负荷及心肌收缩力的作用，所以对于心室功能明显下降和左心室流出道梗阻的患儿，应谨慎使用。丙泊酚输注对肺血管压力和阻力影响不大，但会降低SVR，导致右向左分流增加。

丙泊酚对窦房结或房室结传导没有显著影响，是电生理研究和射频消融期间比较理想的镇静药物，但丙泊酚能抑制异位房性心动过速，可能会不利于异位房性心动过速射频消融期间的定位。尽管丙泊酚对于心脏导管植入以及心脏手术后的短期镇静非常有用，但不宜长期用作ICU镇静剂，因为可能发生丙泊酚输注综合征。

（2）氯胺酮：通过中枢神经系统介导的拟交感神经刺激和抑制儿茶酚胺再摄取而增加HR、MAP及心输出量（cardiac output，CO），应用时血流动力学稳定性良好、并发症少，适用于各种CHD患儿，包括TOF。那些公认的与氯胺酮使用相关的不良反应在CHD患儿中并无差异，包括谵妄反应、流涎以及可增加脑代谢、颅内压、脑血流和脑氧耗。该药已成为CHD患儿全身麻醉诱导的主要药物之一。给药方式可以是静注或肌注，诱导剂量为1～2 mg/kg静注或5～10 mg/kg肌内注射，维持剂量为1～5 mg/(kg·h)。氯胺酮辅以小剂量咪达唑仑和（或）吗啡，可用于介入性心导管术和儿童心脏手术后的镇痛。如果维持氧合和通气良好，氯胺酮可安全用于肺动脉高压患儿。氯胺酮也可用作术前用药，最常用的口服剂量为5～6 mg/kg。

氯胺酮可增加HR和血压，当患儿血流动力学储备良好时可保持或增加心肌收缩力。但是，当患儿心脏储备严重受限或心肌收缩力低下时，因其自身内源性拟交感神经系统已最大限度地受到刺激，且可能长期接受β肾上腺素能药物治疗，而致其β受体的功能下调，对内源性儿茶酚胺的反应减弱，表现为氯胺酮的心肌抑制作用占主导地位，应用时须小心。

（3）依托咪酯：是1972年引入临床实践的咪唑衍生物，对血流动力学无明显影响，主要通过与γ-氨基丁酸受体相互作用而产生催眠镇静作用；对通气几乎没有影响，不释放组胺，也不改变气道平滑肌张力，而且还能降低脑血流量和脑耗氧量、代谢率(30%～50%)以及颅内压。

临床剂量的依托咪酯对心肌无直接抑制作用,对心内分流患儿(包括肺动脉高压患儿)的全身或肺血流动力学亦没有明显影响,所以依托咪酯是心室功能不佳患儿的首选诱导药物。单次诱导剂量的依托咪酯即具有一定的肾上腺功能抑制作用,所以对于接受皮质类固醇治疗或有长时间肾上腺抑制风险的患儿,应考虑额外补充皮质类固醇。

(4) 右美托咪定:于1999年在美国推出,是一种高选择性的 α_2 受体激动剂。与大脑蓝斑中的 α_2 受体结合可产生一定的镇静作用;与脊髓中的 α_2 受体结合可产生一定的镇痛作用。通过降低中枢神经系统交感神经活性,可导致 HR 和 MAP 剂量依赖性降低;此外,右美托咪定还能增强阿片类药物的作用;因此比较适用于儿童心脏手术,作为术中全身麻醉的有效辅助药物和术后镇静方案的组成部分。在接受 CHD 手术的早产儿和小于30天的足月新生儿中,右美托咪定清除率显著降低,早产儿的消除半衰期显著增加,高达7.6小时。因此,对这一年龄组需要降低剂量,并加强对不良反应的监测。

右美托咪定不仅对呼吸的影响比较小,而且还能降低气管的反应性和减少阿片类药物的剂量,有利于气管插管和早期平稳拔除气管导管。尽管右美托咪定能够抑制室上性和室性心律失常,但窦性、交界性心动过缓以及窦性停搏并不常见。右美托咪定快速输注可导致一过性的血压升高;持续输注可导致低血压和心动过缓。

(5) 咪达唑仑:咪达唑仑具有良好的镇静和顺行性遗忘作用,常用于术中知晓的预防。尽管对血流动力学的影响较轻,但婴儿应用大剂量咪达唑仑(或其他苯二氮䓬类药物),可能会增加对正性肌力药物的需求。

▶ **2. 吸入麻醉药**

所有吸入麻醉药均可通过降低动脉平滑肌中的 Ca^{2+} 含量,来降低静息张力,从而降低血压和SVR,但降低的程度因药物而异。在呼气末浓度达到1.5 MAC 时,吸入麻醉药对心肌收缩力和CO 的抑制以氟烷最大、七氟烷较小,异氟烷和地氟烷的抑制作用最小。年龄越小抑制作用越大,小于6个月的婴儿风险最大。

异氟烷可通过降低 SVR 而改善心脏储备,但具有较强的刺激气味,单独用于麻醉诱导可导致咳嗽、喉痉挛以及脉搏血氧饱和度(saturation of pulse oxygen, SpO_2)的下降,故很少用于 CHD 患儿的麻醉诱导。

地氟烷对心、肺功能的影响类似异氟烷,其主要优点是血气分配系数和组织溶解度低,吸入气和肺泡浓度能达到快速平衡,停药后肺泡浓度迅速降低,用于小儿心脏麻醉时更易调节。地氟烷刺激性较强,吸入诱导时,喉痉挛发生率比较高,禁忌单独将地氟烷用作吸入麻醉诱导。此外,快速增高地氟烷吸入浓度可导致儿茶酚胺的释放,对于有缺血性心脏疾病的患儿不宜将地氟烷用作唯一的麻醉药。

七氟烷具有芳香味,呼吸道刺激性小,患儿较易耐受,是小儿吸入麻醉诱导的首选药物;七氟烷的血气分配系数和组织溶解度较地氟烷略高,麻醉诱导和苏醒也较迅速。吸入高浓度(6%～12%)的七氟烷可导致某些患儿出现心律失常,主要是房性或交界性心律失常;七氟烷还可导致心动过速,尤其在年长儿童,但体循环动脉压能很好维持;七氟烷诱导时可致20%的婴儿出现心动过缓(小于每分钟80次)。婴儿七氟烷麻醉时,HR 和 MAP 降低幅度低于氟烷,超声心动图提示收缩力和心脏指数正常。

▶ **3. 麻醉性镇痛药**

芬太尼和舒芬太尼是目前 CHD 患儿手术常用的麻醉性镇痛药,对心率和血压的影响较轻,具有良好的血流动力学稳定性。芬太尼 25 μg/kg 可消除 CHD 婴儿术后恢复期吸痰时的肺动脉压力和阻力的增加;高剂量能有效改善有害刺激引起的 HR、MAP 及应激激素的增加。舒芬太尼药效是芬太尼的5～10倍,安全极限大,脂溶性高,可迅速分布到全身组织;舒芬太尼对血流动力学、麻醉恢复时间以及拔管时间的影响与芬太尼相近。

瑞芬太尼是一种合成超短效麻醉药,由血浆酯酶代谢,半衰期为3～5分钟,且与输注持续时间无关,特别适用于刺激强、时间短的非心脏手术,有利于术后快速苏醒。较大剂量的瑞芬太尼可延长窦房传导和恢复时间,但并不延长心房希氏间期。如果用于电生理研究,则应考虑这些药物对电生理效应的影响。由于瑞芬太尼的作用半衰期比较短,而且无蓄积,在 CHD 患儿的"快通道"麻醉中起着非常重要的作用。

4. 肌肉松弛药

(1) 琥珀酰胆碱:琥珀酰胆碱目前已很少用于 CHD 患儿的麻醉,因为它与恶性高热、高钾性心脏骤停以及心动过缓有关。琥珀酰胆碱较非去极化肌肉松弛药起效快。目前仅限于急诊饱胃、喉痉挛治疗,以及作为肌注诱导的组成部分。

(2) 罗库溴铵:是目前起效最快的中时效非去极化肌松药。常用气管插管剂量为 0.6~1.2 mg/kg 静脉注射;如果剂量增加到 3 倍 ED_{95} 以上,罗库溴铵的起效时间将进一步缩短,接近琥珀酰胆碱的起效时间,可以替代琥珀酰胆碱用于改良快速顺序诱导。尽管罗库溴铵的心血管作用很小,但仍具有较弱的解迷走作用,且注射痛明显,应用后通常可观察到 HR 增加。在三角肌注射罗库溴铵 1.8~2 mg/kg 时,3~4 分钟内即可达到合适的插管条件。

(3) 阿曲库铵和顺阿曲库铵:是非器官依赖性消除的非去极化肌松药,比较适合于肝、肾功能障碍的患儿。高剂量的阿曲库铵常引起组胺释放,导致低血压,用于 CHD 患儿时顾虑较多。顺式阿曲库铵是阿曲库铵的立体异构体,也可通过霍夫曼消除作用降解,但很少引起组胺释放,对心血管系统的影响也较小。

5. 常用的血管活性药物和抗心律失常药物见表 1-3

表 1-3 常用的血管活性药物和抗心律失常药物

药物	单次用量	输注速度	备注
阿托品 0.5 mg 稀释至 5 ml (0.1 mg/ml)	20 μg/kg 静注(IV)		最大剂量: 儿童 1.0 mg,青少年 3.0 mg
胺碘酮 150 mg 用 5% 葡萄糖稀释至 50 ml(3.0 mg/ml)	5.0 mg/kg 15~30 分钟静脉缓慢推注	5.0~15 μg/(kg·min)	
葡萄糖酸钙 100 mg/ml	30~60 mg/kg IV		
多巴胺 40 mg 稀释至 40 ml (1 mg/ml)		3.0~10 μg/(kg·min)	滴定至起效
肾上腺素 1 mg 稀释至 10 ml(0.1 mg/ml); 静脉输注时,0.03×kg(mg) 稀释至 50 ml	低血压时,1.0 μg/kg IV; 心搏骤停时,10 μg/kg IV; 如有必要每 3~5 min 重复	0.02~0.1 μg/(kg·min)	滴定至起效
异丙肾上腺素 静脉输注时,0.03×kg(mg) 稀释至 50 ml		0.01~0.1 μg/(kg·min)	心动过速、心悸、心绞痛、肺水肿、高血压、低血压、室性心律失常、快速心律失常
利多卡因 稀释至 1.0 mg/ml	1.0 mg/kg IV	20~50 μg/(kg·min)	
去甲肾上腺素 静脉输注时,0.3×kg(mg) 稀释至 50 ml		0.05 μg/(kg·min)	滴定至起效
去氧肾上腺素 静脉输注时,0.3×kg(mg) 稀释至 50 ml	0.5 μg/kg	0.1 μg/(kg·min)	滴定至起效
特利加压素 静脉输注时,0.03×kg(mg) 稀释至 50 ml		0.005~0.03 μg/(kg·min)	滴定至起效

6. 其他

扩血管药物（硝酸甘油、前列腺素 E1、前列环素等）、利尿药（呋塞米、甘露醇等）、止血药（氨甲环酸、巴曲酶等）、抗凝剂（肝素）等。

术前精神准备及术前用药

术前访视有助于初步了解患儿的精神状况。患儿在不同发育阶段的心理反应和表现多种多样：① 6 月龄以下婴儿易于接受任何人的友善，很少发生分离焦虑；② 6 月～3 岁幼儿身体发育较快，对环境、语言、疾病及手术有一定认知，但能力有限，尚未学会与同伴或成人相处，与父母分离焦虑非常明显，术后容易产生不适应性的倒退行为；③ 3～7 岁儿童知道生病，但对不良事件记忆鲜明并夸大，与父母分离是一种精神创伤，尤其是多次手术者；④ 7～12 岁儿童乐于扮演各种角色，身处学龄期而已习惯与父母分离，不仅能理解将要发生的事情，而且能描述手术及预想效果，会积极参与整个术前过程；⑤ 对>12 岁的患儿，已经可以参与讨论和决定一些问题，包括麻醉诱导、输液方式以及术后镇痛方式的选择等。

受创伤、疼痛及多种生理、心理疾患等的影响，小儿围术期的精神行为问题非常常见，需要进行适当的预防和干预。应根据患儿手术麻醉史和有无不良的医疗体验等，再结合不同发育阶段患儿的心理反应及表现，采用个体化的干预方式，才会收到最好效果。预防和干预措施包括药物和非药物的措施。

非药物性措施多种多样。对于婴幼儿患儿，可以让父母怀抱一路护送到手术室；对于稍大的患儿，笔者所在医院允许家属在等待区陪伴患儿，并配置图书、玩具等；也尝试对 2～5 岁学龄前患儿，用色彩鲜艳的玩具车接送，患儿"自驾"进入手术室。与传统推车相比，玩具车接送时患儿的 mYPAS 焦虑评分明显降低，对麻醉诱导前焦虑的缓解作用与术前药效果相当，同时患儿父母的焦虑水平降低，满意度增加。所有这些方式不但简单易行、投入小，而且实际效果也很好。

对可能与家长有分离困难的患儿，可考虑提前给予术前镇静药，咪达唑仑和 α2 肾上腺素能受体激动剂是近年来常用的术前分离用药。术前 15～30 分钟口服咪达唑仑 0.5～0.75 mg/kg 或右美托咪定 2.0～3.0 μg/kg 滴鼻，可有效减轻患儿的术前焦虑，有利于母子分离，且不延长苏醒时间。由于服药过程本身也会造成患儿紧张和焦虑，所以宜与非药物干预措施相结合。如果患儿不愿口服或滴鼻用药，可以改为氯胺酮 2～3 mg/kg 和咪达唑仑 0.1 mg/kg 肌内注射。术前用药的剂量须个体化，以避免呼吸抑制。较小的儿童和充血性心力衰竭的患儿最好减小剂量，且麻醉医生应当在现场。年龄较大的儿童可选择静脉置管后给药。

术前禁饮禁食

婴幼儿和儿童术前禁饮禁食的时间一般为：① 术前 2 小时禁饮清亮液体；② 术前 4 小时禁母乳；③ 术前 6 小时禁配方奶；④ 术前 8 小时禁止固体食物摄入。

美国麻醉师协会 2010 年修订了术前禁食指南，这些指南对于 CHD 患儿也是一样适用。术前禁食原则应保持一定的宽松度，应尽量缩短 CHD 患儿的禁食禁饮时间，尤其对小婴儿和某些高危患儿。在手术当天早晨，允许患儿饮用清亮液体直至术前 2 小时，则临床脱水程度（表现为黏膜发干和毛细血管再充盈延迟）较低，而胃容积或胃酸却没有增加。这点对于有发绀、红细胞增多症、流出道梗阻（如肥厚型心肌病和主动脉狭窄）、腔-肺吻合和分流依赖性生理学的 CHD 患儿尤其重要。另外，放宽术前禁饮的时间可降低高危患儿的低血糖风险，尤其是 6 个月以下的婴儿，他们的糖原分解和糖异生功能受损、糖原储存功能不成熟。如果手术被推迟，则应允许儿童根据推迟时间相应饮水。

其他

复杂 CHD 病例的围术期管理需要医生团队（外科、麻醉、心内、重症监护）、护士和灌注师的共同努力。心外科、心内科和麻醉科医生术前须讨论患儿目前的情况、手术方案，确定患儿进一步评估或处理的必要性，并探讨手术中可能遇到的特殊情况。合理的沟通与合作将优化患儿监护，并促进围术期临床管理。

术中麻醉管理

麻醉监测

最好在 CHD 手术的麻醉诱导前即安放各种无创监测设备,但当麻醉医生面对哭泣的患儿,可能会酌情推迟至麻醉诱导后再进行监护。病情相对平稳的情况下,诱导早期为减少刺激,可只进行 SpO₂ 和心电图(electrocardiograph, ECG)监测,然后在诱导过程中将其他监护迅速加上。

▶ **1. 呼吸功能监测**

包括潮气量、通气频率、气道压力以及呼气末 CO₂ (End-tidal carbon dioxide, ETCO₂)等。良好的通气管理是 CHD 患儿麻醉管理的基础,麻醉后应迅速控制气道,并进行通气管理,使患儿的肺血流与肺通气之比得到优化。麻醉诱导后应尽快进行血气分析,以评估通气效果,包括动脉氧分压 (arterial partial pressure of oxygen, PaO₂)、动脉二氧化碳分压(arterial partial pressure of carbon dioxide, PaCO₂)及 pH 等。

SpO₂ 监测通过将氧饱和度探头放置在上肢或下肢完成。如果手术需要,也可以将两个探头分别放在 PDA 前面和后面相关的区域。SpO₂ 和 ETCO₂ 监测可快速反应通气和氧合情况,有助于指导通气和血流动力学调控,帮助优化分流和肺动脉环缩手术前后的肺/体循环血流量比(Qp/Qs)。CHD 患儿的生理无效腔变异较大,当心内存在右向左分流或 TOF 缺氧发作时,肺血流减少,导致生理性无效腔增大,ETCO₂ 可能会明显低于 PaCO₂ 实测值,导致 PaCO₂ 和 ETCO₂ 的分压差增大。此外,深低温时外周血管收缩或停循环时外周血管搏动性消失均可降低 SpO₂ 探头的可靠性。对新生儿可使用舌传感器监测中心氧饱和度,以减少与温度相关的变异性。

▶ **2. 心血管功能监测**

(1) ECG:ECG 电极应当放置在患儿的胸部和肢体上远离手术准备区域的地方,用来监测 HR、心律和 ST 段。麻醉诱导和手术过程中需监测五导联 ECG。目前大部分 ECG 监测仪都能进行 ST 段自动分析。Ⅱ 和 V₅ 导联最适用于发现心律失常和心肌缺血改变。

(2) 血压监测:经动脉留置导管不仅可以连续监测有创动脉血压,而且还能随时抽取血样进行血气分析,有利于内环境的调控,是 CHD 手术麻醉过程中的重要监测手段。桡动脉和股动脉是最常选用的部位。年幼患儿桡动脉常用 22G 或 24G 导管,较大儿童和青少年可用 20G 导管。尽量避免肱动脉穿刺置管,因为导致远端肢体缺血的风险较高。要充分考虑到已实施或即将实施的手术可能影响同侧动脉血压监测,例如改良 B-T 分流术等。主动脉缩窄、主动脉弓/峡部梗阻或 PDA 结扎手术时,最好同时对照监测上肢和下肢的动脉内血压。下肢动脉常选择股动脉,方便易行,但穿刺部位较高时出血不易压迫,有血肿和出血破溃入腹腔的风险;也可选用胫后动脉和足背动脉。使用 CPB 的手术应尽量避免只有远端下肢动脉血压监测,它们往往不能反映新生儿和婴儿在低温 CPB 期间和脱机即刻时的主动脉压。

某些情况难以完成上肢和下肢直接动脉内置管测压时,可用上、下肢的无创袖带血压监测或 SpO₂ 监测来部分替代。

(3) 中心静脉压(central venous pressure, CVP):经皮中心静脉穿刺置管可提供很多益处,即使在体重较小的新生儿也能较可靠地建立起中心静脉通路。使用实时超声辅助可将新生儿的中心静脉穿刺成功率提高到 90%～95%。在一些术后需要严格评估肺动脉压(pulmonary artery pressure, PAP)的患儿,外科医生也可经胸放置肺动脉导管。有关中心静脉和动脉的置管型号简明指南见表 1-4。

表 1-4 中心静脉和动脉置管型号简明指南

年龄/体重	中心静脉	动 脉
<5 kg 婴儿	4 Fr —5 cm	桡动脉 24G 桡动脉 2.5 Fr 2.5 cm 股动脉 2.5 Fr 5 cm
<10 kg 婴幼儿	4 Fr —5 cm 5 Fr —5 cm	桡动脉 22～24G 桡动脉 2.5 Fr 2.5 cm
<20～25 kg 学龄前儿童	5 Fr —8 cm	股动脉 2.5 Fr 5 cm 桡动脉 20～22G
年长儿童	7 Fr 成人三腔	股动脉 3 Fr 5 cm 桡动脉 20～22G

(4) 经食管超声心动图（transesephageal echocardiography，TEE）：二维超声心动图结合脉冲多普勒超声检查和彩色血流图，可为大多数 CHD 患儿提供详细的形态学和生理学信息，目前已成为儿科 CHD 手术的管理标准。TEE 克服了许多 TTE 成像的局限性，包括因肥胖、机械通气和近期心脏手术所致的视窗不理想，但 TEE 应该作为 TTE 在术中的良好补充而不是完全替代 TTE 检查。

TEE 的主要适应证包括诊断性评估、围术期评估以及经皮介入治疗。大多数情况下，TEE 可提供 CHD 患儿心血管畸形的详细特征，对主动脉瓣或房室瓣的修补、复杂的心室流出道重建以及术前 TTE 不能完全确定的复杂解剖结构等情况尤为有用。CPB 后期，TEE 有助于确定手术危险因素，改善预后。TEE 可评估右心室或左心室收缩异常（依据室壁运动或收缩期厚度变化来判定），进而指导血管活性药物的治疗，有助于患儿尽早脱离 CPB；TEE 可用于评估手术修补质量和心脏功能，可即刻提示残留的结构缺陷并立即修补，避免以后再次手术。在术中常规行 TEE 检查时，约 15% 的患儿 CPB 后的治疗决策受到 TEE 检查结果的影响（如再次进行 CPB、修复残余缺损），但 TEE 对评价主动脉弓的残余梗阻没有帮助，因为该部位成像不佳。尽管 TEE 可以帮助检测心腔内有无气体残留，但在优化排气流程中的作用仍需进一步探讨，特别是对新生儿和婴儿。

TEE 的潜在危险是探头尺寸相对较大或探头弯曲时，可能会压迫降主动脉导致其远端灌注不良；压迫左心房时可影响心室充盈。TEE 探头插入过程中，可能造成气管导管扭曲或误入一侧主支气管、压迫气管和支气管；探头拔出时如用力过猛，还可能造成气管导管的意外滑脱。体温较低和低流量状态时，TEE 探头因产热可造成食道损伤，故大多数医院在 CPB 期间选择暂停探头成像、将探头与机器断开连接或将其取出。

▶ 3. 中枢神经系统功能监测

脑功能监测的目标是增强对心脏手术中大脑功能的了解，以便制订出有效的脑保护策略。多种技术已用于 CHD 术中脑监测，以防止因缺氧、缺血、栓子和电生理紊乱引起的继发性脑损伤。它们主要包括以下三种方式的单独应用或组合。

(1) 近红外光谱法（near infrared reflectance spectroscopy，NIRS）：主要用于监测局部组织血氧饱和度（regional tissue oxygen saturation，rSO_2），反应全身血流动力学状态及组织、器官灌注状态的无创监测技术。NIRS 用于脑功能监测时，主要反映脑组织氧供和氧耗的平衡。与脉搏氧饱和度监护仪的原理类似，NIRS 用于脑氧饱和度监测时，是根据氧合和脱氧血红蛋白对近红外线吸收量的差异来工作的。由于近红外线可以穿透颅骨，所以这种技术可以对浅表区域的脑组织进行探测。尽管该技术最初是为了监测脑组织氧合，但把探头放在腹壁、股四头肌或肾脏的侧面，也可以监测躯体组织的氧合。这一数值通常以百分比的形式表示，而并不是组织氧合的绝对值，麻醉诱导前或转流前需测定基础值，以进行趋势判定。大脑 NIRS 主要反映静脉血的氧饱和度，数值与颈静脉球饱和度相关。研究表明，左心室发育不全综合征的婴儿行 I 期 Norwood 手术时，NIRS 数值降低（尤其低于 50%～60%）与患儿神经发育预后不良有关，尽管其相关性并不呈线性，但提示 NIRS 可用于临床考量缺氧的有害后果。术后即刻躯体和大脑的氧饱和度可预测总体并发症和死亡率。大脑氧饱和度低于 50% 的时间（分钟数）可用于预测发病率，并可作为缺氧、出血、和（或）低心输出量状态的早期预警。肾脏 NIRS 监测发现，肾脏氧饱和度降低超过 20% 并持续 20 分钟时，患儿机械通气和 ICU 的恢复时间则更长。

关于 NIRS 在 CHD 手术中的应用，已有了比较多的前瞻性研究，但当前证据仍不能提供大脑或躯体 NIRS 的明确阈值（即低于此阈值则并发症增加），也未证明 NIRS 值的差异会导致长期心、肾或神经发育预后的不同。一般来说，如果 NIRS 值下降超过 20%，就需要检查是否存在可纠正的相关原因。

(2) 经颅多普勒成像（transcranial doppler sonography，TCD）：可以测定脑血流速度和检测脑微栓子，是一种连续监测 CPB 期间是否存在脑血流不足或脑静脉梗阻的有效方法，适于新生儿和婴幼儿。

TCD 技术应用多普勒原理，检测大脑中动脉（middle Cerebral artery，MCA）血液的反射信号频率位移，以计算血流速度。新生儿/婴儿的颅骨薄，使用低频超声探头时超声波可传输到脑组织中，且信号衰减比较小。由于 MCA 直径相对恒定，血流速度可用来粗略估计大脑血流量。TCD 有许多优点：① 无创；② 无放射性；③ 可连续监测；④ 可捕获温度或灌注改变引起的血流速度快速变化。缺点包括：① 重现性较差，尤其低流速时患儿头部微小的移动即会显著改变信号；② 低温 CPB 期间缺乏有效研究。此时体温降低、流速减慢及非搏动性层流灌注可能限制脑血流速度的准确测量。

(3) 脑电图（electroencephalography，EEG）：用于监测大脑皮质电活动的变化。

尽管经典的 EEG 监测可发现大脑缺血或用来评价中枢神经系统生理功能，但因安放电极多、电干扰明显以及分析处理要求高等因素，很少用于术中监测。目前术中常用的脑电双频指数、脑状态及熵指数等均是经过处理过的 EEG，转化为无量纲的数值，便于快速反映大脑的功能状态，主要用于麻醉深度监测。低温、脑缺血、癫痫等因素也可产生明显影响。术后 EEG 分析发现许多高危患儿有亚癫痫发作活动，这些异常可能与神经精神学预后较差有关。CPB 后术中 EEG 监测的价值和临床意义仍有待进一步阐明。

▶ **4. 体温监测**

CHD 手术中心、脑功能保护的主要措施是低温，合理的降温和复温对 CHD 患儿的术中管理至关重要，准确监测不同部位体温的连续变化，才能做出合理的判断和采取有效的措施。所有 CPB 患儿都需要监测外周和核心温度。直肠温度是外周温度；食管和鼻咽温度代表核心温度，通常反映大脑温度的变化。直肠温度与食管温度之间的平衡是反映躯体均匀降温和复温的最好指标。无论在降温还是复温时，直肠温度的变化都慢于食管和鼻咽部的温度变化。在降温和复温过程中，通过食管和鼻咽部的温度来估测脑部温度，其高估或低估误差可达 5℃。在低流量 CPB 或深低温停循环（deep hypothermic circulatory arrest，DHCA）开始前，提供足够长的降温时间来降低核心温度非常重要。

膀胱温度探头可以安装在 Foley 氏尿管上，但新生儿、低体重患儿有体格大小上的限制。鼓膜温度监测虽然能较好反映大脑温度，但探头进入时有引起鼓膜破裂的可能，目前已很少应用。

▶ **5. 其他**

手术需要 CPB 或可能引起肾脏缺血时，或者麻醉管理可能导致尿潴留时，均需放置 Foley 氏尿管监测尿量。记录 CPB 前、中、后的尿总量和产尿速度等，有助于评价肾脏功能、维持出入量平衡和有效血容量等。

麻醉选择、诱导和维持

CHD 患儿接受心脏手术时，可使用多种麻醉方案。所有这些方案的目标均为提供充分镇静或全身麻醉，同时保持心输出量（cardiac output，CO）和氧气输送。许多患儿的心脏储备有限，如果发生心脏骤停或其他不良心脏事件，成功复苏的概率低于正常患儿。因此，明智地选择麻醉方案和剂量、考虑患儿独特的病理生理学以及特定手术的麻醉要求至关重要。

▶ **1. 麻醉方案的选择**

不但要充分考虑 CHD 患儿的病理生理情况、CPB、体温等的直接影响，而且也要考虑特殊情况时 CHD 患儿药物动力学和药代动力学的不同。

(1) 心内分流：右向左心内分流的存在可降低动脉血中吸入麻醉药浓度的上升速率，因为一部分 CO 绕过肺，稀释了体循环动脉血中的麻醉药浓度。可溶性较低的吸入麻醉药（如七氟烷和地氟烷）受影响较大，而可溶性较高的药（如氟烷）受影响则较小。

有明显右向左分流时，静注给药可直接进入心脏左侧，而较少被体循环静脉血所稀释，可能导致某些药物（例如利多卡因、静脉诱导药及肌松剂）在动脉、大脑和心脏能短时达到较高的浓度。

左向右心内分流对吸入麻醉药的诱导速度几乎没有影响。肺血增多可增加吸入麻醉药的吸收，致使肺毛细血管血中的麻醉药浓度升高，但肺泡和肺毛细血管之间的浓度梯度因此降低，使得麻醉药的吸收减慢，而最终这两种效果相互抵消。只有在出现严重充血性心力衰竭并伴有明显间质和肺泡水肿的情况下,左向右分流才可能因弥散受限和通气/灌流比例失调的综合影响,导致肺泡无效腔通气增加,此时机体不再吸收新的麻醉药物,从而减慢吸入麻醉的诱导。

(2) 体温的变化:动物实验和人体试验均曾发现,低温可降低吸入麻醉药的 MAC 值;低温尚可通过降低药物代谢酶的反应速率来减缓所有药物的代谢,无论这些酶是在肝脏(细胞色素 P450 系统)、肾脏还是血浆中。复温则可显著增加静脉药物的代谢率。

(3) CPB:CPB 对麻醉药物的药代动力学和药效学的影响差异很大,取决于氧合器的类型、流量、温度和超滤。CPB 开始后,通过许多不同的机制来影响静脉药物的血浆水平。CPB 回路的预充容量可将患儿的血容量稀释 50%～300%,致使药物血浆水平立即降低;许多药物还与膜式氧合器和 CPB 管道的其他部件结合,导致血浆水平进一步降低。这种效应的程度,取决于患儿的年龄和体格大小、药物种类和脂溶性、所使用管道的类型以及患儿血浆白蛋白浓度等。与其他常用的静脉麻醉药相比,肌松剂在低温 CPB 期间药效的波动较大,故如果需要早期逆转肌松作用,建议使用肌松监测仪来评估神经肌肉阻滞程度。

理想的麻醉方案能够使患儿快速达到遗忘、镇痛以及肌肉松弛状态,且对血流动力学无明显影响。目前尚无理想的麻醉方案,需要针对患儿的病情变化实施个性化麻醉管理策略。不仅需要对患儿的病史、体格检查、化验及影像学资料(尤其是超声心动图)进行全面的回顾,而且还要充分考虑手术方式、持续时间、体外灌注以及可能出现的突发状况,提出个体化的麻醉管理方案。例如,对严重左心室流出道梗阻的患儿,维持足够的前负荷和后负荷非常重要,血流动力学目标包括避免心动过速和心肌收缩力增加,此时选用大剂量丙泊酚的方案是有风险的;对扩张型心肌病和心室功能下降的患儿,同样不应使用可能进一步降低心肌收缩力或显著改变前、后负荷的药物。对患有严重肺动脉高压的患儿,应采用减少有害刺激导致儿茶酚胺大量分泌的麻醉方案,以避免肺动脉高压危象的发生。

由于 CHD 种类繁多,病理生理复杂多变,加之手术方式各异且多变,所以麻醉医生必须了解不同麻醉方案在各种 CHD 手术中应用的优劣,精心设计安全有效的个体化麻醉方案。另外,麻醉医生有时尚需准备某些备选麻醉方案,在未达到血流动力学目标时,应根据情况改变策略;有时需准备某些血管活性药物和正性肌力药物,用来抵消所选麻醉方案的不良影响。

▶ **2. 麻醉诱导**

没有任何麻醉诱导技术适用于所有 CHD 患儿。患儿的年龄、心肺功能、发绀程度以及情绪状态等都会影响麻醉技术的选择。麻醉诱导需权衡患儿心脏功能障碍程度、缺损、术前药的镇静水平以及是否已留置静脉导管等。其他需考虑的因素包括肺动脉高压、心律失常以及合并症等。

(1) 静脉诱导:可提供更灵活的药物选择和滴定式给药方式,还可以更快地控制呼吸道。对于心室收缩功能严重受损和肺动脉压接近或超过主动脉压的患儿应优先选用静脉诱导。麻醉诱导前患儿先行面罩吸氧去氮,增加氧储备。笔者所在医院全麻诱导常用方案:咪达唑仑 0.05～0.2 mg/kg、依托咪酯 0.3 mg/kg、舒芬太尼 1.0～2.5 μg/kg 以及罗库溴铵 0.6～1.2 mg/kg。

(2) 吸入诱导:对于没有明显心、肺功能受损的 CHD 患儿可以安全地应用面罩行吸入麻醉诱导,七氟烷是吸入麻醉诱导的优先选择,尤其当外周静脉通道难以快速建立时。然而,发绀患儿肺部血流减少,吸入麻醉诱导的时间延长。

▶ **3. 麻醉维持**

麻醉维持取决于患儿的年龄、状态、手术特点、CPB 时间以及术后是否需机械通气。笔者所在医院通常采用静吸复合方案:持续输注丙泊酚 4～6 mg/(kg·h)、舒芬太尼 1～2.5 μg/(kg·h) 以及罗库溴铵 0.6～1.2 mg/(kg·h);吸入全麻药按需间断吸入,多选用七氟烷。麻醉维持期间,采用双频谱指数(bispectral index,BIS)来监测患儿的镇静水平。

对于某些病损简单、一般情况良好的 CHD 患儿,有时为了加快周转、减少住院时间和整体费用,也可采用快通道麻醉方案。这种情况下,需要提前和外科医生、PACU 的麻醉医生以及病房医生达成一致,并制订一套完整的交接班流程,麻醉维持方案也需要根据情况进行相应的调整,例如,如果拟术毕在手术室内拔除气管内导管,可用瑞芬太尼替换舒芬太尼,以避免术毕阿片类药物残留过多而影响患儿呼吸;镇静药、肌松药的管理上也需更加精细,要充分考虑用药时机、手术时间、体外循环等因素的影响。

体外转流前期的管理

麻醉诱导插入气管导管后,须仔细核实导管位置并妥善固定,然后根据患儿所需的每分通气量来设定呼吸机参数。存在大量生理性肺无效腔时,应注意 $ETCO_2$ 与 $PaCO_2$ 间的差值。仔细确认动、静脉压力波形是否良好、静脉输液管道是否通畅;常规行动脉血气分析,并测量基础阶段的活化凝血时间(activated clotting time,ACT)值、NIRS 值等作为基础对照。

视情况追加镇静、镇痛和肌松药,辅助应用七氟烷等吸入麻醉药,必要时静脉给予血管扩张药。诱导后切皮前常有低血压发生,应及时给予循环支持(包括容量支持、适当给予强心药物和血管活性药物)。劈胸骨时停止通气,注意使肺处于呼气末状态、APL 阀门开放,以防止胸膜破裂;打开心包后经颈内静脉注入肝素 3 mg/kg(给药时须与外科医生沟通),3~5 分钟后复查 ACT,并保持 ACT>480 秒;氨甲环酸持续静脉滴注。

心脏外科医生游离纵隔和插管是一个动态的过程,为了识别解剖结构并取得暴露,常需要轻压心脏和松解各种血管结构。这可能会引起一过性的前负荷、CO 下降以及心律失常,导致血压降低、短暂低氧血症甚至 VF 等;主动脉插管过程中由于主动脉后壁受压,可能出现暂时性动脉波形消失,特别对体重较轻的新生儿。因此,麻醉医生应对此保持警惕,必须能识别出由心血管外科操作引起、暂时且不可避免、本质为良性的心律失常,且能将其与更严重且持续干扰生理状态的心律失常相鉴别。此时与外科医生进行沟通是至关重要的,必要时须提醒外科医生暂缓操作。

对于既往有正中切口开胸病史的患儿,由于缺乏心包的保护,心脏和大血管通常存在不同程度的粘连,再次开胸手术时有心脏、大血管破裂大出血的可能,恶性心律失常的风险也大幅增加,再次正中劈开胸骨时应特别小心。术前仔细阅读胸部 CT,尽可能了解粘连情况,如果怀疑严重粘连时,也可先行股动、静脉插管或仅仅是分离备用。笔者所在医院对二次正中开胸手术的患儿,常规应用超声检查右侧股动、静脉的口径、结构关系以及有无狭窄、血栓等,并和灌注医生确认可插入导管的尺寸。从切皮到建立 CPB 的阶段,须时刻注意观察手术的进展,做好大量输血补液的准备。此外,预先安置体外除颤电极片,以应对紧急情况时的心外电除颤。

体外转流期的管理

一旦 CPB 开始,麻醉医生必须迅速判定静脉引流和动脉灌注是否充分。静脉引流不畅会引起静脉怒张、发绀、婴儿囟门膨出、颈内静脉测压值骤然升高或脑氧饱和度急剧下降。由于插管尖端打折或者插管被血管钳夹住所致的上腔静脉压力增高,是需要排除的因素之一。通过 NIRS 测定的脑氧合降低或者经 TCD 发现的脑血流速率降低,都提示可能存在脑静脉回流受阻。动脉管路压升高伴 MAP 降低则提示有动脉插管梗阻、移位或发生主动脉夹层。

调整呼吸参数有利于外科操作,腔静脉阻断后如果没有动脉导管等肺分流,则可以停止机械通气;平行循环时也可以保留较小潮气量的机械通气。CPB 开始后停止静脉补液和血管活性药物应用,将循环、内环境调整的工作暂时移交给灌注医生,但 CPB 期间应注意和灌注医生的交流,加强监测,保持合适的灌注压和灌注流量,注意肛温及鼻咽温、红细胞比容、尿量、电解质、酸碱平衡等在正常范围,及时纠正内环境紊乱;如采取 DHCA,应注意其持续时间;体外转流时间较长时,一般每小时复查一次 ACT,酌情追加肝素量。在 CPB 期间,可持续泵注镇痛药、镇静药和肌松药,维持麻醉在适度水平。麻醉医生应确保充分的神经肌肉阻滞,避免低温时出现寒战,这会明显增加机体的氧耗。

在低温 CPB 和停循环之后,为了减少氧耗和预防可能发生的缺血/再灌注损伤,避免高温非常重要。外科医生完成心内主要操作后,即可视情况逐步复温,使得躯体温度均匀上升,并避免脑温过高。复温的目标是使核心温度达到35～37℃。为了预防CPB撤离后的热量再分布和热量丧失，在CPB停止前，应保持体表温度与核心温度大致相近。患儿一旦完全复温后，使用垫在身下的加温水毯和暖风毯有助于防止失温和维持体温正常。在复温阶段，麻醉药物的浓度会发生变化且不可预测，患儿可能发生术中知晓，尤其是在麻醉变浅时。因此，很多麻醉医生会在复温开始时给予咪达唑仑等苯二氮䓬类药物以避免患儿发生术中知晓。

主动脉钳开放前，取头低位，膨肺进行左心排气，直至主动脉开放。大部分CHD患儿在主动脉开放后数分钟，心脏即可自动复跳。笔者所在医院常规在主动脉开放后启用多巴胺或多巴酚丁胺5.0 μg/(kg·min)泵注。腔静脉开放后即开始机械通气(或与外科医生沟通)，调整呼吸参数。如出现VF，应立即电击除颤，胸内心脏直接电击除颤功率为0.5～2 J/kg；必要时给以肾上腺素、利多卡因。个别复苏困难的应仔细鉴别原因，注意有无低温、空气进入冠脉，排除或纠正高钾和酸中毒等；注意心律是否为窦性、有无传导阻滞或ST段改变，必要时给以少量异丙肾上腺素或安装起搏器。如心脏收缩乏力，可在泵注多巴胺/多巴酚丁胺的基础上，加用肾上腺素0.02～0.3 μg/(kg·min)泵注；如考虑外周阻力较低和灌注压力较低，酌情使用去甲肾上腺素0.02～0.3 μg/(kg·min)或者血管加压素泵注。

在此阶段，麻醉医生必须系统地对体温、内环境以及各种呼吸、循环参数做出评估，以保证能够成功脱离CPB。CPB后的心肺功能发生动态变化的常见原因是心、肺缺血/再灌注损伤、CPB引发的炎症反应、外科操作和缝线造成的心肌损伤。因此，麻醉医生必须提高警惕，对器官特异性功能不全和衰竭做出预判，并迅速提供治疗措施。CPB时间较长时，应酌情延长平行循环的辅助时间，直至心脏功能恢复。

停止CPB前，须再次确认：① 循环功能稳定，心律齐或稳定可靠的起搏心律，动脉血压、CVP处于合适范围；② 小心气管内吸痰、调整机械通气参数，必要时加用呼气末正压(positive end expiratory pressure, PEEP)；③ 中心静脉通路开放，药物泵注按需正常运行；④ 鼻咽部温度＞36℃；⑤ 动脉血气结果稳定；⑥ 可直视心脏和监测右心房或左心房充盈压，评估血容量适当。

复杂CHD手术修补后，可能碰到患儿CPB撤离困难的情况，此时麻醉医生应与外科及灌注医生一起分析原因。这种情况下的诊断常包括：① 手术效果不佳，有残余缺陷需修补；② 肺动脉高压；③ 右或左心室功能障碍。手术修补后心脏的结构和功能评估有两种常用方法，可单独或联合使用：① 通过压力导管，直接测量心脏各个大血管和心腔的压力；② 术中使用TEE提供结构或功能影像，帮助评估术后心脏修补情况。如发现结构异常则重新开始CPB，可在患儿离开手术室前修补残余缺损。

体外转流后期的管理

▶ **1. 循环功能的管理**

CPB停机之后，CHD患儿可能会出现左或右心功能不全、肺高压等情况，尤其是心脏缺损较复杂、手术时间较长时。

患儿CHD手术后，因手术引起的局部缺血、心肌术前状况、DHCA对心肌顺应性的影响以及修补引起的左心室负荷变化等，左心室收缩状态可能降低。左心室功能障碍治疗策略包括优化前负荷、增加HR、增加冠脉灌注压、纠正离子钙水平和正性肌力药物支持。正性肌力药物支持通常从多巴胺3～10 μg/(kg·min)或肾上腺素0.03～0.05 μg/(kg·min)开始。① 患儿多巴胺的效应与年龄有关。患儿CHD手术后使用多巴胺，其CO的增加与HR增加的相关性大于每搏量；而年轻成人则是每搏量明显增加；婴儿和新生儿对肾上腺素和多巴胺输注反应良好，全身动脉血压和CO均增加。② 患儿左心室功能减退时，CPB后早期补充钙剂可有一定帮助，而缓慢窦性或交界性心律时，应用钙剂须谨慎以防房室传导明显减慢。③ 对严重左心室功能不全患儿，如存在血压低、左心房充盈压较高或超声多普勒影像学提示收缩力下降或局部缺血，肾上腺素0.02～0.2 μg/(kg·min)治疗可能有帮助。④ 米力农为强效磷酸二酯酶Ⅲ抑制剂，是婴儿和儿童有效的强心、血管扩张药。新生儿心脏直视手术后，米力农可增加每搏量、降低 SVR 和 PVR,而增加心脏指数。⑤ 多巴酚丁胺在儿童是一种较弱的正性肌力药,有时可致快速性心律失常,可能与其结构相似于异丙肾上腺素有关。多巴酚丁胺用于 CHD 术后的患儿,主要取其增加 HR 和 CO 的作用。

TOF 修补后,先前存在的右心室肥厚、右心室切开以及右心室流出道跨瓣环补片,可致急性肺动脉瓣反流和右心室容量超负荷,而表现为术后右心功能不全。其治疗目标是降低 PVR、维持冠脉灌注但不扩张右心室。由于右心室收缩力降低,所以需要最大程度增加前负荷,直至 Starling 曲线的最高部分,但容量负荷过大可致严重舒张功能障碍、三尖瓣反流等;如右心室功能不全较严重,应延迟关胸、维持胸骨开放的状态,这样可以消除胸壁和机械通气阻抗,使右心室舒张末期容量达到最大。新生儿、婴儿和儿童 CPB 后右心室功能不全的另一种对策是允许在心房水平有右向左分流。如果右心功能不全持续存在,甚至导致体循环 CO 受损时,应考虑体外膜肺氧合(extracorporeal membrane oxygenation,ECMO)。在某些严重心室功能不全的患儿,心肌可能遭受了暂时性损伤,即"心肌顿抑",随着时间增加可能逐渐恢复,这是 ECMO 用于循环支持的理论基础。ECMO 有助于降低心室壁张力、增加冠脉灌注并维持氧合血液的全身灌注,用于右心室功能障碍或肺动脉高压时效果优于左心室衰竭。当怀疑肺动脉压力过高时,可直接测量并与体循环血压对照,分析原因,必要时给予曲前列尼尔 0.01~0.05 μg/(kg·min)泵注,降低肺动脉压力。

▶ **2. 呼吸管理**

CPB 对肺组织的损伤涉及多个方面,包括肺水肿、肺顺应性下降、功能残气量(functional residual capacity,FRC)减少、肺活量降低和肺泡表面活性物质缺乏,最终导致肺泡-动脉氧分压差增加,肺内分流增多,通气和换气功能受损。CPB 期间机械通气停止,肺组织不能进行有效气体交换,且大量分泌物堆积在气道中,可致肺段或肺叶塌陷。CPB 停机后重建通气的第一步是确定气管导管的位置正确,手控通气观察双肺是否膨胀,并适当调节机械通气参数。应通过动脉血气分析而不是 $ETCO_2$ 来指导通气参数的调整,因为 CHD 患儿的 $PaCO_2$ 和 $ETCO_2$ 之间常存在明显的差异,$PaCO_2$ 可反映体内二氧化碳的真实水平,而 $ETCO_2$ 还受到肺血流量、机械通气等的影响。$ETCO_2$ 的变化趋势更有助于发现肺血流的急性改变。某些 CHD 患儿术前、术后会有肺动脉高压的倾向,如果同时存在缺氧、二氧化碳蓄积和酸中毒,就有可能加剧肺血管收缩,甚至影响全身血流动力学,所以应特别注意通气参数的调节。

通气模式必须与患儿的血流动力学状态相匹配,以获得充足的 CO 和气体交换。PEEP 可提高 FRC,促使肺复张,并且使肺水从肺泡间隔区重新分布到顺应性更好的肺门区域,改善气体交换并降低肺血管阻力,对于左心室功能不全的患儿有一定的益处。然而,PEEP 水平过高会增大右心室后负荷而造成危害,通常 3~5 cmH_2O 的 PEEP 有助于维持 FRC,重新分布肺水,且不会引起血流动力学损害。尽管肺复张单独应用效果有限,但配合 PEEP 应用可明显减少肺不张,改善 CPB 后氧合和肺功能,提高 SaO_2。

▶ **3. 出凝血管理**

CPB 结束后需要应用鱼精蛋白拮抗肝素的抗凝血作用。鱼精蛋白与肝素用量比为 1.0~1.5∶1(应当考虑转机时间长短和 CPB 所用肝素总量);可同时辅用钙剂。鱼精蛋白输注前,麻醉医生须与外科和灌注医生再次确认,这种沟通可避免在 CPB 回路中发生灾难性的血栓形成。鱼精蛋白过敏可引起肺动脉收缩,导致非心源性肺水肿、气道痉挛及外周血管扩张,应尽量缓慢注射。一旦发生过敏反应,应立即停药,并给予钙剂、甲强龙静脉注射;解痉、利尿;调整血管活性药物的剂量,维持循环稳定。在鱼精蛋白拮抗开始时,灌注医生应及时中断心内吸引,保证管道血液维持充分肝素化,以便能在需要继续手术操作或当血流动力学失代偿时即刻重建紧急或非预期的 CPB 支持。

CPB 回路容积常超过婴儿和小儿的预估自身血容量,可引起循环中的凝血因子和血小板减少,进而导致稀释性凝血功能障碍。不论稀释程度如何,所产生的凝血障碍都需要在 CPB 后加以处理。CPB 期间凝血级联反应的激活以及随后的纤溶亢进是 CPB 后发生出、凝血功能障碍的主要原因,故抗纤溶治疗被用作 CPB 脱离后促进止血的补充手段。我们医院常规使用氨甲环酸,预充 10 mg/kg 于 CPB 回路内,并在气管插管后、CPB 前额外给以 10～20 mg/kg 静脉滴注,而对手术时间长、出血多的 CHD 手术有时还可后期追加给药;CPB 停机后,还可酌情给以静脉注射止血药,常用的有巴曲酶等。

外科医生仔细止血操作很重要,如果 CPB 撤除后术野渗血明显,应积极查找原因。常规复查 ACT,必要时追加鱼精蛋白,但鱼精蛋白过量也会造成出渗血增加,应仔细鉴别;必要时可通过 Sonoclot 或者血栓弹力图仪(thromboelastogram,TEG)检测血样,来精准化评估凝血、纤溶状态,指导进一步的治疗。

一旦明确出血原因,则可针对性地输注新鲜血浆、血小板、凝血酶原复合物、纤维蛋白原复合物以及冷沉淀,纠正出凝血功能障碍。麻醉医生需要掌握不同血制品的成分差别、适应证、应用时机及效能。CPB 后的成分输血始于血小板输注,目标是使术后的血小板计数正常。因为库存血小板悬浮于血浆中,所以输注血小板时也同时输注了凝血因子。冷沉淀物包含高浓度的纤维蛋白原、Ⅷ因子、von Willebrand 因子和Ⅻ因子,CPB 后输注可纠正 CPB 引起的继发性低纤维蛋白原血症。对于新生儿和公斤体重较小的患儿,尚须注意控制不同血制品的总体容量,必要时须给以浓缩凝血因子,例如重组活化Ⅶ因子(rFVIIa)。它可与所接触的内皮下组织因子结合,激活Ⅸ因子和Ⅹ因子,导致凝血酶产生和血凝块形成,可减少使用 CPB 实施 CHD 手术患儿的失血量、输血需求和再次开胸的次数,但价格较贵,不适宜常规预防性使用。

▶ **4. 其他**

临近手术结束时,仍须严密观察患儿生命体征等的变化,充分利用这一相对平稳的时间段做进一步的调整:① 复查动脉血气分析、血常规、ACT 等,纠正酸碱平衡失常和电解质紊乱;② 关注心脏充盈程度、出渗血及尿量,维持有效血容量、保持血流动力学的平稳,尤其是 Glenn 或 Fontan 等对前负荷较为依赖的手术;③ 外科医师止血、放置胸腔引流管、缝合胸骨时,注意 HR、CVP、MAP 和 ECG 的变化,如有心脏受压、心包填塞和气胸的表现,应及时提醒外科医生予以解除和处理,必要时延迟关胸;④ 胸骨闭合前后,须留意呼吸机各参数、ETCO$_2$ 以及 SpO$_2$ 的变化。胸肺顺应性的改变可能会造成肺有效通气的不足,尤其当采取压力控制机械通气时;⑤ 继续保温,防止患儿体温过低(体温≥35℃)。

术后麻醉管理

术后转运至心脏 ICU(CICU)

手术结束后,对小部分病情较轻、手术时间较短的 CHD 患儿可采取快通道麻醉流程,在手术室 PACU 内拔除气管导管,而对大多数患儿术后则保留气管导管回 CICU,继续呼吸、循环支持治疗,故须将患儿安全而快速地从手术室转入 CICU。虽然路途一般较短,但对于危重症患儿来说,转运过程无疑会增加其并发症和死亡的风险。必须采取措施将这种风险降到最低,包括细致的规划、人员和仪器设备的合理配置、转运过程中对患儿生命体征的持续监测和对重要器官功能的不间断支持。

将患儿由手术室转运到 CICU,可以简要分为准备阶段、转运阶段和转运后稳定阶段三个流程。

▶ **1. 准备阶段**

准备离开手术室前,须提前联系 CICU 的相关人员,向他们通告手术方式,包括最终采取的是根治手术还是姑息手术、是否延迟关胸等;通告手术/麻醉中发生的重要事件,例如术中有无大出血、严重过敏反应或者重大抢救;通告现在所使用的主要设施,包括临时起搏器、ECMO 等;通告血管活性药物的种类、剂量和速度等。

转运前,须确认转运呼吸机或简易呼吸囊工作良好,全力满足患儿在转运过程中的通气需求。通气不足会导致低氧血症和高碳酸血症,使某些患儿的 PVR 升高,但某些情况下过度通气也是有害的。钢瓶气源须保持充足,一般情况下纯氧即可,但对于某些需精细调控体-肺循环之间平衡的患儿或者新生儿,需要准备空-氧混合器,设定合适的氧浓度和流量。另外,须准备适当的急救复苏药物；须保证微量输注泵的蓄电充足；对新生儿和小婴儿，还须特别注意转运期间的保温。

▶ **2. 转运阶段**

将患儿从手术台移至转运床的过程存在较大的危险性，必须避免引流管、输液通路、血管活性药物泵管的脱落。将患儿搬运到转运床后，须立即确认气管导管无扭曲、松脱且胸廓起伏良好，如果手动球囊通气则尽量控制其幅度、频率接近转运前水平；再次校准压力传感器零点，确认心率、血压没有剧烈波动；将监护仪、微量泵等设备妥善固定在转运床上，防止掉落；胸腔引流管可以短暂夹闭，但如果怀疑有较多出血或者怀疑心包压塞时，须尽快打开。转运阶段需要所有医务人员协同工作，在尽可能短的时间将患儿平稳地送达CICU。

▶ **3. 转运后稳定阶段**

（1）转运到CICU后，立即连接呼吸机，调整呼吸参数；确认监护仪的校准、连接，尽快了解患儿血流动力学参数；输注泵连接电源，重新核实血管活性药物的剂量和速度；打开引流管，确保其通畅并计量。

（2）麻醉医生应完善所有相关麻醉记录和医疗文书的书写、签字。

（3）和CICU医生做床旁详细交班，内容包括患儿的生命体征、术中重要事件、输血补液量、特殊的心血管用药等。

术后管理的一般原则

术后管理是决定CHD手术预后的重要因素之一。虽然现在这方面的工作已经基本上由心脏ICU团队专职负责，但作为团队的一员，麻醉医生有必要理解并在术后即刻参与。同时，了解术后管理的通用指导原则和方法，也会对麻醉医生围术期管理水平的提高带来很多益处。

术后阶段的特点是患儿逐渐从CPB异常状况和心脏手术中恢复，可伴随有一系列病理生理和药理学变化。在此期间，心脏手术的影响、潜在的疾病、低温CPB以及诸如DHCA等特殊技术的影响都可能产生相关的特殊问题。术后即刻须及时识别异常情况和特殊问题，并施以合适的处理；即便正常恢复，继发于负荷改变、手术创伤以及体外循环的生理变化仍在进行。

CHD患儿因潜在疾病、术前状况、手术后遗症、CPB持续时间及有无术中并发症等因素，术后情况有很大不同。并发症包括血容量不足、残余结构缺陷、左右心室衰竭、高动力循环、肺动脉高压、心脏填塞、心律失常、心脏骤停、肺功能不全、少尿、癫痫发作、高凝状态、血栓形成和脑功能障碍等。出现异常时，通常提示需要更密切的观察、创伤性监测、药物治疗和增加心肺支持，应及时发现这些非正常恢复并予以积极处理。

术后疼痛管理

疼痛和躁动是ICU处理的最常见问题。一旦麻醉镇痛作用消退，术后需立即使用镇痛药。强效阿片类药物治疗可减轻术后应激反应，从而降低并发症。多数病例术后疼痛可采取静脉注射小剂量阿片类药物治疗，这对术后早期撤离呼吸机的患儿很重要。当需要长时间插管和通气支持时，可连续输注苯二氮䓬类和阿片类药物给予足够镇静和镇痛，直到开始撤机。儿童疼痛的量化管理主观性强、准确性不高，这给儿童疼痛的监测和进行安全有效的疼痛治疗带来了一定的困难。通过满足患儿不同的要求，然后给以多学科的个性化护理，使得儿童疼痛管理取得了很大的进步。笔者所在医院常规给CHD患儿使用舒芬太尼静脉持续小剂量输注，然后由ICU的医生、护士根据情况追加单次补充剂量。如果患儿行单侧开胸手术，医护人员也结合使用区域麻醉来控制疼痛，主要包括超声引导下行单侧胸椎旁神经阻滞、肋间神经阻滞。通过这种方法，阿片类药物按压次数明显减少，呼吸抑制更少，患儿动脉氧合更佳、撤离呼吸机更快且术后呼吸道并发症更少，尤其适用于术后早期拔管的患儿。

（马 宁）

参考文献

[1] Viviane G. Nasr & James A. DiNardo.小儿心脏麻醉手册.郑吉建，张马忠，白洁译.上海：世界图书出版有限公司，2018.

[2] Michael A. Gropper. Miller's anesthesia, ninth edition. Elsevier, 2020, 2459-2512.

[3] Dean B Andropoulos. Anesthesia for Congenital Heart Disease, 3rd Edition. 2016.

[4] Carol L. Lake & Peter D. Booker.小儿心脏麻醉学（第4

版).晏馥霞,李立环主译.北京:人民卫生出版社,2008.
[5] 马宁,孙瑛,张马忠.顺应现代医学模式的患儿围术期人文关怀[J].中华麻醉学杂志,2019,39(4):388-392.
[6] Liu PP, Sun Y, Wu C, et al. The effectiveness of transport in a toy car for reducing preoperative anxiety in preschool children: a randomised controlled prospective trial. Br J Anaesth, 2018, 121(2): 438-444.
[7] Cox RG, Nemish U, Ewen A, et al. Evidence-based clinical update: does premedication with oral midazolam lead to improved behavioral outcomes in children? [J]. Can J Anesth, 2006, 53(12): 1213-1219.
[8] Wang SS, Zhang MZ, Sun Y, et al. The sedative effects and the attenuation of cardiovascular and arousal responses during anesthesia induction and intubation in pediatric patients: a randomized comparison between two different doses of preoperative intranasal dexmedetomidine [J]. Paediatr Anaesth, 2014, 24(3): 275-281.
[9] Jonas RA.先天性心脏病外科综合治疗学(第2版).刘锦纷,孙彦隽主译.上海:世界图书出版有限公司,2016.

5

体外循环和体外膜肺

心肺转流（cardiopulmonary bypass，CPB）是一种在手术过程中由人工心肺机临时替代心肺功能的体外循环技术，以维持患儿体内的血液循环和氧供。CPB 是由专业的灌注医生完成术中灌注及生命体征管理的。广义上来讲，CPB 是一种用于手术中短期支持的体外循环，而体外膜氧合（extracorporeal membrane oxygenation，ECMO）是一种通常用于中-长期支持治疗的体外循环。

CPB 在手术中旷置心脏和肺，为身体提供循环及氧合的支持。通常情况下，外科医生需要在无血的手术视野中完成操作，CPB 需要使用人工心肺机来完成心肺功能的替代。外科医生在右心房、腔静脉或股静脉放置一个引流管，将血液从静脉系统引出，然后过滤、冷却或加热、氧合，然后通过机械泵返回身体。灌注管常常通过升主动脉置入，也可插入股动脉、腋窝动脉或头臂动脉等，将氧合血灌注全身。

手术中一般采用肝素进行全身抗凝，手术完成后使用鱼精蛋白中和肝素的作用。在手术过程中，一般会采用降温的措施来降低患儿的代谢，减少氧耗，改善手术视野。但同时，低温会导致血液黏滞度增加，所以常需要使用晶体液对血液进行稀释疗法。

体外循环通常用于涉及心脏的手术。该技术对患儿进行心肺功能替代，从而使外科医生能够对心脏进行手术。在许多手术中，如冠状动脉搭桥术（coronary artery bypass grafting，CABG），由于对跳动的心脏进行手术难度较高，需要使用心肌保护液将心脏停搏后再完成手术操作。需要打开心腔的手术，例如二尖瓣修复或置换，需要使用体外循环以避免系统吸入空气，并提供一个无血的手术视野协助外科医生完成手术。手术中，通过人工心肺机的驱动持续泵注血液，替代了心脏功能。同时，使用氧合器对红细胞氧合，排出二氧化碳，从而达到替代肺功能的作用。

CPB 过程中可以将患儿体温降至深低温。在这种状态下，身体可以在没有灌注的情况下维持长达 45 分钟。如果血液在正常体温下停止流动，通常在 3~4 分钟内就会发生永久性脑损伤，导致死亡。同样，CPB 可用于低温患儿复温。文献报道，对于体温高于 16℃，采用 CPB 技术可以成功对患儿进行复温。

ECMO 是一种简化版的人工心肺机管路，主要由离心泵和氧合器组成的密闭环路，可以在中-长期替代心肺的功能。在传统保守治疗无效时，对于心脏手术后心肺功能不全、急性呼吸衰竭、大面积肺栓塞、感染引起的肺损伤以及一系列其他损害心肺功能的危重症患儿，ECMO 技术的使用可以起到挽救部分患儿生命的作用。ECMO 可以为心肺功能的恢复赢得宝贵的治疗时间，但本身不具有治疗作用。对于存在终末期疾病、癌症、严重神经系统损害、无法控制的脓毒症和其他不可逆疾病的患儿，ECMO 不能起到挽救生命的作用。

● **心肺转流** ●

通常情况下，CPB 过程中需要使用一根或多根静脉插管通过重力引流的作用将血液从患儿的身体里引流出来。引流是否充分在手术中起着重要的作用,影响引流的因素主要包括:静脉插管的大小、患儿和静脉储血罐之间的高度差、静脉引流管的长度和内径、血液流动的连续性、静脉储血罐的特性以及患儿的容量状态。通常在上腔静脉和下腔静脉(两根插管)或者右心房(一根插管)处进行静脉插管。在引流不满意时,可以使用负压辅助静脉引流设备(vacuum-assist venous drainage,VAVD)来增加静脉引流。一般认为,在先天性心脏病手术中,使用-40 mmHg 的负压是比较安全的,但使用过大的负压会增加红细胞裂解和空气进入静脉管道的风险。

在 CPB 过程中即便在静脉回流充分的情况下,血液仍可以通过其他多种方式(如支气管动脉,心小静脉等)回到左心,造成术野充血。发绀型先天性心脏病患儿的支气管循环可能非常丰富。在存在心外左向右分流的患儿,很大一部分肺血流可能由来自解剖(动脉导管未闭,主-肺动脉侧支血管),或外科手术(Blalock-Taussig 术、Waterston 术、Potts 术、中央分流术)造成的体-肺动脉之间的交通提供的。如果在 CPB 前未能结扎或控制这些交通支,这些交通支的血液将进入肺动脉,随后进入左心房和左心室。另外,主动脉瓣关闭不全也会导致血液回流到左心室。在这种情况下,主动脉插管灌注的血液可能会发生逆行充盈左心室,一旦主动脉阻断,逆行充盈就会停止。为防止左心室扩张引起的心肌损伤和心内膜下缺血,必须切开左心房或放置左心室引流管。手术中常采用在左心房和右上肺静脉的交界处置入左心引流管进行引流。

心内吸引器用于清除手术野内的血液和改善视野的暴露。大多数心内吸引装置是利用滚轴泵来驱动吸引。这部分血液在回流到储血罐之前需用静脉储血罐中的滤网将来自手术野的颗粒杂质去除,从而起到血液保护的作用。为了避免凝血堵塞 CPB 管道,在 CPB 开始前,更准确地说是在血管插管、使用心内吸引前就必须对患儿进行全身肝素化。

设备及组成

体外循环由两个主要的功能部件组成,泵和氧合器,它将静脉系统相对低氧的血液从患儿体内引流出,并通过氧合器进行氧合,通过插管灌注到动脉系统中。热交换器通过加热或冷却环路中的血液来控制体温(图 1-3)。

▶ **1. 驱动泵**

CPB 过程中转流泵起到替代心脏的作用,能够将来自静脉储血罐中的血液运送到氧合器和热交换器。转流泵可以是滚轴泵,也可以是离心泵。目前的滚轴泵预充量较小且动脉泵头的位置可以比较方便地调节到静脉贮血瓶和氧合器附近,所以在大多数儿童患儿的 CPB 中,体外灌注医师会使用滚轴泵作为动脉灌注泵。

目前主流的人工心肺机都是由多个滚轴泵组成,可以通过中央控制台对各个驱动泵进行转速的调节。轴流泵其工作原理是通过泵内转子的转动,对管道进行挤压从而推动血液进行灌注。滚轴泵的优势在于流量精确且成本较低,故目前广泛应用于 CPB 中。但由于滚轴泵是阻闭泵,所以有发生管道打折破裂的风险。

离心泵也可以用于 CPB 中作为主泵进行血液灌注。离心泵的工作原理是通过改变泵头的转速产生离心力,推动血液进行灌注的。由于离心泵是非阻闭泵,不会发生管道打折破裂的情况,同时也会减少溶血事件的发生,故一些学者认为离心泵会优于滚轴泵。但是在儿科领域,由于 CPB 期间流量低,使用离心泵控制流量误差较大,故仅在一些大年龄大体重的患儿中使用。

▶ **2. 氧合器**

氧合器起到人工肺的作用,通过固体膜或微孔膜进行气体交换(氧气和二氧化碳)。目前,膜式氧合器可用于儿童心脏外科手术患儿的管理,分微孔型膜肺和无孔型膜肺两种。与氧合器整合在一起的设备是热交换器,它通过对流热交换的方式对血液进行升降温。血液经过氧合和变温后,先通过动脉管道上的微栓过滤器降低微栓进入动脉循环,然后通过主动脉插管进入患儿的循环系统。

CPB 期间经常需要使用控制性降温来降低心脏及全身的代谢,热交换器(水箱)通过与氧合器的连接,改变水箱中水温来起到术中升温及降温的作用。需要注意的是,热交换器应该定期进行清洗,来保证相对无菌的环境。

根据手术类型的不同,插管位置及种类也有

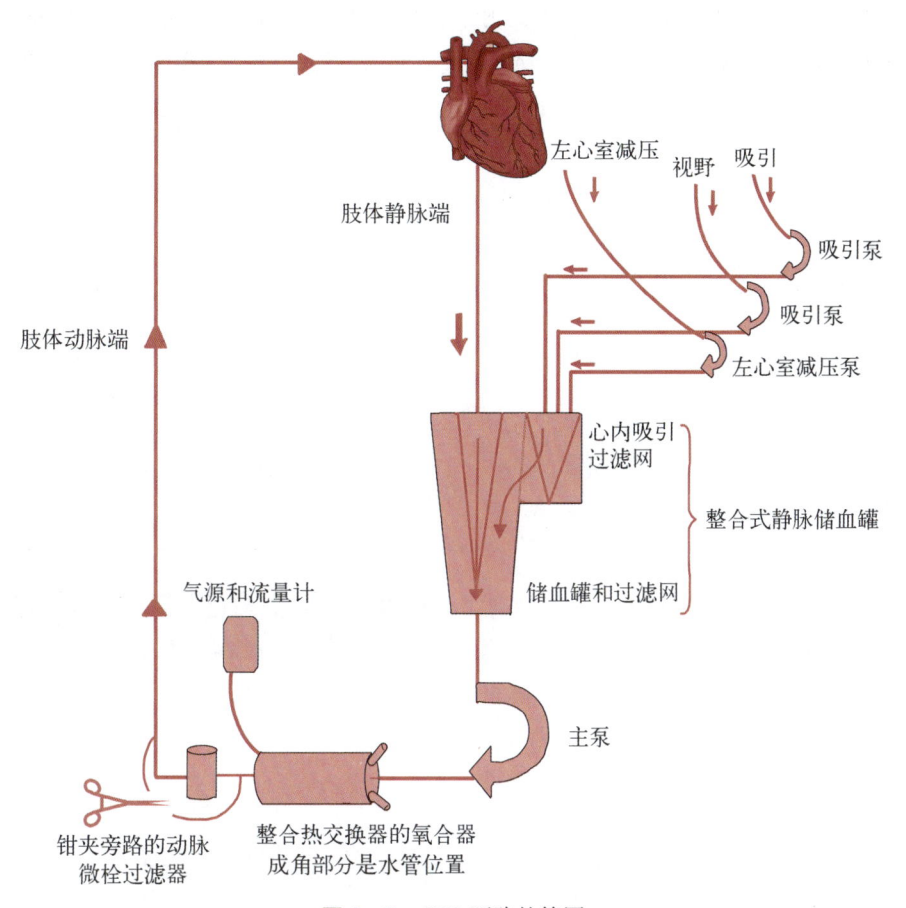

图1-3 CPB环路的简图

各不相同。由于患儿体重差异较大,生长发育情况也各有不同,所以术中应根据具体情况进行插管尺寸及位置的调整,以达到保证术中足够的灌注和充分的引流。

大部分先天性心脏病手术需要在心脏停止跳动的情况下才能完成手术操作,心脏停搏液是体外循环中用于使心脏停搏同时起到保护心肌细胞的液体。它通过导管进入冠状动脉(通常通过主动脉根部)和(或)心脏静脉(通过冠状窦)这些方法来完成的,分别称为顺行灌注和逆行灌注。目前主要使用的保护液有:晶体保护液、含血晶体保护液及HTK液。其停跳机制和心肌保护机制各有不同。

CPB期间管理

1. 成人与儿童CPB的差异

儿童CPB存在很多特点,这是由于儿童在各个阶段生理有不同的特性,同时,先天性心脏病患儿往往存在不同程度的发育落后,需要根据具体病情进行个体化CPB方案。值得注意的是,儿童并不是缩小版的成人。成人与儿童CPB之间的差异总结见表1-5,可以发现儿童CPB对于成人而言有着更大的血液稀释度,所以常常需要在预充液中添加浓缩红细胞到预充液中减少血液稀释,同时选用合适的管路及氧合器也可以很好地减少预充,从而达到减少血液稀释的效果。由于儿童体重差异大,对于儿童CPB团队来讲,一般需要准备3～4种的不同型号的氧合器以及3～5种的不同尺寸的CPB管路,通过个性化组合,来满足各个年龄段及不同生长发育儿童的手术需要。

2. CPB的流量

CPB过程中,首要任务应确保充分的静脉引流和足够的动脉灌注,然后调整CPB中的参数达到预期的流量、温度和酸碱平衡状态。

CPB中的流量选择主要取决于氧供与氧耗的平衡。温度降低可以显著降低氧耗,体温每降低1℃,全身组织和脑部的氧耗会降低5%～6%。通过控制性降温的方法,可以在一定程度上降低

表 1-5 成人与儿童 CPB 系统的差异

	成 人	儿 童
估计血容量	65 ml/kg	<10kg：85 ml/kg
血液稀释的效果	25%～33%	高达 100%～200%
将浓缩红细胞或全血加入预充液	很少	通常
氧耗量	2～3 ml/(kg·min)	6～8 ml/(kg·min)
37℃ CPB 时的全流量	50～75 ml/(kg·min)	150～200 ml/(kg·min)
CPB 时的最低温度	常温或浅低温	浅低温或更低
全部循环停止或局部脑灌注	很少	常应用于以下疾病：HLHS,主动脉弓发育不良
灌注压力	50～80 mmHg	30～50 mmHg
酸-碱平衡管理	主要是 α 稳态	<30℃时主要是 pH 稳态
$PaCO_2$ 测量结果差异	30～45 mmHg	20～80 mmHg

CPB 时流量,帮助术者在无血环境下完成手术操作。儿童 CPB 时通常采用全身低温,很多手术是在体温 28～32℃下完成的。在轻度到中度低体温情况下,婴儿、儿童和成人的 CPB 流量一般维持在 1.8～2.5 L/min·m²。由于体重和体表面积之间的关系随着年龄变化而有所不同,当流量以 ml/kg·min 表示时,新生儿的流量将明显高于成人(表 1-6)。在 18～22℃低体温情况下,新生儿和婴幼儿的灌注流量应采取低流量,一般为 50～75 ml/(kg·min)或 0.7～1.2 L/(min·m²)(表 1-7)。

▶ **3. 抗凝管理**

CPB 中通常使用普通肝素抗凝并监测活化凝血时间(ACT)。大多数中心以年龄或体重为基础来确定 CPB 前肝素的使用量,考虑到 CPB 开始时预充液会降低血浆肝素的水平,所以应在预充液中加入肝素。体内应给予的肝素剂量常规是 300～400 u/kg,CPB 前目标 ACT 要大于 480 秒。一些中心利用肝素管理系统(HMS),即肝素剂量反应试验(HDR)来决定患儿的 ACT 对肝素的反应性。根据预估的患儿血容量确定所需的肝素剂量,以达到抗凝目标(ACT≥480 秒)。

肝素应该是通过中心静脉给予,这样可以保证药物能够迅速回流至心脏,在婴儿或新生儿由外科医生直接通过心脏给予肝素(通常是右心房)也很常见。必须确保肝素达到中心循环。肝素注入数分钟后即可测定 ACT 结果,动脉 ACT 在注入后 30 秒内达到峰值,静脉 ACT 的峰值则为 60 秒内。

表 1-6 与体重相关的全 CPB 时的流量

患儿体重 (kg)	全 CPB 时的流量 [ml/(kg·min)]
<3	150～200
3～10	125～175
10～15	120～150
15～30	100～120
30～50	75～100
>50	50～75

表 1-7 不同温度下 CPB 的流量

患儿的温度(℃)	流量(min·m²)
≥35	≥2.5
32	2.2
30	2.0
28	1.8
26	1.6
24	1.4
22	1.2
20	1.0
18	0.7

▶ **4. CPB 期间的麻醉管理**

在 CPB 期间,麻醉医生会向灌注师提供不同剂量的镇静、镇痛和肌肉松弛药物。一些中心还会在 CPB 时将吸入麻醉药一起吹入氧合器中。

▶ **5. CPB 过程中的监测**

CPB 过程中的标准监测包括:

(1) 标准 ASA 的监测仪(心电图、温度、血压、脉搏、二氧化碳监测)。

(2) 十二导联心电图。

(3) 两个部位的温度监测:鼻咽、口咽、食管和直肠。

(4) 动脉置管(平均动脉血压,MAP)。

(5) 中心静脉压(CVP):CVP升高应考虑可能存在静脉插管位置不当。

(6) 尿量监测。

(7) 近年来,一些国外中心推荐使用近红外脑氧监测仪和(或)经颅多普勒超声的监测。

▶ **6. 血液稀释**

由于儿童的血容量较小,CPB管路的预充量常大于患儿自身血容量,所以儿童的血液稀释程度远高于成人。例如,一个70 kg成人的预估血容量是5250 ml(70 kg×75 ml/kg)。应用1 000 ml的预充液灌注CPB管道,血液的稀释程度仅为20%左右。

相反,一个3 kg新生儿的预估血容量是255 ml(3 kg×85 ml/kg)。目前国内大多数中心CPB管路中预充量在350 ml左右,其稀释度在150%左右。而国外一些中心可以将预充量控制在200 ml左右,但是即便如此,血液的稀释程度也高达80%以上。

▶ **7. 预充液**

对于成人CPB来说,由于CPB环路总体血容量稀释度不大,通常使用晶体液进行预充。为了减轻血液稀释引起的贫血,儿童的预充液中要加入适量的浓缩红细胞或全血。预充量存在巨大的差异,这主要取决于所使用的CPB设备(氧合器、管道等)。

仅应用晶体/胶体液进行预充时,可以用以下公式确定患儿的CPB过程中的血细胞压积(Hct):

心肺转流中的Hct=[预计血容量(EBV)×Hct/(EBV+管道预充量)]

如果计算出的Hct在可接受的范围,则预充液中无须添加红细胞,仅需要添加必要的缓冲溶液,就可以开始转流。如果计算的Hct偏低,为达到CPB中期望的Hct,预充液中要加入适量的红细胞。需要在预充液中添加的血量可用以下计算公式:

预充液中需要添加的血量(ml)
=[(EBV+回路容量)×(转流中期望的Hct)
　-(EBV×Hct)]/(预充血的Hct)

EBV=患儿的体重(kg)×单位体重血容量(ml/kg)

回路预充量由所用的组件计算得出

血制品的Hct:库存全血为35%~40%,浓缩红细胞为65%~75%

医疗机构对预充液中加入血液制品种类(浓缩红细胞或全血)和可接受的最低Hct值各有不同。尽管在需要心肺管道预充时,绝大多数中心通常使用的是浓缩红细胞,但当预充量与患儿的血容量稀释度很大时,应用全血或血浆可以防止CPB开始时造成的凝血因子稀释。

▶ **8. 超滤**

心脏手术的儿童会由于CPB管路而发生血液稀释和剧烈的全身炎症反应,导致组织水肿和器官功能障碍,从而增加并发症发生率和死亡率。20世纪80年代,常规超滤(conventional ultrafiltration, CUF)被应用于临床,在CPB复温阶段可以滤除多余的液体。但是CUF、术后利尿甚至腹膜透析对术后液体超负荷、并发症发生率及死亡率无明显改善的效果。1991年,Naik等学者提出改良超滤(modified ultrafiltration, MUF)概念,MUF能够高效去除大量多余液体,提高术后Hct,有效地改善了临床预后。

几乎所有的儿童CPB手术中都会使用CUF(图1-4)。CUF可以尽可能多的去除静脉储血罐中多余的容量。而这些过多的静脉储血罐中的容量来源于停跳液中的晶体成分、瓣膜反流测试液或仅是患儿存在较高的循环血量。CUF是应用滚轴泵将血液主动或被动地驱动进入超滤器,滤出多余的液体。

MUF是在CPB结束后继续进行的超滤。MUF可以在CPB管道保持预充的同时,浓缩患儿和CPB管道中的血液。MUF的血流方向可通过动脉端到静脉端或静脉端到动脉端两种方式进行。动脉端到静脉端方式(图1-5A):主动脉插管中的血液通过滚轴泵的驱动作用到达超滤器的进口端,超滤器出口端的血液经静脉插管输送到右心房。静脉端到动脉端方式(图1-5B):右心房的血液

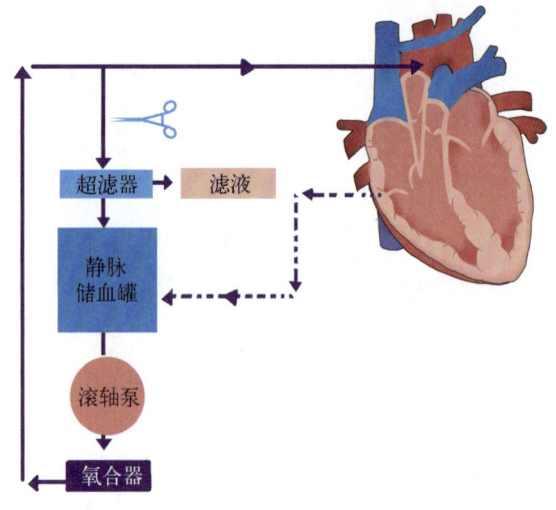

图 1-4 常规超滤示意图

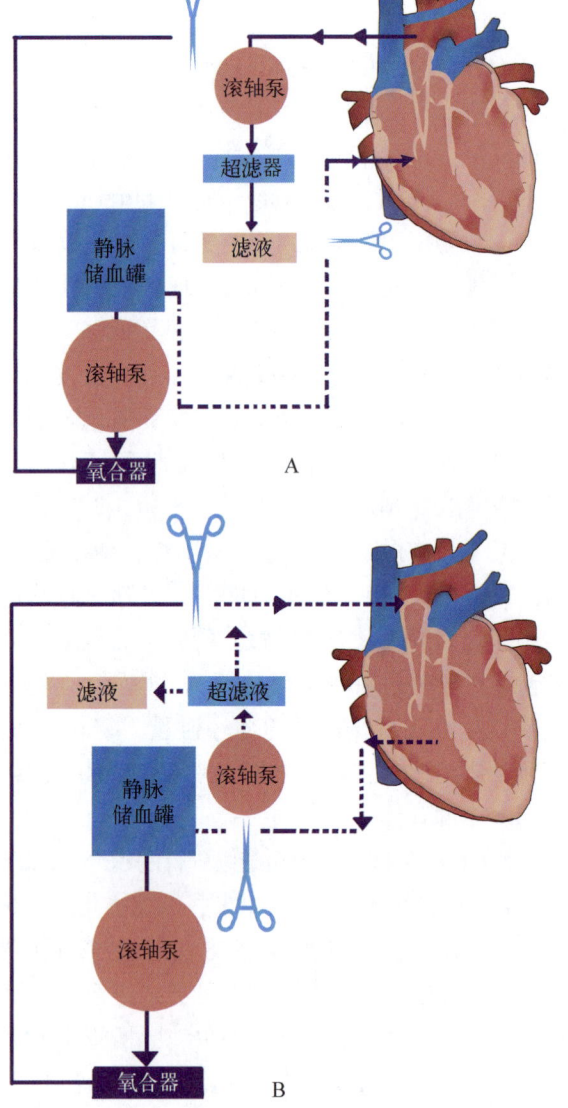

图 1-5 改良超滤示意图
A. 动脉端到静脉端；B. 静脉端到动脉端。

通过滚轴泵的驱动作用进入超滤器，经超滤后的血液经动脉插管进入主动脉。在这两种方式进行时，随着液体的滤出，为维持患儿血容量稳定，由 CPB 回路中剩余的血液对超滤回路中所滤出的液体进行补充。各机构对于停止 MUF 的时机没有统一的规定，一般可取决于超滤的时间（10～15 分钟）、目标 Hct 值（40%）或滤出的液体量（750 ml/m²）。

与 CUF 相比，MUF 的主要优势在于 CPB 结束后仍能持续血液浓缩。血液浓缩程度也远大于 CUF，特别是在小婴儿中。由于两种超滤方式并不互相排斥，很多中心在临床中常采用 CUF + MUF 的方式进行 CPB 期间的液体管理。

▶ **9. 血气管理**

血气管理在 CPB 中也有着重要的作用。电化学中性状态在保存细胞蛋白质和酶学结构、维持恒定的跨膜氢离子（H⁺）梯度中起着重要作用，而后者是许多细胞代谢过程所必需的。另外，优化体内咪唑缓冲系统的功能也依赖于细胞内的电化学中性的维持。组氨酸的咪唑基团广泛存在于血液和细胞蛋白中，是非常重要的缓冲系统。当 OH^- 和 H^+ 浓度相等时就处于电化学中性状态。随着温度的降低，细胞内水的解离常数（PK）则随着升高，温度降低会导致 OH^- 和 H^+ 离子浓度的降低。只要 OH^- 和 H^+ 仍保持在相同浓度，就可以维持电化学中性。由此可知，要维持电化学中性状态，温度降低时必须增加 pH。在电化学中性的 37℃ 细胞中，测量的细胞 pH 为 7.40，而在电化学中性的 20℃ 细胞中，测量的细胞 pH 则是 7.80。低温时细胞 pH 的变化是通过 $PaCO_2$ 来调节的。温度降低时，CO_2 在血液中的溶解度增加。如果血液中总 CO_2 含量保持稳定，那么 CO_2 溶解度的增加将引起 $PaCO_2$ 下降。例如，如果总的 CO_2 含量保持稳定在 37℃ 时测得的血中 $PaCO_2$ 为 40 mmHg，在 20℃ 时进行测量时，$PaCO_2$ 则为 16 mmHg。为了维持电化学中性，pH 会随着温度的降低而增加。

pH 稳态和 α 稳态是两种不同的管理酸碱平衡的方式，其直接影响大脑和其他器官的血流供给。虽然 pH 稳态和 α 稳态的酸碱管理常常涉及是否需要温度校正，但必须强调，这是两种完全不同的概念。血气检测结果（温度校正与否）的解读方式并不决定酸碱管理的方式（pH 稳态或 α 稳态）。需要指出的是，在 37℃ 的患儿，pH 稳态和 α 稳态的管理并不存在差异。随着患儿的体温逐渐降低，两种管理策略的差异也将越来越明显，直到温度低于 30℃ 时，两种方法管理才有临床相关性。

当低体温患儿的血液样本送至实验室检查时，在测量前将血液加热至 37℃。在 37℃ 测定的结果为"未经过温度校正的值"，然后通过诺谟图将其转换为温度校正后的结果。诺谟图解释了在封闭系统内，温度引起的血液 pH、O_2 和 CO_2 溶解度的变化。当 37℃ 时测量的 pH 和 $PaCO_2$ 校正到较低的温度，和 37℃ 的结果相比：pH 将升高，$PaCO_2$ 将降低。因此，电化学中性状态通过在低温校正后血气中保持 pH 呈碱性，在温度未校正的血气中保持正常即可得以维持。这也被称为 α 稳态管理。在实际操作中，比较容易应用未经校正的结果和保持 pH、$PaCO_2$ 在 37℃ 时被认为是正常范围。应用 α 稳态进行管理时，脑血流量和脑耗氧量适当地耦联在一起。唯一例外是在深低温时，脑自动调节功能丧失，脑血流变化直接随动脉血压的变化而变化。

pH 稳态调节是指维持温度校正后血气检查结果在正常范围，如果不进行温度校正，血气检测的结果则偏酸性。在低温 CPB 时，通过吹入 CO_2 来增加 $PaCO_2$，降低 pH。不同于 α 稳态调节中的 CO_2 总含量保持稳定，pH 稳态会造成 CO_2 含量的增加。在低温 CPB 时，脑血管对不同 $PaCO_2$ 的变化保持反应性。在中低温时仍维持这一反应，在深低温时此效应有所减弱，而脑血流自主调节机制在深低温时则完全丧失。当中低温使用 pH 稳态管理时，脑血流和代谢将解耦联，脑血流自动调节功能丧失。因此，由于脑血流量远大于脑代谢率相关的脑血流量，脑血流和动脉压之间存在线性相关，大脑处于高灌注状态。这种高灌注状态是由低温引起的脑耗氧降低和低温时较高的 $PaCO_2$ 导致脑血管扩张共同作用的结果。此外，pH 稳态管理抑制了脑代谢率，延长了停循环时的脑组织氧可利用的时间。pH 稳态还减少了肺血流量，由于侧支循环的存在，即使在全转流时肺血流仍然存在。这对防止脑循环受到窃血的影响，改

善升降温期间的热交换有明显的益处。脑奢灌的潜在危险就是增加微栓进入脑循环的概率。

由于成人的动脉血管易有钙化斑块，比儿童更容易发生栓塞的危险，所以在成人心脏手术中常用 α 稳态进行血气管理。儿童很少因血管疾病而发生栓塞。但是，儿童常用低温转流，且常因侧支循环从脑血流中窃血而导致脑降温不均匀的状态。因此，此种儿童 CPB 中常使用 pH 稳态血气管理。

▶ **10. 深低温停循环和局部灌注技术**

深低温停循环（deep hypothermia circulatory arrest，DHCA）是将患儿的体温降低到 20℃ 以下，停止主动脉血流供给，同时把患儿的血容量回收入静脉储血罐。这种技术为外科医生提供了一个近似理想的手术视野，可用于复杂性主动脉弓修复，肺静脉异位引流矫正，或者当患儿因年龄和（或）解剖阻碍了外科手术修复过程中的静脉回流的手术。

局部脑灌注（regional cerebral perfusion，RCP）技术的应用则可以限制或甚至消除对 DHCA 的需求。RCP 技术指改变动脉泵的血流方向，通常经无名动脉，仅直接灌注右锁骨下动脉和右颈总动脉。不同的机构对 RCP 的流量、酸碱平衡和温度的管理方法也不尽相同。有些中心使用的流量（60～70 ml/kg·min）较高，但通常 20～40 ml/kg·min 的流量就可以使脑循环得到合适的灌注。一些中心会在经颅多普勒超声和近红外脑氧的监测下精确调控流量。

▶ **11. 鱼精蛋白中和**

CPB 结束后，若血流动力学稳定，手术修复效果满意，就可以给予鱼精蛋白中和肝素。当确认不会再次进行 CPB 时即可给予鱼精蛋白。一旦鱼精蛋白开始中和肝素，应停止心内吸引器的使用，防止血块形成堵塞 CPB 管路（尤其是氧合器）。这样一旦外科有需要，CPB 管路可以在再次全身肝素化后再次使用。使用鱼精蛋白前通常先拔出静脉插管。直到取得足够的止血作用和不再需要管路还血时才可拔出动脉插管。

使用鱼精蛋白中和肝素有多种方法，都收到了良好的临床效果。一些中心在 CPB 结束后按每 100 单位的肝素使用 1.0～1.3 mg 的鱼精蛋白

来中和。这是基于体外实验中鱼精蛋白和肝素中和的比例为1.3∶1。肝素用量是根据CPB期间的ACT值来决定的,通过肝素剂量反应曲线逆向推算与ACT值相关的肝素水平。一些中心则不考虑肝素的使用剂量,简单地根据患儿的体重(3~4 mg/kg)来给予固定剂量的鱼精蛋白中和。而另外一些中心则是根据使用的肝素剂量每100单位给予鱼精蛋白1~1.3 mg。还有一些中心会进行肝素检测,根据患儿的血容量计算鱼精蛋白的用量,中和比例为1∶1~1∶3。

无论使用何种方法,应用鱼精蛋白中和肝素后都应该复测ACT值。需要记住的是,特别是在婴幼儿患儿,ACT延长不仅仅要考虑到肝素残留,还应考虑到血小板减少、凝血因子的稀释等因素。

体外膜式氧合

ECMO又称体外生命支持(extracorporeal life support,ECLS),其核心技术来源于CPB。ECMO是一种为心功能和(或)肺功能衰竭的患儿提供循环及呼吸支持的体外循环技术。它可以为患儿提供中-长期的辅助支持。

ECMO的工作原理与CPB类似,是暂时从体内将静脉系统血液引出,对红细胞进行氧合,清除二氧化碳,再回输至患儿的动脉/静脉系统中。目前,ECMO已广泛应用于心脏手术后急性心功能衰竭、爆发性心肌炎、ARDS、脓毒性休克等危重症患儿的治疗中。值得注意的是,ECMO本身对于患儿是没有治疗作用的,其主要功能是为患儿的心肺功能恢复、临床诊断及治疗赢得宝贵的时间。

在近10年来,ECMO又在急诊危重症患儿的抢救中起到了良好的结果。文献报道在各类患儿CPR过程中,使用ECMO进行CPR(ECPR)较传统CPR有更好的存活率,同时联合使用亚低温治疗,可以使CPR患儿有更好的神经系统预后。

2020年随着感染新型冠状病毒的患儿在全球范围内的不断增加,ECMO也在危重症患儿的救治中起到了最后一道防线的作用,也成功拯救了一大批传统治疗无效的患儿生命。

适应证及禁忌证

体外生命支持组织(ELSO)发布了ECMO适应证和临床指南。但实际医疗工作中,各个中心ECMO启动的时机略有不同,但通常包括以下可逆性疾病且对常规治疗无反应的急性严重循环呼吸衰竭:

(1) 急性呼吸衰竭,尽管优化了呼吸机设置,包括吸入氧分数(FiO_2)、呼气末正压(PEEP)和吸气与呼气时间(I∶E)的比值,但动脉氧分压与吸入氧浓度(PaO_2/FiO_2)的比值<100 mmHg。

(2) 高碳酸性呼吸衰竭,动脉血气pH<7.20。

(3) 心源性休克。

(4) 心脏骤停。

(5) 心脏手术后不能脱离CPB。

(6) 作为心脏移植或安置心室辅助装置的过渡。

(7) 作为肺移植前的过渡。

(8) 脓毒性休克(仍有争议)。

(9) 体温过低,即核心温度为24~28℃且循环不稳定,或核心温度低于24℃。

在本次新冠(COVID-19)疫情中,国内的重症医师也率先在机械通气后,血氧水平过低,无法维持氧合的患儿中使用ECMO进行呼吸支持。早期报道ECMO显著改善患儿氧合,并减少约3%的死亡率。对于危重症患儿,死亡率从常规治疗的59%~71%下降到46%。

目前,ECMO绝对禁忌证已经越来愈少,ECMO启动前应权衡患儿的收益与风险。ECMO相对禁忌证包括以下:

(1) 不可逆疾病或无法恢复。

(2) 存在严重影响生存治疗的情况(神经系统损伤、终末期疾病等)。

(3) 年龄和体重。

(4) 严重出生缺陷或染色体异常(13、18-染色体畸形等)。

ECMO的支持模式

一个典型的ECMO管路主要包括:离心泵,膜式氧合器,灌注/引流插管等装置(图1-6)。另外,ECMO管路可以根据临床需要连接三通进行压力监测以及静脉氧饱和度连续监测。

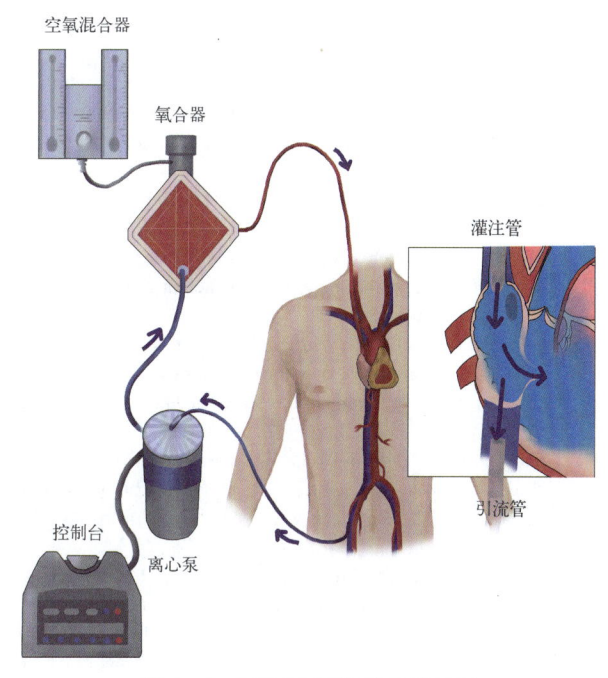

图 1-6 ECMO 管路组成示意图

ECMO 主要有两种不同的支持模式,静脉-静脉(V-V)和静脉-动脉(V-A)。

静脉-静脉(V-V)ECMO:一般可以分别通过经皮穿刺颈内静脉及股静脉建立血管通路。主要应用于心功能尚可的呼吸衰竭患儿,长时间的肺部支持。血液从静脉系统回流至氧合器,进行氧合及二氧化碳的清除,而后返回至静脉系统。国外目前还有一种双腔插管(图 1-7),可以通过颈静脉置入后,引流上下腔静脉血流,灌注回右心房。

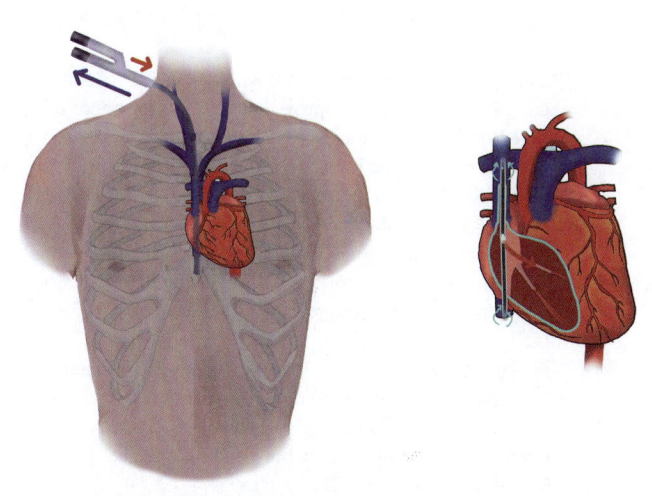

图 1-7 VV-ECMO 双腔插管示意图

静脉-动脉(V-A)ECMO:一般可以由颈部动静脉或股动静脉路径来建立 ECMO,婴幼儿需要直视下外科切开暴露血管来完成。对于心脏手术后的患儿,一般直接从右心房-主动脉建立血管通路。VA-ECMO 可以同时对心肺进行替代支持。血液从静脉系统回流,经氧合器进行氧合、二氧化碳清除和变温后,输送至动脉循环内。

患儿的心排量由自身心脏搏出和 ECMO 流量两部分组成。由于仍有部分静脉血流进入肺血循环,所以维持恰当的肺泡通气是必须的。当所有静脉血都被引流时,VA-ECMO 就相当于完全 CPB。而当只有部分静脉血回流时,VA-ECMO 就相当于 CPB 时的并行循环。

VA-ECMO 和 VV-ECMO 运行上的区别见表 1-8,生理功能上的改变见表 1-9。

表 1-8 VA-ECMO 和 VV-ECMO 运行上的区别

	VA-ECMO	VV-ECMO
支持类型	心和肺	肺
循环支持	部分或全部	无
插管位置	静脉和动脉	静脉

表 1-9 VA-ECMO 和 VV-ECMO 生理功能上的区别

	VA-ECMO	VV-ECMO
心脏前负荷	减少	不变
心脏后负荷	增加	不变
肺血流	减少	不变
脉压差	可能减小	不变
冠脉血流来源	左心室搏出或 ECMO 血流	左心室搏出

注意事项

(1) 在从手术室转出或转入的过程中,必须特别注意防止插管滑脱和管路打折。

(2) 由于全身肝素化、血小板减少以及凝血因子的缺乏,患儿会有较多出血倾向,需要保证有足够的血管通路和血制品。

(3) ECMO 患儿使用吸入性药物的药代动力学会发生改变,肺泡通气的减少会降低吸入麻醉药的效果。

（4）VV-ECMO患儿的血流动力学稳定依赖于自身心功能，有时需要使用缩血管药物和（或）正性肌力药物来支持。

（5）VA-ECMO患儿在辅助前常使用缩血管药物/正性肌力药物，并且在辅助过程需要继续使用。

（6）与CPB不同，ECMO过程中因左心室射血，所以动脉测压为搏动性血流。在VA-ECMO中，搏动波变得扁平，这是由于大部分血流进入ECMO管路中。当左心室完全被旷置或主动脉瓣无法打开时，则表现为非搏动性血流。

（7）在VA-ECMO和VV-ECMO运转时，肺通气设定到低水平，将气压伤和容积伤降到最低程度。（呼吸频率<10次/分，FiO_2<40%，PIP<25 mmHg，PEEP 5~15 mmHg）。

（8）患儿的抗凝是通过静脉给予普通肝素来实现的。抗凝检测根据各中心的情况各有不同，有的进行肝素含量测定（抗Xa），有的测定活化凝血时间（ACT）。

（9）当使用药物时，应考虑到ECMO环路增加了患儿总体的血容量，以及药物被管道及氧合器吸附的可能。

（杨寅愉）

参考文献

[1] Cardiac surgery in the adult. Cohn, Lawrence H., 1937-2016(Fifth ed.). New York. 2017-08-28. ISBN 978-0-07-184487-1. OCLC 930496902.

[2] Kirklin/Barratt-Boyes cardiac surgery: morphology, diagnostic criteria, natural history, techniques, results, and indications. Kouchoukos, Nicholas T., Kirklin, John W.(John Webster). (4th ed.). Philadelphia: Elsevier/Saunders. 2013. ISBN 978-1-4557-4605-7. OCLC 812289395.

[3] Youssef, Samuel J.; Williams, Jason A.（2013）. TSRA Primer of Cardiothoracic Surgery. Chicago, IL: TSRA/TSDA. ISBN 978-0-9894023-0-9.

[4] McCullough Lynne, Arora Sanjay, Diagnosis and treatment of hypothermia[J]. Am Fam Physician, 2004, 70: 2325-2332.

[5] Lich, Bryan; Brown, Mark(2004). The Manual of Clinical Perfusion(2nd ed.). Fort Myers, Florida: PERFUSION. COM, INC. p. 117. ISBN 978-0-9753396-0-2.

[6] Lich, Bryan(2004). Manual of Clinical Pefusion(2nd ed.). Fort Myers, Florida: perfusion.com. p. 141. ISBN 978-0-9753396-0-2.

[7] Pearson D T, Holden M P, Poslad S J, et al. A clinical evaluation of the performance characteristics of one membrane and five bubble oxygenators: gas transfer and gaseous microemboli production[J]. Perfusion, 1986.

[8] Pearson D T, Mcardle B, Poslad S J, et al. A clinical evaluation of the performance characteristics of one membrane and five bubble oxygenators: haemocompatibility studies [J]. Perfusion, 1986, 1(2): 81-98.

[9] Zangrillo Alberto, Biondi-Zoccai Giuseppe, Landoni Giovanni et al. Extracorporeal membrane oxygenation（ECMO）in patients with H1N1 influenza infection: a systematic review and meta-analysis including 8 studies and 266 patients receiving ECMO[J]. Crit Care, 2013, 17: R30.

[10] Bednarczyk Joseph M, White Christopher W, Ducas Robin A et al. Resuscitative extracorporeal membrane oxygenation for in hospital cardiac arrest: a Canadian observational experience[J]. Resuscitation, 2014, 85: 1713-9.

[11] Shin Tae Gun, Choi Jin-Ho, Jo Ik Joon, et al. Extracorporeal cardiopulmonary resuscitation in patients with inhospital cardiac arrest: A comparison with conventional cardiopulmonary resuscitation[J]. Crit Care Med, 2011, 39: 1-7.

[12] Maekawa Kunihiko, Tanno Katsutoshi, Hase Mamoru et al. Extracorporeal cardiopulmonary resuscitation for patients with out-of-hospital cardiac arrest of cardiac origin: a propensity-matched study and predictor analysis[J]. Crit Care Med, 2013, 41: 1186-96.

[13] Sakamoto Tetsuya, Morimura Naoto, Nagao Ken, et al. Extracorporeal cardiopulmonary resuscitation versus conventional cardiopulmonary resuscitation in adults with out-of-hospital cardiac arrest: a prospective observational study[J]. Resuscitation, 2014, 85: 762-8.

[14] Stub Dion, Bernard Stephen, Pellegrino Vincent, et al. Refractory cardiac arrest treated with mechanical CPR, hypothermia, ECMO and early reperfusion (the CHEER trial)[J]. Resuscitation, 2015, 86: 88-94.

[15] Lamhaut Lionel, Jouffroy Romain, Soldan Michaela, et al. Safety and feasibility of prehospital extra corporeal life support implementation by non-surgeons for out-of-hospital refractory cardiac arrest[J]. Resuscitation, 2013, 84: 1525-9.

[16] Wang Dawei, Hu Bo, Hu Chang, et al. Clinical Characteristics of 138 Hospitalized Patients With 2019 Novel Coronavirus-Infected Pneumonia in Wuhan, China[J]. JAMA, 2020, 323: 1061-1069.

[17] Ramanathan Kollengode, Antognini David, Combes Alain, et al. Planning and provision of ECMO services for severe ARDS during the COVID-19 pandemic and other outbreaks of emerging infectious diseases[J]. Lancet Respir Med, 2020, 8: 518-526.

[18] Barbaro Ryan P, MacLaren Graeme, Boonstra Philip S, et al. Extracorporeal membrane oxygenation support in COVID-19: an international cohort study of the Extracorporeal Life Support Organization registry[J]. Lancet, 2020, 396: 1071-1078.

[19] Schmidt Matthieu, Hajage David, Lebreton Guillaume, et al. Extracorporeal membrane oxygenation for severe acute respiratory distress syndrome associated with COVID-19: a retrospective cohort study[J]. Lancet Respir Med, 2020, 8: 1121-1131.

[20] Lebreton Guillaume, Schmidt Matthieu, Ponnaiah Maharajah, et al. Extracorporeal membrane oxygenation network organisation and clinical outcomes during the COVID-19 pandemic in Greater Paris, France: a multicentre cohort study[J]. Lancet Respir Med, 2021, undefined: undefined.

第 2 篇

先天性心血管疾病的手术麻醉病例讨论

腋下小切口房间隔缺损修补术中单肺通气的麻醉管理

摘要

4岁的男童,因罹患房间隔缺损拟经腋下小切口行微创修补术。术中采用支气管封堵器封堵右主支气管,施行单肺通气,为手术医师提供了比较好的手术视野。相较成人而言,儿童特别是婴幼儿,肋骨柔软、功能性残气量接近残气量水平,在单肺通气期间容易发生低氧血症。对于此类患儿的麻醉管理,既要关注单肺通气引起的病理生理改变,也要考虑患儿先心左向右分流对单肺通气带来的影响。

随着微创理念与技术的发展,越来越多的先心患儿接受了微创手术的治疗,并取得了良好的治疗效果。与传统的正中切口房间隔(atrial septal defect,ASD)矫治术相比,腋下小切口ASD矫治术不仅创伤小,恢复快,而且切口美观或不易暴露。然而,侧进胸ASD纠治术具有手术部位深、术野小、膨胀肺导致暴露困难等问题。传统的双肺通气技术不利于手术视野的暴露,而且反复挤压肺组织可导致肺损伤,而单肺通气技术可以使手术侧的肺脏处于塌陷状态,无须挤压肺脏,手术野明显改善,肺组织损伤也明显减轻。单肺通气技术可通过双腔气管导管,单腔支气管导管,Univent导管及支气管封堵器(bronchial blockers,BBs)实现。与其他几种单肺通气工具相比,支气管封堵器具有操作简单,创伤小,不受年龄和气管导管大小的限制等优点,而且既可以放置在气管导管内,也可以放置在气管导管外。因此,越来越多的婴幼儿患儿应用BBs技术完成单肺通气。本文报道1例ASD患儿行腋下小切口修补术单肺通气的麻醉管理。

病例描述

患儿,男,4岁,体重15 kg,足月顺产,无窒息史。2年前发现心脏杂音,心脏超声提示房间隔缺损(ASD)并建议手术治疗。患儿平素喂养好,活动耐量与同龄儿童无明显差异,无明显口唇青紫。复查时心脏超声:ASD(继发孔型)2.0 cm,中央部位,左向右分流;房室瓣活动正常;二尖瓣轻度反流,三尖瓣轻微反流。

体格检查:神志清,精神反应无明显异常,呼吸平稳。听诊:双肺呼吸音稍粗,无干、湿啰音,心音有力,心律齐,左侧2~3肋间可闻及Ⅱ/Ⅵ收缩期杂音。

实验室检查:血常规、凝血功能及肝肾功能均无明显异常。

心电图:窦性心律,不完全性右束支传导阻滞伴右心室肥大,电轴左偏。

术前诊断:ASD,择期行腋下小切口房间隔缺损修补术。

麻醉经过

术前20分钟患儿在等候区口服咪达唑仑糖浆0.5 mg/kg，入手术室后予常规监测，无创血压(non-invasive blood pressure, NBP)100/60 mmHg、心率(respiratory rate, HR)110次/分、脉搏氧饱和度(oxygen saturation, SpO_2)98%。开放外周静脉，静注咪达唑仑1.0 mg、依托咪酯4.5 mg、舒芬太尼30 μg、罗库溴铵10 mg静脉诱导，可视喉镜下置入ID 5.0带囊气管导管，插管深度14 cm。在气管导管内放置5F BBs，并在纤支镜引导下将BBs置于右主支气管的合适部位。左侧桡动脉穿刺置管，建立有创动脉测压；右侧颈内静脉穿刺置管，用于中心静脉压(CVP)测定、输液、输血以及药物的应用等；术中丙泊酚4.0 mg/(kg·h)、舒芬太尼2.0 μg/(kg·h)和罗库溴铵0.5 mg/(kg·h)静脉泵注，复合七氟烷吸入维持麻醉深度，麻醉深度根据脑电双频指数(BIS)进行调整。患儿置于左侧卧位后，应用纤支镜再次调整并确认BBs的位置。术中机械通气为压力控制通气(PCV)模式，氧流量2 L/min，FiO_2 60%。双肺通气时，潮气量控制在120 ml左右，吸呼比为1∶2，调整呼吸频率，维持呼气末二氧化碳分压($ETCO_2$)在35 mmHg左右；单肺通气时，将BBs的套囊充气，潮气量控制在90 ml左右，吸呼比(I∶E)为1∶2，呼吸末正压(PEEP)5 cmH_2O，调整呼吸频率，维持$ETCO_2$在40 mmHg左右。在上、下腔静脉阻断后即可停止机械通气，给予依赖侧(下侧)肺10 cmH_2O的持续气道正压(CPAP)。手术过程顺利，主动脉开放后，予以多巴胺5.0 μg/(kg·min)，心脏自动复跳；腔静脉开放后将BBs套囊放气并拔除，恢复双肺通气并进行手法肺复张，通气设置同前。在停止心肺转流(cardiopulmonary bypass, CPB)，准备行改良超滤时，患儿突发室颤。由于患儿行侧进胸手术，胸内除颤电极板放置困难，我们采用粘贴左心尖部和右肩胛区的胸外除颤电极结合胸腔内湿纱布填塞的方式进行除颤，除颤能量为2 J/kg(30 J)，除颤后恢复窦律。改良超滤结束后，静脉缓慢滴注鱼精蛋白中和肝素。中和肝素后的动脉血气：pH 7.4、$PaCO_2$ 39.6 mmHg、PaO_2 244.2 mmHg、Hct 28.1%、Na^+ 140 mmol/L、K^+ 4.1 mmol/L、Cl^- 106 mmol/L、Ca^{2+} 1.1 mmol/L、Lac 1.4 mmol/L、BE -0.73 mmol/L。

术后转归

手术持续90分钟，浅低温转流28分钟，主动脉阻断20分钟，后平行循环5分钟；术中尿量200 ml，自体血回输60 ml；术毕带气管导管回心脏监护病房(CICU)；术后3小时拔除气管导管，第2天转回普通病房，第4天顺利出院。

知识点回顾

▶ 1. 房间隔缺损

ASD是一类心房内间隔缺损导致的左、右心房之间存在交通的先天性心脏病变，约占全部先天性心脏病的6%~10%。ASD主要分为：继发孔型(80%)、原发孔型、静脉窦型及冠状窦型。ASD属于简单分流，小型ASD为限制性分流，缺损部位仅允许少量血液由左心房通过缺损部位进入右心房；大型ASD(直径达1.0 cm以上)通常为非限制性，分流的方向和流量取决于左、右心室的顺应性，而左、右心室的顺应性又受到体、肺循环阻力的影响。虽然较大的ASD能明显增加肺血流，但肺动脉的压力可长时间维持在正常范围，因为ASD患儿的体循环的压力并没有传递到肺血管系统，仅是肺血容量的增加。所以单纯ASD患儿早期通常没有症状，仅闻及杂音；随着年龄的增大，可能会出现易疲劳、运动耐力下降、房性心律失常、右心室功能障碍以及肺动脉高压等。

尽管经皮导管介入封堵ASD是目前很多医疗中心的一线治疗选择，但非继发孔ASD、大型继发孔ASD、缺损边缘没有足够的组织或左心房太小的患儿，开胸直视手术仍是经典的ASD治疗方法。随着微创理念与技术的发展，微创开胸直视手术纠治ASD也得到了广泛的应用，尤其是右腋窝下垂直小切口，不仅安全有效，而且创伤小，恢复快，切口更加隐蔽，更加美观，避免了右前外侧小切口可能导致女性患儿乳腺发育不对称的缺陷。正中开胸部分胸骨切开微创纠治术的优势尚未在儿科患儿中得到证实;胸腔镜辅助及机器人的微创手术方式因受儿童胸腔大小及外周血管直径的影响而应用受限。

2. 儿童单肺通气

单肺通气的适应证包括绝对适应证和相对适应证。绝对适应证是指那些需要使双肺隔绝状态的疾病,如大出血、肺部感染、脓胸、支气管胸膜或皮肤瘘等;相对适应证主要是为了改善手术视野,使双肺处于隔离状态,如肺叶切除、胸腔镜诊疗、部分侧卧位先心纠治术等。小儿侧卧位手术时,因肋骨柔软,依赖侧肺容易受到重力、手术医师的挤压以及腹部压力等影响,导致依赖侧肺的顺应性和通气降低;儿童体格较小,非依赖侧肺到依赖侧肺的静水压梯度减少,血液分流减少,导致通气/血流不匹配。这些因素导致小儿单肺通气期间更容易发生低氧血症。

儿童单肺通气技术包括双腔气管导管、Univent 导管、单腔气管导管及 BBs。双腔气管导管和 Univent 导管因技术限制,仅适合 8 岁及以上儿童应用。单腔气管导管可以通过插入一侧支气管进行单肺通气,当需要进行单肺与双肺通气切换时,需要调整导管的深度,管理比较繁琐;尽管 BBs 存在移位的风险,但适合于任何年龄阶段的患儿,而且操作简单,便于管理。BBs 的放置包括气管导管内和气管导管外两种方法,二者没有优劣之分,均需纤支镜引导和证实。各年龄段儿童 BBs 的放置方法选择:<2 岁,5F 气管导管外放置;2~8 岁,5F 气管导管内或外放置;6~10 岁,7F 气管导管内或外放置;8~10 岁,9F 气管导管内或外放置。单肺通气期间通常建议采用小潮气量并加用呼气末正压的方式,减少肺不张的发生。儿童在单肺通气期间即使有足够的通气量也常常合并高碳酸血症,但通常在恢复双肺通气后消失。

单肺通气时,建议维持患儿的 $SpO_2 \geq 90\%$。若出现低氧血症,首先通知外科医生,将 FiO_2 调至 1.0,并对通气侧肺进行手法复张,减少肺不张导致的肺内分流。其他的措施包括:检查 BBs 的位置、清理气道、增加通气侧肺的 PEEP 1~2 cmH_2O、给予非通气侧肺 CPAP 5~10 cmH_2O。如果这些措施仍无法改善患儿的低氧血症,则应改为双肺通气。单肺通气结束后,应将萎陷肺充分复张,但应避免气道压>30 cmH_2O。

● 讨 论 ●

ASD 患儿行腋下小切口微创修补术的单肺通气管理主要包括:① 选择合适的单肺通气技术;② 左向右分流导致肺血流增加与单肺通气之间的相互影响。

1. 术前评估与麻醉诱导

绝大多数 ASD 患儿的心功能储备良好,能够耐受吸入麻醉诱导。心房扩大的患儿容易发生房性心律失常,但通常耐受良好。采用侧进胸小切口手术的患儿,建议事先粘贴好胸外除颤电极板。本例患儿在停体外循环时出现室颤,经胸外除颤电极除颤后恢复窦律。术前访视要着重评估患儿呼吸系统,是否合并近期上呼吸道感染、气道畸形、气管性支气管等单肺通气实施困难的因素并做好充分的准备。

2. 术中麻醉管理

术中麻醉管理目标包括:① 维持与年龄相适合的心率、心肌收缩力以及前负荷,以维持心输出量和体循环的灌注;② 避免增加 PVR∶SVR 比值,PVR∶SVR 比值增加可以引起右向左分流,导致氧饱和度降低;③ 避免 PVR∶SVR 比值降低,PVR∶SVR 比值降低可以增加左向右分流,导致肺血流量增加,体循环灌注或氧供不足。

肺不张与术后肺部并发症密切相关。尽管先心纠治术中的单肺通气管理尚未达成共识,但目前通常采用小潮气量、适当的 PEEP 及手法肺复张的保护性肺通气策略,同时还可以对非通气侧肺给予一定的 CPAP。本例患儿在 CPB 期间,笔者团队给予了 10 cmH_2O CPAP。成人心脏手术 CPB 期间应用 10 cmH_2O CPAP 可以改善术后肺泡-动脉氧梯度差,但儿童侧卧位心脏手术中应用 10 cmH_2O CPAP 是否有肺保护作用,目前还未见明确报道。本例患儿单肺通气采用 6 ml/kg 小潮气量加 5 cmH_2O PEEP,CPB 期间应用 10 cmH_2O CPAP,恢复双肺通气后给予手法肺复张,整个手术过程中没有低氧血症出现,血流动力学平稳,超滤结束后氧合指数为 406 mmHg。

3. 体外循环后的麻醉管理

除极少数伴有 PVR 增加的 ASD 患儿在 CPB 后可能存在肺部血管床反应性增高外，ASD 患儿在修补术后脱离 CPB 支持的过程中通常不存在问题。因此，针对伴有 PVR 增加的 ASD 患儿，需要采用过度通气策略和（或）联合降低 PVR 的药物，降低 CPB 后的 PVR，预防继发于后负荷增加所导致的右心室功能障碍。停止 CPB 支持时发生室颤的原因比较多，包括体温较低、心功能不全、电解质紊乱或冠脉进气等。本例患儿停止 CPB 时的体温为 36.0℃，除颤后即刻恢复窦性心律，且心电图没有 T 波的改变，基本上可以排除电解质紊乱和冠脉进气导致室颤的可能。本例患儿的主动脉阻断时间为 20 分钟，后平行循环时间为 5 分钟，仅为主动脉阻断时间的 1/4，后平行循环时间明显不足，心肌功能并未完全恢复即脱离 CPB 支持可能是本例患儿发生室颤的主要原因。

绝大多数 ASD 患儿术后不需要长时间的机械通气支持。通过围术期的精准管理，早期拔除气管导管进行快通道的麻醉管理是可行的，快通道或超快通道的麻醉管理也是目前先心领域的热点和发展方向。本例患儿在术后 3 小时拔除了气管导管，顺利完成了快通道的麻醉管理。

● 总　结 ●

单肺通气技术可以为侧进胸的先天性心脏病纠治手术提供良好的手术野暴露，加快手术的进程，增加手术操作的安全性，但最佳的通气模式还待进一步研究。建议术前常规放置胸外粘贴式除颤电极，以便在无法进行胸内除颤时应用，确保患儿的围术期安全。

（陈华林）

参考文献

[1] Templeton TW, Piccioni F, Chatterjee D. An Update on One-Lung Ventilation in Children. Anesth Analg, 2021, 132(5): 1389-1399.

[2] Marelli AJ, Mackie AS, Ionescu-Ittu R, et al. Congenital heart disease in the general population: changing prevalence and age distribution. Circulation. 2007, 115(2): 163-172.

[3] Hanslik A, Pospisil U, Salzer-Muhar U, et al. Predictors of spontaneous closure of isolated secundum atrial septal defect in children: a longitudinal study. Pediatrics. 2006, 118, 1560-1565.

[4] Baharestani B et al(2014) Experiences in surgical closure of atrial septal defect with anterior mini-thoracotomy approach. J Cardiovasc Thorac Res 6(3): 181-184.

[5] Benumof JL: Special respiratory physiology of lateral decubitus position, the open chest, and one-lung ventilation, in Benumof JL (ed): Anesthesia for Thoracic Surgery. Philadelphia, PA, WB Saunders, 1995, pp 123-151.

[6] Pan He, Chi Wu, Yanyan Yang, et al. Effectiveness of postural lung recruitment on postoperative atelectasis assessed by lung ultrasound in children undergoing lateral thoracotomy cardiac surgery with cardiopulmonary bypass. Pediatric Pulmonology. 2021, 1-9.

[7] Cantinotti M, Ait Ali L, Scalese M, et al. Lung ultrasound reclassification of chest X-ray data after pediatric cardiac surgery. Paediatr Anaesth. 2018, 28: 421-427.

[8] Yi-Chia Wang, Chi-Hsiang Huang, Yu-Kang Tu, et al. Effects of Positive Airway Pressure and Mechanical Ventilation of the Lungs During Cardiopulmonary Bypass on Pulmonary Adverse Events After Cardiac Surgery: A Systematic Review and Meta-Analysis. J Cardiothorac Vasc Anesth, 2018, 32(2): 748-759.

[9] Cecilia M. Acosta, María Paz Lopez Vargas, Facundo Oropel, et al. Prevention of atelectasis by continuous positive airway pressure in anaesthetised children. Eur J Anaesthesiol 2020, 37: 1-8.

2 肺动脉瓣下型室间隔缺损修补术的麻醉管理

摘要

6个月的男婴,因心脏杂音4月余,心脏超声提示室间隔缺损(肺动脉瓣下型),拟在体外循环辅助下行室间隔缺损修补术。肺动脉瓣下型室间隔缺损因存在左向右分流而导致肺循环血流量明显增多,且体循环压力直接传递到肺血管床,容易引发肺小动脉痉挛,导致患儿反复呼吸道感染、肺动脉高压以及心力衰竭等。此外,肺动脉瓣下型室间隔缺损患儿的主动脉瓣叶容易脱垂至室间隔缺损的部位,导致主动脉关闭不全。因此,此类患儿一旦确诊,就需要早期手术。该类患儿的麻醉管理需特别关注患儿术前的心功能状态、肺动脉压力以及主动脉瓣的关闭情况等。

室间隔缺损(ventricular septal defect,VSD)是最常见的先天性心脏病,约占先天性心脏病的20%,既可以单独存在,也可与其他畸形并存。根据发生部位,VSD可分为五个类型:膜周型缺损、肌部缺损、流入道型或房室通道型缺损、圆锥心室型缺损、肺动脉瓣下或嵴上型缺损。VSD缺损的部位与大小不同,手术方案和麻醉的关注点不同。其中,肺动脉瓣下型VSD因缺损部位位于右心室漏斗部的间隔处,而导致主动脉右冠瓣缺乏支撑、右冠瓣脱垂以及主动脉瓣关闭不全。为更好地保护主动脉瓣及心脏功能,该类患儿一旦确诊,通常需要早期手术。肺动脉瓣下型VSD修补术的数量约占手术关闭VSD的1/3。该类患儿的麻醉管理需特别关注患儿术前的心功能状态、肺动脉压力、主动脉瓣关闭以及上呼吸道感染等情况。本文报道1例肺动脉瓣下型VSD患儿在体外循环辅助下进行VSD修补术的麻醉管理。

● **病例描述** ●

患儿,男,6个月,体重6 kg,足月顺产。体检发现心脏杂音4个月余,心脏超声提示:VSD(肺动脉瓣下型),拟择期行VSD修补术。否认其他系统病史,否认食物、药物过敏史,无手术外伤史,按时疫苗接种。

体格检查:神志清,双肺呼吸音清,心律齐,心音有力,左侧第3~4肋间可闻及Ⅱ~Ⅳ收缩期杂音,P2亢进,肝脏肋下未触及、四肢无水肿。

实验室检查:血常规、凝血常规、肝肾功能无明显异常。

胸片:心影大,肺纹理增多。

心脏超声:肺动脉略微增宽,瓣膜活动尚可,跨瓣流速2.3 m/s;房室瓣开放活动可,VSD(肺动脉瓣下)0.75 cm,左向右分流,分流束宽0.37 cm(近室上嵴),分流速4.2 m/s;主动脉无明显增宽,主动脉右瓣轻度脱垂,部分瓣叶嵌入室间隔缺损处,主动脉瓣轻度反流,左位主动脉弓。

心电图:窦性心律,左心房肥大可能。

胸部CT:VSD(肺动脉瓣下),4.1 mm×8 mm,左肺下叶少量渗出。

术前诊断:VSD(肺动脉瓣下型),择期在体外循环辅助下行VSD修补术。

麻醉经过

患儿术前 20 分钟左右在等候区口服咪达唑仑糖浆 3.0 mg，待 Ramsay 镇静评分达到 4 分时将患儿接入手术室。入室后常规心电图（ECG）、无创血压（NBP）及脉搏氧饱和度（SpO_2）监护，开放右手背外周静脉。入室心率（HR）153 次/分，SpO_2 95%，BP 85/45 mmHg。依次静脉给予依托咪酯 1.2 mg、舒芬太尼 12 μg、罗库溴铵 3.6 mg 进行全麻诱导，在可视喉镜辅助下插入 ID 3.5 带囊气管导管，插管深度距离门齿 11 cm。术中丙泊酚 5.0 mg/(kg·h)、舒芬太尼 2.5 μg/(kg·h)、罗库溴铵 0.6 mg/(kg·h) 静脉泵注，间断复合吸入七氟烷维持麻醉。麻醉机通气参数设置：压力控制通气（PCV），氧流量 2 L/min，吸入氧分数（FiO_2）50%，吸气压力峰值（Ppeak）15 cmH_2O，呼吸频率（RR）26 次/分左右，吸呼比（I∶E）为 1∶2，呼气末二氧化碳分压（$ETCO_2$）40 mmHg 左右。在超声引导下，经右侧桡动脉穿刺置管（24G）建立连续有创动脉压（ABP）监测，经右侧颈内静脉穿刺置管（4F，5 cm 双腔静脉导管），进行中心静脉压（CVP）监测和输注液体、血制品及药物。切皮前：ABP 95/55 mmHg，HR 120 次/分，CVP 10 cmH_2O。主动脉插管前静脉注射肝素 18 mg，当 ACT＞480 s 时开始体外循环，进行 VSD 修补。VSD 修补后开放主动脉，静脉输注多巴胺 5.0 μg/(kg·min)，心脏自动复跳，呈窦性心律，根据血压调整多巴胺用量；当腔静脉开放后，恢复 PCV 通气，通气参数设置：氧流量 2 L/min，FiO_2 50%，Ppeak 15 cmH_2O，RR 20 次/分，I∶E 为 1∶2；食管超声显示：无明显残余分流，主动脉瓣轻度反流。逐步撤离体外循环。改良超滤结束后给予鱼精蛋白 57 mg 中和肝素（肝素总用量为 38 mg）。复查血气：血细胞比容 31%，余无明显异常。术毕：ABP 100/65 mmHg，HR 110 次/分，CVP 12 cmH_2O，多巴胺 5.0 μg/(kg·min) 静脉泵注，在机械通气辅助下转运至心脏外科监护病房（CICU）。

术后转归

手术时间 90 分钟，体外循环 30 分钟，尿量 100 ml，自体血回输 50 ml；术后 4 小时拔除气管导管，术后第 2 天转回普通病房，术后第 7 天顺利出院。

知识点回顾

▶ **1. 室间隔缺损（分型及主要病理生理）**

VSD 是指室间隔在胚胎时期发育不全，导致心室水平上形成左右心室之间存在异常的血流交通。VSD 是最常见的先天性心脏病，占足月新生儿的 1.5‰～3.0‰，早产儿发病率更高，可高达 7‰。根据发生部位，VSD 可分为五个类型：膜周型缺损、肌部缺损、流入道型或房室通道型缺损、圆锥心室型缺损、肺动脉瓣下或嵴上型缺损；根据缺损的大小，VSD 可分为大、中、小三个类型。小型 VSD：缺损＜ 0.5 cm；中型 VSD：缺损 0.5～1.0 cm；大型 VSD：缺损＞1.0 cm。VSD 属于经典的简单分流，分流量的大小与缺损的大小、左右心室之间的压力阶差以及体-肺血管床之间的相对阻力（SVR∶PVR）等因素有关。在通常情况下，SVR 明显高于 PVR，VSD 导致左向右分流；在某些情况下，SVR∶PVR 变小，甚至 PVR 高于 SVR，导致双向分流或右向左分流。不同于房间隔缺损，VSD 患儿不仅肺循环血量增多，而且受体循环压力的直接传递作用，肺小动脉容易发生痉挛，导致早期发生肺动脉高压，右心室负荷增加，右心室肥大；回流到左心的血流量明显增加可导致左心负荷加重，左心房、左心室扩张。

▶ **2. 肺动脉瓣下型 VSD 修补方式**

肺动脉瓣下型 VSD 通常伴有主动脉右冠瓣脱垂和主动脉瓣关闭不全。为更好地保护主动脉瓣及心脏功能，需要早期手术关闭 VSD。手术通常采用肺动脉根部横切口，补片修补而非直接缝合关闭 VSD。因为缺损的上缘组织极少常不易牢固地缝合，而且直接缝合容易造成主、肺动脉瓣变形，导致术后主、肺动脉瓣反流。

讨 论

▶ **1. 术前评估与准备**

VSD 患儿通常存在左向右分流，而在大型非限制性 VSD 患儿则可发生双向分流。左向右分流的 VSD 患儿肺血流量明显增加,术前患儿容易反复发生肺部感染,导致气道反应性增高和肺的顺应性下降,术后并发症增加,所以应在术前积极预防和控制肺部感染;大型 VSD 患儿的肺血管床受到高血流量和体循环压力的双重影响,容易早期发生肺动脉高压,重度肺动脉高压可达到或接近体循环压力水平,导致双向分流,这时就不适合关闭 VSD,因为一旦关闭 VSD 就会明显加重右心室负荷,导致右心室功能与后负荷不匹配。因此,对于存在大型 VSD 和肺动脉压力增高的年长儿,需要术前进行心导管检查,已明确是否存在双向分流,是否可以关闭 VSD。此外,VSD 的部位与分型也是术前评估的重要内容和手术时机选择的依据,尤其是肺动脉瓣下型 VSD,容易发生主动脉瓣脱垂、嵌入缺损部位,导致瓣膜损伤以及主动脉瓣反流等。

本例患儿为肺动脉瓣下型 VSD,存在主动脉右瓣轻度脱垂,部分嵌入室间隔中,主动脉瓣轻度反流,而且缺损大小为 0.75 cm,属于中型 VSD,分流为左向右分流,所以外科医师决定早期修补 VSD,以避免主动脉瓣的进一步损伤和肺动脉压的增高。该例患儿术前无明显气促、多汗、喂养困难以及反复肺部感染等病史,病情稳定,心肺功能能够完全代偿,ASA 分级为 Ⅱ～Ⅲ级,术前常规准备,无须特殊处理。因此,本例患儿术前应特别关注心功能状态、肺动脉压力、主动脉瓣关闭以及上呼吸道感染等情况。

▶ **2. 术中麻醉管理**

对于不合并充血性心力衰竭的婴儿或儿童,无论是静脉麻醉诱导,还是吸入麻醉诱导,患儿均可很好的耐受;对于新生儿和充血性心力衰竭的患儿,推荐应用以阿片类药物为主的静脉麻醉诱导方式,以保持稳定的血流动力学状态。麻醉管理应尽可能维持窦性心律、心肌收缩以及心脏前负荷,以确保心输出量的稳定;保持 PVR∶SVR 比值的相对恒定,以维持体循环血流量的稳定或避免加重肺动脉高压。

本例患儿存在轻度的主动脉反流,麻醉过程中应避免发生心动过缓和明显增加体循环阻力,以防止主动脉反流加重和舒张压降低导致心脏前负荷增加和心肌供血不足。术中可准备阿托品和血管活性药物,以适当提高心率和外周血管的阻力。麻醉诱导应采用滴定式的方式,密切注意心电图 ST 段变化,尽早建立有创动脉监测。一旦发生低血压,应及时使用缩血管药物和(或)升高心率的药物。此外,该类患儿的手术年龄通常比较小,体重比较轻,主动脉或腔静脉插管过程中常导致低血压和心律失常,需密切监护血流动力学改变,及时与外科医师沟通,必要时暂停操作和(或)应用短效血管活性药物,维持血压稳定。

本例患儿术前无明显肺部感染、肺动脉高压及心力衰竭等表现,所以在呼吸管理方面无特殊要求。常规 PCV 通气、FiO₂ 50%左右、潮气量 8～10 ml/kg 或小潮气量 + PEEP 以及维持 ETCO₂ 为 35～45 mmHg 即可满足手术麻醉要求。对反复肺部感染合并心功能不全或伴有严重肺动脉高压患儿,除常规监测外,还需要监测肺动脉压力。

▶ **3. 体外循环后的麻醉管理**

关闭 VSD 后,大部分小型 VSD 或尚未发生明显肺动脉高压的中大型 VSD 患儿,肺动脉压力可快速下降,这些患儿很少需要正性肌力药物支持,甚至在体外循环后发生高血压,需要硝普钠或米力农等药物来扩张外周血管。伴有肺动脉高压的患儿在体外循环后可提高吸入氧浓度并轻度过度通气,以降低肺血管阻力,或者在体外循环后给予米力农或者一氧化氮,降低肺血管阻力,防止肺高压危象的发生。VSD 修补术后应常规进行食道超声检查,评估有无残余分流、肺动脉压力以及肺动脉与主动脉的瓣膜情况。肺动脉瓣下型 VSD 患儿术后应特别关注主动脉的瓣膜情况,严重关闭不全者应该同时进行瓣膜成形术。

若关胸后出现反复心律失常或者低心排等情况,应建议外科医师延迟关胸,减轻心脏受压,保障患儿安全。

● 总 结 ●

综上所述,肺动脉瓣下型 VSD 患儿的麻醉管理特别关注患儿的心功能状态、肺动脉压力、主动脉瓣关闭以及上呼吸道感染等情况;麻醉过程中应避免心动过缓、低血压及心肌缺血;VSD 关闭后应仔细评估和调控体、肺循环的血管阻力;为避免关胸后反复心律失常或低心排的发生,必要时可建议外科医师延迟关胸。

(金立红)

参考文献

[1] 刘锦纷,孙彦俊.小儿心脏外科学(第4版).上海:世界图书出版有限公司,2017,359-364.

[2] 周汉林,丁文祥.小儿肺动脉瓣下室间隔缺损的手术治疗[J].交通医学,2000,14(005):527-528.

[3] Ross FJ, Nasr VG, D Joffe, et al. Perioperative and Anesthetic Considerations in Atrioventricular Septal Defect [J]. Seminars in Cardiothoracic & Vascular Anesthesia, 2017, 1089253217706166.

[4] Omar A Minai, Jean-Pierre Yared, Roop Kaw. Perioperative risk and management in patients with pulmonary hypertension. Chest, 2013, 144(1): 329-340. doi: 10.1378/chest.12-1752.

[5] Elassal AA, Eldib OS, Dohain A M, et al. Delayed Sternal Closure in Congenital Heart Surgery: A Risk-Benefit Analysis [J]. The Heart Surgery Forum, 2019, 22(5): E325-E330.

[6] 郑吉建,张马忠,白洁主译.小儿心脏麻醉手册.上海:世界图书出版有限公司,2018,86-89.

3 婴幼儿房缺、室缺伴重度肺高压患儿纠治术的麻醉管理

> **摘要**
>
> 2个月的女婴,因"先天性心脏病、心功能不全伴呼吸急促"收治入院。心脏超声提示"室间隔缺损(VSD)、房间隔缺损(ASD)、重度肺高压(PAH)"。患儿入院后呼吸困难加重,行气管插管、机械通气以及抗感染与利尿等支持治疗。拟在全身麻醉下行VSD和ASD修补术。本例患儿月龄小、体重低、缺损部位大、重度PAH以及大量心内分流,麻醉管理极具挑战。根据婴幼儿的生理与病理生理特点,调整体-肺循环的阻力平衡,合理应用正性肌力药物,维持合适的心率、心肌收缩力以及前负荷是本例患儿麻醉管理的要点。

室间隔缺损(ventricular septal defect, VSD)是最常见的先天性心脏病,足月新生儿的发病率为1.5‰~3.0‰。大型VSD的患儿,特别是那些VSD直径接近主动脉瓣环直径的患儿,可在婴儿期就出现反复呼吸道感染、心功能不全及肺动脉高压等情况,这部分患儿需及时手术。除了大型VSD外,本例患儿还合并一个较大的房间隔缺损(atria septal defect, ASD),在心房和心室水平上存在左向右分流,进一步增加了左向右分流。本文报道1例大型VSD和ASD伴重度肺动脉高压(PAH)患儿行修补术的麻醉管理经验。

● 病例描述 ●

患儿,女,2个月,体重4.1 kg,足月剖宫产,产时无窒息。因"呼吸急促、心功能不全以及先天性心脏病"收治入院。外院行心脏超声:VSD、ASD、重度PAH。入院后患儿心率(HR)180次/分,呼吸(RR)65次/分,血压(BP)85/55 mmHg,吸空气时脉搏氧饱和度(SpO$_2$)92%,头罩吸氧下SpO$_2$ 97%。精神反应差,呼吸费力,双肺粗湿啰音。给予气管插管和常频通气支持以及抗感染、利尿等对症支持治疗。PC-AC通气模式:吸入氧分数(FiO$_2$)25%,呼气末正压(PEEP)5.0 cmH$_2$O,RR 30次/分,吸气压力(PIP)22 cmH$_2$O。

体格检查:营养状况较差,心脏听诊可及胸骨左缘Ⅱ~Ⅳ肋间收缩期吹风样杂音。

实验室检查:血红蛋白80 g/L,红细胞比容25%;肝、肾功能正常,凝血功能正常。

超声心动图:VSD(膜周型)0.8 cm,左向右分流速2.0 m/s,ASD两束(束宽分别为0.58 cm和0.23 cm),三尖瓣轻中度反流,反流束宽0.33 cm,反流速4.33 m/s,压差75 mmHg,PAH。

心电图(ECG):右心室大,右心房大,左心房大可能。

胸片:两肺肺炎,心影增大。

● 麻醉经过 ●

患儿带气管插管转运至手术室,转运过程中生命体征平稳。入室心率(HR)150次/分,血压(BP)85/49 mmHg,SPO$_2$ 98%。入室后连接呼吸机,压

力控制通气(PCV):氧流量 2.0 L/min,FiO$_2$ 30%,PIP 16 cmH$_2$O,RR 22 次/分,吸呼比(I:E)为 1:2,PEEP 4.0 cmH$_2$O,呼气末二氧化碳(ETCO$_2$)在 35~40 mmHg 之间。静脉注射依托咪酯 1.2 mg、舒芬太尼 8.0 μg、罗库溴铵 2.5 mg 进行麻醉诱导,丙泊酚 4.0 mg/(kg·h)、舒芬太尼 2.0 μg/(kg·h)、罗库溴铵 0.5 mg/(kg·h)静脉泵注,间断复合吸入 1%~2% 七氟烷维持麻醉。麻醉诱导后经左侧股动脉建立有创动脉压(ABP)监测,经右颈内静脉建立中心静脉压(CVP)监测,补液以及血管活性药物应用,开放右股静脉,以备快速补液和输血用。

胸骨正中切口,建立体外循环后行 VSD 和 ASD 修补。主动脉开放后心脏自动复跳,窦性心律,多巴胺 5.0 μg/(kg·min)经中心静脉泵注,维持收缩压 70~80 mmHg,心率 130~150 次/分。腔静脉开放后恢复机械通气,PCV 模式:FiO$_2$ 60%,ETCO$_2$ 控制在 30 mmHg 左右,保持轻度的过度通气,适当降低 PVR。经食管心脏超声未发现残余分流。逐步撤离体外循环,行改良血液超滤,停超滤后经股静脉滴注鱼精蛋白 45 mg,血凝酶 0.5 IU。血气分析:pH 7.4,PaO$_2$ 62.4 mmHg,PaCO$_2$ 38.1 mmHg,BE -0.5,Hct 30.9%,Hb 10.1 g/dL,K$^+$ 3.6 mmol/L,Ca^{2+} 1.2 mmol/L,Cl$^-$ 99.1 mmol/L,Lac 1.7 mmol/L。调整呼吸机参数,FiO$_2$ 由 60% 增加至 70%,PEEP 增加至 6.0 cmH$_2$O,手法肺复张。

术后转归

手术时间共 90 分钟,体外循环时间 40 分钟,输注自体回收血 40 ml。术毕在 ECG、SpO$_2$ 及 ABP 监测下,平稳转运至心脏重症监护室(CICU),ABP 100/61 mmHg、HR 123 次/分、SpO$_2$ 99%、CVP 10 cmH$_2$O、肛温 36.5℃,血流动力学平稳,乳酸值保持在正常范围;术后第 2 天,血压下降,心率增快,乳酸 2.8 mmol/L,N 端脑钠肽前体(NT-proBNP)>45 000 pg/ml,LVEF 37.7%,无明显残余分流;加用肾上腺素、米力农静脉泵注,术后第 3 天 LVEF 38.4%,乳酸 0.7 mmol/L;加用去甲肾上腺素维持血压,术后第 5 天心功能逐渐恢复,LVEF 52.5%,拔除气管导管,第 6 天出监护室,两周后出院。

知识点回顾

▶ **先天性心脏病相关性肺动脉高压**

许多先天性心脏病患儿伴有 PAH,在静息情况下平均肺动脉压≥25 mmHg 即为肺高压。肺高压的原因包括毛细血管前、毛细血管后或两者兼而有之。毛细血管前的原因主要包括肺血流量和肺循环动脉压力增加。新生儿 PVR 比较高,大型 VSD 也可能接近正常肺血流;但 PVR 明显低于 SVR 的大型 VSD 患儿其肺血流明显增多,且在体循环高压力传递的影响下,容易发生早期肺动脉高压。虽然较大的 ASD 能明显增加肺血流,但单纯 ASD 患儿体循环的压力并不会传递到肺血管系统,肺高压发展缓慢。毛细血管后的原因主要包括肺静脉引流受阻和肺静脉血回流心房的压力增加。

讨 论

▶ **1. 术前评估与准备**

对于存在 VSD 和 ASD 的婴幼儿,术前访视应特别关注患儿出生时的状态、生长发育情况、缺损的部分和大小、有无伴发其他畸形、有无肺动脉高压、肺动脉高压的程度、有无心力衰竭以及肺部感染等。这些因素明显增加了围术期不良事件的发生率。本例患儿术前营养状态较差,如果条件允许最好改善患儿的术前营养状态。本例患儿的 VSD 和 ASD 均为 0.8 cm 左右,属于较大型 VSD 和 ASD,在心房、心室水平均呈现为左向右分流,导致肺血流和肺动脉压的增加。肺血流增加容易引起反复呼吸道感染,而且难于控制,明显增加术后呼吸相关不良事件,增加机械通气和在 CICU 的时间。根据三尖瓣压差 +5 mmHg 可以估算肺动脉的压力,本例患儿的肺动脉压力大约为 80 mmHg,属于重度肺高压,麻醉风险明显增加。

对于反复呼吸道感染或难以控制的肺炎,且伴有心功能不全或重度肺动脉高压的 VSD 或/和 ASD 患儿,应考虑尽早手术。术前尽可能控制肺部感染、调整心功能状态,降低或避免肺动脉压力的进一步增加。该患儿在术前接受了机械通气、强心、利尿、扩血管、抗感染治疗及营养支持等,心功能得以改善,肺部感染得以控制。此外,术前访视须关注该患儿的通气模式及呼吸机参数的设定,准备好正性肌力药物,如多巴胺、肾上腺素及去甲肾上腺素等。

2. 麻醉诱导与维持

为避免体循环的明显抑制和有害刺激引起的肺血管阻力增加,本例患儿的麻醉诱导选用以大剂量舒芬太尼为主的静脉麻醉诱导方式,同时辅以对循环影响轻微的镇静催眠药依托咪酯和快速起效的非去极化肌松药罗库溴铵,诱导过程中血流动力学平稳。大剂量阿片类药物为主的麻醉方式不仅对体循环系统影响比较轻微,而且能有效抑制有害刺激引起的肺血管阻力增高,减少或避免肺动脉高压危象的发生。

麻醉维持采用丙泊酚 4.0 mg/(kg·h)、舒芬太尼 2.0 μg/(kg·h)、罗库溴铵 0.5 mg/(kg·h) 静脉泵注,间断复合吸入 1%~2% 七氟烷的方式,不仅麻醉深度满意,而且对体循环的抑制作用比较少,且不增加肺血管阻力,麻醉过程平稳。

3. 术中麻醉管理

术中麻醉管理目标是维持心率、心肌收缩力以及前负荷,同时避免肺高压危象的发生。该患儿存在大型 VSD 和 ASD,大量的左向右分流,肺血流明显增加,重度肺动脉高压,所以在 VSD 和 ASD 关闭之前,适当调整 FiO₂,维持相对正常的 ETCO₂,避免 PVR∶SVR 比值明显降低或升高。PVR∶SVR 比值明显降低导致左向右分流和肺循环血流增加,左心室前向血流不足,导致体循环血容量不足、低血压、重要脏器灌注不足,甚至心脏骤停;PVR∶SVR 比值明显增加,可加重肺动脉高压,导致右向左分流或肺高压危象的发生。因此,在麻醉过程中,应用通过血气分析结果进行呼吸参数的调整,避免因呼吸因素导致 PVR∶SVR 比值的明显改变。

该例患儿年龄较小,体温中枢发育尚不成熟,体温调节能力差,体外循环开始前应尽量维持手术室温度为 25~30℃,避免室温过低引起循环障碍。低月龄先天性心脏病患儿心肌保持着许多胎儿心肌的特征,在结构、功能、代谢等方面都处于未成熟阶段。术前该患儿心室负荷大使得心室功能低下,使术后容易发生低心排。因此,在未成熟心肌中应当特别重视避免手术操作和体外循环对心肌的直接损伤,尽量缩短体外循环时间并防止出现术后残余分流。

4. 体外循环后的麻醉管理

体外循环撤机后需充分评估患儿的肺动脉压力和心功能状况。关闭 VSD 可防止肺血管受到高血流量和高压力的进一步影响。通常可以在某种程度上快速降低肺动脉压。对于小型 VSD 或尚未形成肺高压的大型 VSD 患儿,关闭 VSD 可使肺动脉压恢复到接近正常状态;对于大型 VSD 伴重度肺动脉高压患儿,术前重度肺高压可以引起肺血管壁的中层肥厚,即使关闭 VSD,这些患儿的肺血管床对血管收缩刺激仍保持较高反应性,且婴儿的肺血管内皮尚未发育成熟,体外循环后容易受到损伤,导致术后肺血管阻力升高。为避免术后右心室后负荷与心肌收缩力的不匹配,可通过增加 FiO₂ 和过度通气,降低 PVR。此外,还可以辅以直接扩张肺血管的药物,降低 PVR。本例患儿在手术后增加 FiO₂ 和通气量,降低 PVR。

尽管不伴有肺动脉高压的 VSD 患儿术后很少需要正性肌力药物支持,但本例患儿术前发生肺部感染和心力衰竭,所以在心脏复跳以后,选择了给予多巴胺 5.0 μg/(kg·min) 静脉持续输注,以增加心肌收缩力,维持血流动力学平稳。此外,还需警惕鱼精蛋白逆转肝素抗凝作用引起的低血压或者鱼精蛋白过敏引发肺动脉高压等。

5. 不足之处

本例患儿在体外循环停机后,手术医生凭经验评估肺动脉压较术前显著下降,并未通过肺动脉测压管实时监测肺动脉压力的变化,对麻醉医生的处理措施缺乏参考和指导价值,建议在开胸后和停机前常规监测肺动脉压力。对于重度肺高压患儿,建议留置肺动脉测压管,以便更好地指导后续的肺高压处理。

● 总 结 ●

大型房、室缺伴重度肺动脉高压患儿术前常并发肺部感染和心力衰竭,麻醉管理目标在于维持心率、心肌收缩力以及前负荷,保证心输出量。在分流口关闭之前,避免 PVR∶SVR 比值的明显降低或升高,以维持体循环血流量或避免右向左分流以及肺高压危象的发生;体外循环停机之后,应调整通气策略和合理应用扩张肺血管的药物,降低PVR;合理应用正性肌力药物,改善心功能。

(沈　杨)

参考文献

[1] Bhatt M, Roth S J, Kumar R K, et al. Management of infants with large, unrepaired ventrieular septal defects and respiratory infection requiring mechanical ventilation [J]. J Thorac Cardiovasc Surg, 2004, 127(5): 1466-1473.

[2] Ma QL, Chen ZY, Shi FW. Surgical treatment of large ventricular septal defect complicated with pneumonia in infants. J Appl Clin Pediatr, 2011, 26(1): 62-63, 71.

[3] Palladino-Davis AG, Davis CS. Outcomes of infants and children undergoing surgical repair of ventricular septal defect: a review of the literature and implications for research with an emphasis on pulmonary artery hypertension. Cardiol Young, 2020, 30(6): 799-806.

[4] Ferrazzi P, Glauber M, Di Domenico A. Assisted circulation for myocardial recovery after repair of congenital heart disease. Eur J Cardiothorac Surg, 1991, 5(8): 419-423.

多发室间隔缺损行肺动脉环缩术的麻醉管理

> **摘要**
>
> 2个月的女婴，出生后即发现"多发室间隔缺损"，随后"吃奶费力、气促"等症状逐渐加重，拟先行肺动脉环缩术（PAB），以保护肺血管床和缓解充血性心力衰竭的症状。PAB的麻醉管理要点是术前控制心衰，选择最佳手术时机；环缩术前避免因过度通气而导致的左向右分流的增加；环缩后应警惕因右心室后负荷增加引起的急性右心衰。

婴幼儿多发室间隔缺损因存在大量左向右分流，早期易出现肺动脉高压及心功能不全，不能耐受根治手术，应先行肺动脉环缩（pulmonary artery banding，PAB）以保护肺循环。本文报道1例多发室间隔缺损患儿行肺动脉环缩术的麻醉管理。

● 病例描述 ●

患儿，女，2个月，身长48 cm，体重3 kg。出生后因听诊发现心脏杂音，心脏超声发现"多发室间隔缺损"。近日患儿因"吃奶费力、气促"等症状逐渐加重来医院就诊，被收入心内科治疗。

体格检查：患儿神志清，精神反应无明显异常，体格发育落后，有喘息，气稍促，三凹征（+）。听诊：心率160次/分，心律齐，胸骨左缘第3～4肋间可闻及Ⅲ/Ⅵ级收缩期杂音。

实验室检查：血常规、肝、肾功能、凝血功能无显著异常。

心脏超声：右心房右心室明显增大、右心室壁稍肥厚、左心室收缩活动无异常；主动脉三叶瓣；肺动脉明显增宽，总干内径1.44 cm。房间隔缺损1.28 cm，自中央部位向后下方延伸，缺损后下缘未见明显房隔组织，近似功能性单心房，心房水平双向分流，以左向右分流为主。室间隔缺损（肌部），呈奶酪样，自调节束上方至心尖处可见多束分流，范围约2.08 cm，较宽三束：0.33 cm（位于调节束上方）、0.19 cm（调节束下缘）、0.28 cm（近心尖），心室水平双向分流，左向右分流速1.6 m/s。左位主动脉弓。

胸部CT：房间隔缺损约1.08 mm，右心房扩大；肌部调节束前下多发室间隔缺损，范围约12.4 mm，中间肌小梁遮挡，右心室扩大。肺动脉总干扩张，左右肺动脉发育可。

患儿在心内科接受了呋塞米、安体舒通利尿，地高辛强心，卡托普利扩血管等治疗，1周后转至心脏外科。

术前诊断：室间隔缺损（多发性）、房间隔缺损（继发孔型）、肺动脉高压，拟在全身麻醉下行肺动脉环缩术。

● 麻醉经过 ●

患儿无术前用药，入室后监测心电图、无创血压（NBP）、心率（HR）和脉搏氧饱和度（SpO$_2$），NBP 95/51 mmHg，HR 176次/分，SpO$_2$ 96%。开放外周静脉，静脉注射咪达唑仑0.5 mg，依托咪酯1.0 mg、舒芬太尼6.0 μg及罗库溴铵2.0 mg实施麻醉诱导,待睫毛反射消失后置入可视喉镜,插入ID 3.5带囊气管内导管,插管深度9 cm。PCV-VG模式控制通气,氧流量2 L/min,FiO₂ 50%,潮气量30 ml,呼吸频率25次/分,吸呼比1∶2,PEEP 4 cmH₂O,术中维持呼气末二氧化碳分压(ETCO₂)40~50 mmHg。

诱导后插管后经左股动脉迅速建立有创动脉压(artery invasive blood pressure,ABP),术中血气检测(表2-1)并下调FiO₂至40%,呼吸频率至20次/分。经右颈内静脉穿刺建立中心静脉压(CVP)监测,开放右侧股静脉,以备快速补液。术中丙泊酚4.0 mg/(kg·h)、舒芬太尼2.0 μg/(kg·h)及罗库溴铵0.5 mg/(kg·h)静脉泵注,复合七氟烷吸入维持麻醉。初始ABP 92/50 mmHg,HR 176次/分,手术开始前,ABP下降至63/35 mmHg时,给予补液并启用多巴胺5.0 μg/(kg·min)静脉泵注。肺动脉环缩术后,肺动脉平均压由39 mmHg下降至15 mmHg,ABP由62/30 mmHg上升至81/42 mmHg,在FiO₂ 40%不变的情况下,SpO₂由100%下降至88%;PaO₂由224 mmHg下降至59.4 mmHg(表2-2)。环缩约10分钟后患儿血压出现一过性下降,降至56/27 mmHg,调整多巴胺剂量为7.5 μg/(kg·min),并加用去甲肾上腺素0.05 μg/(kg·min),将血压维持在85/40 mmHg左右。肺动脉环缩前后分别行动脉血气监测以评估手术效果(表2-2)。肺动环缩结束后结扎PDA韧带。术中体温监测,并给予暖风毯和液体加温等主动保温措施,体温保持36.5℃以上。

表2-1 术中血气检测结果

时间点	Hb (g/dL)	pH	PaO₂ (mmHg)	PaCO₂ (mmHg)	BE (mmol/L)	Na⁺ (mmol/L)	K⁺ (mmol/L)	Cl⁻ (mmol/L)	Ca²⁺ (mmol/L)	Lac (mmol/L)
诱导后	9.8	7.59	306	24.4	3.1	135	4.0	99	1.16	1.7
环缩前	9.3	7.44	224	37.3	1.6	135	4.0	101	1.19	1.3
环缩后	9.5	7.41	59.4	40.9	1.8	135	3.7	100	1.20	1.0

表2-2 肺动脉环缩前后各项指标变化

时间点	肺动脉流速(m/s)	肺动脉压差(mmHg)	HR(次/分)	SpO₂(%)	PaO₂(mmHg)	肺动脉压(mmHg)	主动脉压(mmHg)
环缩前	1.6	11	136	100	224	58/27(39)	62/30(42)
环缩后	3.4	46.7	134	88	59.4	19/11(15)	81/42(53)

● 术后转归 ●

手术在非体外循环下进行,手术共耗时75分钟,术中出血量约5 ml,尿量10 ml,输注醋酸林格液30 ml,红细胞悬液20 ml。术毕监测有创血压、心电图、SpO₂,带气管导管将患儿转运至胸外重症监护室。术后第1、第2天复查床旁超声,肺动脉环缩处流速和压差分别为3.85 m/s和59.2 mmHg、3.72 m/s和55.2 mmHg。第3天拔除气管导管,第4天出监护室,第5天拔除胸腔引流,术后第11天出院。

● 知识点回顾 ●

▶ **1. 多发室间隔缺损的病理生理**

室间隔缺损(ventricular septal defect,VSD)的大小和数量是决定分流量大小的关键因素。多发室间隔缺损指有两个部位以上的VSD,通常是单个膜周部VSD合并肌部或其他部位的VSD,典型的肌部室缺呈"瑞士奶酪"(Swiss-cheese)型缺损,含有4个或4个以上小缺损。根据VSD位置、数量、大小等不同因素,多发室间隔缺损的手术方案包括直接根治、分期手术以及镶嵌封堵等。

由于肺循环血管阻力（PVR）和体循环血管阻力（SVR）的比值通常为1∶10～1∶20，因此多发室间隔缺损患儿通常会有大量的左向右分流，肺血流明显增多。同时，肺血管床受到高血流量和体循环压力的影响，容易发生肺动脉高压（PAH）。重度PAH和PVR明显增高（Eisenmenger综合征）的患儿通常不适宜关闭VSD，原因为关闭VSD将明显加重右心室后负荷并造成右心室功能障碍。因此，目前的观点认为，对于婴幼儿多发性VSD，因存在大量左向右分流，早期易出现肺动脉高压及心功能不全，病情较重，不能耐受根治手术，应考虑先行肺动脉环缩术（PAB）以保护肺血管床和缓解充血性心力衰竭的症状后再行双心室根治性手术。此外，某些肌部室缺需要通过左心室切口来评估并关闭，而左心室切口会严重影响婴儿的心肌功能，因此对一些多发肌部室缺的小婴儿来说，肺动脉环缩术是一种较好的姑息性治疗手段。

▶ 2. 肺动脉环缩标准

① 肺动脉干直径与升主动脉相仿；② 主动脉压力上升10～20 mmHg。若患儿最终行双心室修补，远端肺总动脉收缩压力应降低到环缩前所测主动脉收缩压力的50%以下；行单室修补者，远端肺动脉压力≤20～25 mmHg，或为体动脉压力的30%，或在可接受的氧饱和度水平，尽可能使远端肺动脉压力降至最低；③ 行双心室修补者，吸空气时，氧饱和度能维持在90%或下降10%左右；行单室修补者，氧饱和度最好维持在80%～85%。

● 讨 论 ●

多发室间隔缺损行肺动脉环缩术的患儿往往年龄小、体重轻，术前即存在心功能不全、肺动脉压力增高，这给麻醉管理带来一定挑战。围术期管理包括以下几个方面：

▶ 1. 术前评估与准备

多发室间隔缺损小儿由于大量左向右分流，肺血流明显增加，血管床瘀血，术前常合并心衰、呼吸道及肺内感染。所以，术前应强心、利尿控制心衰，抗感染治疗控制感染，选择最佳手术时机。

本例患儿入院查体存在生长发育落后、营养不良的状况，经过营养科会诊给予高能量奶粉补充，同时经心脏内科积极调整心功能，为手术成功创造了良好的条件。

▶ 2. 术中麻醉管理

多发室间隔缺损患儿术前往往存在大量左向右分流及肺动脉压力增高的情况，体外循环建立前应避免肺血管阻力降低所致的左向右分流的增加，同时避免缺氧和酸中毒；避免使用严重抑制心肌收缩功能的麻醉药物；充分镇静镇痛，减少各种应激反应引起的血流动力学改变。

不合并充血性心力衰竭的婴儿和儿童，可以很好地耐受吸入诱导。对于新生儿和充血性心衰的患儿，大剂量阿片类药物静脉诱导不仅能够提供比较好的血流动力学稳定性，而且可以有效抑制手术刺激引起的血流动力学波动。此患儿应用2.0 μg/kg舒芬太尼诱导，并以舒芬太尼2.0 μg/(kg·h)合并七氟烷维持，麻醉过程平稳。

术中应持续监测心电图、有创动脉压、中心静脉压、ETCO$_2$等指标，并监测肺动脉压和动脉血气分析。术中应尽量维持平均动脉压MAP≥40 mmHg，以保障体循环灌注。可以适当给予容量或使用血管活性药物。此外，对于术前Hb低于8 g/dL的患儿也推荐输注红细胞悬液以改善此类患儿的携氧能力。根据肺动脉环缩标准决定环缩程度。环缩过程中应提醒术者注意操作轻柔，避免损伤肺动脉。

控制通气是调控PVR最可靠的方式。术中应避免PVR∶SVR比值降低，以维持体循环血流量，并减少左向右分流。尽量避免过度通气，适当提高血二氧化碳水平对增高PVR和减少分流有一定效果。麻醉维持过程中亦应控制吸入氧浓度，FiO$_2$控制在50%以下，避免纯氧通气引起肺循环阻力下降，加重左向右分流。

▶ 3. 术后注意事项

肺动脉环缩术后，肺循环心室后负荷明显增加，可导致心动过缓、心动过速、低氧血症、低血压及心搏骤停等急性右心衰的危急情况发生。适量的血管活性药物（米力农、多巴胺、肾上腺素等）均可以改善右心功能。为了减少肺动脉环缩后低氧、心室后负荷升高引起死亡,增加手术成功率,很多作者提出了可调控环缩法和可控性肺动脉环缩装置(Flo-watch PAB、Gastric Banding System等)手术方法,对于复杂先天性心脏病肺充血、逐步降低肺动脉压,减轻肺血管阻力,避免反复多次手术风险有一定作用。

● 总 结 ●

本例患儿在麻醉诱导后出现 ABP 一过性下降,由 92/50 mmHg 降至 63/35 mmHg,可能的原因是麻醉诱导过程中纯氧吸入及手控过度通气在一定程度上降低了肺血管阻力,加重了左向右分流,体循环容量下降导致血压降低。诱导后血气分析显示,血氧分压显著增高和低碳酸血症(PaO_2 306 mmHg,$PaCO_2$ 24.4 mmHg),证实了这一现象。后经呼吸参数的调整和血管活性药物的应用,血流动力学趋于平稳。

虽然肺动脉环缩术存在比较高的风险,但其扩大了手术适应证范围,适当推迟了高危新生儿和低体重儿的手术年龄,能减少这类患儿术后并发症的发生率。肺动脉环缩术的成功关键在于环缩程度的把控、恰当的通气管理及心肌收缩力的支持。

(黄佳佳)

参考文献

[1] Kirklin JK, Castaneda AR, Keane JF, et al. Surgical management of multiple ventricular septal defects. J Thorac Cardiovasc Surg, 1980, 80: 485-493.
[2] Van Praagh R, Geva T, Kreutzer J, et al. Ventricular septal defects: how shall we describe, Name and classify them? J Am Coll Cardiol, 1989, 14(5): 1298-1299.
[3] 刘承虎,程沛,刘爱军等.分期手术治疗婴幼儿肌部多发性室间隔缺损的效果分析.心肺血管病杂志,2020,39(5):522-526.
[4] Zajonz T, Cupka P, Koerner C, et al. Anesthesia for bilateral pulmonary banding as part of hybrid stage I approach palliatin neonates with hypoplastic left heart syndrome. Paediatr Anaesth. 2020, 30(6): 691-697.
[5] Makhija N, Aggarwal S, Talwar S, et al. Management of iatrogenic pulmonary artery injury during pulmonary artery bandin. Ann Card Anaesth. 2017, 20(3): 379-380.
[6] Hyldebrandt JA, Siven E, Agger P, et al. Effects of milrinone and epinephrine or dopamine on biventricular function and hemodynamics in an animal model with right ventricular failure after pulmonary artery banding. Am J Physiol Heart Circ Physiol, 2015, 309(1): H206-12.
[7] Corno AF, Kandakure PR, Dhannapuneni RR, et al. Multiple ventricular septal defects: a new strategy. Front Pediatr. 2013, 31(1): 16.

完全性房室通道缺损合并唐氏综合征患儿行纠治术的麻醉管理

摘要

19个月的女婴，出生后因特殊面容经染色体检查确诊为"唐氏综合征"，同时心超发现"完全性房室通道缺损"。近期患儿吃奶费力、多汗消瘦等症状越加明显，拟择期行手术治疗。该例患儿麻醉管理的重点包括术前评估呼吸道梗阻及困难插管的可能性、术中警惕传导阻滞的发生，以及围术期肺高压危象的预防和控制。

完全性房室通道缺损（complete atrioventricular canal defects，CAVC）包括一个大的间隔缺损（房间隔和室间隔部分）和一组共同的房室瓣联结两心房和两心室。大量的左向右分流和严重的房室瓣反流可使患儿在婴幼儿期就发生不可逆的肺血管阻力升高及难治性心力衰竭。唐氏综合征与CAVC之间存在密切关系，在合并唐氏综合征的CAVC患儿中，严重的肺动脉高压可能会出现得更早。本文报道1例合并唐氏综合征的CAVC患儿行纠治术的麻醉管理。

● 病例描述 ●

患儿，女，19个月，身长78 cm，体重7 kg。出生后因特殊面容经全身体检确诊为"唐氏综合征伴完全性房室通道缺损"。发病以来，患儿吃奶费力、体重增加缓慢、多汗消瘦、活动耐力逐渐下降，近一周来症状加重，遂至医院就诊。

体格检查：特殊面容、眼距宽、眼裂窄、鼻梁低平、胸部隆起、消瘦貌。听诊心率140次/分，心律齐，心前区闻及Ⅲ/Ⅵ级收缩期杂音，未触及震颤。

实验室检查：血常规、肝、肾功能、凝血功能无显著异常。

心脏超声：全心增大，右心房右心室增大明显，肺动脉增宽，总干内径2.24 cm。共同房室瓣，前桥叶有分隔，腱索主要附着于室间隔嵴上；共同瓣左侧：前向血流速1.2 m/s，中度反流，反流束宽0.4 cm；共同瓣右侧：前向血流速1.0 m/s，轻、中度反流，反流多束，较宽束0.32 cm，反流速4.2 m/s，压差70 mmHg。房间隔缺损（Ⅰ）1.08 cm，（Ⅱ）0.72 cm×0.81 cm，左向右分流。室间隔缺损1.88 cm（房室通道型），双向分流。左位主动脉弓。动脉导管未闭，肺动脉端约0.4 cm，左向右分流速1.0 m/s。

心电图：不完全性右束支传导阻滞。

心导管检查：当FiO_2 21%时，脉搏氧饱和度（SpO_2）69.3%，测得上腔静脉（SVC）平均压11 mmHg；FiO_2 60%时，SpO_2 84.2%，测得SVC平均压13 mmHg。肺动脉楔压13 mmHg、左心室压63/6 mmHg、左肺动脉压59/24/41 mmHg、主肺动脉压61/6/30 mmHg。

术前诊断：完全性房室通道缺损、动脉导管未闭、房间隔缺损（继发孔型）、肺动脉高压、唐氏综合征，经心内、外科联合讨论后，决定拟在全身麻醉下行完全性房室通道缺损纠治术（双片法）和动脉导管关闭术。

麻醉经过

患儿术前30分钟口服咪达唑仑0.5 mg/kg，入睡后进入手术室。入室后给予心电图、无创血压（NBP）、SpO$_2$监测，NBP 63/30 mmHg，心率（HR）120次/分，SpO$_2$ 99%。开放外周静脉，静脉注射咪达唑仑1.0 mg，依托咪酯2.0 mg，舒芬太尼15 μg及罗库溴铵4.5 mg实施麻醉诱导，可视喉镜下置入ID 4.0带囊气管导管，插管深度12 cm。PCV-VG模式控制通气，氧流量2 L/min，FiO$_2$ 30%，潮气量60 ml，呼吸频率25次/分，吸呼比1∶2，PEEP 4 cmH$_2$O。插管后迅速建立有创动脉压（左桡动脉）、中心静脉压（右颈内静脉）监测，并开放左股静脉以备快速补液用。查动脉血气，调整呼吸参数，维持PaO$_2$ 80 mmHg，PaCO$_2$ 40~50 mmHg。术中丙泊酚4.0 mg/(kg·h)，舒芬太尼2.0 μg/(kg·h)及罗库溴铵0.5 mg/(kg·h)静脉泵注，复合七氟烷吸入维持BIS值40~60。

转流前血流动力学平稳，肝素3.0 mg/kg，肝素化后建立体外循环，主动脉阻断停跳后，双片法修补，主动脉开放后自动复跳，心电图显示窦性心律，HR 130次/分，持续输注多巴胺5.0 μg/(kg·min)和肾上腺素0.05 μg/(kg·min)，维持血压85/40 mmHg左右。食管超声（TEE）评估手术效果和心功能状况，TEE显示：二尖瓣环1.41 cm，前向流速1.6 m/s，三尖瓣环1.76 cm，轻度反流；房隔补片周围未测及残分，室缺补片近三尖瓣隔瓣处测及左向右分流，束宽约0.22 cm，左心室EF 40%。流量递减停体外循环，超滤结束后按1.2∶1给予鱼精蛋白拮抗肝素，查动脉血气示pH 7.49、Hb 14.2 g/dL、Hct 43.5%、PaO$_2$ 76.2 mmHg、PaCO$_2$ 29.3 mmHg、BE -1、K$^+$ 3.3 mmol/L、Cl$^-$ 109 mmol/L、Ca^{2+} 1.16 mmol/L、Lac 1.4 mmol/L。转流前给予乌司他丁1万U/kg减少围术期炎症反应，氨甲环酸10 mg/kg保护纤溶系统，术中自体血回收，给予暖风毯和液体加温等主动保温措施并监测体温。

术后转归

手术在浅低温体外循环下进行，采用双片法行CAVC修补术，手术共耗时185分钟，体外循环转流时间110分钟，主动脉阻断86分钟，术中出血量少。术毕带气管导管、在有创血压监测下转运至胸外重症监护室。术后除延续应用多巴胺、肾上腺素外，加用米力农0.5 μg/(kg·min)维持心功能，降低肺动脉阻力。术后复查胸片，显示左上肺不张或实变，C反应蛋白及白细胞均升高明显，经积极抗感染治疗，于术后第7天拔除气管导管，第9天出监护室，第16天出院。

知识点回顾

1. 唐氏综合征的特点及其麻醉相关问题

唐氏综合征1866年由英国人约翰·朗顿·唐首先报道，1965年世界卫生组织（WHO）将其正式命名。尸检发现，60%的唐氏综合征患儿存在心脏疾病，其中以心内膜垫缺损最为常见，约占40%。

唐氏综合征伴发的困难气道、寰枢椎不稳定和免疫缺陷等都会使麻醉变得更为棘手。气道：该类患儿存在面中部发育不全、舌体肥大、分泌物增加、扁桃体和腺样体过度肥大等因素，容易发生呼吸道梗阻。先天性声门下狭窄也比较常见。寰枢关节韧带松弛：患儿存在广泛的张力减退和关节松弛、寰枢关节不稳定，气管插管及摆放体位的过程均应格外细致轻柔。免疫缺陷：围术期感染发生率高，尤其表现为呼吸道感染。

2. CAVC的病理生理

完全型房室通道缺损的病理生理表现为单组房室瓣的反流和大量的左向右分流。肺血流增加，右心室及肺动脉压力接近或等于体循环压力。如有重度房室瓣反流则会更加重心室容量负荷和肺动脉压，心室扩大使房室瓣对合更差，反流更明显，如此恶性循环，可进展为心力衰竭。患儿表现为呼吸困难、乏力、反复呼吸道感染、发育迟缓和进食出汗。房室瓣反流的程度影响患儿出现心力衰竭的早晚。随着反流加重，分流可直接进入右心房，随之而来的肺血管病变会在患儿1岁前迅速恶化。

3. CAVC的手术治疗

来自密歇根大学医学院的研究显示，CAVC患儿手术年龄的中位数为4.8月龄。由于存在大型分流，CAVC 患儿早期即容易发生肺动脉高压（PAH）。因此这类患儿手术年龄应为 3～6 个月，因为这时房室瓣组织已经发育足够成熟，比较有利于在肺血管床发生改变和肺动脉高压形成之前进行外科手术修补。如果延迟到 1 岁后，发生不可逆性肺血管阻力升高的可能性大大增加。因此，早期手术至关重要。如不治疗，约有 1/2 的患儿在 6 个月内死亡，80%在 2 岁内死亡。

● 讨 论 ●

▶ **1. 术前评估与准备**

完全性房室通道缺损合并唐氏综合征患儿的术前评估除了心功能状态和肺动脉高压程度的评估外，不可忽略气道方面的评估。唐氏综合征患儿有小颌畸形、完全性气管环可能，因此术前应完善相关检查，评估困难插管和困难气道的可能性。

因大多数唐氏综合征患儿发育迟缓，存在一定的认知和配合障碍，因此可以考虑口服咪达唑仑进行术前镇静，待患儿安睡后与父母分离。镇静过程中应密切监测患儿生命体征，防止缺氧发生。

此外，免疫缺陷的存在使该类患儿围术期感染的发生率大大增加。因此，术前应预防性使用抗生素；中心静脉穿刺等有创操作应积极遵循无菌原则以减少感染机会。

▶ **2. 术中麻醉管理**

唐氏综合征患儿对强效吸入麻醉药的心肌抑制作用非常敏感，易于发生心动过缓，这可能与唐氏患儿交感神经兴奋性较低有关。因此，此患儿采用静脉诱导方式更为合适。

由于房室结靠近补片位置，因此术后可能发生心脏传导阻滞。因此复跳后麻醉医生应密切关注心电图表现，一旦发生传导阻滞，可能需要提醒外科医生重新修补补片，或者安置心外膜 A-V 顺序起搏器来协助脱离 CPB。

围术期肺高压危象的预防极为重要。完全型房室通道患儿通常术前就存在肺高压，术后仍有肺动脉压继续升高可能。应用机械过度通气以保持 $PaCO_2$ 35～40 mmHg 和 PaO_2 100 mmHg 以上。米力农、瑞莫杜林、伊洛前列素以及吸入一氧化氮均有利于改善肺高压。肺动脉导管监测肺动脉压有助于肺高压患儿的术后管理。CAVC 修补手术的麻醉管理目标见表 2-3。

表 2-3　CAVC 修补手术的麻醉管理目标

术 中	CPB 后
维持心率、收缩力和前负荷，以保持心输出量	维持与年龄相适应的心率和窦性心律
避免 PVR∶SVR 比值下降	降低 PVR，尤其 PAH 患儿，考虑使用瑞莫杜林、伊洛前列素以及吸入一氧化氮等药物
避免 PVR∶SVR 比值大幅升高，避免右向左分流量增大	正性肌力药物支持如多巴胺 5.0～10 μg/(kg·min)，米力农 0.5～1.0 μg/(kg·min)

▶ **3. 术后麻醉管理**

体外循环停止后，常规做超声心动图检查，以便及早发现有无残余室间隔缺损及二尖瓣关闭情况。CAVC 患儿术后应给予充分的镇静镇痛和过度通气，避免出现缺氧、高碳酸血症、酸中毒、疼痛和低温等诱发肺动脉高压危象的危险因素；任何有残余肺动脉高压表现的患儿，应积极治疗肺动脉高压；常规输注低剂量多巴胺、多巴酚丁胺 2.5～5.0 μg/(kg·min)和(或)米力农 0.5～0.7 μg/(kg·min)有助于优化这些患儿的心输出量。术后应控制患儿血压，过高血压可导致二尖瓣修复缝线撕脱而使得反流加剧。此外，应严格控制液体出入量，输液过多左心房压升高，可使二尖瓣环扩张而加重反流。

● 总 结 ●

完全性房室通道缺损合并唐氏综合征患儿的麻醉管理要综合考虑呼吸系统、循环系统及免疫系统方面的多种问题，围术期积极治疗肺动脉高压、维持正常的心律和心功能，可有效降低此类患儿的围术期死亡率。

（黄佳佳）

参考文献

[1] 张瑞冬,张马忠,陈锡明.唐氏综合征小儿的麻醉.上海医学,

2011, 34(2): 151-154.

[2] Feldt RH, Edwards WD, Coburn JP, et al. Atrioventricular septal defects. In: Allen HD, Gutgesell HP, Clark EB, et al. eds. Moss and Adams, Heart Disease in infants, children and adolescents. Philadelphia: Lippincott Williams & Wilkins, 2001, 618-635.

[3] Pizzutillo PD, Herman MJ. Cervical spine management in children with Down Syndrome. Curr Opin Orthop, 2006, 17: 260-263.

[4] Frei FJ, Haemmerle MH, Brunner R, et al. Minimum alveolar concentration for halothane in children with cerebral palsy and severe mental retardation. Anaesthesia 1997, 52: 1056-1060.

[5] Blom NA, Ottenkamp J, Deruiter MC, et al. Development of the cardiac conduction system in atrioventricular septal defect in human trisomy 21. Pediatr Res, 2005, 58: 516-520.

[6] Goldacre MJ, Wotton CJ, Seagroatt V, et al. Cancers and immune related disease associated with Down's syndrome: a record linkage study. Arch Dis Child, 2004, 89: 1014-1017.

[7] Barlow GM, Chen XN, Shi ZY, et al. Down syndrome congenital heart disease: a narrowed region and a candidate gene. Genet Med, 2001, 3: 91-101.

弯刀综合征伴发心肺功能不全患儿行手术纠治的麻醉管理

> **摘要**
>
> 7个月的女婴,因阵发性气促、四肢发绀就诊,心脏超声提示右肺静脉异位引流(弯刀综合征)。体格检查发现两肺湿啰音,遂以"弯刀综合征合并肺部感染"收治入院。在内科治疗过程中患儿出现呼吸困难、发绀加重,考虑原发疾病引起继发性充血性心力衰竭和呼吸衰竭,急诊行右肺静脉异位引流纠治术。弯刀综合征患儿如累及多根肺静脉,同时存在肺先天性发育不良,发生心、肺衰竭的概率增高,少数患儿伴发肺静脉梗阻时可危及生命。尽早手术是逆转病情的关键。此类患儿的麻醉管理重点是以调控肺血管阻力为目标的呼吸管理、积极的心功能支持和肺动脉高压的处理。

弯刀综合征(scimitar syndrome,SS)是一种罕见的先天性心肺血管疾病。因右肺静脉干下降呈"弯刀状"连接于下腔静脉被称为弯刀综合征。SS还可能伴有肺发育不全、右肺动脉发育异常、右下肺隔离肺、横膈及肌肉骨骼畸形等。右肺静脉异位引流至体静脉产生左向右分流,多数情况下,患儿表现较轻,但发生全部右肺静脉异位引流且合并肺组织发育不良或其他畸形时,则可能导致严重的肺循环血流不匹配和继发性心功能不全。外科手术是挽救这类患儿的主要手段,围术期管理对于手术的成功及患儿的预后起到了关键作用,本文报道1例弯刀综合征伴发心、肺功能不全患儿的围术期管理。

● 病例描述 ●

患儿,女,7个月10天,体重6.5 kg,足月顺产,无窒息史。患儿在1个月余前因阵发性气促到当地医院就诊发现心脏杂音,五天后气促加重,遂来医院就诊。

体格检查:听诊双肺湿啰音,心前区可及3~4肋间Ⅲ/Ⅵ收缩期杂音,肺动脉瓣第二心音亢进。

实验室检查:血常规 Hb 94 g/L;肝功能 TBIL 38.0 μmol/L,AST 68 U/L;凝血功能未见明显异常。

心脏超声:右侧肺静脉异位引流,右肺动脉发育偏小,右肺动脉流速 2.8 m/s,右心房、右心室大,左心室射血分数(left ventricular ejection fraction,LVEF)46%。

心脏大血管CT:弯刀综合征。右肺静脉汇入下腔静脉、右肺容积和右肺动脉发育均偏小,腹主动脉侧支供应右下肺。

胸片:心影饱满,右下肺渗出影。

心电图:窦性心律、T波顶部切迹、右心房右心室肥大。

入院后给予患儿抗感染、强心和利尿处理。3天后患儿突发呼吸窘迫,呼吸频率(RR)为52次/分,脉搏氧饱和度(SpO_2)降至69%。体格检查发现患儿四肢发绀,精神淡漠,腹部触诊发现肝脾肿大。血压呈下降趋势,有创动脉血压(ABP)最低为45/32 mmHg,胸片显示两肺透亮度不均匀,提示右下肺感染可能。给予静脉持续输注去甲肾上腺素 0.05 μg/(kg·min)及肾上腺素 0.1 μg/(kg·min)维持血压,并予以面罩持续气道正压通气(continuous positive airway pressure,CPAP),患儿脉搏血饱和度维持于 85%左右,考虑患儿原发疾病导致肺通气血流比值不匹配及继发性充血性心力衰竭可能,经讨论后拟行急诊手术。

术前诊断:弯刀综合征、心功能不全。拟急诊行右肺静脉异位引流纠治术。

● **麻醉经过** ●

患儿泵注去甲肾上腺素 0.05 μg/(kg·min)和肾上腺素 0.05 μg/(kg·min)入手术室,入室后 ABP 为 82/41 mmHg,HR 161 次/分,SpO₂ 86%。给予咪达唑仑 0.5 mg,依托咪酯 1.5 mg,舒芬太尼 6.5 μg 及罗库溴铵 4.0 mg 静脉诱导后行气管插管,导管型号为 ID 3.5。采用压力控制-容量保证通气模式(pressure controlled ventilation-volume guarantee,PCV - VG),呼吸参数设置:氧流量 2 L/min,吸入氧浓度(fraction of inspired oxygen,FiO₂)70%,潮气量(volume tidal,VT)50 ml,RR 28 次/分,吸呼比(inspiratory-to-expiratory ratio,I∶E)为 1∶2,呼气终末正压(positive end-expiratory pressure,PEEP)6 cmH₂O,术中调节呼吸频率维持呼气末二氧化碳分压(partial pressure of end-tidal carbon dioxide,ETCO₂)40~45 mmHg。

麻醉诱导后行颈内静脉置管,监测中心静脉压(central venous pressure,CVP)。另外,给予脑氧饱和度监测。术中泵注异丙酚 4.0 mg/(kg·h),罗库溴铵 0.5 mg/(kg·h)、舒芬太尼 2.0 μg/(kg·h)复合吸入≥1%七氟烷维持麻醉。体外循环建立前患儿 ABP 维持在(60~70)/(35~45)mmHg、SpO₂ 85%~90%、CVP 10 cmH₂O 左右,脑氧饱和度约 70%。全身肝素化后建立体外循环,在深低温停循环下行异位右肺静脉再植,停循环时间为 41 分钟,停循环期间监测脑氧饱和度最低为 52%,恢复循环后再行右肺动脉近端补片扩大。主动脉开放后自动复跳,复温至 32℃后泵注多巴胺 5.0 μg/(kg·min)和肾上腺素 0.08 μg/(kg·min),腔静脉开放后恢复机械通气。术后经食道心脏超声示肺静脉吻合口通畅,流速 0.8 m/s,心房、心室水平无残余分流,肺动脉流速 2.0 m/s,右肺动脉近端流速 2.5 m/s。递减灌注流量后顺利脱离体外循环,ABP 82/43 mmHg,HR 161 次/分,CVP 9 cmH₂O,SpO₂ 95%,脑氧饱和度 63%。鱼精蛋白 1.2∶1 拮抗肝素。输注自体回收血 50 ml。术后血气分析示乳酸为 4.3 mmol/L(表 2 - 4),考虑与较长时间的深低温停循环有关,故未予特殊处理。术毕患儿带气管导管安返 CICU。

表 2 - 4 术中血气检测结果

时间点	pH	Hb (g/dL)	Hct (%)	PaO₂ (mmHg)	PaCO₂ (mmHg)	BE (mmol/L)	Na⁺ (mmol/L)	K⁺ (mmol/L)	Cl⁻ (mmol/L)	Ca²⁺ (mmol/L)	Lac (mmol/L)
入室	7.23	9.5	27.8	55	51.3	-3.8	136	3.71	111	1.21	3.2
出室	7.38	11.2	33.2	101.5	40	-1.76	135	3.48	108	1.3	4.3

● **术后转归** ●

手术共耗时 3 小时 5 分钟,体外循环时间 2 小时 15 分钟,阻断时间 54 分钟,深低温停循环时间 41 分钟。术中输注醋酸林格液 75 ml,自体血 50 ml,尿量 12 ml。术后二天持续输注芬太尼镇痛。术后第 2 天患儿出现血压及脉搏氧饱和度下降,考虑和肺动脉高压有关,给予瑞莫杜林治疗。患儿术后第 4 天血流动力学趋于平稳,正性肌力药物和瑞莫杜林减量,术后第 6 天拔除气管导管并于术后第 25 天出院。

● **知识点回顾** ●

▶ **1. 弯刀综合征的病理生理**

SS 发病率在活产婴儿中为 1/10 万~3/10

万。它是一组以先天性肺血管畸形为主的症候群,包括全部或部分右肺静脉异位引流入体循环静脉;右肺发育不良;同侧肺动脉细小;纵隔右移和右下肺异位体动脉供血(图2-1)。

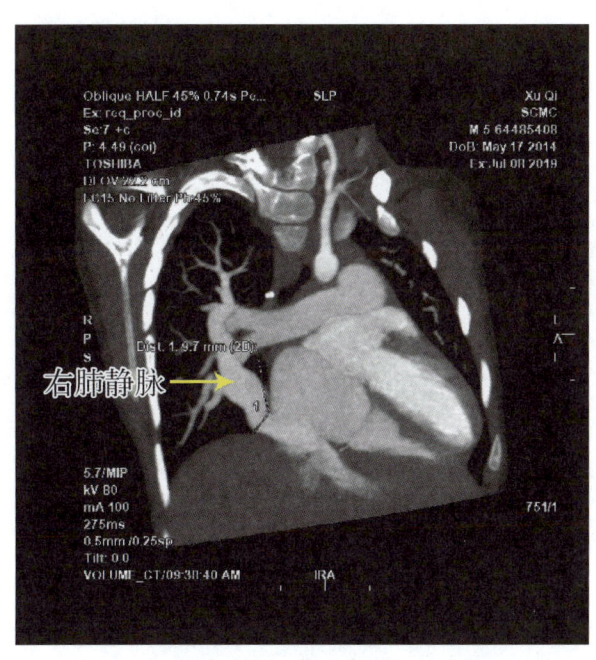

图2-1 CT显示右肺静脉汇入下腔静脉,符合弯刀综合征表现

SS的病理生理改变类似于部分肺静脉异位引流。左向右分流导致氧合静脉血再次进入肺动脉,形成了再循环。左向右分流减少了左心室的有效前向血流,并导致右心房和右心室超负荷。左向右分流量的大小取决于畸形引流的右肺静脉支数以及是否合并其他心脏畸形。大量的左向右分流可导致肺动脉高压和右心功能不全。

另外,左向右分流致肺血流增多,使SS患儿更容易发生肺部感染,加重了发绀及肺血管病变。当SS患儿合并异常体动脉侧支形成、肺发育不全伴肺血管床减少、肺静脉狭窄和闭塞时可导致严重的肺动脉高压。

2. 手术处理原则

SS患儿手术的要点在于分离异位的肺静脉并重新建立肺静脉和左心房之间的连接,必要时需要切除累及的肺叶。1岁以内手术成功率超过80%,特别是不伴有其他心内畸形的SS患儿的手术成功率更高。SS患儿术后不良事件发生率的影响因素主要包括出现症状和体征时的年龄、是否伴有单心室生理及主肺动脉侧支形成。

讨 论

1. 术前评估与准备

SS患儿的临床表现主要取决于血流动力学改变、右心容量负荷、继发肺静脉狭窄程度、合并其他心血管畸形严重程度以及肺部发育情况。单纯的SS患儿可无临床症状,合并严重的心内畸形、肺静脉狭窄、右肺发育不良、肺血管病变或体循环动脉(如主动脉或支气管动脉)侧支供血等畸形的SS患儿,可出现肺动脉高压、心功能不全等症状。

SS患儿一旦伴发心、肺功能不全,应积极给予治疗。保守治疗包括抗感染治疗、控制进展性心力衰竭、控制肺动脉高压治疗等。当保守治疗难以改善心、肺功能,且出现顽固性酸中毒时,挽救患儿生命则需要尽早手术。本患儿术前给予了积极的抗感染治疗、心功能支持(肾上腺素及去甲肾上腺素)以及CPAP正压通气治疗,但血流动力学仍难以维持,最终决定进行急诊手术,纠治解剖异常。

2. 术中麻醉管理

大多数SS患儿心功能储备良好,能够比较好地耐受吸入麻醉诱导。术前已处于气管插管、机械通气和正性肌力药物支持的患儿最好使用芬太尼或舒芬太尼等大剂量阿片类药物诱导和麻醉。合并肺静脉梗阻的患儿通常有比较高的肺血管反应性,应用大剂量芬太尼或舒芬太尼有利于降低手术应激反应引起的肺血管阻力增高。

术中麻醉管理目标是维持与年龄相符的心率、维持心肌收缩力及前负荷。术前已有心功能不全的患儿,应积极应用正性肌力药物和血管活性药物,以维持心输出量和体循环灌注。

对于肺血流增多和右心室容量超负荷的患儿,要避免PVR∶SVR比值降低,比值的降低将增加左向右分流,从而导致体循环灌注不足。通气控制可调节PVR,对于此类患儿应该避免过度通气,保持$PaCO_2$在40~50 mmHg。合并肺静脉梗阻的SS患儿,过度通气或使用肺血管扩张药物将加重肺水肿。而适当的PEEP可以改善肺顺应性、减轻肺水肿,从而改善氧合。

深低温停循环技术在心脏手术中的应用,其目的是降低组织氧需、提供脑保护。关于深低温停循环对先天性心脏病患儿神经系统发育预后的影响目前研究尚有争议。有研究显示，脑氧饱和度监测可以明确患儿缺血缺氧性脑损伤的风险。患儿术中采用了深低温停循环技术，同时进行了脑氧饱和度的监测。在深低温停循环期间脑氧饱和度最低值为52%，未低于基础值的15%。

3. 术后麻醉管理

心功能不全和肺动脉高压的处理可能是体外循环后麻醉管理的重点。术后经食道超声心动图检查对于评价肺静脉与左心房吻合口，及心室功能有很大的帮助。在排除肺静脉残余梗阻后，可以通过调整机械通气降低PVR，也可以应用一些选择性肺血管扩张剂，如：吸入一氧化氮。如果血压能够维持，前列环素类药物瑞莫杜林也可以应用。在降低PVR的同时，应积极给予正性肌力药物支持右心室功能。多巴胺5.0~10μg/(kg·min)在增加心肌收缩力的同时并不增加PVR。SS患儿因左向右分流导致左心室长期前负荷不足，可能导致左心发育不良，因而SS患儿术后的心功能不全可能是双心室功能不全。对于存在双心室功能不全的患儿可以应用小剂量肾上腺素。SS患儿术后液体输入需要谨慎，液体过量可能引发急性左心功能不全。

4. 不足之处

术中放置肺动脉和左心房测压管，进行肺动脉压和左心房压的监测有助于评估肺动脉压力、鉴别导致肺动脉高压的原因，而笔者团队并没有肺动脉压和左心房压测压导管，影响了对肺动脉压和左心房压的监测和准确评估，继而对术后肺动脉高压的及时发现和治疗也造成一定影响。

总 结

弯刀综合征患儿术前可能因为心肺功能不全、保守治疗无效而需要紧急进行肺静脉异位引流纠治术，解剖纠治可有效地改善此类患儿的预后。同样，围术期精准的呼吸、循环管理也是改善患儿愈后的重要因素。

（卞 勇）

参考文献

[1] Wang H, Kalfa D, Rosenbaum MS, et al. Chai PJ: Scimitar Syndrome in Children and Adults: Natural History, Outcomes, and Risk Analysis. The Annals of thoracic surgery 2018, 105(2): 592-598.

[2] Van de Woestijne PC, Verberkmoes N, Bogers AJ: Partial anomalous pulmonary venous connection(including scimitar syndrome). Multimedia manual of cardiothoracic surgery: MMCTS 2013, 2013: mmt001.

[3] Healey JE, Jr.: An anatomic survey of anomalous pulmonary veins: their clinical significance. The Journal of thoracic surgery 1952, 23(5): 433-444.

[4] Dusenbery SM, Geva T, Seale A, Valente AM, et al. Geggel RL: Outcome predictors and implications for management of scimitar syndrome. American heart journal 2013, 165(5): 770-777.

[5] Mathis L, Crethers D, Buckman B, et al. Polimenakos AC: Partial Anomalous Pulmonary Venous Connection Repair: Customized Approach and Outcomes. Pediatric cardiology 2021, 42(5): 1064-1073.

[6] Padalino MA, Cavalli G, De Franceschi M, et al. Stellin G: Surgical Outcomes of Total Anomalous Pulmonary Venous Connection Repair: A 22-Year Experience. Journal of cardiac surgery 2014, 29(5): 678-685.

[7] Sinzobahamvya N, Arenz C, Brecher AM, et al. Urban AE: Early and long-term results for correction of total anomalous pulmonary venous drainage (TAPVD) in neonates and infants. European journal of cardio-thoracic surgery: official journal of the European Association for Cardio-thoracic Surgery 1996, 10(6): 433-438.

[8] Ross FJ, Joffe D, Latham GJ: Perioperative and Anesthetic Considerations in Total Anomalous Pulmonary Venous Connection. Seminars in cardiothoracic and vascular anesthesia 2017, 21(2): 138-144.

[9] Neill CA, Ferencz C, Sabiston DC, Sheldon H: The familial occurrence of hypoplastic right lung with systemic arterial supply and venous drainage "scimitar syndrome". Bulletin of the Johns Hopkins Hospital 1960, 107: 1-21.

[10] Gao YA, Burrows PE, Benson LN, et al. Freedom RM: Scimitar syndrome in infancy. Journal of the American College of Cardiology 1993, 22(3): 873-882.

[11] Seale AN, Uemura H, Webber SA, et al: Total anomalous pulmonary venous connection: morphology and outcome from an international population-based study. Circulation 2010, 122(25): 2718-2726.

[12] Alsoufi B, Cai S, Van Arsdell GS, et al. Coles JG: Outcomes after surgical treatment of children with partial anomalous pulmonary venous connection. The Annals of thoracic surgery 2007, 84(6): 2020-2026; discussion 2020-2026.

[13] Hansmann G: Pulmonary Hypertension in Infants, Children, and Young Adults. Journal of the American College of Cardiology 2017, 69(20): 2551-2569.

[14] Ivy DD, Abman SH, Barst RJ, et al. Pediatric pulmonary hypertension. Journal of the American College of Cardiology 2013, 62(25 Suppl): D117-126.

[15] Tobias JD, Russo P, Russo J: Changes in near infrared spectroscopy during deep hypothermic circulatory arrest. Annals of cardiac anaesthesia 2009, 12(1): 17-21.

梗阻型完全性肺静脉异位连接患儿行纠治术的麻醉管理

摘要

生后1天的男婴，母亲在孕期产检时发现胎儿患有先天性心脏病。出现青紫、呼吸困难、脉搏氧饱和度低等表现，遂急诊转入笔者所在医院，心脏超声诊断为梗阻型完全性肺静脉异位连接，拟急诊行完全性肺静脉异位连接纠治术。术前严重的低氧血症、酸中毒及循环衰竭使此患儿的麻醉风险显著增高。机械通气的调控、血管活性药物的应用、酸碱平衡的调节以及血液保护等围术期综合麻醉管理，有助于此类患儿安全度过围术期。

完全性肺静脉异位连接（total anomalous pulmonary venous connection，TAPVC）是指四支肺静脉不直接汇入左心房，而异位连接到右心房或体静脉的一个分支，导致氧合血回流入右心房，左心房只接受经右心房分流的混合血。其临床症状和体征取决于房间隔缺损大小以及有无肺静脉狭窄。对于梗阻型TAPVC，由于肺循环静脉端压力升高，出生后早期即可出现肺水肿、肺动脉高压、体循环灌注不良，迅速导致进行性低氧血症、酸中毒和血流动力学衰竭等，多需急诊手术解除解剖梗阻以维持生命，本文报道1例急诊行梗阻型心上型TAPVC纠治术的围术期麻醉管理。

● 病例描述 ●

患儿，男，1天，体重3.5 kg，身长50 cm，足月剖宫产，产时无窒息。患儿母亲产检时发现胎儿有先天性心脏病。患儿出生后皮肤青紫、呼吸困难、脉搏氧饱和度（SpO_2）50%，即刻给予气管插管、机械通气及前列地尔维持动脉导管（PDA）开放等对症治疗，收入心脏外科重症监护室（CICU）。

体格检查：机械通气状态，体格发育正常，面色灰暗，SpO_2波动在50%～70%，腋温36℃，心率（HR）134次/分，呼吸频率（RR）45次/分，血压（BP）75/48 mmHg。

实验室检查：血常规Hct 53.5%，血小板323×10⁹/L；肝、肾功能：AST 54 U/L，ALB 29.8 g/L，TP 48.9 g/L，UREA 1.8 mmol/L；凝血功能：APTT 80.3秒，PT 17秒，INR 1.7%，纤维蛋白原 1.27 g/L，D-二聚体0.38 mg/L；血气分析：乳酸及二氧化碳分压（$PaCO_2$）进行性升高，pH下降（表2-5）；急诊超声心动图示完全性肺静脉异位连接（心上型，梗阻），房间隔缺损（Ⅱ），动脉导管未闭，肺动脉高压。

术前诊断：完全性肺静脉异位连接（心上型，梗阻），房间隔缺损（Ⅱ），动脉导管未闭，肺动脉高压、心功能不全。拟急诊行TAPVC纠治术。

● 麻醉经过 ●

患儿在机械通气维持下转运入手术室，肾上腺素0.1 μg/(kg·min)静脉维持，入室后应用压力控制通气-容量保证（PCV-VG）模式控制通气，氧流量1 L/min，吸入氧浓度（FiO_2）70%，潮气量

表2-5 术中血气检测结果

时间点	pH	PaCO₂ (mmHg)	PaO₂ (mmHg)	Na⁺ (mmol/L)	K⁺ (mmol/L)	CL⁻ (mmol/L)	HCO₃⁻ (mmol/L)	BE (mmol/L)	Hct (%)	Lac (mmol/L)
术前	6.9	125.0	27.2	140	3.4	101	28.5	-10.9	51	1.6
入室	7.1	101.6	27.3	139	3.6	108	28.7	-4.2	41	2
出室	7.3	57.2	150	145	3.9	105	27	-2.6	34	3.1

(VT) 30 ml,呼吸频率(RR) 40次/分,吸呼比(I∶E)为1∶1.5,呼气末正压(PEEP) 3.0 cmH₂O。左侧桡动脉置管行有创动脉压监测(ABP),右侧颈内静脉置管行中心静脉测压(CVP),同时,给予EKG、SpO₂、脑氧饱和度(SrO₂)等监测。基础值: ABP 70/42 mmHg、HR 160次/分、SpO₂ 70%、CVP 5.0 cmH₂O、SrO₂ 40%。静脉注射咪达唑仑0.5 mg、罗库溴铵2.0 mg、舒芬太尼5.0 μg麻醉诱导,继以异丙酚2.0 mg/(kg·h)、舒芬太尼1.0 μg/(kg·h)、罗库溴铵0.6 mg/(kg·h)静脉泵注维持。体外循环建立前血气分析显示PaCO₂显著升高(101.6 mmHg),调节呼吸参数并辅以间断手法肺复张,促进二氧化碳排出。

快速建立体外循环,深低温停循环下探查发现:TAPVC为心上型,左、右肺静脉共汇处狭窄明显,肺静脉分支开口狭窄。切开左、右两侧肺静脉至分支,行Sutureless缝合。主动脉开放后即刻复跳,呈窦性心律,HR 110～120次/分,血压55～60/35～40 mmHg,静脉泵注多巴胺、肾上腺素、异丙肾上腺素。腔静脉开放后恢复机械通气,并同时间断进行手法肺复张,以维持正常的ETCO₂。停体外前调整血管活性药物,多巴胺7.5 μg/(kg·min)、肾上腺素0.2 μg/(kg·min)、异丙肾上腺素0.05 μg/kg·min,维持血压在60～70/40～45 mmHg、HR 135～145次/分。复查血气结果见表2-5,给予碳酸氢钠纠酸7 ml,同时调整呼吸参数以降低ETCO₂。补充钙剂100 mg。Sonoclot凝血监测结果提示ACT时间、CR时间延长,给予冷沉淀1 U、凝血酶原复合物50 U以补充纤维蛋白原及凝血因子。手术时间共180分钟,体外转流时间115分钟,主动脉阻断时间66分钟,停循环时间39分钟,尿量35 ml。术中输注醋酸林格液40 ml,血浆20 ml。

● 术后转归 ●

术毕放置临时起搏器,延迟关胸,在手控呼吸囊维持通气、有创血压、EKG、SpO₂监测、血管活性药物持续泵注下转运至CICU。术后输注红细胞悬液及新鲜冰冻血浆以改善贫血及凝血情况,第3天行延迟关胸术,第6天拔除气管导管;术后第20天出院。

● 知识点回顾 ●

▶ 1. 解剖及分型

TAPVC是指肺静脉不直接汇入左心房,而是与体静脉系统相连接的一种畸形。该病发病率较低,为0.06‰～0.12‰,占先天性心脏畸形的3%以下,主要分为心上型、心内型、心下型和混合型四种类型。心上型最常见,约占本病的46%,指肺静脉共汇通过垂直静脉与无名静脉相连,然后回流至上腔静脉,回流至右心房(图2-2 A);心内型约占24%,肺静脉共汇通过冠状静脉窦直接回流至右心房(图2-2 B);心下型约占22%,垂直静脉通过膈肌上的食管裂孔,将肺静脉共汇引流至下腔静脉、门静脉或肝静脉等心脏下方的体静脉后回流至右心系统(图2-2 C);混合型,约占8%,可能同时具有以上三种回流方式。

根据肺静脉回流情况又可分为梗阻型和非梗阻型,一般而言,垂直静脉的走行距离越长,该肺静脉引流通路发生狭窄或受压造成肺静脉梗阻的概率越大。因此,一般认为,心下型TAPVC最容易发生肺静脉梗阻。对于心上型患儿,由于垂直静脉行走于左主支气管和肺动脉之间,可能受压造成肺静脉梗阻,而肺静脉回流梗阻会使肺动脉压力进一步升高,使肺动脉更加扩张压迫垂直静脉,

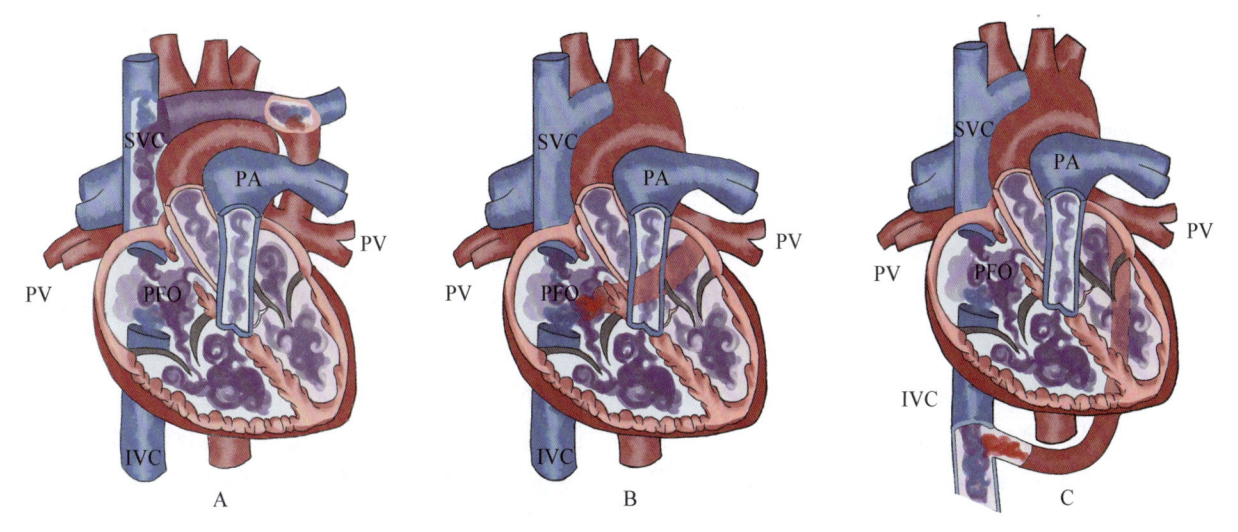

图 2-2 TAPVC 解剖分型：A. 心上型；B. 心内型；C. 心下型
PA：肺动脉；PV：肺静脉；SVC：上腔静脉；IVC：下腔静脉；PFO：卵圆孔未闭。
摘自 Fawwaz R. Shaw, Jonathan M. Chen. Surgical Considerations in Total Anomalous Pulmonary Venous Connection, Seminars in Cardiothoracic and Vascular Anesthesia. 2017, Vol.21(2)132-137。

导致垂直静脉接近完全闭锁，引起恶性循环。梗阻型患儿由于临床症状出现早且较重，多需急诊手术解除梗阻。

2. 病理生理特点

由于肺静脉回流至右心房，导致了大量生理性左向右分流，体静脉和肺静脉血在右心房充分混合，患儿出生后要生存和左心充盈，就必须存在解剖上的强制性右向左分流。这类患儿通常存在房间隔缺损或卵圆孔未闭等与左心的交通。患儿在宫内时，左心血流量较少，导致出生后左心发育偏小，且顺应性低，这可能导致房间隔水平上的分流受限。

垂直静脉受压或梗阻可造成肺静脉压升高和肺血管阻力升高，导致肺动脉高压及肺水肿。此时增加肺血流的措施将会加重肺水肿，吸入直接扩张肺血管的药物如 NO 是明确禁忌的。合并梗阻的患儿心输出量会明显减少，当梗阻加重导致右心室压力接近或超过体循环压力，引起室间隔左移，把左心室压瘪，将进一步降低本就发育偏小的左心室的顺应性及右向左的分流，这类患儿的体循环心输出量在很大程度上依赖于处于衰竭状态的右心室通过 PDA 提供的右向左分流。

讨 论

1. 术前评估与准备

积极的术前准备对提高患儿对手术打击的耐受性十分重要。梗阻型 TAPVC 患儿，由于肺静脉回流受阻，术前均存在一定程度的肺动脉高压、低氧血症、酸中毒、体循环低灌注和终末器官功能障碍，表现为心动过速、低血压、肺水肿等。因此，术前需及时给予输注正性肌力药物和行气管插管机械通气以支持心、肺功能，同时积极纠正酸中毒。本患儿生后即出现全身性青紫，进行性低氧血症、酸中毒等，入院后立即给予气管插管行机械通气以改善氧合状态；给予肾上腺素以增加心输出量，维持体循环低灌注；并给予纠酸等治疗，同时积极完善术前检查和准备。

2. 术中麻醉管理

梗阻型 TAPVC 患儿，由于肺循环静脉端的梗阻，可出现肺循环瘀血、肺动脉高压及体循环灌注不良，如解剖梗阻不能解除，很快就会出现血流动力学衰竭。此类患儿麻醉风险极高，尤其是麻醉诱导期，应尽量减少各种应激反应所致的血流动力学改变，防止肺循环阻力增高，避免缺氧，同时避免心血管系统的过度抑制。维持循环的稳定应注意以下几点：

（1）维持一定的麻醉深度，加强镇痛。麻醉维持以肌松加镇痛药为主，大剂量麻醉性镇痛药物可抑制与手术刺激相关的肺血管阻力升高，同时可提供比较平稳的血流动力学。

（2）维持心率在与患儿年龄相符的范围内。梗阻型 TAPVC，起病较早，很多在新生儿期就出

81

现症状,而新生儿及小婴儿心肌发育不成熟,心肌细胞小,肌原纤维少,排列无序,心肌收缩力的储备有限,其增加心排量的能力有限,主要依靠增加心率,因此,维持较快的心率对此类患儿十分重要。本患儿主动脉开放后心率偏低,为保证适当心率,给予异丙肾上腺素 0.05 μg/(kg·min)维持,并放置临时心脏起搏导线。

(3) 及时应用正性肌力药物。主动脉开放后积极应用正性肌力药物,可以增强原本功能不全或顺应性差的左心功能,使容量较小的左心更易于适应突然增加的前负荷,有利于患儿顺利地脱离体外循环。多巴胺 5.0～10 μg/(kg·min)或小剂量肾上腺素可增加心肌收缩力,有助于脱离体外循环。

(4) 纠正酸碱平衡及电解质紊乱。在出生数月中,钙是一种短效正性肌力药和血管加压药,低钙可引起心肌收缩力下降造成低心排,由于新生儿肌浆网体积较小,钙的储备较少,而其对钙的需求较大,很容易发生低钙血症,因此,在这些患儿中应常规给予葡萄糖酸钙。

术后的代谢性酸中毒多与组织缺血缺氧有关,严重的酸中毒可引起心泵功能障碍和凝血功能障碍;降低机体对儿茶酚胺的反应,需及时纠正。同时改善体循环灌注可有效改善酸中毒状况。

(5) 血液保护是新生儿麻醉极其重要的方面,新生儿尤其早产儿凝血功能往往处于异常状态,即凝血功能降低和纤溶亢进等,而体外循环带来的急性血液稀释和对凝血因子、血小板的激活和损耗使新生儿凝血功能进一步降低,导致术中止血困难。低剂量的赖氨酸类似物氨甲环酸(总剂量 20 mg/kg)可以有效减少心血管手术围术期的出血量和异体血制品输血量,同时不增加术后惊厥发生率。围术期床旁凝血功能监测有助于观察凝血全貌、指导成分输血、评价肝素残留。凝血和血小板功能分析仪(Sonoclot)可预测心脏外科术后异常出血,并通过 PF 值判断血小板功能是否正常,有助于鉴别术后出血原因。

(6) 对于梗阻型 TAPVC,在体外循环前要避免过度通气,因为在梗阻解除以前过度通气、吸入纯氧将减低肺血管阻力,增加肺血流,从而加重肺水肿。同时,由于左心房的血完全来自右心房的分流,降低肺血管阻力的措施会减少右向左的分流,加重体循环的灌注不良。而在体外循环后则需要给予适度的过度通气和较高的吸入氧浓度来降低肺血管阻力,减轻右心后负荷。就本患儿而言,术前完全性肺静脉梗阻导致严重的呼吸、循环功能障碍,虽然给予了机械通气,但仍不能有效改善低氧血症和高碳酸血症。手术解除梗阻后,通过控制通气,有效地纠正了低氧血症和高碳酸血症,并通过吸入高浓度氧和过度通气方式降低肺血管阻力,控制肺动脉高压,改善右心功能。

● 总 结 ●

综上所述,积极的术前准备、合理的通气策略、维持循环及内环境的稳定是梗阻型完全性肺静脉异位引流患儿安全渡过围术期的关键。

(吕井井)

参考文献

[1] Michielon G, Di Donato RM, Pasquini L, et al. Total anomalous pulmonary venous connection: long-term appraisal with evolving technical solutions. Eur J Cardiothorac Surg 2002, 22: 184-191.

[2] Padalino MA, Cavalli G, De Franceschi M, et al. Surgical outcomes of total anomalous pulmonary venous connection repair: a 22-year experience. J Card Surg 2014, 29: 678-685.

[3] Sinzobahamvya N, Arenz C, Brecher AM, et al. Early and long-term results for correction of total anomalous pulmonary venous drainage(TAPVD) in neonates and infants. Eur J Cardiothorac Surg 1996, 10: 433-438.

[4] Ross FJ, Joffe D, Latham GJ. Perioperative and Anesthetic Considerations in Total Anomalous Pulmonary Venous Connection. Semin Cardiothorac Vasc Anesth 2017, 21: 138-144.

[5] Shaw FR, Chen JM. Surgical Considerations in Total Anomalous Pulmonary Venous Connection. Semin Cardiothorac Vasc Anesth 2017, 21: 132-137.

[6] Smallhorn JF, Freedom RM. Pulsed Doppler echocardiography in the preoperative evaluation of total anomalous pulmonary venous connection. J Am Coll Cardiol 1986, 8: 1413-1420.

[7] Hancock Friesen CL, Zurakowski D, Thiagarajan RR, et al. Total anomalous pulmonary venous connection: an analysis of current management strategies in a single institution. Ann Thorac Surg 2005, 79: 596-606; discussion 596-606.

[8] Chowdhury UK, Airan B, Malhotra A, et al. Mixed total anomalous pulmonary venous connection: anatomic variations,

surgical approach, techniques, and results. J Thorac Cardiovasc Surg 2008, 135: 106-116, 116 e1-5.

[9] Koshy S, Kumar RK, Gururaja RS et al. Novel repair for obstructed total anomalous pulmonary venous connection to coronary sinus. Ann Thorac Surg 2005, 79: 711-713.

[10] Emmel M, Sreeram N. Total Anomalous Pulmonary Vein Connection: Diagnosis, Management, and Outcome. Curr Treat Options Cardiovasc Med 2004, 6: 423-429.

[11] 张洪开.新生儿凝血功能检查及临床意义[J].中国现代药物应用,2020,14(24): 75-77.

8 三房心患儿行纠治术的麻醉管理

> **摘要**
>
> 3个月的女婴,因体检发现心脏杂音就诊,心脏超声诊断左三房心(梗阻)、房间隔缺损(继发型)、肺动脉高压,拟在全身麻醉下行三房心纠治手术。左三房心伴梗阻的患儿,肺静脉回流入左心的血流梗阻,导致轻度肺高压,因此需要尽早手术解除梗阻。其病理生理改变类似于二尖瓣狭窄,麻醉管理策略包括避免心动过速、保证心肌收缩力、维持血容量、避免低血压。同时,应注意避免缺氧、高碳酸血症导致肺血管阻力增加。

三房心(cor triatriatum,CT)是一种非常罕见的先天性心脏畸形,发生率仅占所有先天性心脏缺陷的0.1%~0.4%,其解剖改变为左或者右心房被异常的肌肉纤维隔膜分割成副房和真房。病变发生于左心房称为左三房心(cor triatriatum sinister, CTS),发生于右心房称为右三房心(cor triatriatum dexter, CTD),其中CTD极为罕见,手术处理较为简单,在此不予赘述。本文报道1例CTS患儿行纠治术的麻醉管理。

● 病例描述 ●

患儿,女,3个月2天,体重6.0 kg,身长77 cm,足月顺产。因体检发现心脏杂音来就诊。既往无青紫,无生长发育迟缓,无喂养困难,无反复呼吸道感染病史,活动能力稍有下降。

体格检查:患儿体温36.8℃(腋温),脉搏136次/分,呼吸频率(RR)32次/分,血压(BP)86/52 mmHg。神志清醒,发育正常,未见明显青紫。肺部听诊:两肺呼吸音清,未闻及明显干湿啰音。心脏听诊:心率136次/分,心音有力,心律齐,胸骨左缘第3~4肋间可闻及Ⅲ级收缩期杂音,肺动脉瓣区第二心音亢进。心前区未触及震颤,无抬举感。腹平软,肝脾肋下未触及,剑突下未触及。四肢末梢温暖,无水肿、无杵状指(趾)。

实验室检查:血常规:Hb 104 g/L;肝功能:TBIL 38.3 μmol/L,AST 66 U/L;凝血功能未见明显异常;NT-proBNP:1 042 pg/ml。

心电图:窦性心律,右心室肥大,左心房肥大可能,Ⅰ度房室传导阻滞。

胸片:心影增大,两肺纹理增多。

心脏超声:左心房内横向见一隔膜,将左心房分为副房和真房,隔膜上开口0.31 cm,过此处血流速3.36 m/s,压差45 mmHg,血流呈连续性;四根肺静脉回流至上方的副房内;房间隔缺损1.33 cm(继发型),位于副房内,靠后下方,近下腔静脉,心房水平左向右分流;左心室发育小,收缩活动可;三尖瓣环2.0 cm,三尖瓣轻-中度反流,反流束宽0.3 cm,反流速3.27 m/s,压差42.7 mmHg。室间隔完整。提示:三房心(梗阻);房间隔缺损(继发型);肺动脉高压(轻度)。

胸部CT:左心房内见隔膜呈双房,腔、肺静脉回流正常,房间隔缺损15.1×15.9 mm,继发孔型;右心房扩大,右心室扩大;左、右心室流出道未见明显狭窄。提示：房间隔缺损（Ⅱ），三房心。

术前诊断：三房心，房间隔缺损（atrial septal defect，ASD），肺动脉高压。

● 麻醉经过 ●

患儿入室后在脉搏氧饱和度（SpO$_2$）、心电图（ECG）和无创血压（BP）等监测（SpO$_2$ 97%，HR 132次/分，BP 78/52 mmHg）下开放外周静脉，予复方醋酸钠林格液维持。静脉注射咪达唑仑0.6 mg、依托咪酯1.5 mg、舒芬太尼12 μg以及罗库溴铵3.6 mg诱导，待患儿睫毛反射消失后可视喉镜辅助下置入ID 3.5带囊气管导管，插管深度11 cm。超声引导下分别行左侧桡动脉和右颈内静脉穿刺，建立动脉血压（arterial blood pressure，ABP）和中心静脉压（central venous pressure，CVP）监测，并定期监测动脉血气和电解质（表2-6）。术中，压力控制通气（pressure control ventilation，PCV）模式机械通气：氧流量2 L/min，吸入氧浓度30%～50%，吸呼比为1:2，保持潮气量45 ml左右，调整通气频率，维持呼气末二氧化碳分压（ETCO$_2$）为35～40 mmHg。经外周静脉持续泵注舒芬太尼2.5 μg/(kg·h)、丙泊酚4～5 mg/kg/h和罗库溴铵0.6 mg/(kg·h)，并根据患儿术中情况，给予七氟烷1.0%～2.5%吸入维持麻醉深度，脑电双频指数（bispectral index，BIS）值为40～60。

胸骨锯开后，经颈内静脉注射肝素钠18 mg，待ACT>480 s，浅低温体外循环下行三房心纠治和ASD（Ⅱ）修补术。术中见：ASD为Ⅱ型，直径15 mm，靠近下腔静脉；左心房被隔膜分隔成副房和真房两部分，隔膜上开孔仅3 mm，四根肺静脉全部回流入副房。完整剪除隔膜，并用自体心包补片连续缝合关闭ASD，探查肺静脉无明显狭窄。主动脉开放后，心脏自动复跳，窦性心律，多巴胺5.0 μg/(kg·min)、肾上腺素0.03 μg/(kg·min)静脉泵注，维持血压在70/40 mmHg、心率130次/分左右。腔静脉开放后，采用PCV模式适度过度通气，ETCO$_2$维持30～40 mmHg水平。经食道超声心动图显示：无残留左心房内隔膜，肺静脉回流无梗阻。改良超滤结束后静脉滴注鱼精蛋白（1.2:1）拮抗肝素钠，并予血凝酶改善凝血功能。复查动脉血气和电解质，其中BE -5.2 mmol/L，Ca^{2+} 0.86 mmol/L，给予5%碳酸氢钠9 ml纠正代谢性酸中毒，缓慢静脉滴注葡萄糖酸钙200 mg补充钙离子。根据血压调整血管活性药物和吸入麻醉药剂量，回输自体血60 ml，维持血压在80/45 mmHg左右，心率130～160次/分。充分止血后关闭胸腔。

● 术后转归 ●

手术时间共120分钟，体外循环总转流时间59分钟，主动脉阻断时间20分钟。估计出血量约200 ml，尿量70 ml。输注醋酸林格液60 ml，自体血60 ml。术中乳酸值保持正常范围。术毕，患儿ABP 82/45 mmHg、HR 145次/分、SpO$_2$ 100%、CVP 14 cmH$_2$O、肛温36.5℃，在ABP、ECG、SpO$_2$监测，手控呼吸辅助下转运至心脏重症监护室。术后第2天，患儿拔除气管导管，第3天出监护室，5天后出院。

● 知识点回顾 ●

▶ **1. 病理生理**

左侧三房心的特征为肺静脉回流入副房，再经副房依次引流入左心房。副房和真房之间存在纤维肌性隔膜，大部分病例隔膜上有开孔，孔口的大小、数量决定了三房心的病理生理。如果孔径大小明显限制血流从副房流入真房，造成的血流梗阻足以在心房内产生压力梯度，此时病理生理改变类似于二尖瓣狭窄，可引起充血性心力衰竭，出现劳力性呼吸困难、端坐呼吸、肺水肿、肺高压等表现。如果副房与右心房之间存在交通，造成显著的左向右分流，其病理生理改变则类似于完全性肺静脉异位引流。

▶ **2. 解剖分型**

三房心有多种分型方案，其中Lam分型为目前较为常用的分类方法：A型，所有肺静脉血回流入副房，真房包含左心耳和二尖瓣。副房与真房通过隔膜上一个或多个孔口连通，不存在ASD。在A型基础上，若存在ASD，根据ASD位置又可分为：A1型，右心房和副房之间有ASD；A2型，右心房和真房之间存在ASD（图2-3）。B型，所有

表 2-6 术中血气检测结果

时间点	pH	PaO₂ (mmHg)	PaCO₂ (mmHg)	Lac (mmol/L)	Hct (%)	BE (mmol/L)	Na⁺ (mmol/L)	K⁺ (mmol/L)	Ca²⁺ (mmol/L)	Cl⁻ (mmol/L)
诱导后	7.41	535	34.5	1.7	35.9	-1.8	147	4.07	1.07	110
体外转流后	7.33	324	38.5	2.0	26.6	-5.2	141	5.0	0.86	103

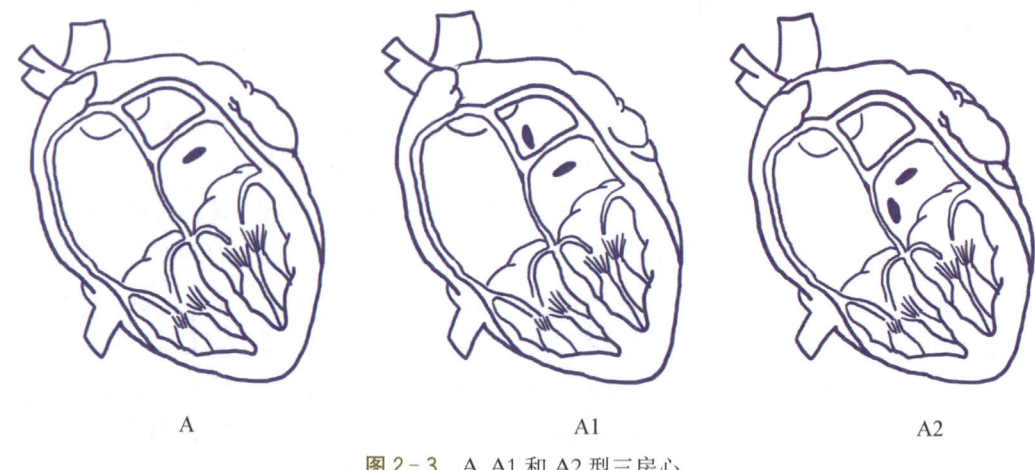

图 2-3 A、A1 和 A2 型三房心

肺静脉血回流入冠状窦,是 TAPVC 的一种类型;C 型,肺静脉和副房之间没有连接。A 型最常见(64%),其次是 A1 亚型(18%)。

▶ **3. 外科治疗**

在体外循环下,手术纠治是三房心首选的治疗方法,一般可以择期行纠治手术。但是梗阻型三房心婴幼儿若表现出心力衰竭或肺充血征象,则应急诊行纠治手术。手术通常正中进胸,在常温或浅低温体外循环下手术切除左心房隔膜,彻底解除梗阻,使肺静脉进入左心房的血流畅通。此外,也有使用球囊扩张进行三房心纠治的报道。

● 讨 论 ●

▶ **1. 术前评估与准备**

解剖分型不同的三房心患儿的临床表现及病理生理特点也不同。术前超声心动图可以明确诊断与分型。副房和真房间隔膜开孔小,且伴有梗阻的患儿,肺静脉回流受阻,术前应注意有无肺高压、肺瘀血等症状,围术期避免心动过速、肺血管阻力升高。梗阻型三房心患儿还可能存在不同程度的左心室偏小而影响左心功能,术前应仔细评估心功能。此外,12%~50%的三房心患儿合并其他心脏畸形,应根据合并疾病的不同针对性管理。本例患儿术前超声心动图可见左心房隔膜开口 0.31 cm,穿孔血液流速 3.36 m/s,两侧压差 45 mmHg,提示血流进入真房受限,存在梗阻,但由于患儿病程相对较短,还未表现出肺瘀血、肺高压症状。超声心动图同时提示左心室发育小,收缩活动可。因此,应注意围术期心肌保护,以及体外转流撤机后心功能支持。

▶ **2. 体外循环前麻醉管理**

(1) 维持正常的窦性心律:维持正常的窦性心律,使尽可能多的血流穿过隔膜,增加心室充盈。本例患儿术前 ECG 示窦性心律,术中定时抽取动脉血样进行血气分析,及时纠正水、电解质紊乱和酸碱失衡,避免各种原因诱发的心律失常。如果 CTS 患儿术前有心律失常表现,则需给予药物治疗,特别注意控制快速心室率。相反,严重的心动过缓同样会产生不利的影响。

(2) 维持适度的前负荷:体外转流前适度的前负荷有利于增加通过隔膜上孔口的血流。然而,隔膜上孔口的数量不足,或者孔径小造成的液体过负荷又会导致心脏失代偿,因此容量不足和超负荷之间的界限很窄,给围术期管理造成一定的困难。术后梗阻解除,可通过适当增加前负荷以保证心输出量。

(3) 肺血管阻力的调控：造成三房心患儿肺动脉高压的原因通常是肺静脉血回流入左心房受阻，即毛细血管后肺高压。本例患儿术前超声心动图提示血流进入真房受限。由此可导致肺静脉回流梗阻，肺循环静脉端压力升高造成肺瘀血、肺水肿，从而导致 PVR 增加、肺动脉压升高。此外，右心室压力升高使室间隔左偏，左心室容量进一步减少，体循环心输出量和器官灌注可因此严重受损。左心房排空受阻又使得左向右分流增加，右心室扩张。肺静脉回流梗阻的患儿通常肺血管反应性较高，使用较大剂量的芬太尼或舒芬太尼有利于降低手术应激反应引起的 PVR 增高。体外转流前，试图通过过度通气和使用肺血管扩张药物增加肺血流量，往往也将加重肺水肿。

▶ **3. 体外循环后管理**

三房心合并其他心内畸形的手术难度大、心内切口多，容易损伤传导束而致房室传导阻滞，缝合部位牵拉传导束造成的局部组织损伤和水肿也会导致传导阻滞。心肌缺血、缺氧以及再灌注损伤等极易造成术后恶性心律失常的发生，严重可导致心搏骤停，关键在于及时发现、及早干预。

(1) 右心功能和肺血管阻力调控：术前存在肺静脉回流梗阻引起肺高压的三房心患儿，体外转流后，经超声心动图确认梗阻解除，其肺静脉瘀血程度、肺动脉压均有一定程度降低。但也有一些患儿因长期肺瘀血导致肺血管床不可逆性变化，手术后仍存在高 PVR。可通过调整机械通气参数适度过度通气，避免高碳酸血症和酸中毒尽可能降低 PVR。如果肺动脉高压仍然存在，则需应用选择性肺血管扩张药，如吸入一氧化氮等。

(2) 低心排血量综合征：低心排血量综合征是婴幼儿三房心矫治手术后主要，也是比较严重的并发症。其原因与三房心患儿可能存在不同程度的左心室发育不良有关。此患儿术前超声心动图提示可能存在左心室发育不良。因此，主动脉开放复跳以后，予静脉泵注多巴胺 5.0 μg/(kg·min) 和肾上腺素 0.03 μg/(kg·min) 增加心肌收缩力，同时严密监测循环功能。鉴于患儿的年龄，或者疾病（CTD 隔膜阻挡）的原因，术前放置肺动脉导管监测心输出量可能存在困难。因此，术中心功能评估的最佳方式莫过于经食道超声心动图。通过左心室短轴切面和食管中段四腔切面可评估心室功能，应特别注意心肌收缩力和容量状态。

● 总 结 ●

本例患儿虽然存在梗阻，但由于病程相对较短，还未表现出明显症状，因此可以较好地耐受手术和麻醉。然而，如果患儿出现肺充血征象，或者类似于二尖瓣狭窄的临床表现，则可参考此类心脏病变的麻醉管理原则，密切监测心功能和容量状态，并及时干预。

（黄 悦）

参考文献

[1] Scavonetto F, Yeoh TY, Welch TL, et al. Anesthesia and cor triatriatum. Annals of Cardiac Anaesthesia. 2014, 17(2): 111-116.
[2] Goel A, Viswamitra S, Reddy BN, et al. Computed tomography features of cor triatriatum: an institutional review. Br J Radiol. 2021, 94: 20201252.
[3] Rozema TK, Arruda J, Snyder CS. Cor Triatriatum: A Tale of Two Membranes. Case. 2019, 3(1): 25-27.
[4] Saxena P, Burkhart HM, Schaff HV, et al. Surgical Repair of Cor Triatriatum Sinister: The Mayo Clinic 50-Year Experience. Ann Thorac Surg. 2014, 97: 1659-1663.
[5] Kadner A, Meszaros K, Mueller C, et al. Cor triatriatum sinister. Multimed Man Cardiothorac Surg. 2014, mmu005.
[6] Jha AK, Makhija N. Cor Triatriatum: A Review. Seminars in Cardiothoracic and Vascular Anesthesia. 2017, 21: 178-185.

9 极低体重儿 PDA 结扎的麻醉管理

> **摘要**
>
> 患儿，双胎之一。出生后即出现呼吸窘迫，入院后心脏超声检查提示：室间隔缺损、房间隔缺损、动脉导管未闭。给予布洛芬促进动脉导管关闭、心功能支持及机械通气等保守治疗后，动脉导管未闭合，且呼吸、循环功能未获得改善。多学科会诊建议：先在非体外循环下行 PDA 结扎术，待合适时机再行 VSD、ASD 修补术。极低体重儿 PDA 结扎术的麻醉管理应建立在极低体重儿生理特征和动脉导管未闭的病理生理基础上，术中维持与年龄相符的心率、血压，保证重要脏器的灌注；加强通气管理，避免缺氧和酸中毒；并注重围术期体温管理。

动脉导管是新生儿时期肺动脉和降主动脉之间的生理连接。在正常新生儿中，动脉导管在出生后几天内随着动脉氧含量的增加而自然关闭。在早产儿这一特殊群体中，动脉导管自然闭合的概率与孕周呈反比，动脉导管未闭（patent ductus arteriosus，PDA）的发病率甚至高达 60%。如果动脉导管开放，持续的导管分流可能导致肺循环过度，增加肺出血、肺动脉高压、支气管肺发育不良的风险；同时，分流可能会导致全身性灌注不足，增加坏死性小肠结肠炎、脑室内出血、肾衰竭和死亡的风险。极低体重儿是指出生体重<1 500 g 的早产儿，极低体重儿各方面发育不完善，再加上 PDA 特殊的病理生理为麻醉管理带来挑战，本文报道 1 例极低体重儿 PDA 结扎的麻醉管理。

● 病例描述 ●

患儿（双胎之一），男，体重 1.4 kg，孕 31 周 6 天。因"双胎妊娠，选择性宫内生长受限，高龄"行剖宫产。出生体重为 1 320 g，Apgar 评分 9 分，羊水清，胎盘正常，脐带正常。出生后低血糖（2.2 mmol/L），产院给予 10% 的葡萄糖 2.5 ml 静推，并给予肺表面活性物质（固尔苏）120 mg 气管内滴入，由 120 急救中心转入笔者医院。入院诊断为早产儿、极低体重儿、新生儿呼吸窘迫症，新生儿低血糖症。入院后心脏超声提示：VSD，ASD，PDA。给予地高辛、安体舒通等强心利尿；N-CPAP 无创通气支持；并给予布洛芬口服促进 PDA 关闭，2 个疗程后复查心脏超声提示 PDA 未闭合，同时循环、呼吸功能未获得改善，N-CPAP 难以维持正常的氧合，遂给予气管插管，呼吸机有创通气。心内、外科专家会诊认为：此时患儿在体外循环下行 VSD、ASD 修补和 PDA 结扎术，手术风险极高；为改善呼吸、循环功能，保护肺血管床，改善体循环灌注，可先在非体外循环下行 PDA 结扎术，待合适时机再行 VSD、ASD 修补术。

体格检查：患儿行机械通气置于暖箱中，PC-AC+VG 模式（参数：FiO_2 25%，VT 6 ml/次，Ti 0.34 s，RR 50 次/分，PEEP 5 cmH_2O），脉搏氧饱和度（SPO_2）89%～92%，心率（HR）165～170 次/分，血压（BP）69/31 mmHg，多巴胺 5.0 μg/(kg·min)，多巴酚丁胺 5.0 μg/(kg·min) 维持。

患儿神志清,反应可,心律齐,心音有力,可闻及Ⅲ级杂音。双肺呼吸音粗未闻及啰音。肝肋下 2~3 cm,质稍韧。全身皮肤稍水肿,四肢末梢稍凉。

实验室检查:血常规、肝肾功能、凝血功能、血气无显著正常。

心脏超声:动脉导管未闭 0.35 cm,呈双向分流,以左向右分流为主,流速 1.5 m/s。室间隔缺损为膜周融合型 0.39 cm,左向右分流 1.5 m/s,房间隔缺损(Ⅱ)分为两处,分别为 0.78 cm 和 0.22 cm,左向右分流。右心房右心室稍增大,左心室收缩活动正常,未见心包积液。La/Ao 为 1.63>1.4。

术前诊断:早产、VSD、ASD、PDA、心功能不全。拟择期行 PDA 结扎术。

麻醉经过

患儿无术前用药,带气管导管、呼吸囊辅助通气(患儿保留自主呼吸)下转运入室。入室后给予心电图、无创动脉血压、脉搏氧饱和度(SpO$_2$)监测,右上肢 BP 80/39 mmHg,HR 168次/分,SpO$_2$ 90%。入室时带有右肘静脉(24G),多巴胺 5.0 μg/(kg·min)和多巴酚丁胺 5.0 μg/(kg·min)微量泵注维持。给予依托咪酯 0.3 mg,舒芬太尼 1.0 μg 及罗库溴铵 1.0 mg 静注诱导,PCV 模式控制通气,氧流量 1 L/min,FiO$_2$ 30%,VT 6 ml,RR 50次/分,I:E 为 1:2,PEEP 5 cmH$_2$O,术中调节呼吸参数,维持 ETCO$_2$ 40 mmHg 左右。

超声引导下建立有创动脉压(右股动脉)监测和中心静脉通路(右颈内静脉)。七氟烷吸入维持麻醉。术中体温监测,并给予暖风毯和液体加温等主动保温措施。

手术时间共 50 分钟,估计出血量约为 5 ml,尿量 2 ml,输注醋酸林格液 10 ml。PDA 结扎后未见血流动力学显著变化,术毕股动脉有创血压 45/31 mmHg,右上肢无创血压为 66/40 mmHg、HR 163次/分、SpO$_2$ 90%、CVP 8 cmH$_2$O、肛温 36.5℃。

术后转归

术毕带气管导管在有创血压、SpO$_2$ 监测下转运至新生儿重症监护室。术后第 7 天心功能改善,拔除气管导管,改为无创通气;2 周后改为经鼻高流量氧疗(High-flow nasal cannula oxygen therapy,HFNC),3 周后改为鼻导管吸氧,术后第 38 天出院。

知识点回顾

1. 早产儿 PDA 存在的危害性

早产儿 PDA 的发生率与孕周呈反比,由于早产儿未成熟的动脉导管对氧的敏感性低,且早产儿动脉导管中缺乏中层肌肉,因而导致 PDA 的持续开放。早产儿 PDA 自然闭合的可能性小。这个体循环和肺循环之间的分流会造成一些危重的并发症,如:肺出血,支气管肺发育不良(bronchopulmonary dysplasia,BPD),脑室出血(intraventricular hemorrhage,IVH),坏死性小肠炎(necrotizing enterocolitis,NEC)等,增加了患儿的死亡率。

2. 早产儿 PDA 的药物治疗进展

PDA 的治疗手段主要是药物治疗或手术治疗。药物治疗通常为非甾体类抗炎药物,布洛芬是目前治疗 PDA 的一线药物。动脉导管的持续开放与高水平的前列腺素有关,能降低前列腺素水平的非甾体类抗炎药被应用于临床 PDA 的治疗。前列腺素-H2 合成酶通过环氧化酶(COX)和过氧化物酶(POX)两个活性位点,产生调节导管通畅的前列腺素。吲哚美辛和布洛芬通过抑制环氧化酶来抑制花生四烯酸向前列腺素的转化,是两种最常用的 PDA 关闭药物。对乙酰氨基酚则是通过介导过氧化物酶的抑制来减少前列腺素的生成。吲哚美辛的不良反应大于布洛芬,目前基本被布洛芬取代。存在肾功能衰竭、严重高胆红素血症、败血症、坏死性小肠结肠炎、胃肠道穿孔、任何部位的活动性出血、严重血小板减少和对布洛芬有超敏反应时布洛芬是禁用的。对布洛芬有禁忌证时,对乙酰氨基酚是唯一的治疗选择。

3. 早产儿 PDA 手术纠治的指征

对早产儿 PDA 并不建议进行预防性治疗,对有血流动力学意义的 PDA(hemodynamically significant PDA,hsPDA)和(或)存在明显临床症状的PDA建议进行早期干预治疗。hsPDA的判断主要依据动脉导管的分流束大小，肺循环容量超负荷的程度，肺血的灌流量以及全身性低灌注的程度。目前笔者所在医院的手术指征如下：对于低于1 500 g的患儿PDA＞0.15 cm，La/Ao＞1.4，不论是否是hsPDA，先布洛芬应用两个疗程，复查心脏超声，若PDA依然＞0.15 cm，La/Ao＞1.4则需要手术。

临床上对于体重小于3 kg的患儿，通常采取左后外侧切口动脉导管结扎术，这样切口位置虽然比直切口大、创伤也大，但其手术视野更清晰，确保了手术操作的安全。早产儿PDA结扎术可显著降低死亡率且不增加慢性肺病、早产儿视网膜病变、神经发育障碍等不良并发症风险。

● 讨 论 ●

极低体重儿行PDA结扎术的麻醉管理应建立在极低体重儿生理特征和动脉导管未闭的病理生理基础上，注重精细化管理，减少麻醉相关的并发症。

▶ **1. 术前评估与准备**

术前访视中应关注患儿的孕周、体重、出生情况、肺部发育状况以及是否气管插管，呼吸机参数设置和血管活性药物的应用情况。复习病史资料、各项影像学检查资料和实验室检查结果，评估全身状况及心、肺功能状况。准备适合极低体重患儿的麻醉机和监测设备，手术房间提高室温，配置相应的保温毯等。有些中心为避免转运途中的体温下降，而选择在监护室内完成这类手术。因此转运途中的体温管理尤为重要。

▶ **2. 术中麻醉管理**

动静脉穿刺相关问题：患儿体重极低，给动、静脉穿刺带来挑战，而且此类患儿的动静脉穿刺有相当高的并发症发生率。如何提高穿刺成功率？降低并发症发生率？如何评估穿刺带来的收益与风险？这些都是极低体重儿麻醉的难题。进行有创动脉穿刺测压对于重大手术，或危重患儿可能是有益的，便于实时有创血压监测和动脉血气采样。但是，当动脉穿刺面临着较高的失败率

和并发症发生率时，我们或许可以采用无创血压监测和氧饱和度波形分析法来替代有创血压监测。就本患儿而言，建立下肢动脉有创血压监测是为了便于手术医师一旦误扎降主动脉时能够及时发现。此外，同时监测上、下肢氧饱和度或血压也能发现这一失误。

动脉穿刺和中心静脉穿刺都应在超声引导下进行，超声引导下动、静脉穿刺可显著提高成功率、降低并发症发生率，特别是在新生儿、早产儿人群中。关于极低体重儿颈内静脉置管深度有时很难把控，新生儿、早产儿和极低体重儿的颈内静脉较细，皮下组织薄，上腔静脉的长度更短，容易放置过深，但过浅也容易滑出。有研究发现中心静脉置管深度与体重的相关性最好，置管深度＝0.7×体重(kg)＋2.6(R^2＝0.723，体重580～3 980 g)。本例患儿体重为1.4 kg，右颈内放置深度为3.5 cm，基本符合上述公式。

麻醉诱导和维持药物的选择：胎儿心脏较婴儿心脏其结缔组织增多，收缩组织减少，对于细胞外的钙离子浓度更加依赖。胎儿心脏的顺应性较差，Frank‐Starling曲线更为平坦，胎儿心脏对儿茶酚胺敏感性低，静息时心率较快，心输出量主要依赖心率，心功能储备较低。

未成熟患儿行PDA结扎术的麻醉诱导以阿片类药物和肌松剂为主。阿片类药物可选择芬太尼或舒芬太尼，为保证足够的心率，肌松剂推荐使用阿曲库铵。对于极低体重儿，30～50 μg/kg的芬太尼和阿曲库铵显示出平稳的血流动力学表现，血压波动在5%以内，而且切皮时未见血压和心率的波动。研究表明，30 μg/kg的芬太尼静脉注射后，血浆浓度120分钟内不改变。极低体重儿的芬太尼半衰期长达6～32小时，而儿童和成人大约是2～3小时。阿片类药物的较低的清除率和代谢率，以及如此长的半衰期，使得在手术过程中几乎不需要追加阿片类药物或维持。此类患儿术后较长的机械通气时间也与阿片类药物药代学药效学相关。

围术期血压控制与监测：关于PDA结扎前的血压控制，一般极低体重儿不需要通过降压药物来实现控制性降压，本例患儿术中以七氟烷吸入维持麻醉，PDA结扎期间通过加深麻醉将收缩压控

制在 40～50 mmHg。需要引起注意的是，极低体重儿的总血容量非常低，1.4 kg 的患儿约 140 ml，少量的出血会占整个血容量较大的百分比。是否需要在术前申领红细胞备用在侧可由麻醉医生和外科医生沟通决定。

本例患儿术毕意外的发现下肢动脉血压（ABP 45/31 mmHg）显著低于上肢血压（BP 66/40 mmHg），床旁经胸心脏超声检查确定患儿同时合并主动脉弓缩窄。

通气管理和呼末二氧化碳的监测：侧卧体位加手术操作对肺组织的牵拉、压迫，患儿术中可能发生严重的低氧血症和高碳酸血症，因此对于术前存在通气或氧合困难的患儿需要认真评估呼吸功能，以免不能耐受手术。PDA 结扎前理论上保持正常、略偏高的二氧化碳水平，并控制吸入氧浓度，以减少左向右分流，控制肺血流量。但同时应避免缺氧和严重的酸中毒，以避免加重肺动脉高压。对于呼吸频率较快、潮气量较小的新生儿、早产儿，经皮二氧化碳监测可能比旁流 $ETCO_2$ 更精准，因此推荐在这部分患儿中行经皮二氧化碳监测。因为极低体重儿绝对血容量低，所以术中频繁地抽血采样行血气分析是不提倡的。

体温管理：升高室温、暖风毯都是非常有效的保温措施。转运过程也要注意保温，防止热量快速丢失。

● 总　结 ●

由于缺少经皮二氧化碳监测仪，因此术中笔者团队依然采用旁流 $ETCO_2$ 监测，因其精准受限，可能在一定程度上掩盖了患儿的 $ETCO_2$ 的增高。

总之，极低体重儿行 PDA 结扎手术，对于外科和麻醉都具有挑战。一个配合默契、并具有新生儿专业资质的，包括内科、外科、麻醉成员的团队是手术成功的保证。

（孙　瑛）

参考文献

[1] Koehne P, Bein G, Alexi-Meskhishvili V, et al. Patent ductus arteriosus in very low birthweight infants: complications of pharmacological and surgical treatment. J Perinat Med. 2001, 29(4): 327-334.

[2] Mitra S, Florez ID, Tamayo ME, et al. Association of placebo, indomethacin, ibuprofen, and acetaminophen with closure of hemodynamically significant patent cuctus arteriosus in preterm infants: A systematix review and meta-analysis. JAMA, 2018, 319: 1221-1238.

[3] Mandhan P, Brown S, Kukkady A, et al. Surgical closure of patent ductus arteriosus in preterm low birth weight infants. Congenit Heart Dis. 2009, 4(1): 34-37.

[4] Hubbard R, Edmonds K, Rydalch E, et al. Anesthetic management of catheter-based patent ductus arteriosus closure in neonates weighing ＜3 kg: A Retrospective Observational Study. Paediatr Anaesth 2020, 30: 506-510.

[5] Montes Tapia F, Hernández Trejo K, García Rodríguez F, et al. Predicting the optimal depth of ultrasound guided right internaljugular vein central venous catheters in neonates. J Pediatr Surg, 2020, 55: 1920-1924.

10 新生儿动脉导管动脉瘤切除术的麻醉管理

> **摘要**
>
> 出生2天的男婴,因气促而入院,超声提示动脉导管动脉瘤伴左肺动脉严重受压。拟在全麻下行急诊动脉导管动脉瘤切除术。此类患儿的术前转运和麻醉手术风险较高,在转运和麻醉诱导过程中均需要外科医生在场。在围术期要充分镇静、镇痛、制动以及足够的麻醉深度。此外,动脉穿刺的部位须结合手术方案,以便手术疗效的评估。

动脉导管动脉瘤(ductus arteriosus aneurysm, DAA)为动脉导管的瘤样扩张,多数患儿是在超声心动图检查中偶然发现的。尽管胎儿期的 DAA 通常并不产生不良后果,但婴幼儿或成人 DAA 患儿可发生破裂、感染,以及压迫邻近组织结构等不良事件,需要进行急诊手术,切除 DAA。本文报道1例出生2天的新生儿,确诊为 DAA 并发左肺动脉严重受压,需要在全身麻醉下实施 DAA 切除术,以解除对左肺动脉的压迫。新生儿在全身麻醉下实施急诊 DAA 切除术并不多见,仅以本例手术麻醉为例,希望抛砖引玉,进一步积累经验。

● 病例描述 ●

患儿,男,出生2天,体重3.8 kg,孕38周,因"母亲妊娠糖尿病"行剖宫产术。因"呛奶后青紫2次,气促半天"急诊入院。入院后见患儿气促、呻吟以及明显吸凹,随即急诊气管插管,插管后转入 NICU 继续机械通气和抗感染治疗,生命体征平稳。患儿因左肺动脉严重受压,决定在全身麻醉下行急诊探查术。Apgar 评分10分。外院心脏超示:房间隔缺损(Ⅱ),肺动脉栓塞。

实验室检查: 术前血常规、肝肾功能、凝血功能、血气分析无明显异常。

心脏超声: 房间隔缺损(继发孔型),心房水平双向分流,以左向右分流为主。主动脉弓降部远端见一囊状样腔,与降主动脉相通,有来回血流,其内见两个中等回声团块,大小分别为0.9 cm×0.99 cm 和0.23 cm×0.25 cm,肺动脉总干分叉前及左肺动脉受压,分叉前流速1.1 m/s,左肺动脉开口血流束宽约0.19 cm,流速3.0 m/s,压差36 mmHg(图2-4)。胸部 CT 示:心室大动脉连接一致,左弓,未见明显主动脉缩窄;动脉导管瘤样扩张,直径约8.8 mm,肺动脉端近闭合可能;动脉导管周围可见异常密度影包绕动脉导管,增强 CT 值为86~110 HU,凸向肺总动脉,压迫左肺动脉起始部位,左肺动脉起始部位严重狭窄,近闭塞;远端约2.4 mm,右肺动脉发育可,起始约6.7 mm,远端约6.7 mm(图2-5)。

头颅及腹部B超: 未见明显异常。

术前诊断为: 新生儿肺炎、呼吸衰竭、房间隔缺损、肺动脉栓塞。

● 麻醉经过 ●

患儿术前在 NICU 中常频呼吸机 PC-AC

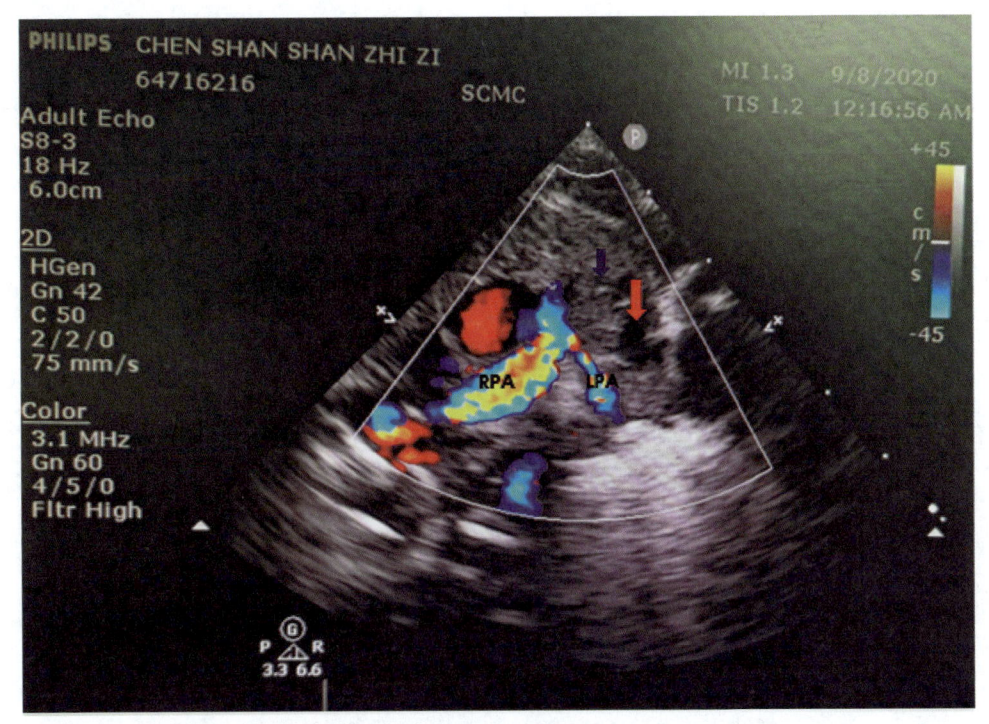

图 2-4　DAA 压迫左肺动脉的心脏超声图像

RPA：右肺动脉；LPA：左肺动脉；蓝色箭头为血栓，红色箭头为瘤腔。

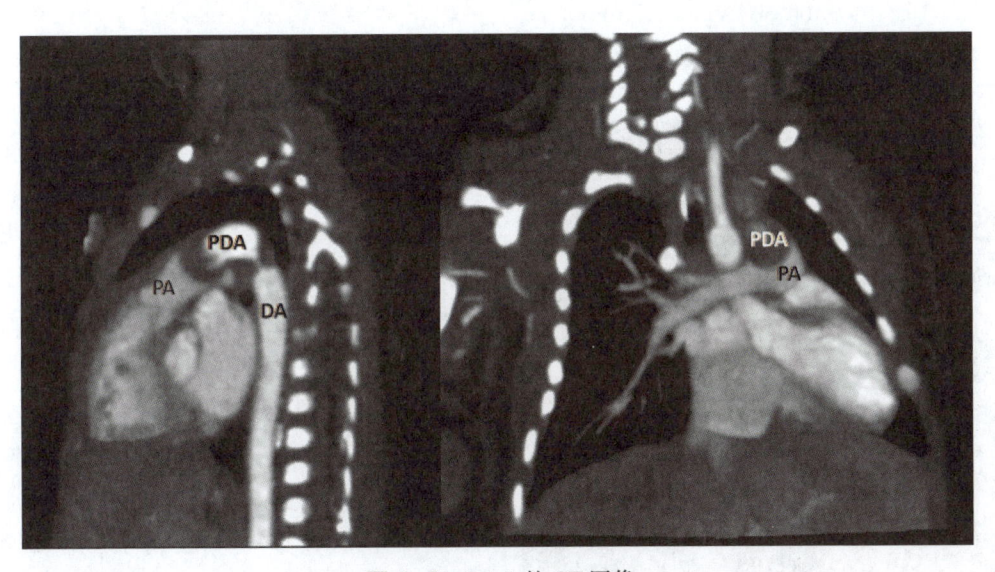

图 2-5　DAA 的 CT 图像

左侧：异常粗大 PDA；右侧：PDA 周围血栓形成，压迫肺动脉。

模式,吸入氧分数（FiO_2）30%，吸气压力（PIP）13 cmH_2O，呼气末正压（PEEP）5 cmH_2O，吸气时间（Ti）0.42 s，呼吸频率（RR）45 次/分。咪达唑仑 0.5 μg/(kg·min) 镇静，头孢噻肟和青霉素钠抗炎，禁食补液，患儿氧合可，循环稳定。转运前静脉给予咪达唑仑 0.3 mg 和罗库溴铵 2.0 mg 充分镇静、肌松后在心电监护下转入手术室。转运过程中患儿生命体征平稳，心率（HR）145～156 次/分，血压（BP）65/42 mmHg，脉搏氧饱和度（SpO_2）95%。

患儿入室后予以 PCV 通气，PIP 20 cmH_2O，RR 28 次/分，潮气量（VT）35 ml，FiO_2 30%，暖风毯保温。静脉给予舒芬太尼 7.0 μg，依托咪酯 1.2 mg 后，丙泊酚 4.0 mg/(kg·h)，舒芬太尼 2.0 μg/(kg·h)，罗库溴铵 0.5 mg/(kg·h) 静脉泵注维持麻醉。考虑患儿为 PDA 部位手术，且手术可能会涉及主动脉弓降部,所以在超声引导下行右桡动脉、右股动脉穿刺置管直接测压,并行右颈内静脉穿刺置管进行中心静脉测压、输血输液以及药物给予。术前血气分析结果:pH 7.42,PO$_2$ 59.9 mmHg,PCO$_2$ 29 mmHg,K$^+$ 3.61 mmol/L,Ca^{2+} 1.10 mmol/L,BE −4.5 mmol/L,Lac 1.5 mmol/L。开胸和建立体外循环过程平稳,心脏停搏后,探查见PDA异常粗大,内部触之有斑块,沿肺动脉总干纵行切开(图2-6),见其内有两个大的夹层瘤,近肺动脉端瘤体清除顺利,远端瘤体与降主动脉解剖关系不清,遂深低温停循环后将瘤体从主动脉离断,缝闭PDA主动脉端,恢复循环,关闭房缺,缝合PDA主动脉端,心包补片修补肺动脉。主动脉开放后,心脏自动复跳,静脉应用多巴胺5.0 μg/(kg·min),上、下肢血压无压差。停体外循环前予以吸痰,后平行循环辅助10分钟后停机顺利,改良超滤10分钟。血气分析结果:pH 7.39,PO$_2$ 60 mmHg,PCO$_2$ 36 mmHg,K$^+$ 3.6 mmol/L,Ca^{2+} 1.16 mmol/L,BE −3.0 mmol/L,Lac 2.7 mmol/L。给予凝血酶原复合物80 IU静滴减少渗血。止血和关胸过程顺利。手术结束后,患儿BP 65~70/38~42 mmHg(上、下肢),HR 160次/分左右,SpO$_2$ 96%,多巴胺5.0 μg/(kg·min)静脉滴注。

术后转归

患儿带气管导管转入心脏监护室,继续呼吸机支持治疗;术后第2天拔除气管导管,无创呼吸机支持;术后第4天转入普通病房,第14天出院。

出院诊断:动脉导管动脉瘤、动脉导管未闭、房间隔缺损、新生儿肺炎、呼吸衰竭。

知识点回顾

▶ **1. 动脉导管动脉瘤的解剖**

DAA的基本特征是动脉导管呈囊状或纺锤状扩张和延伸,瘤体的直径范围为6.5~11.2 mm。尽管DAA可在产前超声检查时发现,但绝大多数DAA是在出生后的头两个月发现的。DAA的形成可能与先天性的动脉导管内膜垫或弹力蛋白的异常形成有关,也可能与PDA结扎或感染有关。大多数DAA无须手术治疗,可以自愈,这可能为PDA的渐进收缩和血栓形成有关。

▶ **2. 动脉导管动脉瘤的常见并发症和转归**

根据Lund等的文献综述,小于2个月的DAA患儿并发症发生率约为30%,大于2个月的患儿并发症可增加到60%。这些并发症主要包括动脉瘤扩张至肺动脉或主动脉、自发性破裂、侵蚀或压迫邻近结构以及感染。大多数DAA患儿无症状,轻度受累的患儿可因为压迫喉返神经或膈神经而出现声音嘶哑或呼吸困难,也可能压迫左主支气管而产生梗阻,极少数患儿也可能会发生危及生命的并发症。超声心动图密切随访是评估DAA自发消退的重要手段。Chen曾报道1例出生3天的DAA新生儿,最大直径1.5 cm,压迫左肺动脉,但无任何症状,也没有明显的心脏杂音,也未做任何处理。1个月大时心超复查提示PDA关闭,9个月大时CT检查提示DAA血栓形成并钙化。

▶ **3. 动脉导管动脉瘤的手术指证**

当出现以下情况时应考虑手术切除:① 非新

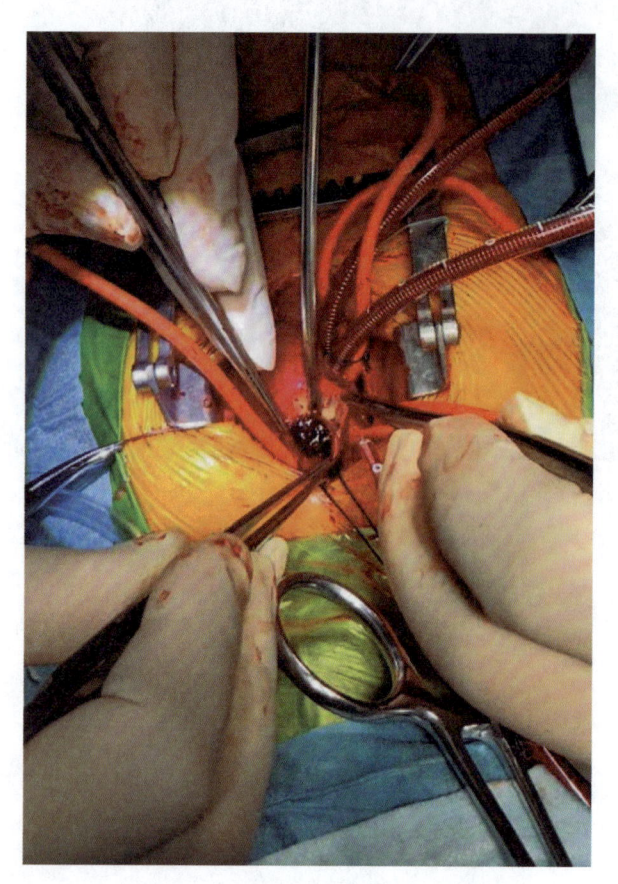

图2-6 肺动脉内动脉导管瘤的瘤体

生儿期导管未闭伴动脉瘤;② 相关结缔组织疾病;③ 血栓延伸至邻近血管或血栓栓塞的证据;④ 邻近血管明显受压。

讨 论

DAA曾被认为是一种罕见的疾病,但近年的新生足月儿超声心动图筛查显示,动脉导管动脉瘤的发生率高达8.8%,这并不像我们认为的那么罕见。尽管大多数DAA患儿无症状或者可以自愈,但确实存在自发破裂、严重压迫或侵蚀周围组织,需要急诊手术,麻醉风险极高,麻醉过程中尤其要保持循环系统的稳定,避免瘤体破裂,导致死亡。

1. 术前评估与准备

本例患儿以气促为主要临床表现,超声及CT都显示肺动脉受压征象,需行急诊手术,解除压迫。除遵循新生儿先心手术的麻醉管理原则外,这类患儿的术前转运要特别注意保持平稳,避免呛咳和血压的明显波动,既要避免高血压导致的瘤体破裂,甚至猝死,又要避免血压过低导致的重要组织器官灌注不足。在任何操作之前都应保持足够的镇静和镇痛深度。本例患儿转运前给予咪达唑仑和肌肉松弛剂,保持适度镇静与肌肉松弛,避免呛咳,保证转运过程的平稳。此外,麻醉医师、心外科医生以及CICU医生均需一起参加患儿的转运,同时严密监测心电图、血压、脉率氧饱和度以及二氧化碳的变化。

2. 术中麻醉管理

麻醉诱导前应备好各类抢救药物,且手术医师和体外循环医师应处在即可手术状态,以便应对病情突然恶化时的紧急手术。麻醉诱导时选用对循环影响较小的依托咪酯并辅以大剂量阿片类药物的方式。大剂量的阿片类药物可以降低患儿应激反应,控制儿茶酚胺的水平,有利于保持循环的稳定。芬太尼或者舒芬太尼均为理想的阿片类药物,本例患儿选用长效的舒芬太尼。麻醉维持采用舒芬太尼、丙泊酚以及罗库溴铵持续静脉泵注的方式给药,达到充分镇静、镇痛以及制动的目的,同时也尽可能降低了麻醉药物对循环系统的抑制作用。

由于患儿为PDA部位的手术,动脉穿刺置管测压首选下肢动脉,但考虑患儿PDA降主动脉端有动脉瘤,主动脉端缝合术可能会导致降主动脉缩窄,引起上、下肢血压的明显差异,同时为避免手术操作对左侧桡动脉测压的影响,同时对下肢的股动脉和上肢的右侧桡动脉进行穿刺置管测压,以便术中和术后及时进行对比观察。虽然PDA手术通常在侧卧位非体外下进行,但由于患儿年龄小、体重轻、手术部位结构不清,手术医生选择了深低温停循环下行手术,明确解剖,手术顺利。

本例患儿的DAA瘤体压迫肺动脉,造成肺动脉压力增高,加之新生儿期肺动脉阻力偏高,患儿心房水平出现双向分流,导致患儿缺氧、酸中毒及发绀等。呼吸管理应避免患儿低氧和二氧化碳蓄积,加剧肺动脉高压和心房水平上的右向左分流,导致发绀缺氧加重以及血流动力学的进一步恶化。

总 结

尽管DAA的发生率并不低,但需急诊手术的患儿很少。有手术指征的患儿应该在完善术前检查后尽早手术,转运及麻醉过程应力求平稳,以免瘤体破裂导致大出血和死亡等严重不良事件的发生。

(孙 瑛)

参考文献

[1] Jan SL, Hwang B, Fu YC, et al. Isolated neonatal ductus arteriosus aneurysm. J Am Coll Cardiol 2002, 39: 342 - 347.

[2] Doege C, Linderkamp O, Gorenflo M, et al. Treatment of an aneurysmal dilatation of the ductus arteriosus with indomethacin in a premature infant. Pediatr Cardiol 2006, 27: 166 - 167.

[3] Lund JT, Hansen D, Brocks V, et al. Aneurysm of the ductus arteriosus in the neonate: three case reports with a review of the literature. Pediatr Cardiol 1992, 13: 222 - 226.

[4] Hornberger LK. Congenital ductus arteriosus aneurysm. J Am Coll Cardiol 2002, 39: 348 - 350.

[5] Tsai IC, Fu YC, Jan SL, et al. Spontaneous regression of a large ductus arteriosus aneurysm in a neonate. J Pediatr 2008, 153: 143.

11 主肺动脉窗并发重症肺炎患儿行纠治术的麻醉管理

摘要

1个月的男婴,因气促、呼吸费力就诊,心脏超声提示"主肺动脉窗,房间隔缺损(Ⅱ型)、三尖瓣中度反流、肺动脉瓣反流、中重度肺动脉高压(100 mmHg)"。胸片提示"双肺渗出",诊断为"主肺动脉窗并发重症肺炎"。入院后积极抗感染和优化心功能。感染控制后在全身麻醉下行主肺动脉窗根治术。麻醉管理的重点在于控制感染的同时,优化通气管理,合理使用正性肌力药物,维持体-肺循环的平衡。

主肺动脉窗(aortopulmonary window,APW)又称主肺动脉瘘或主肺动脉间隔缺损,是胚胎发育过程中的动脉干融合或排列异常引起的罕见先天性心脏病,约占先天性心脏病的0.1%～0.6%。如果在出生后一年内未得到及时纠治,那么肺动脉高压就会迅速恶化,40%左右的病例将面临死亡的风险。患儿的远期并发症包括心功能不全、冠状动脉灌注不足及严重的肺动脉高压等。这类患儿普遍存在肺循环超负荷,肺血的多少主要取决于缺损的大小和主、肺动脉之间的压力阶差。肺血增多可导致不可逆的肺血管病变,并发重症肺炎,麻醉管理面临巨大的挑战。本文报道1例伴发重症肺炎的主肺动脉窗患儿手术的麻醉管理经验。

● **病例描述** ●

患儿,男,1个月26天,体重4.0 kg。足月剖宫产,无窒息史。患儿因气促、呼吸费力就诊。就诊时患儿烦躁不安,气促呻吟,面色灰暗,点头样呼吸,面罩吸氧时脉搏氧饱和度(SpO_2)80%,呼吸频率(RR)70次/分,心率(HR)180次/分。CT检查示先天性心脏病,右位主动脉弓,右位降主动脉,主肺动脉窗,房间隔缺损。心脏彩超提示主肺动脉窗,房间隔缺损(Ⅱ型)1.13 cm、三尖瓣中度反流、肺动脉瓣反流、中重度肺动脉高压(100 mmHg)。考虑患儿"支气管肺炎、呼吸困难,主肺动脉窗,房间隔缺损、肺动脉高压"收入PICU。

体格检查：肺听诊湿啰音,闻及2～3肋间Ⅱ/Ⅵ的收缩期杂音,肺动脉瓣第二心音亢进。

辅助检查：胸片示心影大,两肺渗出。心电图示窦性心律,左心房肥大,右心室肥大可能,QT缩短。

入院后积极抗感染和优化心功能,给予头孢唑肟、哌拉西林钠他唑巴坦钠抗感染,地高辛强心,呋塞米利尿。当天晚上出现呼吸困难加重,面罩吸氧下SpO_2 80%,RR 80次/分,HR 180次/分,面色发绀。血气分析：$PaCO_2$ 62 mmHg,PaO_2 42 mmHg,考虑重症肺炎,呼吸衰竭。予以气管插管行机械通气：通气模式为压力控制辅助通气(PC-AC),吸入氧分数(FiO_2)50%,呼气终末正压(PEEP)5 cmH_2O,气道峰压(PIP)23 cmH_2O,RR 30次/分。给予氢化可的松减少肺部炎症。入院10天,肺部感染得以控制,胸外科会诊后决定行主肺动脉窗根治术。

麻醉经过

患儿带气管插管和持续静脉泵注多巴酚丁胺 5.0 μg/(kg·min)进入手术室,入室后给予常规监测,无创血压(NBP)72/35 mmHg,HR 150 次/分,SpO_2 90%。予咪达唑仑 0.4 mg,依托咪酯 1.2 mg,舒芬太尼 5.0 μg,罗库溴铵 2.5 mg 静脉诱导,麻醉维持给予异丙酚 4.0 mg/(kg·h)复合舒芬太尼 2.0 μg/(kg·h)泵注。术中压力控制-容量保证通气模式(pressure controlled ventilation-volume guarantee,PCV-VG)下控制通气,氧流量 1.0 L/min,FiO_2 50%,潮气量(VT)40 ml,RR 24 次/分,吸呼比(I∶E)为 1∶2,PEEP 4.0 cmH_2O,术中维持呼气末二氧化碳分压(partial pressure of end-tidal carbon dioxide,$ETCO_2$)40～45 mmHg。

麻醉诱导后开放颈内静脉以备术中监测中心静脉压和输注血管活性药物;左侧桡动脉穿刺置管,监测有创动脉压(ABP)和血气分析;术中采用近红外脑氧饱和度监测仪监测脑氧饱和度(ScO_2),基础值为 68%,术中维持 ScO_2 不低于或高于基础值的 15%。抽取上腔静脉血测定混合静脉血的氧饱和度(SvO_2),基础值为 67%,同时测得脉搏氧饱和度 90%,推算得出肺循环血量(Q_p)∶体循环血量(Q_s)为 2.3∶1(计算方法见讨论部分)。调整 FiO_2 和呼吸参数,尽量维持患儿的 Q_p∶Q_s 平衡。胸骨打开后静注 3.0 mg/kg 肝素钠,迅速建立体外循环。主动脉阻断后行主肺动脉窗修补术,阻断时间 52 分钟,主动脉开放后,给予瑞莫杜林 20 ng/(kg·min),降低肺动脉高压,肺动脉测压 35/17(23)mmHg,动脉压 92/55(50)mmHg,顺利脱离体外循环,按照 1.2∶1 比例给予鱼精蛋白拮抗肝素,并考虑患儿体外循环时间较长,静注Ⅶ因子改善凝血功能。充分止血后关胸,患儿呼吸循环功能稳定。入室及出室血气检测结果见表 2-7。

术后转归

手术过程持续 3 小时 40 分钟,术中输注醋酸林格液 60 ml,红细胞悬液 50 ml,尿量 15 ml,术毕患儿 ABP 96/49 mmHg,HR 113 次/分,SpO_2 100%。患儿带气管插管,有创动脉、EKG、SpO_2 监测下转入心脏外科监护病房。继续强心、维持水电解质平衡、感染干预及营养支持,同时积极干预肺高压,术后第 12 天拔除气管导管,术后第 27 天患儿出院。

知识点回顾

1. 主肺动脉窗

APW 是升主动脉与主肺动脉之间出现的巨大缺损。这种解剖异常是由于螺旋隔未能完全分割胚胎的动脉干而造成。APW 占先天性心脏病的 0.1%～0.6%。其中 50%～80% 的患儿伴有动脉导管未闭、冠状动脉异常起源右肺动脉、右肺动脉起源于主动脉、主动脉弓中断或缩窄。病理生理类似于粗大的动脉导管,早期手术干预对于防止充血性心力衰竭(大量左向右分流)及晚期肺动脉高压的产生有重要意义。APW 分为 3 型:Ⅰ型为近端缺损,Ⅱ型为远端缺损,Ⅲ型为完全缺损或过渡性缺损。这一分型注重于疾病本身缺损的位置,但对于 APW 来说,缺损的大小对于疾病的病理生理及预后影响更大。这类疾病很少伴发 DiGeorge 综合征,提示其并非来源于圆锥隔异常,此点有别于其他大动脉畸形疾病,如伴有主动脉中断的室间隔缺损、法洛四联症及永存动脉干。少数 APW 患儿可以发生严重的肺部感染,表现为广泛性的肺实质性和肺血管性改变,这种情况会使 APW 的病理生理更加复杂,即大量的肺血流加重了肺部渗出及肺血管病变;而重症感染则减少了肺的顺应性,增加了肺部阻力及肺部通气血流的不匹配。这两种病理状态使 APW 患儿更容易出现肺动脉高压及心功能不全的表现。APW 患儿伴发肺炎的病理生理机制见图 2-7。

胎儿时期由于升主动脉及肺动脉根部压力大致相同而造成两者之间的分流不明显,所以胎儿超声筛查率很低。出生后由于肺动脉压迅速下降,大的缺损很早就可能造成患儿心功能不全或衰竭。对于大缺损早期可能加重肺动脉高压,从而使分流由原先的左向右分流转变为双向分流,导致发绀。APW 最常见的症状包括出汗、喂养困难及体重增长不明显等。体格检查可以发现患儿心动过速、呼吸急促、洪脉等。胸片则提示心影增大及肺

表 2-7 术中血气检测结果

时间点	PH	Hb (g/dL)	Hct (%)	PaO$_2$ (mmHg)	PaCO$_2$ (mmHg)	BE (mmol/L)	Na$^+$ (mmol/L)	K$^+$ (mmol/L)	Cl$^-$ (mmol/L)	Ca^{2+} (mmol/L)	Lac (mmol/L)
入室	7.32	12.5	38.9	132	48	-3.1	135	3.2	108	1.16	1.3
出室	7.448	11.5	35.6	127	35.2	0.7	132	4.2	105	1.26	1.1

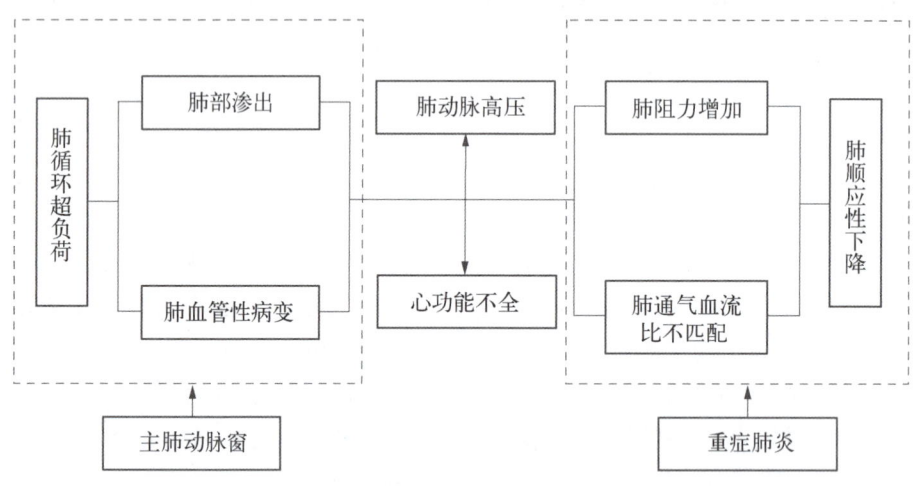

图 2-7 主肺动脉窗伴重症肺炎病理生理图例

血增多。超声诊断仍然是这类疾病的金标准,诊断时应更加注意主肺动脉缺损的大小和位置。

▶ **2. 围术期处理原则**

这类儿童术前管理的重点在于通过限制肺循环的血流量从而改善体循环的输出量。处理原则类似于伴有非梗阻性肺血流的单心室生理或永存动脉干,即维持体肺循环比 1∶1 的生理状态。其血流动力学改变类似于永存动脉干,而较普通的动脉导管未闭更为严重。对于肺血过多的病例必要时可以采用机械通气及使用正性药物来人为地调控肺血流和改善心功能。通气策略在于维持较高的 CO$_2$、低 FiO$_2$ 及维持正常的 pH。必要时可以采用吸入 CO$_2$ 以增加肺血管阻力,改善肺血增多的状态。对于存在慢性心功能不全的患儿,可以使用小剂量正性肌力药物及扩血管药物。值得注意的是,这类儿童应尽量避免术前严重的代谢性酸中毒,以提高患儿术后的存活质量。

单纯性 APW 患儿手术的处理原则在于修补缺损及保护冠状动脉及大血管瓣膜。脱离体外过程中推荐使用米力农,因其具有强心及降低肺血管阻力双重作用。随着对肺动脉高压的研究深入,应用前列环素类似物降低肺动脉高压逐渐增多,目前前列环素类似物复合其他血管活性药物的临床应用也逐渐增多。

这类儿童术后监护需要避免大剂量强心药物,术后要警惕部分患儿可能出现肺动脉压力增高而引发肺动脉高压危象和低心排。这种情况更多发生于大龄儿童,这与此类儿童长期存在未纠正的 APW 导致长期肺循环超负荷有关。所以围术期进行混合静脉氧饱和度或近红外脑氧饱和度监测可以帮助了解体肺循环血量并指导调节体-肺循环平衡,维护组织氧输送及氧供平衡。

● 讨 论 ●

▶ **1. 术前评估与准备**

这类患儿术前对肺高压的判断及肺炎的严重程度的评估是关键。本例患儿根据心脏超声提示术前已存在重度肺高压,这除了和其本身主肺动脉巨大缺损及伴发的房间隔缺损有关外,伴发严重的肺部感染也加重了肺高压。APW 伴发肺部重度感染加速了疾病的发展,可能的原因包括:重症肺炎引起本身存在肺血管性病变(由主肺动脉窗引起)的肺脏产生肺不张、肺塌陷或肺水肿,肺功能下降；APW 则使肺循环超负荷，加重了肺部感染的程度；另外，先天性心脏病患儿免疫力低下也使肺部感染难以好转。

2. 术中麻醉管理

如前所述，此类患儿体外循环前有效地控制体-肺循环血流量的平衡显得尤其重要。根据 Barnea 等关于伴有体-肺分流疾病患儿经典心脏氧输送数学模型，当 $Q_p：Q_s$ 等于或略低于 1 时，组织氧输送最大。临床处理类似病例时可以通过呼吸管理维持较高的 CO_2、低 FiO_2 及正常的 pH，必要时可使用适量的正性肌力药物。肺部炎症可能会给肺血评估带来困难，有时氧合下降不一定是肺血变化引起，肺实质病变也是导致氧合不足的原因。这种情况下调控肺血流量可能加重肺组织的通气/血流比值失匹配、缺氧及心功能不全。故有效的围术期监测及评估对于这类患儿的预后有重要意义。脑组织是机体最为重要的灌注脏器，监测脑的组织氧输送就显得尤为重要。本例患儿通过连续监测近红外脑氧饱和度，使患儿手术过程 ScO_2 维持在 68% 左右，有效地保证了脑组织灌注，减少神经并发症的发生，同时也间接反映了患儿体-肺循环的平衡情况。有文献表明，ScO_2 联合 SvO_2 更有利于调控存在分流的心脏病患儿围术期的体-肺循环血量，改善预后。根据 Fick 原理，体-肺循环血流量比值为 $(SaO_2 - SvO_2)/(SpaO_2 - SpvO_2)$，其中 SaO_2 为动脉氧饱和度、SvO_2 为混合静脉氧饱和度、$SpaO_2$ 为肺动脉氧饱和度，而 $SpvO_2$ 为肺静脉氧饱和度，正常情况下，$SpaO_2 - SpvO_2$ 的差值变化很小，在 10% 之间，因此在测定 SaO_2、SvO_2 后就可以有效评估体肺循环血流量比值，帮助管理及平衡体肺动脉血量。临床可以通过抽取动脉及上腔静脉血气估算体-肺循环血流量比。如本例患儿基础 SaO_2 为 90%，SvO_2 为 67%，设定 $SpaO_2 - SpvO_2$ 差值为 10%，根据计算得出 $Q_p：Q_s$ 为 2.3：1，存在肺血过多的情况，故不难理解患儿早期就存在充血性心力衰竭的症状。SaO_2 与 SvO_2 梯度增加，考虑肺血流增加，可以通过通气策略包括减少呼吸频率及潮气量等减少肺血流。在调控呼吸参数后仍无法维持有效的 SaO_2 与 SvO_2 梯度，如 SaO_2 与 SvO_2 梯度仍然增加，则可能是氧摄取率不足，应考虑心功能不全，这种情况下可以通过使用血管活性药物调控动脉张力从而有利于调控体肺循环比，保证主肺动脉窗的循环稳定。对于麻醉医生而言，除了通过呼吸及血管活性药物控制 Q_p/Q_s 平衡外，更为关心的是麻醉药物对体肺循环血流的影响。Tracy 等使用超声速度时间积分法计算左向右分流心脏疾病患儿的体肺循环比，发现 1~1.5 MAC 七氟烷、氟烷、异氟烷及芬太尼复合咪达唑仑并不改变这类心脏疾病的体-肺循环比值。提示麻醉药物临床常规剂量对于左向右分流心脏疾病具有一定的安全范畴，而主肺动脉窗的基本病理生理也属于大量的左向右分流，故可以推测常规剂量的麻醉药物对这类患儿也是安全的。

值得注意的是，本例患儿在经过术前呼吸管理及正性肌力药物使用后，术前 Q_p/Q_s 仍然偏高，可能和主肺动脉窗非限制性分流及肺部实质性病变等因素有关，提示这类患儿早期手术的必要性。轻易暂缓处理心脏解剖异常可能会使患儿病情进一步恶化。手术从根本上解决了主动脉与肺动脉之间的分流，一方面有效控制了肺血流，另一方面减少了肺血流增多所引起的心功能不全，同时有利于控制肺部感染。这例患儿在手术前就出现了难以纠正的低氧、低血压及严重的肺部感染征象等情况，而手术后肺部感染则得到了有效的控制，这些都证明及早手术对患儿是有利的。

3. 术后麻醉管理

APW 术后的管理要点包括积极控制肺高压、防止肺高压危象的发生。有效方法包括疼痛管理、适当深度的镇静、有效的通气管理（如适当的 PEEP、轻度过度通气等）及使用缓解肺高压的药物等。如果伴发严重的肺部感染，需要有效的抗感染、增强免疫力及物理治疗以帮助肺部炎症的减轻。本例患儿术后予以以上处理后，肺部炎症得到了有效的控制，心肺功能也逐步恢复，预后良好。

4. 不足之处

在条件允许的情况下，这类患儿术前可通过心导管评估肺高压严重程度，这对于麻醉和监护用药指导及手术的成功具有重要意义，另外导管检查也可以直接有效地评估体-肺循环血流量。可惜的是，本例患儿疾病进展较快，未进行完善的术前评估，缺少术前肺高压和 Q_p/Q_s 的客观指标，这也是本例患儿处理存在不足的地方。

总 结

综上所述，本例患儿在原有 APW 的基础上伴发严重的肺部感染，给麻醉医生调控体-肺循环平衡带来困难，处理原则是在控制感染的同时，通过通气管理及使用正性肌力药物维持体-肺循环平衡。近红外脑氧饱和度与混合静脉氧饱和度的联合使用对于评估及管理体-肺循环的血流量具有重要的意义。

（卞 勇）

参考文献

[1] Tiraboschi R, Salomone G, Crupi G, et al. Aortopulmonary window in the first year of life: report on 11 surgical cases. The Annals of thoracic surgery 1988, 46(4): 438-441.

[2] Kutsche LM, Van Mierop LH. Anatomy and pathogenesis of aorticopulmonary septal defect. The American journal of cardiology 1987, 59(5): 443-447.

[3] Erez E, Dagan O, Georghiou GP, et al. Surgical management of aortopulmonary window and associated lesions. The Annals of thoracic surgery 2004, 77(2): 484-487.

[4] Blieden LC, Moller JH. Aorticopulmonary septal defect. An experience with 17 patients. British heart journal 1974, 36(7): 630-635.

[5] Gowda D, Gajjar T, Rao JN, et al. Surgical management of aortopulmonary window: 24 years of experience and lessons learned. Interactive cardiovascular and thoracic surgery 2017, 25(2): 302-309.

[6] Jacobs JP, Quintessenza JA, Gaynor JW, et al. Congenital Heart Surgery Nomenclature and Database Project: aortopulmonary window. The Annals of thoracic surgery 2000, 69(4 Suppl): S44-49.

[7] Qureshi SA, Reidy JF. Arterio-venous fistulas and related conditions. Paediatric Cardiology (Third Edition) 2010: 1035-1054.

[8] Bagtharia R, Trivedi KR, Burkhart HM, et al. Outcomes for patients with an aortopulmonary window, and the impact of associated cardiovascular lesions. Cardiology in the young 2004, 14(5): 473-480.

[9] Koch AM, Hammersen G, Rüffer A. Aortopulmonary window. European heart journal 2012, 33(10): 1200.

[10] Hansmann G. Pulmonary Hypertension in Infants, Children, and Young Adults. Journal of the American College of Cardiology 2017, 69(20): 2551-2569.

[11] Talwar S, Siddharth B, Gupta SK, et al. Aortopulmonary window: results of repair beyond infancy. Interactive cardiovascular and thoracic surgery 2017, 25(5): 740-744.

[12] Kumar V, Singh RS, Thingnam SKS, et al. Surgical outcome in aortopulmonary window beyond the neonatal period. Journal of cardiac surgery 2019, 34(5): 300-304.

[13] Gangana CS, Malheiros AF, Alves EV, et al. Aortopulmonary window — impact of associated lesions on surgical results. Arquivos brasileiros de cardiologia 2007, 88(4): 402-407.

[14] Marangu D, Zar HJ. Childhood pneumonia in low-and-middle-income countries: An update. Paediatric respiratory reviews 2019, 32: 3-9.

[15] Photiadis J, Sinzobahamvya N, Fink C, et al. Optimal pulmonary to systemic blood flow ratio for best hemodynamic status and outcome early after Norwood operation. European journal of cardio-thoracic surgery: official journal of the European Association for Cardio-thoracic Surgery 2006, 29(4): 551-556.

[16] Barnea O, Santamore WP, Rossi A, et al. Estimation of oxygen delivery in newborns with a univentricular circulation. Circulation 1998, 98(14): 1407-1413.

[17] Gagnon MH, Kussman BD, Zhou L, et al. Sensitivity of a Next-Generation NIRS Device to Detect Low Mixed Venous Oxyhemoglobin Saturations in the Single Ventricle Population. Anesthesia and analgesia 2020, 131(3): e138-e141.

[18] Walley KR. Use of central venous oxygen saturation to guide therapy. American journal of respiratory and critical care medicine 2011, 184(5): 514-520.

[19] Laird TH, Stayer SA, Rivenes SM, et al. Pulmonary-to-systemic blood flow ratio effects of sevoflurane, isoflurane, halothane, and fentanyl/midazolam with 100% oxygen in children with congenital heart disease. Anesthesia and analgesia 2002, 95(5): 1200-1206.

12 孤立性主动脉缩窄患儿行主动脉端端吻合术的麻醉管理

摘要

1岁女童,因体检发现心脏杂音,超声检查发现主动脉缩窄,拟在全身麻醉非体外循环支持下行主动脉端端吻合术。术中行控制性降温、降压、主动脉阻断下切除狭窄段行端端吻合术,重建血管结构,开放循环后的上、下肢血压差明显缩小,生命体征平稳;术毕安全转运至心脏监护病房。孤立性的主动脉缩窄行端端吻合术通常是在非体外循环下完成的,麻醉关注的要点是维持血流动力学稳定和脏器功能的保护。

主动脉缩窄（coarctation of aorta, CoA）是指主动脉的非连续性狭窄或者局部狭窄。尽管狭窄部位主要发生在左锁骨下动脉起始部位的远端和动脉导管与主动脉连接部位的对侧。但临床上也可以遇到较长段的狭窄或腹主动脉缩窄。狭窄段以上高血压和脉搏增强、狭窄段以下低血压和脉搏减弱,以及左心压力超负荷和下半身低灌注是主动脉缩窄的主要临床特征。CoA的解剖学特征为主动脉内壁存在凹陷或不连续的纤维嵴凸起,但其病理生理学改变因缩窄的严重程度、合并病变以及侧支循环代偿等的不同而多种多样。根据是否合并其他心内畸形,CoA纠治术的方式有所不同,未合并其他心内畸形的孤立性主动脉缩窄患儿纠治术通常在非体外循环下实施。麻醉管理的重点是维持血流动力学稳定和脏器功能的保护。本文报道1例单纯性主动脉缩窄患儿在全身麻醉非体外循环支持下行主动脉端端吻合术的麻醉管理。

● **病例描述** ●

患儿,女,1岁1个月,身长77 cm,体重8.0 kg,足月顺产,无产时窒息史。因体检发现心脏杂音,超声检查发现主动脉缩窄,拟在全身麻醉非体外循环下行主动脉端端吻合术。

体格检查：神清,精神可,无明显青紫,双肺呼吸音对称,未及明显干湿啰音,胸骨左缘第2～3肋间可闻及Ⅱ/Ⅵ级收缩期杂音,下肢动脉搏动减弱。

心脏超声：心内结构未见明显异常,主动脉缩窄（压差58 mmHg）,左心收缩功能正常范围。

胸部大血管CT：主动脉缩窄,狭窄段位于降主动脉胸段起始部,直径2.7 mm,远端降主动脉扩张,直径10.4 mm。

● **麻醉经过** ●

患儿入室后予常规监测,上肢无创血压（NBP）105/55 mmHg,心率（HR）138次/分,脉搏氧饱和度（SpO$_2$）100%。静脉麻醉诱导：咪达唑仑1.0 mg,依托咪酯2.5 mg,舒芬太尼20 μg,罗库溴铵5.0 mg,气管插管顺利,压力控制-容量保证模式（PCV-VG）控制通气,氧流量1 L/min,吸入氧分数（FiO$_2$）50%,潮气量（VT）80 ml,呼吸频率（RR）24次/分,术中呼气末二氧化碳分压（ETCO$_2$）维持在30～

40 mmHg。麻醉诱导后在超声引导下行右侧颈内静脉穿刺置管监测中心静脉压(CVP),右侧桡动脉、股动脉穿刺置管监测上、下肢的有创动脉压(ABP),上肢 ABP 112/65 mmHg,下肢 ABP 67/45 mmHg。麻醉维持:丙泊酚 5.0 mg/(kg·h),舒芬太尼 2.5 μg/(kg·h),罗库溴铵 0.6 mg/(kg·h)静脉泵注,间断复合吸入 1%~2%七氟烷维持麻醉。

术中患儿头部放置冰袋并使用水毯行控制性降温,将肛温降至 34℃。主动脉阻断前,使用硝普钠 1.0 μg/(kg·min)行控制性降血压,将上肢收缩压维持在 90~100 mmHg,然后阻断主动脉开始手术,阻断时间约为 15 分钟,上肢血压维持在 90~100 mmHg,下肢血压不低于 40 mmHg,完成主动脉端端吻合后开放主动脉,停用硝普钠并开始复温,肛温升至 36℃以上后复查动脉血气(表 2-8),给予 5%碳酸氢钠 2 ml/kg 纠正代谢性酸中毒,维持内环境稳定。患儿上肢 ABP 99/61 mmHg,下肢 ABP 88/56 mmHg,上下肢压差明显缩小。充分止血后关胸,安全转运至心脏监护病房(CICU)。

表 2-8 术中血气检测结果

时间点	pH	Hb (g/dL)	PaO₂ (mmHg)	PaCO₂ (mmHg)	BE (mmol/L)	Hct (%)	K⁺ (mmol/L)	Ca²⁺ (mmol/L)	Cl⁻ (mmol/L)	Lac (mmol/L)	Na⁺ (mmol/L)
入室	7.39	11.9	275	33.7	-2.7	36.4	3.6	1.23	108	0.8	136
出室	7.31	11.5	299	34.9	-5.6	42.2	3.5	1.21	110	2.7	135

● 术后转归 ●

手术时间 90 分钟,降主动脉阻断 15 分钟,出血约 10 ml。术中输注醋酸林格液 150 ml,尿量 20 ml,术毕带气管导管安返。术后 24 小时拔管,2 天后出 CICU,1 周后出院。

● 知识点回顾 ●

▶ 1. CoA 分型

(1) 根据是否合并其他心内畸形,CoA 可分为三大类:
1) 孤立性 CoA。
2) CoA 合并室间隔缺损。
3) CoA 合并其他心内畸形。
(2) 根据缩窄的范围和程度,CoA 分为两大类:
1) 单纯性 CoA。
2) 主动脉弓发育不良(指主动脉弓发育不良指主动脉弓或峡部存在一定程度的狭窄)。
(3) 根据患儿的临床表现,CoA 可分为两大类:
1) 婴儿型:大多表现为充血性心力衰竭症状,心脏听诊可闻及奔马律及收缩期杂音,股动脉搏动减弱或消失,部分患儿下肢皮肤略有暗紫。

2) 成人型:常无明显自觉症状,体检时发现上肢血压高于下肢,股动脉搏动减弱或消失。

▶ 2. CoA 手术指征

CoA 患儿如果存在呼吸费力、喂养困难、生长发育落后等慢性心功能不全症状,应在药物治疗调整心功能后限期手术。一般认为应尽早手术治疗,时间越晚出现高血压、动脉瘤以及死亡的风险也就越高。成人型 CoA 患儿虽然无明显症状,但一些特定情况下仍需手术治疗,手术指征包括:

(1) 主动脉缩窄段两端压力阶差>20 mmHg。

(2) 虽然主动脉缩窄段两端压力阶差≤20 mmHg,但影像学检查发现明确的解剖狭窄证据,且有丰富侧支或已存在收缩期高血压。

● 讨 论 ●

▶ 1. 术前评估与准备

CoA 患儿的病理生理改变主要取决于主动脉狭窄的严重程度和部位、合并的其他心脏病变的类型与严重程度、动脉导管(PDA)所能向主动脉提供的血流量以及主动远端侧支循环建立的状态。术前应着重评估导致 CoA 患儿病理生理改变的这些因素。此外,主动脉狭窄导致左心室后负荷增加,患儿容易发生充血性心力衰竭和肺水肿，所以应特别关注是否存在如呼吸急促、发绀、喂养困难等症状，注意术前评估患儿的心脏功能；上、下肢脉压差明显增大和下肢动脉搏动减弱或消失是反映主动脉狭窄程度的简单易行指标；狭窄近端部位的 SpO_2 明显高于狭窄远端部位是主动脉缩窄十分严重的指标，提示肺动脉通过开放的 PDA 向主动脉狭窄远端提供血液灌注，这种情况又称为差异性发绀。由于狭窄远端血压下降，可能导致下半身的重要脏器灌注不足，应特别注意肾脏及脊髓等的功能评估。对于部分重度 CoA 患儿，特别是合并左心和主动脉弓发育不良的患儿，需要依赖 PDA 的开放才能生存，术前保持 PDA 的开放。不同 CoA 类型的手术方式也不同，CT 和 MRI 能够明确狭窄段位置、长度以及是否合并其他心内畸形，心脏超声可估算狭窄段两端的压力阶差，麻醉医师需根据上述术前检查结果及可能施行的手术方式提前做好相应的准备。

▶ **2. 术中麻醉管理**

小儿孤立性主动脉缩窄通常在非体外循环下完成纠治，且术中重建主动脉血管结构需要阻断主动脉血供，除心脏、大脑之外，全身其他各重要脏器都存在缺血缺氧的可能。因此术中麻醉管理重点关注：

（1）麻醉诱导与维持。对于仅存在近端高血压或上、下肢脉压差较小的年长 CoA 患儿，无论是吸入全身麻醉，还是静脉全身麻醉，患儿均能比较好地耐受；对于需要进行 CoA 纠治术的新生儿或婴幼儿，病情通常比较严重，需要依赖于 PDA 的开放，为狭窄远端提供前向血流，常合并远端灌注不足、心力衰竭及肺水肿，术前应用前列地尔保持 PDA 开放。此类患儿对吸入全身麻醉耐受性较差，对大剂量阿片类药物为主的静脉全身麻醉耐受性较好。

（2）维持术中血流动力学稳定。CoA 患儿上、下肢血压通常存在明显的压差，所以建议同时监测上、下肢的 ABP，而且必须建立右上肢的 ABP。因为术中阻断主动脉时可能导致左上肢的血流中断，或者影响到左锁骨下动脉的开口，左侧桡动脉 ABP 无法可靠反应患儿的整体血压情况，而右侧桡动脉的 ABP 不受影响。CoA 患儿的下肢动脉搏动通常比较弱或消失，导致股动脉穿刺置管困难，建议在超声引导下实施股动脉穿刺，以提高穿刺成功率；如果穿刺失败，可考虑血管切开置管，或在下肢袖带无创测压，并同时监测上、下肢的 SpO_2。

主动脉端端吻合术需要阻断主动脉，阻断时近端血压急剧升高可能导致脑血管意外和急性心力衰竭。通过控制性降压可有效地预防脑血管意外和急性心力衰竭，在主动脉阻断前使用降压药物将上肢 ABP 降至正常或略低于正常水平，但降幅不应超过基础值的 20%。由于下半身低灌注，控制性降压将增加脊髓和肾脏等重要脏器缺血的风险，导致脊髓截瘫和肾功能衰竭，所以控制性降压时应特别注意降压的幅度和时间，最好控制在正常或略低于平常的水平，时间尽可能短，还应同时应用允许性低体温，直肠和鼻咽温度到达 34~35℃，为主动脉阻断期间的脊髓提供一定的保护措施，同时也应避免过度低体温。此外，脊髓电生理功能监测也是十分必要的指导措施。近年来，控制性降压在 CoA 纠治术中的应用越来越少。

（3）脏器功能保护。术中阻断主动脉后，远端血压降低可能导致脊髓损伤和腹腔脏器急性缺血缺氧损伤，这些严重的并发症可通过适当的降温和尽量缩短主动脉阻断时间来预防。低温可以减少组织细胞的需氧量，降低组织代谢率稳定细胞膜，从而增加组织对缺血缺氧的耐受性，同时低温还可以减少兴奋性神经递质的释放间接起到保护脊髓的目的。有研究表明，主动脉阻断的安全时限是 30 分钟，主动脉阻断 60 分钟后截瘫的发生率高达 25% 以上，所以在 CoA 纠治术中应特别注意保护重要脏器的功能。主动脉弓部阻断时，必须至少保持一支颈动脉保持开放状态，以保证脑灌注，防止脑损伤。近红外光谱法（NIRS）可以检测脑部、肾脏以及肠道部位的组织氧饱和度，间接反映重要脏器的血流改变，对早期识别重要脏器的损伤有较好的帮助作用。

▶ **3. 术后麻醉管理**

当主动脉血管结构重建完成并开放主动脉后，由于血流重新分布，阻断期间产生的无氧代谢产物进入血液循环，可引起血流动力学剧烈波动。主动脉开放后可能出现的早期并发症主要包括：

（1）一过性低血压。开放主动脉后，远端组织可能会发生反应性充血、血管扩张及一过性低血压；乳酸释放也会增加，$PaCO_2$ 也会升高，主动脉开放前扩充血容量，增加分钟通气量，必要时给予碳酸氢钠及血管活性药物等，这些措施可以减少一过性低血压的发生。

（2）术后早期高血压。一般出现在术后即刻，大多数会在术后 24 小时内消退，也有部分患儿可持续达一周左右的时间。这可能与主动脉开放，血流动力学剧烈变化，导致颈动脉窦和主动脉弓的压力感受器改变，引起儿茶酚胺的释放增多有关，后期也可能与肾素-血管紧张素-醛固酮系统有关。严重者可使用β受体阻滞剂或/和血管扩张药物来控制这一反跳性高血压，同时要保持足够的镇痛与镇静。

（3）低心排综合征。新生儿及小婴儿术后可能发生低心排综合征，可能与术前左心功能不全、术中阻断时间较长有关。处理可使用正性肌力药物增强心肌收缩力，并降低左心后负荷。严重者可行体外膜肺氧合（ECMO）支持。

● 总　结 ●

总之，非体外循环下主动脉缩窄纠治术麻醉管理原则为：主动脉阻断前，以控制血压、维护心功能为主要目标，主动脉阻断期间注意脏器功能保护，主动脉开放后则应注意扩容、纠正酸中毒，维持循环血压稳定。

（王燕婷）

参考文献

［1］章坚,吴春,潘征夏,等.非体外循环主动脉缩窄根治术治疗儿童主动脉缩窄的疗效分析［J］.临床小儿外科杂志,2021,20(4)：370-375.
［2］徐志伟.小儿心脏手术学［M］.北京：人民军医出版社,2006,307-315.
［3］武开宏,孙剑,莫绪明,等.儿童先天性主动脉缩窄的解剖特点及外科治疗策略［J］.中华解剖与临床杂志,2016,(6)：548-551.
［4］高晓音(综述),吴春(审校).主动脉缩窄的治疗进展［J］.临床小儿外科杂志,2014,(6)：557-559,567.
［5］Vigneswaran Trisha V, Sinha Manish D, Valverde Israel, et al. Hypertension in Coarctation of the Aorta: Challenges in Diagnosis in Children［J］. Pediatric Cardiology, 2018, 39(1)：1-10.
［6］张海波,李守军.先天性心脏病外科治疗中国专家共识(十一)：主动脉缩窄与主动脉弓中断［J］.中国胸心血管外科临床杂志,2020,27(11)：1255-1261.

13

主动脉缩窄合并室间隔、房间隔缺损患儿行纠治术的麻醉管理

摘要

2个月的女婴,主动脉缩窄(CoA)合并室间隔缺损(VSD)、房间隔缺损(ASD),因随访发现脉搏氧饱和度(SpO$_2$)为94%,肝脏肋下1.0 cm入院,拟在全身麻醉下行主动脉缩窄纠治术+室间隔、房间隔缺损修补术。此患儿存在左心室压力超负荷和下半身低灌注,VSD、ASD的左向右分流进一步减少左心室的有效前向血流,并引发肺动脉高压。因此,体外循环之前应注意保持适当的体-肺循环的阻力比值,并通过维持较高的前负荷来保障下半身的组织灌注;体外循环后则需要通过过度通气来降低右心室的后负荷,并使用强心药物增强心肌收缩力,维持循环稳定,确保全身组织灌注。

主动脉缩窄(coarctation of aorta, CoA)是指在动脉导管或动脉韧带邻近区域的主动脉狭窄,其病理生理学改变多样,常合并其他先天性心脏病变,临床表现各异,轻者可表现为无症状高血压,重者表现为急性充血性心力衰竭,新生儿和婴儿由于侧支循环尚未充分建立,缩窄远端器官缺血易导致肾衰竭和酸中毒,麻醉风险较大。本文报道1例主动脉缩窄合并室间隔、房间隔缺损患儿行心脏纠治术的麻醉管理。

● 病例描述 ●

患儿,女,2个月9天,体重4.7 kg,在孕期排畸检查中发现胎儿心脏结构异常,出生后到门诊随访,为求进一步诊断治疗而入院。

体格检查:患儿心脏听诊心率(HR)135次/分,胸骨左缘3~4肋间闻及Ⅲ/Ⅵ心脏收缩期杂音,肝脏肋下1.0 cm,质地软,呼吸空气时的上肢脉搏氧饱和度(SpO$_2$)为94%。

实验室检查:血常规、凝血功能正常;肝功能AST 77,肾功能正常。

胸部平片:心影增大,两肺纹多,右肺纹理模糊。

心电图:窦性心律,左心房肥大,左前分支传导阻滞(LAH),完全性右束支传导阻滞(CRBBB)伴右心室肥大。

心脏超声心动图:右心房、左心房、左心室增大,主动脉瓣环、升主动脉发育小,瓣环内径0.63 cm,升主动脉内径0.64 cm,三尖瓣反流轻-中度,反流束宽0.35 cm,反流速度4.35 m/s,压差70 mmHg。房间隔缺损(Ⅱ)卵圆窝部位0.4 cm,左向右分流。膜周室间隔缺损0.86 cm,距房室瓣约0.37 cm,双向分流。左位主动脉弓,弓发育小,弓横部内径0.40 cm,峡部内径0.41 cm,降主动脉远端内径0.48 cm,降主动脉流速2.86 m/s,压差32 mmHg。

心脏、胸部大血管、气道CT(平扫+增强):气管及支气管通畅,两肺纹理增多、模糊。卵圆孔未闭,左心房扩大,室间隔缺损约7.1 mm×8.4 mm,左心室扩大,右心室稍肥厚,冠状动脉起源正常,未见明显动脉导管未闭。左弓,主动脉峡部狭窄,直径约3.3 mm,升主动脉远端约7.2 mm,主动脉弓约5.7 mm,肺动脉总干扩张,左右肺动脉发育可。

105

术前诊断：主动脉缩窄、室间隔缺损、房间隔缺损，拟择期行主动脉缩窄纠治术和室间隔、房间隔缺损修补术。

麻醉经过

患儿术前未用镇静药，入手术室后进行心电图、无创血压(BP)、SpO_2监测：心率(HR)145次/分，BP 75/38 mmHg，SpO_2 94%。开放外周静脉后，静脉注射咪达唑仑1.0 mg，舒芬太尼8.0 μg，罗库溴铵3.0 mg，可视喉镜辅助下经口置入ID 3.5带囊气管导管，插管深度10 cm；采用压力控制通气(PCV)模式行机械通气，氧流量2 L/min，吸入氧分数(FiO_2)50%，吸呼比(I∶E)为1∶2；调整吸气压力(PIP)和呼吸频率(RR)，维持呼气末二氧化碳($ETCO_2$)在35~40 mmHg之间。

气管插管后迅速建立右桡动脉、右股动脉有创动脉血压(ABP)、中心静脉压(CVP)监测，体外循环开始前维持CVP 12 cmH_2O左右，开放左股静脉以备术中快速补液用，同时用近红外光谱分析仪监测脑组织氧饱和度(ScO_2)，基础值为67%，体外循环期间最低至63%。术中静脉泵注丙泊酚4.0 mg/(kg·h)、舒芬太尼2.0 μg/(kg·h)、罗库溴铵0.5 mg/(kg·h)，复合吸入七氟烷维持麻醉。手术开始前给予氨甲环酸10 mg/kg、乌司他丁10万U静脉滴注，抗纤溶和抗炎。开胸后经右颈内静脉注射肝素15 mg，活化凝血时间(ACT)大于400秒后开始体外循环。术中见主动脉缩窄为导管前型，最窄处内径2.0 mm，遂在深低温选择性脑灌注下阻断降主动脉，切除缩窄段，后将降主动脉与主动脉弓部下缘后壁行端侧吻合，前壁用心包片扩大。主动脉缩窄纠治后开放降主动脉并升温，全转流下探查发现膜周型VSD，缺损直径约12 mm，用牛心包补片连续缝合关闭VSD；另外，术中探及卵圆孔(PFO)型ASD，直径约4.0 mm，直接缝合关闭。经心内排气后开放主动脉阻断钳，心脏自动复跳，复跳后心律为2∶1房室传导阻滞，静脉泵注异丙肾上腺素0.05 μg/(kg·min)后效果欠佳，启用房室顺序起搏器，DDD模式，起搏心率为140次/分，同时静脉泵注多巴胺5.0 μg/(kg·min)、肾上腺素0.05 μg/(kg·min)及去甲肾上腺素0.025 μg/(kg·min)，维持体循环收缩压不低于60 mmHg，调整PIP和RR，维持$ETCO_2$在32~35 mmHg。停体外循环后，静脉滴注鱼精蛋白中和肝素（两者剂量之比为1.5∶1），并输注红细胞悬液，维持CVP不低于10 cmH_2O，术毕带气管导管回心脏重症监护室(CICU)。

术后转归

术后第7天拔除气管导管并予以无创呼吸机通气，患儿SpO_2持续下降，遂再次气管插管行机械通气，术后第13天顺利拔除气管导管，术后第14天转入普通病房，术后第21天出院。

知识点回顾

CoA占所有先天性心脏病的6%~8%，发病率大约为10 000个活产婴儿中有3~4例，男女比例大约为2∶1。

▶ **1. CoA的病理分类**

CoA的病理分类尚未统一，临床上多沿用Bonnet根据缩窄部位在导管近侧端或远侧端而分为导管前型（婴儿型）和导管后型（成人型）（图2-8）。导管前型缩窄多位于动脉导管近侧端和左锁骨下动脉远侧端之间，也可累及主动脉弓部，多为弥漫性狭窄，动脉导管常呈开放状态，侧支循环少。导管后型缩窄多位于动脉导管或动脉韧带附着处的远侧端，狭窄段常较局限，大部分动脉导管已闭合，侧支循环丰富。

▶ **2. CoA的临床表现**

婴儿型CoA大多表现为充血性心力衰竭症状，如气急、多汗、喂养困难，心脏听诊可闻及奔马律及收缩期杂音，股动脉搏动减弱或消失，严重婴儿型CoA伴动脉导管未闭时，可出现右向左分流，肺动脉血流经动脉导管流入降主动脉而呈现差异性发绀，即脚趾发绀，而手指和嘴唇无发绀，此情况下肢动脉搏动可正常。成人型CoA往往无明显自觉症状，体检时发现体动脉高血压，上肢血压高于下肢，股动脉搏动减弱或消失，部分患儿主诉头痛、活动后心悸、气促、下肢乏力等。不管哪一类型的

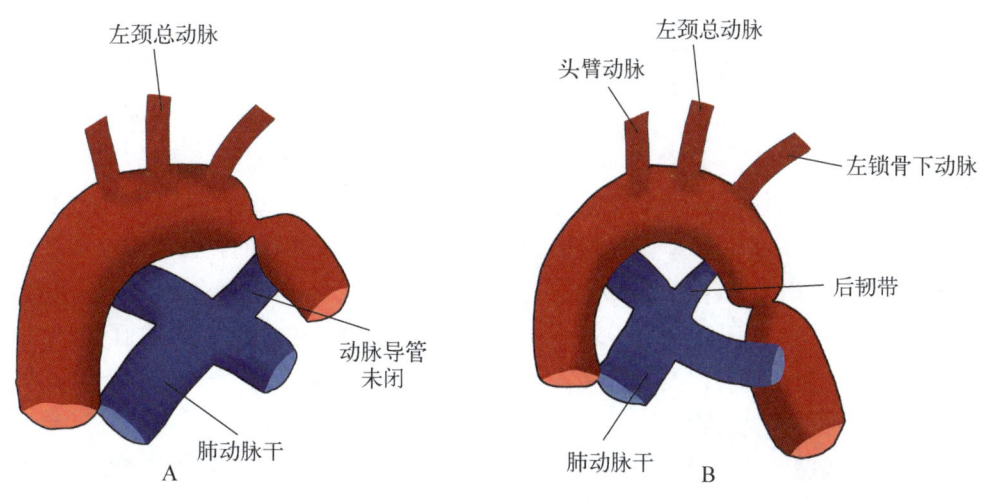

图 2-8 主动脉缩窄分型
A. 导管前型；B. 导管后型。

CoA，上下肢血压通常存在较明显差异，如果对远端侧支形成是否足够存在疑问，在围术期要监测患儿上下肢血压，以明确患儿全身血流灌注状况，并用氧饱和度探头测量下肢脉搏氧饱和度。

3. CoA 的血流动力学改变

CoA 的血流动力学改变主要是狭窄近心端血压增高，使左心室后负荷增加，出现左心室肥大劳损，从而导致充血性心力衰竭。缩窄远端血管血流减少，严重时可出现下半身及肾脏血供减少，下肢氧饱和度降低，造成低氧、尿少、酸中毒，随着侧支循环的建立，症状可改善。若 CoA 合并房间隔缺损、室间隔缺损、主动脉瓣狭窄等病变时，主动脉血流进一步减少。

4. CoA 的手术治疗

CoA 患儿的手术时机分急诊手术、限期手术和择期手术。婴儿型 CoA，随着动脉导管关闭，极易出现急性心功能衰竭和休克，应在内科治疗稳定全身情况的同时及时手术。一旦动脉导管有闭合趋势、少尿、乳酸进行性升高，需急诊手术治疗。患儿若存在呼吸费力、喂养困难、生长发育落后等慢性心功能不全症状，应在药物治疗调整心功能后限期手术治疗。成人型 CoA 患儿，虽无明显症状，但缩窄两端压力阶差＞20 mmHg，或虽压差≤20 mmHg，但影像学显示明确解剖狭窄证据，且有丰富侧支或已存在收缩期高血压（大于同年龄与身高人群血压的第 95 百分位），就有手术干预的指征，需择期手术治疗。当 CoA 合并心内畸形需一期纠治时，可通过正中开胸入路，借助体外循环进行手术纠治，体外循环开始后在主动脉阻断期间，可经无名动脉做选择性脑灌注，加强脑保护，减少术后神经系统并发症。拟行脑灌注的患儿需采用右桡动脉直接测压，以确保脑灌注期间有创动脉血压的准确性。

5. 选择性脑灌注

选择性脑灌注（selective cerebral perfusion, SCP）是指对大脑动脉进行选择性灌注，直接灌注右侧大脑半球和右上肢，左侧大脑半球则通过 Willis 环得到血供。因小儿血管细小，动脉插管口径受限，通常使用升主动脉根部插管顺延内伸入无名动脉对大脑行持续灌注，保持脑及右上肢体的血供，此时需建立患儿右桡动脉有创动脉血压监测，以获得脑灌期间的动脉血压。行 SCP 的目的是减少脑缺血缺氧时间，减少术后神经系统并发症，可使用近红外光谱（near infrared spectroscopy, NIRS）监测 ScO_2。

讨 论

1. 术前评估与准备

此患儿术前胸片无肺水肿，也没有呼吸急促、多汗等左心充血性心力衰竭的症状，然而患儿肝脏肋下 1.0 cm，右心衰竭症状明显，而呼吸空气时 SpO_2 为 94%，考虑该患儿术前存在肺动脉高压，室间隔缺损处分流呈双向导致的。因此，在围术期,要避免肺动脉压力的进一步升高和防治右心衰竭,对术中可能出现的右心衰竭加重情况,应准备好各类强心药物以备不时所需。

2. 麻醉诱导

考虑到此患儿年龄偏低,可能尚未建立充分的侧支循环,而左心室后负荷增加本就容易引起左心室功能下降,同时该患儿还存在双向分流,为了尽可能维持循环稳定,笔者团队采取了苯二氮䓬类药物、阿片类药物、罗库溴铵以及复合吸入低浓度七氟烷的麻醉诱导与维持方案。

3. 体外循环前麻醉管理

在围术期,应特别重视 CoA 患儿的下半身血流灌注。良好的血流灌注与心输出量密切相关,而心输出量的维持则取决于心率、心肌收缩力以及前负荷。在手术纠治缩窄段之前,强心药物在增加心率和心肌收缩力的同时往往会导致体循环阻力的增加,进一步加重 CoA 患儿左心室的压力后负荷,所以在手术纠治缩窄段之前,尽量避免强心药物的使用。本例患儿采用补充液体,维持中心静脉压在 12 cmH$_2$O 左右,即增加心脏前负荷的方法增加心输出量,改善下半身的血流灌注。

CoA 患儿下半身的血流灌注也受主动脉缩窄所造成左心室后负荷增加的影响,影响程度取决于缩窄的严重程度、是否存在 PDA、主动脉远端侧支循环建立程度以及合并的其他心脏病变。此患儿 PDA 已经关闭,所以下半身的血流灌注主要来自经过主动脉缩窄段的血流和侧支血供,我们无法影响侧支循环的建立程度,只能通过增加经过主动脉缩窄段的血流来改善下半身的血流灌注。由于该患儿合并患有 ASD 和 VSD,ASD 处存在左向右分流,左向右分流减少左心输出量,减少主动脉缩窄段的血流。而 VSD 处呈双向分流,双向分流中的右向左分流部分增加左心输出量,增加主动脉缩窄段的血流,但双向分流也提示存在肺动脉高压,考虑到术前体检发现患儿肝脏肋下 1 cm,是右心衰竭症状之一,此时如果我们采取过度通气,降低肺血管阻力,减轻右心室后负荷,则将引起肺血流的增加和体循环血流的减少,影响下半身的血流灌注,所以此时不宜过度通气,反而应该保持适当的肺血管阻力,对抗主动脉缩窄引起的主动脉射血阻抗增加而导致的左向右分流增加,但同时也应避免二氧化碳过度升高导致的肺血管阻力和右心室后负荷的增加。总之,要在减轻右心室后负荷和减少左向右分流之间取得平衡。因此,通过调节本例患儿的呼吸参数,维持 ETCO$_2$ 在 35～40 mmHg,既避免过度通气后肺血管阻力降低所导致的肺血流增加和下半身血流灌注的进一步减少,也避免了二氧化碳蓄积所导致的肺血管阻力和右心室后负荷的增加。

主动脉缩窄病变有可能会累及左锁骨下动脉,术中在主动脉阻断时,主动脉近端钳夹也可能会阻断或影响左锁骨下动脉的血流,从而使左上肢动脉测压数值变得不可靠,另外,术中需要做选择性脑灌,左上肢动脉测压在脑灌期间将完全失真,所以本例患儿选择了右桡动脉进行有创动脉测压,而行股动脉穿刺测压的目的是为了比较上下动脉间的压差,更好了解下半身血流灌注,同时评价手术效果。

4. 体外循环期麻醉管理

部分儿童在体外循环手术后产生神经系统并发症,ScO$_2$ 下降可能是多种致病因素中的重要原因,近红外光谱通过探测脑组织中近红外线的吸收和反射,能连续可靠地反映脑血流的变化,为及时干预脑组织氧合提供有用信息。近红外光谱显示数值为区域性组织氧合指标,即近红外线穿透区域内氧合血红蛋白与总血红蛋白比值,主要反映静脉血氧含量,正常值为 68% 左右,ScO$_2$ 值较基线值下降 10% 以上提示脑灌注不足,降低 20% 可能与神经系统症状有关。该患儿近红外光谱监测结果显示体外循环期间,ScO$_2$ 值最大下降幅度不到 6%,提示选择性脑灌注取得良好效果。

5. 体外循环后麻醉管理

主动脉缩窄及相关心脏异常的一期修复手术极具挑战,此类患儿病情较重,主动脉缩窄纠治和心内修复需要较长的主动脉阻断时间,心肌受损导致心功能低下比较常见。因此,此患儿在心脏复跳和解决传导阻滞之后,即予以强心药改善心功能,同时予以轻度过度通气,减轻右心室后负荷,维持循环稳定,保持全身血流灌注。患儿术后在 CICU 拔除气管导管后行无创机械通气时难以维持氧合,继以气管插管,术后机械通气时间较长,术后呼吸衰竭的发生可能与体外循环导致气道粘蛋白增加有关。

▶6. 不足之处

由于受条件限制,医疗团队没有监测患儿下半身躯体组织氧饱和度,特别是肾区的氧饱和度,这不利于早期发现肾脏等重要脏器缺血缺氧事件,可能会因此带来不良后果。

● 总 结 ●

综上可知,主动脉缩窄作为一种左心梗阻性病变,维持心输出量是麻醉管理的要点。患儿合并 ASD 或 VSD 时,体外循环前应尽量避免肺-体循环阻力比值的降低,同时也要避免肺动脉高压加重,维持较合适的肺-体循环阻力比值;脑灌期间要注意监测脑氧饱和度的变化;体外循环后需注意纠治低心排。

(黄延辉)

参考文献

[1] 徐志伟.小儿心脏手术学.北京:人民军医出版社,2006,308.
[2] Backer CL, Mavroudis C. Congenital Heart Surgery Nomenclature and Database Project: patent ductus arteriosus, COArctation of the aorta, interrupted aortic arch. Ann Thorac Surg, 2000, 69(4 Suppl): S298-307.
[3] Kouchoukos NT, Blackstone EH, Hanley FL, et al. Kirklin/Barrat-Boyes Cardiac Surgery, 3rd edition. Netherlands: Saunders, 2003.
[4] Kim YY, Andrade L, Cook SC, et al. Aortic Coarctation. Cardiol Clin, 2020, 38(3): 337-351.
[5] Beekman RH. Coarctation of the aorta. In: Allen HD, Driscoll D, Shaddy RE, et al, editors. Moss and Adams's heart disease in infants, children and adolescents: including the fetus and young adult, vol.2, 8 edition. Lippincott Williams & Wilkins; 2013.
[6] Hoffman JI, Kaplan S. The incidence of congenital heart disease. J Am Coll Cardiol 2002, 39(12): 1890-1900.
[7] Backer CL, Mavroudis C. Congenital Heart Surgery Nomenclature and Database Project: patent ductus arteriosus, coarctation of the aorta, interrupted aortic arch. Ann Thorac Surg, 2000, 69(4 Suppl): S298-307.
[8] Rueny-Kang R. Chang, Gurvitz M, et al. Missed diagnosis of critical congenital heart disease. Arch Pediatr Adolesc Med 2008, 162: 969-974.
[9] Presbitero P, Demarie D, Villani M, et al. Long term results (15 to 30 years) of surgical repair of aortic coarctation. Br Heart J 1987, 57: 462-467.
[10] Stewart AB, Ahmed R, Travill CM, et al. Coarctation of the aorta, life and health 2044 years after surgical repair. Br Heart J 1993, 69: 65-70.
[11] Roos-Hesselink JW, Schölzel BE, Heijdra RJ, et al. Congenital heart disease: aortic valve and aortic arch pathology after coarctation repair. Heart 2003, 89: 1074-1077.
[12] Eric B Fox, Gregory J Latham, Faith J Ross, et al. Perioperative and Anesthetic Management of Coarctation of the Aorta. Semin Cardiothorac Vasc Anesth, 2019, 23(2): 212-224.
[13] Jan Menke, Gerhard Möller. Cerebral near-infrared spectroscopy correlates to vital parameters during cardiopulmonary bypass surgery in children. Pediatr Cardiol, 2014, 35(1): 155-163.
[14] Hajime Imura, Heather P Duncan, Anthony P Corfield, et al. Increased airway mucins after cardiopulmonary bypass associated with postoperative respiratory complications in children. J Thorac Cardiovasc Surg, 2004, 127(4): 963-969.

14 Williams综合征患儿手术纠治主动脉瓣上狭窄的麻醉管理

> **摘要**
>
> 5岁3个月Williams综合征患儿,体检发现心脏杂音,心脏超声提示"主动脉瓣上狭窄",拟在全身麻醉下行主动脉瓣上狭窄矫治术。Williams综合征患儿通常存在主动脉瓣上狭窄和冠状动脉病变,主动脉瓣上狭窄导致左心室压力后负荷上升,左心室向心性肥厚,冠状动脉病变引起心肌灌注不良和心肌缺血,患儿易发生心律失常、心搏骤停等。这类患儿围术期麻醉管理应维持充足的循环容量,避免增加心肌氧耗,防止发生低血压,保持良好的冠状动脉灌注等。

Williams综合征是一种相对罕见的先天性多系统疾病,病变涉及心血管、结缔组织和中枢神经系统等,心血管病变包括主动脉瓣上狭窄(supravalvar aortic stenosis,SVAS)、肺动脉狭窄、阻塞性冠状动脉病变及弥漫性主动脉狭窄。这类人群接受镇静或麻醉的猝死风险是普通人群的25～100倍。本文报道1例Williams综合征患儿行心脏纠治术的麻醉管理。

病例描述

患儿,男,5岁3个月,体重19 kg,出生后到当地医院体检,发现心脏杂音,但未做进一步诊断与治疗,现来医院为求进一步诊治。

体格检查:特殊面容,牙列不齐,听诊心律齐,胸骨左缘2～3肋间闻及Ⅱ/Ⅵ心脏收缩期杂音,肺动脉瓣听诊区第二心音增强,血压(BP)95/50 mmHg,脉搏氧饱和度(SpO_2)98%。

实验室检查:血常规无殊,凝血功能正常,肝肾功能正常。

胸部平片:心影增大,两肺纹多。

心电图(ECG):窦性心动过速。

心脏超声心动图:左心室稍增大肥厚。主动脉三叶瓣,活动可,瓣环1.43 cm,过瓣流速1.5 m/s;窦管连接处0.96 cm,流速3.9 m/s,压差61 mmHg,升主动脉内径1.23 cm。左肺动脉流速2.0 m/s,右肺动脉流速2.06 m/s。房间隔缺损(Ⅱ)中央部位0.71 cm,左位主动脉弓,弓横部形态尚可,峡部0.71 cm,降主动脉流速2.83 m/s。

心脏、胸部大血管和气道CT平扫+增强:房间隔缺损,右心房、左心室略扩大,心肌稍肥厚,左弓,主动脉瓣窦扩大,冠状动脉显示不清,主动脉瓣上稍狭窄,直径8.5×10.1 mm,升主动脉10.3×1.6 mm(图2-9),右肺动脉起始部9.4 mm,稍狭窄,远端13.0 mm(图2-10),左肺动脉起始部12.8 mm,远端13.8 mm(图2-11)。诊断为Williams综合征伴主动脉瓣上狭窄,拟择期行主动脉瓣上狭窄矫治术。

麻醉经过

患儿术前2小时饮水100 ml,术前半小时口服咪达唑仑0.5 mg/kg,Ramsay评分达3分后与父母分开,接入手术室。常规ECG、BP及SpO_2监测:

第2篇 先天性心血管疾病的手术麻醉病例讨论

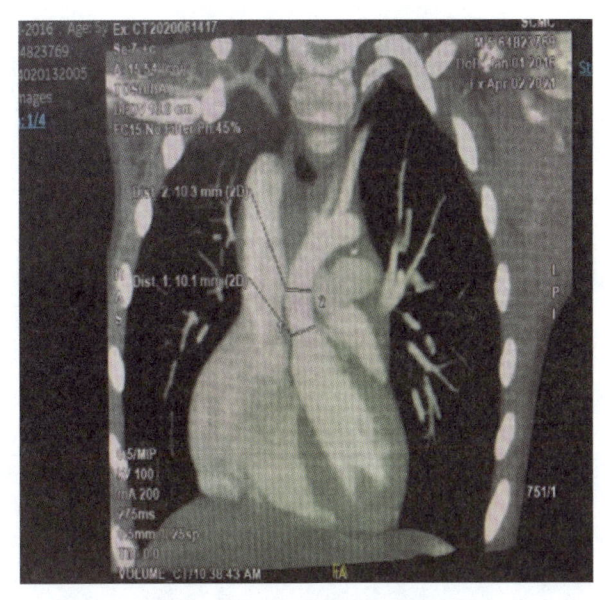

图2-9 患儿术前升主动脉CT

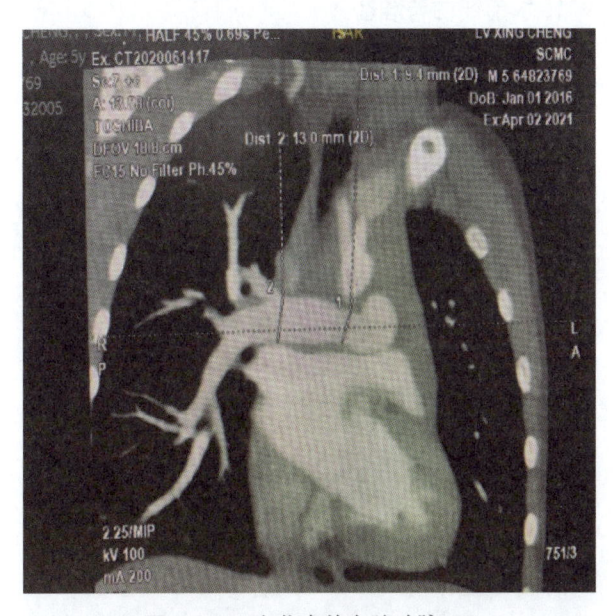

图2-10 患儿术前右肺动脉CT

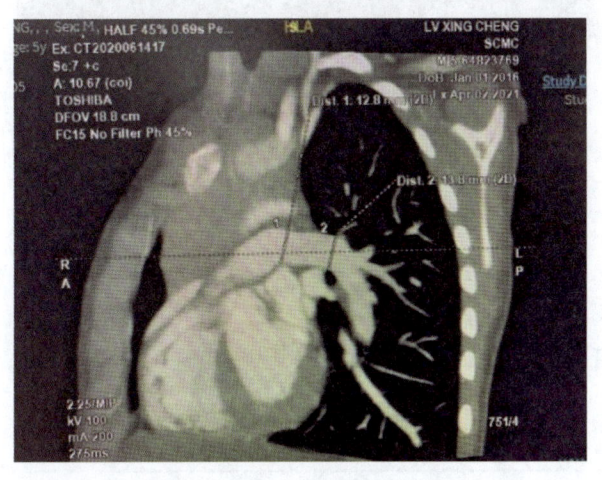

图2-11 患儿术前左肺动脉CT

心率（HR）110次/分，BP 117/65 mmHg，SpO₂ 100%。开放外周静脉，予以醋酸钠林格液，静脉注射咪达唑仑1.5 mg、依托咪酯5.0 mg、舒芬太尼40 μg及罗库溴铵10 mg诱导，可视喉镜下经口置入ID 5.0带囊气管导管，插管深度15 cm，采用压力控制通气（PCV）模式行机械通气，氧流量1.0 L/min，吸入氧分数（FiO₂）50%，潮气量（VT）177 ml，吸呼比（I∶E）为1∶2，术中调整吸气压力（PIP）和呼吸频率（RR），维持呼气末二氧化碳（ETCO₂）在35~40 mmHg之间。

气管插管后迅速建立左桡动脉的有创动脉血压（ABP）和右侧颈内静脉的中心静脉压（CVP）监测，基础CVP为8 cmH₂O；开放左股静脉，快速输液补充循环容量，CVP维持在10 cmH₂O左右。术中丙泊酚4.0 mg/(kg·h)、舒芬太尼2.0 μg/(kg·h)、罗库溴铵0.5 mg/(kg·h)静脉泵注，复合吸入七氟烷维持麻醉。在开胸后主动脉插管前静脉注射肝素60 mg，活化凝血时间（ACT）大于400秒时开始体外循环。术中升主动脉斜切口见主动脉壁明显增厚，窦管连接处直径5.0 mm，牛心包补片扩大，房间隔缺损（ASD）为继发孔型，直径10 mm，自体心包补片缝合关闭。心内排气后开放主动脉阻断钳，心脏自动复跳，复跳后心律为窦性心律，HR 115次/分，ABP 63/48 mmHg，静脉泵注多巴胺5.0 μg/(kg·min)、肾上腺素0.05 μg/(kg·min)、去甲肾上腺素0.025 μg/(kg·min)，强心和收缩血管，维持循环稳定；脱离体外循环后补充晶体液和血制品，维持HR 120次/分左右，体循环收缩压不低于100 mmHg，舒张压不低于65 mmHg，CVP控制在9~13 cmH₂O，超滤结束后予以鱼精蛋白中和肝素（两者剂量之比为1.5∶1），根据血气分析结果补充10%葡萄糖酸钙2.0 ml，止血关胸期间回输自体血150 ml，术毕带气管导管入心脏重症监护室（CICU）。

● 术后转归 ●

术后患儿血流动力学平稳，复查胸片、心动超声图无异常状况，术后第2天拔除气管导管，术后第3天转回普通病房，术后第6天出院。

111

● 知识点回顾 ●

▶ 1. Williams 综合征的遗传基础

Williams 综合征是由染色体 7q11.23 长臂上 1.5～1.8 M 碱基对缺失引起的,这些碱基对所编码的 27 个基因中包括了弹性蛋白基因,这种基因缺失导致弹性蛋白形成减少,弹性蛋白的缺乏与 Williams 综合征患儿广泛的动脉疾病和心血管异常发育相关。其他一些基因的缺失与 Williams 综合征患儿高血压、视觉空间缺陷及认知特性相关。

▶ 2. Williams 综合征的病理解剖和病理生理

Williams 综合征患儿的大血管由于缺少弹性蛋白,其弹性变差,使血管暴露于比平时更高的应力之下,造成血管中层的平滑肌和胶原层发生渐进性增厚和纤维化。随着血管变窄,血流速度增快,造成内皮承受的剪应力越来越高,这又导致血管壁中层的进一步增厚,如此循环。当存在弹性蛋白相关性动脉病变时,位于主动脉瓣交界顶部的窦管嵴常增厚,严重增厚则导致主动脉瓣上狭窄,引起左心室后负荷增加,收缩期心脏做功增加,导致左心室壁向心性肥厚。心肌肥厚造成对代谢底物的需求增大和冠状动脉血流受限,由于 Williams 综合征患儿乏氏窦壁增厚,冠状动脉开口可能会有狭窄,若主动脉瓣叶黏附到窦管嵴上,也会限制血液流向乏氏窦,减少冠状动脉灌注,主动脉瓣上狭窄时冠状动脉通常开口在高压腔内,冠状动脉易发生扩张、扭曲、增厚及硬化等退行性病变,所有这些因素易造成心室颤动导致心搏骤停。

▶ 3. Williams 综合征的临床表现

Williams 综合征患儿存在多器官系统受累。7%～58%的 Williams 综合征患儿有肾动脉狭窄,患儿听觉过敏,具有精灵样面容,乳牙常常发育不全,小或形状不规则,咬合不正,这可能会导致困难气道,影响气管插管。高钙血症常见于此类患儿的新生儿期和婴儿期,导致婴幼儿易怒、腹部绞痛、喂养困难及心电图异常,高钙血症通常在 4 岁前消失。另外,还常有出生低体重、发育迟缓及肌张力低下等;肺动脉梗阻性病变可伴随 SVAS 发生。

● 讨 论 ●

▶ 1. 术前评估与准备

早在 1996 年,Bird 等明确了 Williams 综合征患儿猝死的危险因素包括低龄、镇静或麻醉、双室流出道梗阻和冠状动脉狭窄等(表 2-9),本病例窦管连接处压差＞40 mmHg,左心室扩大及心肌肥厚。据此,可将患儿划入高风险范畴。此患儿术前 ECG 示窦速,心超示冠状动脉显示不清,冠状动脉可能存在病变。因此,在围术期,要注意控制 HR,降低心肌耗氧量,同时还要防止发生低血压,降低猝死风险。术前保持充足的血容量非常重要,有助于维持患儿心脏前负荷和心肌收缩力,保证心输出量和冠状动脉的灌注。本例患儿在术前两小时喝清淡液体主要是为了避免脱水所致的循环血容量减少。

表 2-9 Williams 综合征患儿风险分层

低风险	中风险	高风险
年龄＞20 岁	高血压	年龄＜3 岁
轻度 SVAS 或 PPS	中度 SVAS 或 PPS	不良心血管事件史
正常心电图	中度 BVOTO	心律失常
肾动脉未累及	肾动脉狭窄	重度 BVOTO
	肾功能不全	SVAS 压差＞40 mmHg 和左心室肥厚
	心电图 450 ms＜QTc＜500 ms	冠状动脉明显受累
	气道异常,肺部疾病或严重的胃食管反流	胸主动脉弥漫性狭窄
		中度左或右心室肥厚症状或心电图显示缺血征
		心电图 QTc＞500 ms

SVAS:主动脉瓣上狭窄;PPS:外周肺动脉狭窄;BVOTO:双室流出道梗阻;QTc:校正 QT 间期。

2. 术前用药

Williams综合征患儿术前焦虑非常常见，这种焦虑可因听觉亢进而加剧。Williams综合征患儿对音乐有亲和力，可通过听音乐来减轻患儿的焦虑。本例患儿术前应用镇静药来缓解患儿的焦虑，采用不引起心动过速、低血压或呼吸抑制的镇静药物，因为心动过速、低血压以及呼吸抑制等因素可引起或加重心肌缺血缺氧，甚至导致患儿心搏骤停和死亡。本病例患儿术前口服咪达唑仑0.5 mg/kg取得了不错的抗焦虑效果。

3. 麻醉诱导

静脉麻醉药物大多会抑制交感神经，导致不同程度的外周血管舒张和全身血管阻力降低，其中，丙泊酚的作用尤为明显。主动脉瓣上狭窄患儿心输出量减少，容易发生低血压，因此，本例患儿选用了对血压影响较小的依托咪酯代替丙泊酚来进行麻醉诱导，以防止诱导期间血压下降过多，影响冠状动脉灌注。该Williams综合征患儿牙列不齐，可能存在困难气道，可视喉镜比传统喉镜在处理困难气道时具有优势，所以选用可视喉镜行气管插管。整个麻醉诱导、插管过程平稳顺利。

4. 围术期的麻醉管理

导致Williams综合征患儿死亡的病理生理机制包括心输出量减少、心肌缺血及心律失常。因此，Williams综合征患儿麻醉的总体目标是保持较充足的心脏前负荷、适当的心肌收缩力及较高的心脏后负荷，维持冠状动脉灌注，同时要避免心率和心肌收缩力的急剧增加，避免心肌氧耗增加。故此，在体外循环前，应保持患儿较充足的循环容量；在体外循环结束后，除了补充循环容量外，还可以通过静脉泵注小剂量肾上腺素，增强心肌收缩力和提高心输出量，同时静脉泵注小剂量去甲肾上腺素，增加外周血管阻力，保持冠状动脉良好灌注，保障心肌血供，避免发生心律失常，力求循环稳定。

5. 不足之处

Williams综合征患儿麻醉诱导时存在引起剧烈血流动力学波动的潜在风险，若能在麻醉诱导前建立有创动脉血压监测，将有助于避免发生血压的剧烈波动，由于此患儿年龄仅为5岁，不能合作，笔者团队未能在患儿镇静状态下完成动脉穿刺，故此，在麻醉诱导期笔者团队采取了每2分钟一次行无创血压监测来代替有创动脉血压监测。另外，体外循环后患儿心率达120次/分左右，快于5岁儿童心率的正常生理范围，在控制心率方面还不够理想。

总 结

目前仍没有理想的麻醉方案适用于所有的Williams综合征患儿，然而综上可知，围术期保持充足的循环容量，适当的心肌收缩力，维持较高舒张压，保证冠状动脉血供，避免增加心肌耗氧量是麻醉管理要点。为提高患儿的围术期安全，应对术中危机事件要做好应急预案，包括要有外科和体外循环支持团队待命在旁。

（黄延辉）

参考文献

[1] 先天性心脏病外科综合治疗学.刘锦纷,孙彦隽译.第2版.上海：世界图书出版有限公司，2016,434.

[2] Burch TM, McGowan FX, Kussman BD et al. Congenital supravalvular aortic stenosis and sudden death associated with anesthesia：what's the mystery? Anesth Analg 2008, 107：1848-1854.

[3] Adams GN, Schmaier AH. The Williams-Beuren Syndrome — a window into genetic variants leading to the development of cardiovascular disease. PLoS Genet. 2012, 8(2)：e1002479.

[4] Urban Z, Riazi S, Seidl TL et al. Connection between elastin haploinsufficiency and increased cell proliferation in patients with supravalvular aortic stenosis and Williams-Beuren syndrome. Am J Hum Genet. 2002, 71(1)：30-44.

[5] Jiao Y, Li G, Korneva A, et al. Deficient Circumferential Growth Is the Primary Determinant of Aortic Obstruction Attributable to Partial Elastin Deficiency. A-rterioscler Thromb Vasc Biol. 2017, 37(5)：930-941.

[6] Bouchireb K, Boyer O, Bonnet D, et al. Clinical featu-res and management of arterial hypertension in children with Williams-Beuren syndrome. Nephrol Dial Transplant. 2010, 25(2)：434-438.

[7] Wessel A, Gravenhorst V, Buchhorn R, et al. Risk of sudden death in the Williams-Beuren syndrome. Am J Med Genet A. 2004, 127A(3)：234-237.

[8] Collins RT, 2nd. Clinical significance of prolonged QTc interval in Williams syndrome. Am J Cardiol. 2011, 108(3)：471-473.

[9] Collins RT, 2nd, Aziz PF, Gleason MM, et al. Abnormalities of cardiac repol-arization in Williams syndrome. Am J Cardiol. 2010, 106(7)：1029-1033.

[10] Collins RT, 2nd. Cardiovascular disease in Williams syndrome. Circulation 2013, 27(21)：2125-2134.

[11] Zarchi O, Avni C, Attias J, et al. Hyperactive auditory

[12] Blomberg S, Rosander M, Andersson G. Fears, hyperacusis and musicality in Williams syndrome. Res Dev Disabil. 2006, 27(6): 668-680.
[13] Alexander Avidan, Yoel Shapira, Avital Cohen, et al. Difficult airway management practice changes after introduction of the GlideScope videolaryngoscope. Eur J Anaesthesiol 2020, 37: 443-450.
[14] M Olsen1, C J Fahy, D A Costi, et al. Anaesthesia-related haemodynamic complications in Williams syndrome patients: a review of one institution's experience. Anaesth Intensive Care. 2014, 42(5): 619-624.
[15] Staudt GE, Eagle SS. Anesthetic Considerations for Patients With Williams Syndrome. J Cardiothorac Vasc Anesth. 2021, 35(1): 176-186.

processing in Williams syndrome: Evidence from auditory evoked potentials. Psychophysiology. 2015, 52(6): 782-789.

永存第五主动脉弓合并缩窄伴第四主动脉弓中断手术的麻醉管理

> **摘要**
>
> 出生后6天的男婴，出现拒奶，哭闹后全身皮肤青紫花斑，入院被诊断为"A型主动脉弓中断、第五弓残存伴缩窄、新生儿酸中毒、肺炎、心功能不全"，气管插管机械通气及相关药物治疗调整状态后急诊行心脏纠治手术。罹患第五弓残存合并严重缩窄且伴有主动脉弓中断时，患儿往往于新生儿期就会出现心衰、循环休克、酸中毒等症状，威胁生命安全，也给麻醉管理带来巨大挑战。

永存第五主动脉弓（persistent fifth aortic arch，PFAA）是一种罕见的先天性心血管畸形，最早由Van Praagh于1969年报道。该病可单独发生，也可合并其他心脏畸形如主动脉弓中断、主动脉缩窄、大动脉转位、肺动脉闭锁、永存动脉干等复杂心血管畸形，甚至可能是维持体循环与肺循环间血流的唯一通道，对其正确认识和诊断尤为重要。但因该病发生率极低、合并的先天性心脏病病种复杂，往往被误诊或漏诊。本文报道1例PFAA患儿手术的麻醉管理。

病例描述

患儿，男，6天，体重2.6 kg。足月剖宫产，无窒息史。入院当日患儿在无明显诱因下出现拒奶，哭闹后全身皮肤青紫花斑，无法安抚，遂至外院就诊。外院考虑"主动脉弓缩窄可能、新生儿酸中毒、肺炎"，给予头罩吸氧、抗感染等治疗，然而无法维持正常氧合，遂行气管插管机械通气后转入我院。

体格检查：患儿处于机械通气镇静状态，面色灰暗，吸入FiO_2 21%，患儿SpO_2 92%，HR 146次/分，左上肢血压88/57 mmHg，右上肢99/61 mmHg，左下肢72/60 mmHg，右下肢57/34 mmHg，双肺呼吸音清，未及啰音，心前区可及Ⅱ/Ⅵ收缩期杂音。

实验室检查：

血常规 WBC $21.97×10^9$，RBC $4.15×10^{12}$，Hct 43.1%，Hb 148 g/L，Plt $304×10^9$，N 59.8%。肝、肾功能检查中 AST 60 U/L，ALT 58 U/L，UREA 3.1 mmol/L，CREA 67 μmol/L。凝血常规 PT 15.2 s，APTT 44.4 s。

血气分析 pH 7.21，PaO_2 87.3 mmHg，$PaCO_2$ 36.9 mmHg，BE −20.4 mmol/L，Na^+ 124 mmol/L，K^+ 4.8 mmol/L，Ca^{2+} 1.24 mmol/L，Cl^- 106 mmol/L，Lac 10.3 mmol/L，Hb 18 g/L，Hct 55%。

胸片：心影增大，双肺纹理增多模糊。

心脏超声：A型主动脉弓中断（interrupted aortic arch，IAA），第五弓残存伴缩窄，最窄处内径为0.16 cm，流速3.64 m/s，压差52.9 mmHg，房间隔缺损（Ⅱ），位于中央部位0.44 cm，双向分流，左心房左心室稍大，左心室收缩活动弥漫性减弱，LVEF 29.4%。

CT：IAA（A型），第五弓残存伴远端狭窄，PDA，ASD。

完善相关检查后泵注前列地尔 5.0 ng/(kg·min)和多巴胺 5.0 μg/(kg·min)，静注呋塞米 2.5 mg q12 h 利尿，待患儿状态调整后尽早手术。

麻醉经过

患儿带气管插管，泵注前列地尔 5.0 ng/(kg·min)和多巴胺 5.0 μg/(kg·min)入手术室。入室后听诊双肺呼吸音并确认气管导管位置，调节呼吸参数，采用压力控制通气模式，压力水平的调节以 ETCO₂ 维持在 35～45 mmHg，通气频率为 30 次/分，吸呼比 1∶2，吸入氧浓度为 21%。除常规监测外，建立右侧上、下肢动脉穿刺置管测压，右侧颈内静脉置管。诱导后抽取动脉血进行血气分析（表 2-10）。患儿术中吸入七氟烷联合静脉输注舒芬太尼、异丙酚、罗库溴铵维持麻醉。

经正中位进胸，过程顺利，ABP 108/66 mmHg，HR 133 次/分，SpO₂ 97%，CVP 8 cmH₂O。建立体外循环后将体温降至深低温 20℃，升主动脉阻断后根部注入心肌保护液，心跳停止，见第四弓中断，第五弓残存但发育不良，PDA 连接处接近闭锁，缝扎切断 PDA 韧带，停循环后剖开第五弓前壁，牛心包补片扩大后恢复体外循环，逐渐升温开放主动脉，自动复跳，窦性心律。体外循环时间 63 分钟、深低温停循环时间 10 分钟。撤离体外循环顺利，泵注多巴胺 5.0 μg/(kg·min)和肾上腺素 0.2 μg/(kg·min)，ABP 71/41 mmHg，HR 157 次/分，SpO₂ 98%，CVP 14 cmH₂O。超滤结束后给予鱼精蛋白拮抗肝素，并行血气分析（表 2-10），根据血气结果给予 5%碳酸氢钠 2 ml/kg、葡萄糖酸钙 20 mg/kg 和 10%KCl 1 ml。体外循环结束后输注浓缩红细胞 30 ml 并给予 VII 因子 200 μg 和凝血酶原复合物 50 IU 辅助止血。术毕患儿延迟关胸，带气管导管安返 CICU。

表 2-10 术中血气检测结果

时间点	pH	PaO₂ (mmHg)	PaCO₂ (mmHg)	BE (mmol/L)	Hct (%)	K⁺ (mmol/L)	Ca²⁺ (mmol/L)	Cl⁻ (mmol/L)	Lac (mmol/L)	HCO₃⁻ (mmol/L)
开胸前	7.37	72	45.5	0.5	46.7	2.63	1.068	109	1.3	21.5
停超滤后	7.29	111.8	44.7	-5.5	37.3	3.83	1.037	108.5	7.4	15.6

术后转归

患儿于术后第 3 天顺利关胸，关胸后第 3 天成功拔管并改用无创通气，1 天后停止无创通气改鼻导管吸氧。术后第 15 天患儿恢复良好并顺利出院。

知识点回顾

▶ **1. PFAA 的胚胎学基础**

在大动脉胚胎发育过程中，第五对弓动脉通常发生后即吸收消失，第四对动脉弓被保留下来并发育成为真正的主动脉弓。然而由于某些原因，第五对弓动脉可能会单侧或双侧、部分或完全地保留下来，形成 PFAA。

▶ **2. PFAA 的病理解剖**

PFAA 是一种罕见的先天性心血管畸形，可单独发生，也可合并 IAA、主动脉缩窄（coarctation of the aorta，CoA）、永存动脉干、法洛四联症、肺动脉闭锁以及大血管错位等复杂心血管畸形。1969 年，Van Praagh 首次报道了 PFAA 或所谓的双主动脉弓的病例。PFAA 可以是右弓，也可以是左弓，并可分为两大类。一类 PFAA 是体-体循环间的连接（A 型和 B 型），这是最常见的类型；另一类是体-肺循环间的连接（C 型）。A 型的特征是具有上下主动脉弓，上弓即第四主动脉弓与同侧的下弓即第五主动脉弓均开放，呈平行的双腔主动脉。B 型是在 A 型的基础上，第四弓中断，第五弓开放。C 型为第五弓开放并通过胚胎第六弓与肺动脉连接，即形成体-肺动脉连接（图 2-12）。

▶ **3. PFAA 的临床表现**

PFAA 的临床症状因其是否合并其他心血管畸形而表现不一。对于单纯的 A 型和 B 型 PFAA，

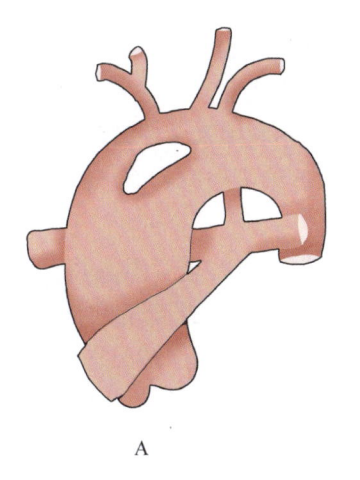

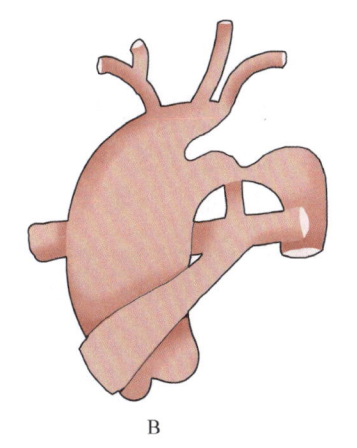

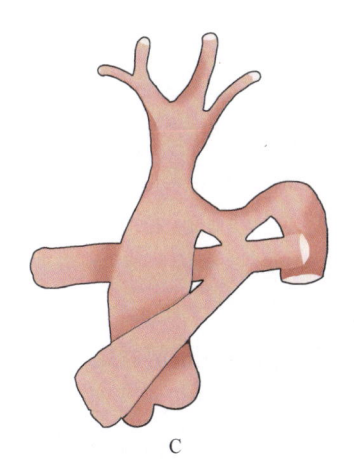

图 2-12 永存第五主动脉弓分型
A. A型；B. B型；C. C型。

在第五主动脉弓血流充足的情况下，通常没有明显的血流动力学改变。随着患儿年龄增长，可因高血压、上下肢血压差异或收缩期杂音而被偶然发现。若合并其他复杂心血管畸形，多数患儿在婴幼儿期甚至新生儿期会出现发绀、气短或喂养困难等症状。超声心动图和心导管造影是常用的诊断方法，但 CTA 和 MRI 能为第五主动脉弓与周围结构、血管的毗邻关系提供更准确的信息。

PFAA 伴 CoA 合并 A 型 IAA 是 PFAA 临床中常见的类型。此时，第四动脉弓在左锁骨下动脉的远端中断，第五动脉弓发自与头臂动脉相对或邻近的升主动脉，止于降主动脉，其末端发生缩窄。由于第四动脉弓中断，下半身血流由第五动脉弓供应，这是连接升主动脉和降主动脉的独特通道，因而在患儿生存中起着至关重要的作用。而第五动脉弓处的缩窄会严重影响血流动力学，患儿早期可出现上下肢血压差异、心功能不全等临床表现，需要尽快手术纠治。

● 讨 论 ●

根据 PAFF 的病理解剖分型，本病例属于 B 型合并 CoA。当第四弓完整存在时，辨认这个弓以外的动脉弓通道即第五动脉弓比较简单。一旦第四动脉弓中断，第五动脉弓成为唯一的动脉弓时，诊断就变得具有挑战性。因此，本病例在诊断初期一度被诊断为 CoA（图 2-13）。有文献将 PFAA 比拟为"伪装者"，当合并 IAA 时不容易识别，易误诊为 CoA，实际上两者的血流动力学改变也十分相似。

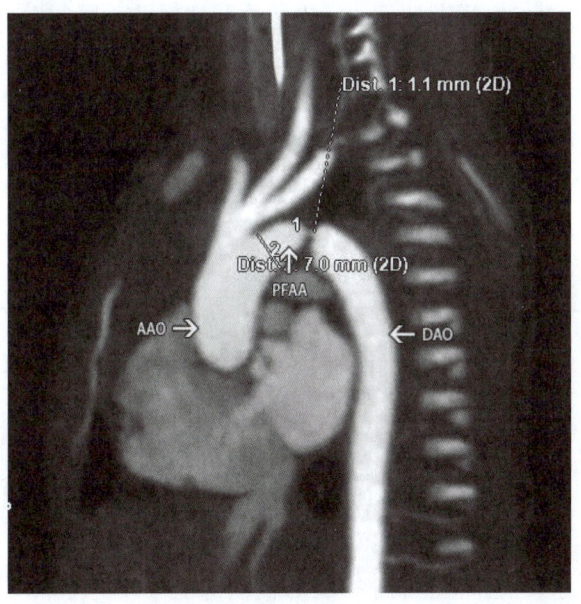

图 2-13 患儿术前心脏 CT
AAO，升主动脉；PFAA，永存第五主动脉弓；DAO，降主动脉。

变也十分相似。

▶ **1. 术前评估与处理**

PFAA 的临床表现通常不明显，患儿往往在体格检查时不经意被发现上肢高血压或收缩期杂音，极少数可在新生儿或婴儿早期因 PDA 关闭而发生休克。与 CoA 或 IAA 不同的是 PFAA 降主动脉的血流由 PDA 和 PFAA 共同供应，PFAA 提供的血流对血流动力学的影响是有利的。除非 PFAA 远端严重狭窄，否则有足够的时间发展出侧支血管。这也解释了为什么 PFAA 的临床表现通常较轻，发展也较慢。但 PAFF 一旦发生缩窄，血供受限就会造成左心室压力超负荷与下半身低灌注。若缩窄十分严重，PDA 就必须保持开放，为缩窄远端的主动脉提供血流(肺动脉通过 PDA 向主动脉远端的右向左分流)。本例患儿术前心衰考虑为严重 CoA 所致,急性左心室后负荷增加严重影响左心室收缩功能,表现为低心排和休克。所以术前处理的重点在于使用前列地尔保持 PDA 的开放,机械通气以及强心利尿。术前血乳酸的增高显示重要脏器的灌注不足,需急诊手术纠治 PAFF 缩窄。

2. 体外循环前的麻醉管理

体外循环前的麻醉管理应该是 CICU 中治疗的延续。为保证下半身血液灌注,应持续输注前列地尔维持 PDA 开放。左心室承受的后负荷比较高,所以左心室输出量对心肌收缩力的下降非常敏感,因此要使用正性肌力药物保证心肌收缩。避免增加 SVR,因为 SVR 增加将加重左心室压力负荷,导致心输出量明显下降。

除了常规标准监测外,应选择右上肢进行有创动脉测压,因为主动脉近端夹闭时可影响锁骨下动脉血流使得左上肢压力变得不可靠。氧饱和度探头也应该放置在右手。此外,还要监测下肢动脉压力,以便术后比较上下肢压差来评价手术效果。条件允许时还应进行近红外光谱(near-infrared spectroscopy,NIRS)脑氧饱和度监测以保证脑灌注的流量,肾脏 NIRS 监测术中下半身灌注情况。由于这是一个较早期的病例,我们当时不具备脑 NIRS 监测的条件,目前类似患儿手术均已常规进行脑 NIRS 监测。

3. 体外循环后的麻醉管理

PFAA 常见的手术方式为侧进胸非体外循环下行弓部重建术。但考虑到本例患儿术前情况危重,无法耐受侧进胸后进行主动脉夹闭的手术方式,因此选择正中进胸后在体外循环下进行手术。深低温停循环和选择性顺行脑灌注是实施主动脉弓部手术时脑保护的重要措施。有研究认为,鼻咽温降至 18℃ 左右时,深低温停循环的"安全"时限为 30~40 分钟。停循环时间过长会对其他脏器造成缺血影响,循环再开放后大量炎性因子、代谢产物也会释放入血,另外还会导致心肌水肿,进一步损害心脏功能。新生儿及小婴儿术后可发生急性低心排血量,可能与术前左心功能不全、术中阻断时间较长相关,应用如多巴胺、肾上腺素正性肌力药物联合降低后负荷药物,将有助于改善左心室室壁应力。外科出血、体外循环后凝血异常是主动脉弓部手术后的常见并发症,加之低温也是影响凝血功能的不利因素之一,因此,术后应积极补充凝血因子、纤维蛋白原和血小板。

4. 不足之处

本病例发生较早,当时笔者团队并不具备脑、肾脏 NIRS 监测的条件,因此未能在体外循环中对患儿的脑部以及下半身灌注情况进行更为精准的监测,实属遗憾。

● 总　结 ●

总之,对于 PFAA 合并 IAA 及严重 CoA 患儿,术前运用前列地尔维持 PDA 开放至关重要,术中除了常规监测外还应重视脑及下半身脏器灌注情况,术后则应重点关注心功能及凝血功能。

(胡　洁)

参考文献

[1] Hanneman K, Newman B, Chan F. Congenital variants and anomalies of the aortic arch. Radiographics, 2017, 37(1): 32-51.

[2] Lloyd DFA, Ho SY, Pushparajah K, et al. Persistent fifth aortic arch: the "great pretender" in clinical practice. Cardiol Young, 2017, 27(2): 217-223.

[3] Van Praagh R, Van Praagh S.Persistent fifth arterial arch in man. Congenital double lumen aortic arch. Am J Cardiol, 1969, 24(2): 279-282.

[4] Binsalamah ZM, Chen P, McKenzie ED. Aortic arch advancement for type A interrupted aortic arch with persistent fifth aortic arch type B. Cardiol Young, 2017, 27(5): 1018-1021.

[5] Zhao YH, Su ZK, Liu JF, et al. Surgical treatment of persistent fifth aortic arch associated with interrupted aortic arch. Ann Thorac Surg, 2007, 84(3): 1016-1019.

[6] 洪雯静,张玉奇,孙爱敏,等.永存第五对主动脉弓的超声心动图特征.医学影像学杂志,2019,029(006): 925-928.

[7] Nakashima K, Oka N, Hayashi H, et al. A case report of persistent fifth aortic arch presenting with severe left ventricular dysfunction. Int Heart J, 2014, 55(1): 87-88.

[8] Zheng L, Cao YL, Wu RC, et al. Persistent fifth aortic arch stenosis associated with type A interruption of the aortic arch: a report of six cases. Chin Med J(Engl), 2019, 132(12): 1482-1484.

[9] 陈萍萍,严勤,徐志伟,等.永存第五弓残存伴狭窄合并主动脉弓中断的外科治疗.中国胸心血管外科临床杂志,2009,16(004): 274-277.

[10] Wypij D, Newburger JW, Rappaport LA, et al. The effect of duration of deep hypothermic circulatory arrest in infant heart surgery on late neurodevelopment: the Boston Circulatory Arrest Trial. J Thorac Cardiovasc Surg, 2003, 126(5): 1397-1403.

法洛四联症患儿行根治术的麻醉管理

摘要

7个月的男婴,出生后即被诊断为法洛四联症,因近期哭吵后口唇青紫加重入院,拟在全麻下行法洛四联症根治术。法洛四联症患儿右心室流出道狭窄以及心内右向左分流导致肺血流减少,往往存在显著的低氧血症和心肺功能不全。右心室流出道痉挛梗阻还会导致肺血流急剧减少,引起缺氧发作,严重时危及生命。围术期应注意体肺循环血管阻力的管理,避免进一步减少肺血流,积极预防和治疗缺氧发作,体外循环后维持正常的右心功能和凝血功能。

法洛四联症(tetralogy of fallot,TOF)是最常见的发绀型先天性心脏病,每万次分娩中患TOF的新生儿为3~6例,占先天性心脏病的5%~7%,其基本的病理解剖改变为右心室流出道狭窄、对位不良的室间隔缺损、主动脉骑跨(骑跨范围≤50%)以及继发性右心室肥厚。根据肺动脉发育情况的不同,TOF可行一期矫治术或分期矫治术。本文报道1例TOF患儿行一期矫治术的麻醉管理。

● 病例描述 ●

患儿,男,7个月5天,身长66 cm,体重8.5 kg;足月剖腹产,出生时听诊发现心脏杂音,心脏超声提示:法洛四联症,卵圆孔未闭,动脉导管未闭。既往患儿哭吵后可见面色青紫,近期明显加重,来就诊后被收治入院。

体格检查:患儿神志清,精神反应无明显异常,口唇、四肢末梢青紫,未见杵状指。双肺呼吸音稍粗,无啰音,心律齐,胸骨左缘上部可听到粗糙的喷射样收缩期杂音,四肢末梢暖,无水肿,吸空气下脉搏氧饱和度(SpO_2)85%。

实验室检查:血红蛋白137 g/L,红细胞比容43.2%;肝、肾功能未见明显异常,凝血功能未见明显异常。

心脏超声:右心房、右心室稍增大,右心室壁稍肥厚;主动脉增宽,骑跨于室间隔上(骑跨范围=50%);肺动脉瓣及瓣下狭窄,肺动脉流速4.3 m/s,跨瓣压差74 mmHg;卵圆孔未闭,左向右分流;对位不良型室间隔缺损12.5 mm,双向分流,右向左分流为主,诊断为:法洛四联症、卵圆孔未闭、小侧支血管形成。

心脏CT:对位不良型室间隔缺损,约12.3 mm,主动脉骑跨于室间隔上,右心室及流出道肌肉肥厚,肺动脉瓣及瓣下狭窄,肺动脉总干及左右肺动脉发育基本正常,McGoon指数2.07。

胸片:靴型心,两肺未见活动性病变。

心电图:窦性心律,右胸导联T波直立。

术前诊断为法洛四联症,拟择期在全身麻醉下行法洛四联症根治术。

● 麻醉经过 ●

患儿术前2小时口服术能2.0 ml/kg,术前30分钟口服咪达唑仑0.5 mg/kg镇静,Ramsay镇静评分达 4 分后,与父母平静分离,进入手术室。入手术室后监测心电图、血压(BP)、脉搏氧饱和度(SpO$_2$):BP 80/45 mmHg,心率(HR)122 次/分,SpO$_2$ 75%。开放外周静脉后给予咪达唑仑 0.5 mg、依托咪酯 1.5 mg、舒芬太尼 16 μg、罗库溴铵 5.0 mg 诱导,待睫毛反射消失后在可视喉镜辅助下置入 ID 4.0 带囊气管内导管,插管深度 11 cm。压力控制-容量保证模式(PCV-VG)控制通气:氧流量 2 L/min,吸入氧浓度 50%,潮气量 80 ml,吸呼比 1:2,术中调整呼吸频率,维持呼气末二氧化碳(ETCO$_2$)在 35~40 mmHg 之间。

气管插管后迅速建立有创动脉压(ABP)、中心静脉压(CVP)、脑电双频指数(BIS)、脑组织氧饱和度(rSO$_2$)监测。插管后生命体征:ABP 88/50 mmHg、HR 133 次/分、SpO$_2$ 97%、CVP 10 cmH$_2$O、rSO$_2$ 70%。术中丙泊酚 4.0 mg/(kg·h),舒芬太尼 2.0 μg/(kg·h)和罗库溴铵 0.5 mg/(kg·h)静脉泵注,复合七氟烷 0.5~1.0 MAC 吸入维持麻醉,脑电双频指数(bispectral Index,BIS)值为 40~60。术中动脉血气检测结果见表 2-11,其中 pH 7.32,BE -6.9 mmol/L,针对性给予 5%碳酸氢钠 2 ml/kg 纠正代谢性酸中毒。

手术开始前给予氨甲环酸 10 mg/kg、乌司他丁 10 万 U 静脉滴注。开胸后静注肝素 3.0 mg/kg,ACT>480 s 后开始体外循环。术中探查证实为 TOF(对位不良型室间隔缺损,右心室流出道肌肉肥厚)。采用心包补片缝合关闭室间隔缺损,跨瓣补片扩大右心室流出道,并切除右心室流出道肥厚异常肌束。主动脉开放后心脏自动复跳,复跳后心律为窦性心律。多巴胺 5.0 μg/(kg·min)静脉泵注,ABP 50/44 mmHg,HR 123 次/分,加用去甲肾上腺素 0.03 μg/(kg·min),维持血压在 60/40 mmHg、心率 130 次/分。腔静脉开放后恢复机械通气,呼吸参数同前。食管超声提示:肺动脉流速 0.8 m/s,室间隔缺损补片周围无残余分流,心脏射血分数 65%。调整体外循环灌注流量并逐渐撤离体外循环。停体外循环后血压、心率平稳。改良超滤结束后静脉滴注鱼精蛋白 55 mg(1.2:1)中和肝素,血凝酶 1 U 辅助止血。复查血气(表 2-11),其中 PaCO$_2$ 28.6 mmHg,BE -4.05,Ca^{2+} 0.98 mmol/L 下调呼吸频率至 16 次/分,输注 5%碳酸氢钠 2.0 ml/kg 纠正代谢性酸中毒,并缓慢静滴葡萄糖酸钙 150 mg。手术创面渗血较多,测定凝血功能:激活凝血时间 ACT 160(100~155),凝血速率 CR 9.0(9~35),血小板功能 PF 1.7(>1.5)。针对性输注鱼精蛋白 5.0 mg,凝血酶原复合物 20 U/kg。根据血压调整血管活性药用量以及吸入麻醉药用量,回输自体血 100 ml,维持血压在 80/45 mmHg 左右,心率 130~160 次/分。充分止血后关闭胸腔。

表 2-11 术中血气检测结果

时间点	FiO$_2$(%)	pH	PaO$_2$(mmHg)	PaCO$_2$(mmHg)	BE(mmol/L)	Hct(%)	K$^+$(mmol/L)	Ca^{2+}(mmol/L)	Lac(mmol/L)	Cl$^-$(mmol/L)	Hb(g/dL)	HCO$_3^-$(mmol/L)
插管后	30	7.32	47	35.5	-6.93	35.7	3.82	1.22	1.3	108	12.3	18.2
超滤后	50	7.44	185	28.6	-4.05	27.6	3.51	0.98	1.4	104.3	9.6	19.2

● 术后转归 ●

手术时间共 125 分钟,浅低温转流时间 90 分钟,主动脉阻断时间 60 分钟。估计出血量约为 100 ml,尿量 90 ml。输注醋酸林格液 90 ml,自体回收血 100 ml。术中乳酸值保持正常范围。术毕 ABP 82/45 mmHg、HR 155 次/分、SpO$_2$ 100%、CVP 14 cmH$_2$O、肛温 36.5℃、rSO$_2$ 65%,在 ABP、ECG、SpO$_2$ 监测下,将带气管导管的患儿转运至心脏重症监护室。术后第 6 天拔除气管导管,第 7 天出监护室,19 天后出院。

● 知识点回顾 ●

▶ 1. TOF 解剖

TOF 属于圆锥动脉干畸形,根据肺动脉发育情况不同,TOF 有一系列疾病谱,除典型 TOF(TOF 伴不同程度的肺动脉狭窄),还包括:TOF

伴肺动脉瓣缺如、TOF 伴肺动脉闭锁等。TOF 合并肺动脉瓣缺如的患儿胎儿期肺动脉瓣发育不良导致明显的肺动脉反流进而引起发育中的主肺动脉和分支肺动脉瘤样扩张。扩张的肺动脉可能压迫气道，引起严重的气管、支气管软化和新生儿呼吸窘迫。TOF 合并肺动脉闭锁是最严重的 TOF，常被单独归类为肺动脉闭锁-室间隔缺损，由于缺乏从右心室到肺循环的前向血流，主肺动脉严重发育不良，肺血流依赖于动脉导管和（或）主动脉-肺动脉侧支循环。

▶ 2. TOF 手术方式

TOF 患儿一旦确诊，均应考虑手术治疗。手术方式包括一期根治手术以及分期矫治。是否进行一期根治术取决于肺动脉发育情况，一般认为 McGoon 比值＞1.2，肺动脉指数（Nakata 指数）＞150 mm²/m² 可以进行一期矫治手术。分期矫治手术用于无法满足一期矫治手术条件的患儿，主要是伴有严重肺动脉分支发育不良（即 McGoon 比值＜1.2、Nakata 指数＜150 mm²/m²）。目前临床常用的姑息手术方法有改良 Blalock-Taussig 分流术、中央分流术及右心室流出道补片加宽术。本案例中患儿 McGoon 指数 2.07，故行一期矫治术。

● 讨 论 ●

▶ 1. 术前评估与准备

（1）肺血流减少程度。TOF 患儿肺血流随着梗阻部位、程度，是否有侧支循环，以及体肺循环血管阻力的变化而异。肺血流情况与麻醉管理密切相关。RVOT 梗阻严重的 TOF 患儿肺血流减少，临床主要表现为 SpO_2 降低，严重发绀，红细胞增多症，最终出现杵状指。药物选择以维持或使体循环血管阻力高于肺循环血管阻力从而减少右向左分流为目的。RVOT 梗阻不严重的 TOF 表现为通过室间隔缺损的左向右分流，可出现肺血流增多和充血性心力衰竭的症状，SpO_2 基本正常。麻醉管理必须避免降低肺循环血管阻力和升高体循环血管阻力的干预措施。因此，术前应根据患儿的病史、体格检查和实验室检查结果重点评估肺血流情况。

动脉血氧饱和度可反应 TOF 患儿的肺血流，动脉氧饱和度越低的患儿肺血流越少。本案例患儿超声心动图提示肺动脉瓣及瓣下狭窄，肺动脉瓣跨瓣压差增高，虽然有细小侧支一定程度上增加肺血流，但术前基础 SpO_2 低，口唇青紫，肺血流减少，属于典型的 TOF。

（2）缺氧发作风险。对于典型 TOF 患儿术前应仔细询问有无缺氧发作史，评估有无缺氧发作的潜在可能性，并积极预防和治疗缺氧发作。本案例患儿虽然既往无缺氧发作史，但患儿基础氧合差，不能排除围术期缺氧发作的可能。

（3）影响麻醉管理的病理生理改变。冠脉起源异常、粗大体肺侧支等解剖异常以及长期低氧继发红细胞增多的病理生理改变均会影响麻醉管理。该患儿术前血红蛋白和血细胞比容增高，可能与长期低氧继发红细胞增多有关。当血红蛋白超过 20 g/dL 时，血液黏度增高可能影响重要脏器灌注及凝血功能，围术期应避免脱水，使用凝血药物。

针对上述情况，对于该患儿术前准备为：① 术前 2 小时给予术能（≤5 ml/kg）口服，缩短禁食时间、避免长时间禁饮禁食引起的前负荷降低加重右心室流出道动力性梗阻，进一步减少肺血流；② 术前 20～30 分钟口服咪达唑仑糖浆 0.5 mg/kg 镇静，减少患儿因陌生环境焦虑及开放静脉等带来的哭吵，避免应激诱发缺氧发作。

▶ 2. 术中麻醉管理

（1）维持心率、心肌收缩力和前负荷，保证心输出量。维持正常的血容量对防止反射性心率加快、心肌收缩力加强及低血容量引起的右心室流出道动力性梗阻加重十分重要。对长时间禁食禁饮的患儿，建立静脉通路后可立即给予 10～15 ml/kg 的晶体液或 5% 白蛋白。

（2）麻醉诱导方案以预防应激反应、维持氧合和血流动力学稳定为重点。诱导药物应选择不降低 SVR 的药物，如依托咪酯、氯胺酮。缓慢推注诱导，维持血流动力学稳定。本案例静脉注射咪达唑仑、依托咪酯、舒芬太尼、和罗库溴铵进行麻醉诱导，术中丙泊酚、舒芬太尼、罗库溴铵复合七氟烷吸入维持麻醉，并依据心率、血压调整丙泊酚速度，在满足麻醉深度的情况下（BIS 值 40～60），力求心率、血压平稳。

(3) 体外循环前后均应使用降低肺血管阻力的通气策略，适度过度通气，维持二氧化碳水平在正常低限，同时应最大程度降低气道平均压，避免气道平均压过高造成肺血流的机械性梗阻。围术期可应用近红外脑氧仪监测脑组织氧合（rSO$_2$），避免二氧化碳过低引起的脑组织氧供减少。需要注意的是 TOF 患儿呼末二氧化碳与 PaCO$_2$ 差值较大，与其心内分流量有关。本案例中我们使用了 PCV-VG 模式通气，在保证潮气量的同时避免气道压力过高，并维持 PaCO$_2$ 在 35 mmHg 左右，术中 rSO$_2$ 值下降未超过基础值 15%。

3. 体外循环后麻醉管理

（1）CPB 后心输出量可能更多地依赖于心率的变化，应维持与年龄相符的心率，最好是窦性心律。

（2）支持右心功能。右心室流出道跨瓣补片的使用可造成右心室游离壁节段性运动障碍，体外循环后可使用多巴胺或米力农等正性肌力药物支持右心室功能。多巴胺具有强效正性肌力作用同时不增加肺血管阻力，因此，本案例中使用多巴胺泵注，在患儿血压低的情况下加用去甲肾上腺素维持血压。

（3）TOF 术中暴露 VSD 和右心室流出道而牵拉三尖瓣损伤房室结，术后交界性异位心动过速（JET）发生率高，约为 20%。术中使用右旋美托咪定可以减少 JET 的发生。

（4）凝血功能的管理。TOF 患儿长期低氧继发红细胞增多，增加血液黏滞性，影响凝血功能，主要表现为：血小板减少症、弥散性血管内凝血、原发性纤溶、凝血因子生成障碍。因此，围术期应密切监测患儿凝血功能，CPB 后根据凝血功能监测结果指导血液制品治疗。本案例患儿术前红细胞比容为 43.2% 仅轻微升高，血小板数量、凝血功能正常；术中给予氨甲环酸 10 mg/kg 抗纤溶，减少出血量；体外循环结束后使用 Sonoclot 凝血与血小板功能监测仪评估凝血功能，根据检测结果针对性补充凝血制品。

总 结

综上可知，术前仔细评估患儿肺血流情况，积极预防和治疗缺氧发作，术中选择合理的通气管理策略及麻醉药物维持恰当的体循环和肺循环血管阻力，体外循环后注意心功能的维持、血液管理及心律失常的处理是 TOF 围术期麻醉管理的重点。

（姜 静）

参考文献

[1] 王辉山, 李守军. 先天性心脏病外科治疗中国专家共识（十）：法洛四联症[J]. 中国胸心血管外科临床杂志, 2020, 27(11): 1247-1254.

[2] 易定华, 徐志云, 王辉山. 心脏外科学. 第 2 版. 北京：人民军医出版社, 2016: 1169-1203.

[3] Townsley MM, Windsor J, Briston D, et al. Tetralogy of Fallot: Perioperative Management and Analysis of Outcomes. J Cardiothorac Vasc Anesth. 2019, 33(2): 556-565.

[4] Shinebourne EA, Babu-Narayan SV, Carvalho JS. Tetralogy of Fallot: from fetus to adult. Heart. 2006; 92: 1353-1359.

[5] Bonchek LI, Starr A, Sunderland CO, et al. Natural history of tetralogy of Fallot in infancy: clinical classification and therapeutic implications. Circulation. 1973, 48: 392-397.

[6] Jatana V, Gillis J, Webster BH, et al. Deletion 22q11.2 syndrome: implications for the intensive care physician. Pediatr Crit Care Med. 2007, 8: 459-463; quiz 464.

[7] Hoffman TM, Wernovsky G, Atz AM, et al. Efficacy and safety of milrinone in preventing low cardiac output syndrome in infants and children after corrective surgery for congenital heart disease. Circulation. 2003, 107: 996-1002.

[8] Hoffman TM, Bush DM, Wernovsky G, et al. Postoperative junctional ectopic tachycardia in children: incidence, risk factors, and treatment. Ann Thorac Surg. 2002, 74: 1607-1611.

[9] Smith AH, Owen J, Borgman KY, et al. Relation of milrinone after surgery for congenital heart disease to significant postoperative tachyarrhythmias. Am J Cardiol. 2011, 108: 1620-1624.

[10] Rajput RS, Das S, Makhija N, et al. Efficacy of dexmedetomidine for the control of junctional ectopic tachycardia after repair of tetralogy of Fallot. Ann Pediatr Cardiol. 2014, 7(3): 167-172.

[11] Haas NA, Plumpton K, Justo R, et al. Post-operative junctional ectopic tachycardia (JET). Z Kardiol. 2004, 93: 371-380.

法洛四联症患儿根治术中缺氧发作的麻醉管理

摘要

5个月的男婴,因母亲产检发现先天性心脏病,出生后行心脏超声检查确诊法洛四联症,近期哭吵时口唇青紫加重,吸空气下脉搏氧饱和度77%,拟在全身麻醉下行法洛四联症根治术。术中在游离肺动脉时呼气末二氧化碳分压下降,脉搏氧饱和度低至30%,发生缺氧发作,立即给予控制通气、补充容量、纠正酸中毒、静脉推注去氧肾上腺素,同时快速建立体外循环。经上述处理后患儿脉搏氧饱和度逐步恢复,手术正常进行,预后良好。

缺氧发作是法洛四联症(tetralogy of Fallot, TOF)最常见临床急症之一。右心室流出道痉挛梗阻、体肺循环血管阻力不平衡等原因引起的右向左分流增加,导致肺血流急剧减少可能是缺氧发作的机制。缺氧发作的主要临床表现为呼吸困难、青紫加重,严重情况下可造成四肢瘫软、惊厥、脑血管意外甚至猝死。本文报道1例法洛四联症患儿根治术中缺氧发作的病例,并阐述缺氧发作的机制、危险因素以及处理措施。

病例描述

患儿,男,5个月16天,体重6.9 kg,身长68 cm。足月顺产,产时无窒息。产检时超声检查发现先天性心脏病,出生后当地医院心脏超声结果提示:法洛四联症,卵圆孔未闭。近期哭吵时口唇青紫加重,遂来医院就诊。

体格检查:神志清、精神反应正常,哭吵后口唇发绀、四肢无明显青紫。听诊双肺湿性啰音,心音有力,律齐,胸骨左缘第3肋间可闻及粗糙的喷射样收缩期杂音,腹软,四肢末梢暖。吸空气下脉搏氧饱和度(SpO_2)77%。

实验室检查:血常规,肝、肾、凝血功能未见明显异常。NT-proBNP 178 pg/ml(0~125)。

心脏超声:主动脉骑跨于室间隔上,肺动脉瓣及瓣下狭窄,肺动脉跨瓣压差95 mmHg;卵圆孔未闭,双向分流;室间隔缺损,对位不良型,双向分流,右向左分流为主;左无名静脉低位。诊断:法洛四联症,卵圆孔未闭,无名静脉低位。

心脏CT:法洛四联症,肺动脉发育正常,无名静脉低位。

心电图:窦性心律,右心室肥大。

胸片:靴型心,两肺无活动性病变。

术前诊断:法洛四联症,卵圆孔未闭。拟施手术:法洛四联症根治术。

麻醉经过

患儿入室后生命体征:SpO_2 90%,心率(HR)151次/分,血压(BP)80/52 mmHg。开放外周静脉,静脉注射咪达唑仑1.0 mg,依托咪酯2.0 mg,舒芬太尼10 μg,罗库溴铵5.0 mg诱导,睫毛反射消失后可视喉镜引导下置入ID 3.5带囊气管导管,插管深度12 cm。术中丙泊酚4.0 mg/(kg·h),舒芬太尼2.0 μg/(kg·h)和罗库溴铵0.5 mg/(kg·h)静脉泵注,七氟烷0.5～1.0 MAC 吸入维持麻醉,脑电双频指数(BIS)值在40～60之间。压力控制通气模式(PCV)通气,氧流量2 L/min,吸入氧浓度50%,潮气量60 ml,吸呼比为1:2。根据呼气末二氧化碳分压($ETCO_2$)调整呼吸参数,维持$ETCO_2$为35～45 mmHg。气管插管后迅速建立有创动脉压(ABP)、中心静脉压(CVP)、脑电双频指数(BIS)、体温监测:SpO_2 93%,HR 133次/分,ABP 81/48 mmHg,CVP 10 cmH_2O,BIS 55。动脉血气分析结果:FiO_2 60%,pH 7.38,PaO_2 52 mmHg,$PaCO_2$ 33.6 mmHg,BE －4.9 mmol/L,Hct 38.6%,K^+ 3.4 mmol/L,Ca^{2+} 1.23 mmol/L,Lac 1.0 mmol/L,Cl^- 108 mmol/L,Hb 12.8 g/dL,HCO_3^- 19.4 mmol/L。

外科医生分离肺动脉过程中,患儿$ETCO_2$突然下降、波形低平,检查呼吸管路及麻醉机均正常,增加潮气量,但患儿SpO_2继续快速下降,低至40%,ABP降低至50/30 mmHg,HR增快,疑似缺氧发作,立即给予纯氧吸入,快速输注醋酸林格液60 ml补充血容量,缓慢推注5%碳酸氢钠15 ml纠正酸中毒,去氧肾上腺素7.0 μg静脉注射,同时复查血气。经上述处理后SpO_2上升至75%,ABP逐渐上升至75/45 mmHg。告知手术医生尽快建立体外循环。缺氧发作期间的生命体征见表2-12。

表2-12 缺氧发作时生命体征数据

时间	9:25	9:30	9:35	9:40	9:45	9:50	9:55	10:00
SpO_2(%)	40	40	38	40	65	76	76	86
HR(次/分)	140	117	112	111	105	120	126	145
ABP(mmHg)	50/30	56/34	60/40	65/40	73/44	83/54	79/42	77/50

术中探查证实为TOF(对位不良型室间隔缺损,右心室流出道肌肉肥厚),采用心包补片缝合关闭室间隔,跨瓣补片扩大右心室流出道,并切除右心室流出道肥厚异常肌束。主动脉开放后心脏自动复跳,静脉泵注多巴胺5.0 μg/(kg·min)、去甲肾上腺素0.02 μg/(kg·min)。腔静脉开放后恢复机械通气。调整体外循环灌注流量,食道超声:心脏射血分数66%,肺动脉流速0.9 m/s,室间隔缺损补片周围无残余分流。遂撤离体外循环,待超滤结束后,静脉滴注鱼精蛋白中和肝素,血凝酶辅助止血,关闭胸腔。

● 术后转归 ●

患儿行TOF根治术,手术时间共330分钟,体外循环时间123分钟,主动脉阻断时间87分钟。估计出血量约为200 ml,尿量100 ml。输注醋酸林格液120 ml,自体回收血100 ml,新鲜冰冻血浆100 ml。术毕ABP 80/48 mmHg,HR 148次/分、SpO_2 100%、CVP 14 cmH_2O、肛温36.5℃。在ABP、ECG、SpO_2监测下,将患儿转运至心脏重症监护室。术后第3天拔除气管导管,第6天出监护室,第12天出院。

● 知识点回顾 ●

▶ **1. TOF病理生理**

TOF患儿同时存在右心室流出道梗阻(RVOT)及室间隔缺损(VSD),心室收缩时,右心室血液经VSD进入左心室,导致心内右向左分流以及肺循环血流减少。分流量的多少取决于RVOT梗阻程度、体循环血管阻力和肺循环血管阻力三者之间的相互关系。TOF患儿的右心室流出道存在固定性梗阻和动力性梗阻。固定性梗阻主要由漏斗部、肺动脉瓣和瓣上狭窄引起。肺动脉瓣狭窄严重,肺动脉分支发育差以及漏斗部肌肉肥厚严重的患儿,心内分流量大,肺血流少。随着缺氧时间延长,机体代偿性生成体肺侧支循环可以一定程度增加肺血流,缓解缺氧。动力性梗阻(肺动脉瓣下狭窄)则是由右心室漏斗部直径改变造成的,体内儿茶酚胺增加以及低血容量是动力性梗阻增加的因素。

2. 缺氧发作的机制

一般认为各种原因引起的 RVOT 梗阻增加以及体肺循环血管阻力失衡导致右向左分流增加,肺血流急剧减少可能是缺氧发作的机制。缺氧发作多发生在清醒状态下,麻醉过程中一些因素也会诱发缺氧发作(表 2-13)。麻醉状态下缺氧发作首先表现为呼末二氧化碳的进行性下降,随后 SpO_2、血压降低。

表 2-13 增加右向左分流的因素

病理生理学	病因
增加肺血管阻力	疼痛、浅麻醉、心动过速、酸血症、低氧血症、高碳酸血症、体温过低和胸腔内压升高而引起的交感神经刺激
流出道动力性梗阻	心动过速、血容量减少和心肌收缩力增强可引起漏斗痉挛和流出道动力性梗阻
降低体循环阻力	挥发性麻醉药、引起组胺释放药物、α肾上腺素能阻滞剂

● 讨 论 ●

1. 术前评估与准备

根据患儿的氧合情况评估患儿有无发生缺氧发作的可能,常见的与缺氧发作有关的因素有:

(1) 年龄。2~3 个月是缺氧发作的高峰期,随着年龄增加,侧支循环增多,缺氧发作减少。

(2) 心血管发育情况。右心室漏斗部狭窄(固定梗阻)严重以及侧支循环少、动脉导管关闭的患儿相对更容易发生缺氧发作。

(3) 手术操作。手术操作引起右心室流出道反应性痉挛。

(4) 贫血。贫血使患儿处于缺氧状态,可诱发或加重缺氧发作。

本案例中患儿 5 个月大,已经度过缺氧发作高峰期,无贫血;但心脏超声显示肺动脉压差 95 mmHg,心内双向分流右向左分流为主,无侧支血管和动脉导管未闭。患儿存在缺氧发作的风险。

术前预防缺氧发作的准备如下:

(1) 避免长时间禁饮禁食。术前或镇静诊疗前长时间禁食禁饮导致右心室前负荷降低,右心室漏斗部直径变小,加重动力性梗阻是缺氧发作的诱因。

(2) 给予术前镇静。患儿入室前拒绝与父母分离、麻醉诱导时拒绝面罩或静脉穿刺等因素,可以使内源性儿茶酚胺分泌增加,引起 RVOT 痉挛,诱发缺氧发作。

(3) 避免任何降低体循环血管阻力或增加肺循环血管阻力的因素。吸入高浓度七氟烷扩张体循环血管引起 SVR 降低;大剂量的丙泊酚引起心肌抑制,血管扩张;通气不足导致缺氧和高碳酸血症增加 PVR。因此术前应准备对血流动力学影响小的麻醉药物,如:依托咪酯、舒芬太尼等。同时备好去氧肾上腺素、吗啡、碳酸氢钠等治疗缺氧发作的药物。

2. 术中麻醉管理

TOF 患儿心内右向左分流导致肺血流减少以及低氧血症,因此,麻醉管理重点是降低肺血管阻力,增加体循环阻力,减少右向左分流量,维持有效肺循环血流。本病例中采用对血流动力学影响小的麻醉药物,如:依托咪酯、舒芬太尼缓慢诱导,维持血流动力学稳定,避免低血压。术中采用静吸复合麻醉并使用脑电双频指数监测麻醉深度。

手术开始后突然 $ETCO_2$ 波形低平,随后 SpO_2 下降,增加潮气量后 SpO_2 继续快速下降,同时伴随 ABP 降低。在排除呼吸机、呼吸回路故障、排除过敏反应等因素后,结合手术操作对肺动脉的牵拉,判断患儿发生缺氧发作。

术中缺氧发作的处理如下:

(1) 纯氧、适度过度通气。100% 纯氧吸入,最大限度地提高全身氧合。虽然过度通气可以扩张肺血管,一定程度上增加肺血流,但需要注意气道平均压。Britta 等研究发现缺氧发作时,肺灌注降低,增加通气/血流不均衡性,会进一步降低全身动脉血氧饱和度。较高的气道平均压将阻碍右心室射血,进一步减少肺血流,增加通气/血流不均衡性。

(2) 手法压迫主动脉。术中可采用手法压迫升主动脉增加左心室射血阻力。

(3) 补充容量。静脉补充 10~30 ml/kg 的液体,维持血压,提高前负荷,增加右心室流出道直径,从而增加肺血流。

(4) 纠正酸中毒。静脉注射碳酸氢钠可以治疗严重代谢性酸中毒。对于酸中毒患儿碳酸氢钠具有扩容和纠酸双重作用,可短期内改善平均动脉压和心输出量。

(5) 药物治疗缺氧发作。去氧肾上腺素 5~10 μg/kg 静脉推注或 2~5 μg/(kg·min) 泵注可增加体循环血压,降低右向左分流,从而改善肺血流。普萘洛尔 0.1 mg/kg 或者艾司洛尔 50 μg/kg,通过降低心肌收缩力来减轻漏斗部痉挛。此外,减慢心率可改善心脏舒张期充盈压,扩大右心室流出道的直径。

(6) 对于顽固性缺氧发作(经药物等治疗后仍无法缓解的缺氧发作),迅速建立体外循环可以挽救患儿的生命。无法进行急诊手术时,可采用体外膜肺氧合技术缓解低氧。

在本病例中,患儿经上述处理后 ETCO$_2$、SpO$_2$ 逐步恢复,血压上升,缺氧发作缓解,手术继续进行。体外循环后的麻醉管理要点为维持正常的心率,使用正性肌力药物支持右心功能,使用降低肺血管阻力的通气策略,注意心律失常的处理及内环境、凝血功能的维护。

▶ **3. 不足之处**

在本病例中,术前未给予充分的镇静、诱导后体循环助力下降致使右向左分流增加,加上未及时给予容量补充,另外手术操作对肺血管的牵拉、压迫等因素,可能是本患儿缺氧发作的原因,也是有待笔者团队改进的不足之处。

● **总　结** ●

严重缺氧发作可能导致患儿死亡。围术期应避免一切可以诱发缺氧发作的因素;及时发现并快速处理缺氧发作,最终应用体外循环、手术解除流出道梗阻可挽救生命。

(姜　静)

参考文献

[1] 朱月钮,王荣发,周爱卿.155 例法洛四联症缺氧发作诱因分析[J].临床儿科杂志,2003,(10): 642-644.
[2] Montero JV, Nieto EM, Vallejo IR, et al. Intranasal midazolam for the emergency management of hypercyanotic spells in tetralogy of Fallot. Pediatr Emerg Care, 2015, 31(4): 269-271.
[3] Tsze DS, Vitberg YM, Berezow J, et al. Treatment of tetralogy of Fallot hypoxic spell with intranasal fentanyl. Pediatrics, 2014, 134(1): e266-e269.
[4] Baele PL, Rennotte MT, Veyckemans FA. External compression of the abdominal aorta reversing tetralogy of Fallot cyanotic crisis. Anesthesiology, 1991, 75: 146-149.
[5] Von ungern-Sternberg BS, Habre W. Changes in lung volume during spells in children with Tetralogy of Fallot under general anesthesia. Pediatr Crit Care Med, 2011, 12(1): e40-e42.
[6] Tanaka K, Kitahata H, Kawahito S, et al. Phenylephrine increases pulmonary blood flow in children with tetralogy of Fallot. Can J Anaesth, 2003, 50: 926-929.
[7] Dhir AK, Dhir S. Esmolol in infundibular spasm. Anaesthesia, 1991, 46: 998.
[8] Nussbaμm J, Zane EA, Thys DM. Esmolol for the treatment of hypercyanotic spells in infants with tetralogy of Fallot. J Cardiothorac Anesth, 1989, 3: 200-202.

18 室间隔完整型肺动脉闭锁患儿急诊行 B-T 分流术的麻醉管理

摘要

57 天的男婴,胎儿期心脏超声提示室间隔完整型肺动脉闭锁,生后约 8 小时出现口唇发绀,因发绀急性加重入院。患儿喘息样呼吸、口唇严重发绀,血压 46/30 mmHg,脉搏氧饱和度 45%;立刻气管插管机械通气,静脉泵注多巴胺 5.0 μg/(kg·min)增强心功能,前列地尔 5.0 ng/(kg·min)维持动脉导管开放,但患儿血压、脉搏氧饱和度仍无法维持,乳酸水平持续升高,调整药物剂量无法缓解上述症状,遂在全身麻醉下行急诊 Blalock-Taussig(B-T)分流术。本文从术前管理、术中循环、呼吸支持等多方面介绍该手术的麻醉管理要点。

室间隔完整型肺动脉闭锁(pulmonary atresia with intact ventricular septum,PA/IVS)是一种少见的发绀型先天性心脏病,占先天性心脏病的 1%~3%,病理解剖包括肺动脉瓣完全梗阻、右心室和三尖瓣发育不良、伴或不伴冠状动脉畸形。该病自然病死率极高,如果不进行药物治疗和手术干预,患儿 2 周内死亡率高达 50%。根据三尖瓣和右心室发育情况以及是否存在右心室依赖型冠状动脉循环,PA/IVS 的手术方式有所不同。本文报道 1 例 PA/IVS 患儿在全身麻醉下行急诊 Blalock-Taussig(B-T)分流术的麻醉管理。

● **病例描述** ●

患儿,男,1 个月 27 天,体重 5.0 kg,身长 50 cm。胎儿期超声提示 PA/IVS、房间隔缺损(ASD)、动脉导管未闭(PDA)。38 周剖腹产,Apgar 评分 9 分,出生后约 8 小时出现紫绀,因呼吸急促、紫绀加重 2 日入院。

体格检查:患儿呼吸机辅助通气,体温:36.8℃,心率(HR):146 次/分,呼吸频率(RR)32 次/分。双肺呼吸音对称,心律齐,胸骨左缘 2~3 肋间Ⅲ/Ⅵ收缩期杂音。

实验室检查:白细胞计数 9.03×10^9/L,中性粒细胞 2.01×10^9/L,红细胞计数 4.43×10^{12}/L,血红蛋白 151.0 g/L,红细胞比容 45.6%,血小板计数 175×10^9/L,C 反应蛋白 4.0 mg/L;肝肾功能未见明显异常;PT 12.3 秒,APTT 38.3 秒,TT 20.7 秒,INR 1.14。

心脏超声:室隔完整型肺动脉闭锁,房间隔缺损 0.2 cm,右向左分流为主,动脉导管未闭 0.32 cm,三尖瓣轻中度反流。

入院诊疗经过:患儿入院时口唇发绀、呼吸费力,血压(BP)低至 46/30 mmHg,脉搏氧饱和度(SPO_2)低至 45%,立即气管插管机械通气,压力控制模式通气:吸入氧分数(FiO_2)21%,吸气压力(PIP)15.0 cmH_2O,RR 25 次/分,呼气末正压($ETCO_2$)5.0 cmH_2O;多巴胺 5.0 μg/(kg·min),前列地尔 5.0 ng/(kg·min)持续静脉泵注,转入儿童心脏重症监护室。入监护室后,迅速建立右肱动脉有创动脉血压(ABP)监测,测量动脉血气电解质水平:pH 7.45,$PaCO_2$ 35.40 mmHg,PaO_2

37.00 mmHg，Ca²⁺ 1.04 mmol/L，Lac 7.20 mmol/L，针对性给予葡酸钙注射液 100 mg 缓慢滴注。由于 ABP 52/31 mmHg，HR 168 次/分，SpO₂ 59%，调整多巴胺剂量至 10 μg/(kg·min)。经上述处理后，患儿血压仍不能维持，复查血气电解质水平：乳酸水平持续上升，氧分压下降，Lac 8.20 mmol/L，PaO₂ 21.00 mmHg。遂拟在全身麻醉下行急诊改良 B-T 分流、房间隔扩大术、肺动脉瓣膜样闭锁扩张术及动脉导管结扎术。

术前诊断：PA/IVS、ASD、PDA。

麻醉经过

患儿放置在恒温暖箱内，静脉泵注咪达唑仑、多巴胺、前列地尔，吸空气，在控制呼吸下转入手术室。入室后连接麻醉机，压力控制模式通气（PCV）：FiO₂ 21%，PIP 20 cmH₂O，VT 控制在 6.0 ml/kg 左右，PEEP 2.0 cmH₂O，吸呼比（I:E）为 1:2。根据 ETCO₂ 调整呼吸频率，ETCO₂ 维持在 35～45 mmHg。连接右肱动脉监测 ABP。入室后基本生命体征：SpO₂ 53%，HR 153 次/分，ABP 58/42 mmHg，肛温 36.7℃。静脉缓慢推注舒芬太尼 1.0 μg/kg，罗库溴铵 0.6 mg/kg 诱导，密切监测血压心率变化。超声引导下行右颈内静脉穿刺置管，操作顺利。术中丙泊酚 4.0 mg/(kg·h)、舒芬太尼 2.0 μg/(kg·h)、罗库溴铵 0.5 mg/(kg·h)静脉泵注，七氟烷 0.5～1.0 MAC 间断吸入维持麻醉。术中室温 25℃，暖风毯温度设置为 38℃。外循环开始后关闭暖风毯，停止加温。

开胸后静脉给予肝素钠 3.0 mg/kg，ACT＞480 秒后开始体外循环。调整呼吸频率至 7 次/分，吸气压力至 7 cmH₂O。平行循环下行 B-T 分流手术及房间隔扩大术，吻合结束，静脉泵注多巴胺 7.5 μg/(kg·min)，去甲肾上腺素 0.1 μg/(kg·min)、肾上腺素 0.1 μg/(kg·min)，维持血压 50～60/30～45 mmHg 之间，HR 160～180 次/分。食管超声提示：右心室到肺动脉前向血流通畅，B-T 分流管可见血流，三尖瓣跨瓣压差 40 mmHg。调整呼吸参数：FiO₂ 45%，PIP 15.0 cmH₂O，RR 25 次/分，SpO₂ 维持在 89%～95%。复温至肛温 36℃后逐步撤离体外循环。超滤结束后，鱼精蛋白（1:1）拮抗肝素，术中血气检测结果见表 2-14，其中 PaO₂ 38.4 mmHg。充分止血后闭合胸腔，关胸后 HR 增快至 190 次/分左右，下调肾上腺素至 0.08 μg/(kg·min)，血压无明显波动，SpO₂ 稍有下降。提高 FiO₂ 至 60%，SpO₂ 维持在 85%～90%。待血流动力学平稳后，将患儿置于暖箱，在 EKG、有创血压、SpO₂ 监测下转运至儿童心脏监护室。

表 2-14 术中血气检测结果

时间点	pH	PaO₂ (mmHg)	PaCO₂ (mmHg)	BE (mmol/L)	Hct (%)	K⁺ (mmol/L)	Ca²⁺ (mmol/L)	Lac (mmol/L)	FiO₂
入室	7.376	47.7	44.2	0.8	43.9	5.3	1.14	1.6	21%
体外结束后	7.404	38.8	46.5	3.5	44.2	4.6	1.1	2.5	45%
出室	7.41	41.9	44.8	3.1	39.5	4.5	1.0	2.4	60%

术后转归

术后第 1 天，患儿出现腹胀、无尿，腹膜透析效果不佳。床旁超声提示 B-T 分流管流速慢，右心室增大，房间隔造口 0.5 cm，右向左分流，心肌收缩力差。术后第 2 天患儿出现低血压、高乳酸血症，床旁超声提示 B-T 分流管无血流，疑似分流管堵塞，外科医生希望再次手术，家属拒绝，术后第 3 日出现反复室颤，心肺复苏后不能恢复，家属放弃治疗。

知识点回顾

1. PA/IVS 的解剖特点

PA/IVS 的解剖学特征为右心室和肺动脉连接中断，室间隔完整。超过一半的病例存在肺动脉瓣的膜性闭锁，将肺总动脉和非常狭窄的右心室漏斗部分割开。肺动脉瓣环正常或轻度发育不良,肺动脉瓣叶融合,但可以辨识,肺动脉直径正常。三尖瓣和右心室发育不良。三尖瓣和右心室极度发育不良的患儿,右心室压力升高超过体循环压力,导致窦状间隙持续开放。卵圆孔通常是开放的,20%的患儿可能存在继发孔型房间隔缺损。

2. PA/IVS 的病理生理

PA/IVS 患儿在右心室收缩期体循环回流静脉血无法直接泵入肺动脉,而是经三尖瓣再次反流入右心房,然后通过房间隔缺损或未闭的卵圆孔进入左心房,产生右向左分流。在左心室混合后的体肺静脉血分别通过主动脉和动脉导管平行分配到体循环和肺循环。肺血流依赖于动脉导管的开放,应在患儿出生后即开始使用前列地尔,以维持动脉导管开放。右心室压力可能是体循环压力的 2~3 倍,右心室压力升高引起右心室腔与左、右冠状动脉存在瘘管样连接。心室到冠状动脉的逆行血流容易导致冠脉循环近段的纤维肌性内膜增生,引起冠状动脉近心端的梗阻。位于梗阻冠状动脉远心端的心肌将依赖于高压力右心室到冠状动脉的逆行灌注,这一生理状态称为右心室依赖型冠状动脉循环(RVDCC)。

3. PA/IVS 的手术治疗

存在 RVDCC 的患儿禁忌右心室减压,因为冠状动脉前向血流无法满足心肌供血。这类患儿可以采用单心室姑息手术,如改良 B-T 分流术,之后行双向 Glenn 分流术和 Fontan 手术。非 RVDCC 患儿手术方式取决于三尖瓣及右心室发育情况:右心室及三尖瓣重度发育不良采用单心室姑息手术;右心室及三尖瓣中度发育不良患儿,根据右心室及三尖瓣大小行 1¼ 或 1½ 心室修补;右心室及三尖瓣大小接近正常患儿行双心室修补。经胸超声心动图可评估右心室及三尖瓣的大小和功能。

● 讨 论 ●

PA/IVS 的病理生理变化复杂多变,患儿心脏畸形严重程度越复杂,发病越早,手术年龄越小,围术期的麻醉风险也越高。这类患儿往往在新生儿期行急诊手术,术前全身情况相对较差,特别是合并低体重的患儿,围术期的麻醉管理和脏器功能保护更困难。

1. 术前评估及准备

对此类导管依赖性病变患儿,迅速泵注前列地尔是生存至关重要的因素,出生后怀疑 PA-IVS 的患儿,确诊后应立即给予前列地尔治疗。在接受前列地尔治疗的新生儿中,15%~20%的会发生呼吸暂停事件,因此,需要气管插管和机械通气。如果青紫严重,可能需要补充氧气。术前管理应仔细平衡肺循环和体循环血流($Q_p:Q_s$),特别是机械通气情况下。肺循环血量过多可能是由于高氧血症和(或)低碳酸血症导致通过 PDA 的血流过多造成的。如果没有严重肺部疾病,恶性的低氧血症或酸中毒可能预示着动脉导管闭合。在证实 PDA 通畅后,持续的低灌注或酸中毒提示心房水平的分流不足,需要紧急干预。该患儿术前一般情况较差,虽然前列地尔泵注维持 PDA 开放,但是患儿内环境、氧合情况并没有改善,ASA 分级Ⅳ(E),需急诊手术治疗。

2. 术中麻醉管理

(1) 麻醉诱导。无论是吸入或静脉诱导患儿均可耐受,但应注意给药量和给药速度。麻醉诱导和维持期间的血流动力学管理均应侧重于维持适当的 $Q_p:Q_s$ 平衡和适当的心输出量。密切关注舒张压和心电图变化,及时发现心肌缺血。在发生严重的右心室冠状动脉瘘或 RVDCC 的情况下,由于右心室容量负荷不足而导致的右心室减压可能会引起致命的心肌缺血。当缺乏静脉通路时最常采用的是七氟烷吸入诱导,若患儿心功能不全,且术前已开始使用强心药物时可能不耐受吸入诱导,可选择氯胺酮诱导,氯胺酮的诱导用量通常为 1.0~2.0 mg/kg。本例中患儿术前已经处于基础镇静、气管插管机械通气状态,因此,为了最大程度减少血流动力学波动,我们选择对循环影响小的舒芬太尼诱导。

(2) 术中监测。除了常规监测外,必须按照体外循环手术操作建立有创监测(有创动脉压、中心静脉压)。B-T 分流术患儿需要在分流术对侧行桡动脉穿刺测压。PA-IVS 患儿肺循环血流依赖未闭的动脉导管,可能因冠脉窃血而导致心肌受损,因此,监测舒张压具有重要意义。关注术前心电图,可用于比较分析心肌缺血所致的心率、心律失常和 ST 段改变等。B-T 管道搭建后由于体循环向肺循环供血,可能引起脑组织灌注不足,可进行脑组织氧饱和度监测。

▶ 3. 体外循环后麻醉管理

管道搭建完成后出现问题,首先需要排除解剖学问题,例如,分流大小是否合适和是否发生扭曲或变窄。如果不存在解剖学问题,则应从生理学角度加以分析,为了达到"平衡循环",在单心室患儿心输出量固定的情况下,当 $Q_p:Q_s$ 等于或略小于 1∶1 时体循环氧供(体循环氧含量和体循环血流量乘积)最大。$Q_p:Q_s$ 超过 1∶1 时体循环氧供进行性减少,因为体循环氧含量增加效应被体循环血流进行性减少所抵消。$Q_p:Q_s$ 下降低于 1∶1 时体循环氧供急剧减少,因为体循环血流增加更多地被体循环氧含量急剧下降所抵消。

(1) 循环管理。当分流管打开时,由于体循环血液一部分进入肺血管,血流动力学波动较大,动脉脉压差增宽。为保证正常的冠状动脉和脑血供,选用儿茶酚胺类药物,如:多巴胺、肾上腺素提升血压,较同年龄正常值高 10~20 mmHg,舒张压在 40 mmHg 之上。

(2) 通气管理。除了分流管道直接影响肺血管阻力外,肺容量、肺泡氧合、pH 和二氧化碳分压的变化也影响肺血管阻力。为维持 $Q_p:Q_s$ 平衡,一般采用 40% 吸入氧浓度,维持 PaO_2 在 40 mmHg 左右。

(3) 血液管理。纠正贫血,维持 Hct 在 38%~45%。尽可能少用止血药和凝血因子。术后可早期使用抗凝剂,降低管道堵塞的发生概率。术后渐进性低氧血症原因可能为人工管道有阻塞趋势。

● 总　结 ●

综上所述,PA-IVS 是一种罕见的导管依赖性单心室生理病变。术前评估需要评估右心室、三尖瓣瓣环大小、心房水平分流程度以及 PDA 是否开放。心导管检查通常用于评估冠状动脉解剖、右心室-冠脉瘘以及 RVDCC。确诊 PA-IVS 新生儿通常术前需要泵注前列地尔,维持 PDA 开放。手术治疗选择包括双心室修补术、1¼ 或 1½ 心室修补或单心室姑息术。围手术期的管理目标包括平衡 $Q_p:Q_s$,维持右心室充盈压力。

(王　璐)

参考文献

[1] Sugitani Y, Muneuchi J, Watanabe M, et al. Late Adverse Events in Patients With Pulmonary Atresia With Intact Ventricular Septum After Valvuloplasty. Ann Thorac Surg, 2021, 20: S0003-4975(21)00694-9.

[2] Kwiatkowski DM, Hanley FL, Krawczeski CD. Right ventricular outflow tract obstruction: pulmonary atresia with intact ventricular septum, pulmonary stenosis, and Ebstein's malformation. Pediatr Crit Care Med, 2016, 17(8 suppl 1): S323-S329.

[3] Sathish M, Rohit S. Justin T. Pulmonary Atresia With an Intact Ventricular Septum: Preoperative Physiology, Imaging, and Management Seminars in Cardiothoracic and Vascular Anesthesia, 2018, 22(3): 245-255.

[4] Cohen J, Binka E, Woldu K, et al. Myocardial strain abnormalities in fetuses with pulmonary atresia and intact ventricular septum. Ultrasound Obstet Gynecol, 2019, 53(4): 512-519.

[5] Petit CJ, Glatz AC, Qureshi AM, et al. Outcomes After Decompression of the Right Ventricle in Infants With Pulmonary Atresia With Intact Ventricular Septum Are Associated With Degree of Tricuspid Regurgitation: Results From the Congenital Catheterization Research Collaborative. Circ Cardiovasc Interv, 2017, 10(5): e004428.

[6] Gottschalk I, Strizek B, Jehle C, et al. Prenatal Diagnosis and Postnatal Outcome of Fetuses with Pulmonary Atresia and Ventricular Septal Defect. Ultraschall Med, 2020, 41(5): 514-525.

[7] He X, Gao B, Shi G, et al. Surgical strategy and outcomes for the delayed diagnosis of pulmonary atresia with intact ventricular septum. J Cardiol, 2018, 72(1): 50-55.

[8] Ahmed AA, Snodgrass BT, Kaine S. Pulmonary atresia with intact ventricular septum and right ventricular dependent coronary circulation through the "vessels of Wearn". Cardiovasc Pathol, 2013, 22(4): 298-302.

19 肺动脉闭锁合并室间隔缺损患儿行肺动脉单源化手术的麻醉管理

摘要

4岁的男童，出生后口唇青紫，检查发现肺动脉闭锁合并室间隔缺损、侧支血管形成、肺动脉远端及分支发育差，拟在全身麻醉下行肺动脉单源化手术。在处理体-肺侧支血管过程中，发生顽固性低血压、低氧血症以及代谢性酸中毒，随即改为在体外循环下完成手术。肺动脉单源化手术时间长、失血多，结扎侧支血管常造成肺血流大幅减少，导致血流动力学紊乱和心律失常，对术中麻醉管理提出了较高的要求。此类患儿麻醉诱导和维持应重点关注稳定血流动力学，保障脏器灌注以及维持内环境稳定。

肺动脉闭锁(pulmonary atresia，PA)合并室间隔缺损(ventricular septal defect，VSD)是一种相对罕见的先天性疾病，活产婴儿中发病率约为7/100 000，其解剖结构特点是肺血流由粗大体-肺侧支血管(major aortopulmonary collateral arteries，MAPCAs)供应，依据侧支血管的数量和通畅程度以及肺循环-体循环的血流量比值(Q_p/Q_s)的不同，患儿的临床表现差异很大。PA/VSD/MAPCAs患儿的肺动脉远端及分支血管常发育较差，不具备实施一期根治手术的条件，需要实施肺动脉单源化手术，使肺血流来源单一化，便于控制肺动脉压力，促进肺血管发育，为后期根治手术创造条件。

病例描述

患儿，男，4岁7个月，体重11.7 kg，身长95 cm。足月剖宫产，无产时窒息史。出生后发现口唇青紫，心脏彩超提示：PA、VSD、侧支血管形成。平素哭吵后有气促伴口唇青紫，无抽搐、晕厥、反复呼吸道感染史，无水肿、少尿，生长发育落后于同龄男童。

心脏超声：右心房增大，右心室肥厚，PA，左、右肺动脉显示不清，VSD 1.25 cm，对位不良型，双向分流。

CT：VSD 1.24 cm，左、右心室扩大，右心室流出道闭锁，远端可见左、右肺动脉汇合，左肺动脉1.3 mm，右肺动脉1.2 mm。降主动脉发出较多大侧支血管分别向两肺走行。

DSA检查：肺动脉远端及左右肺动脉发育细小，可见5支大侧支血管形成：第1支发自升主动脉近弓部，向左肺走行，起始部约4.3 mm，远端约3.3 mm；第2支发自降主动脉左侧壁，向左肺走行，起始部约3.2 mm，远端约2.6 mm，第3支发自降主动脉左侧壁，向左肺走行，起始部约2.5 mm，远端约2.9 mm；第4支发自降主动脉右侧壁，向右肺走行，起始部约1.8 mm，远端约3.0 mm，第5支发自降主动脉右侧壁，向右肺走行，起始部约2.2 mm，远端约2.4 mm。

实验室检查：血红蛋白15.5 g/dL，红细胞比容49.3%，血液生化、肝肾功能、凝血功能未见明显异常。

术前诊断：PA/VSD/MAPCAs，拟在全身麻醉非体外循环下行肺动脉单源化手术。

● 麻醉经过 ●

患儿无术前用药，入室后监测心率（HR）、血压（BP）及脉搏氧饱和度（SpO₂），HR 152次/分，BP 92/55 mmHg，SpO₂ 71%。开放外周静脉，静脉注射咪达唑仑1.0 mg，依托咪酯3.5 mg，舒芬太尼24 μg，罗库溴铵7.0 mg实施麻醉诱导，插管后压力控制模式（PCV）通气，吸气压力（PIP）18 cmH₂O，潮气量（VT）90～100 ml，呼吸频率（RR）20次/分，吸/呼（I∶E）1∶2，氧流量2 L/min，调整吸入氧分数（FiO2），维持SpO₂在80%～85%，呼气末二氧化碳分压（ETCO₂）为30～35 mmHg。

麻醉诱导后迅速建立右桡动脉的有创动脉压（ABP，22G）监测，右颈内静脉的中心静脉压监测（4F，5.0 cm），开放右股静脉（20 G 单腔）。麻醉维持：静脉泵注丙泊酚4.0 mg/（kg·h）、舒芬太尼2.0 μg/（kg·h）、罗库溴铵0.6 mg/（kg·h），间断复合吸入七氟烷麻醉。术中每隔30分钟至1小时复查动脉血气（表2-15），根据血气检查结果对症支持处理。手术开始3小时后，结扎一支大侧支血管时ABP下降至50/30 mmHg左右，SpO₂下降至50%～60%，HR增快至160次/分左右，予快速扩容、纠酸、多巴胺升压，无明显改善，动脉血气结果显示低氧血症、代谢性酸中毒（PaO₂33.8 mmHg，pH 7.15，BE -6.2 mmol/L，Lac 4.5 mmol/L），排除外科出血和心肌收缩力问题，考虑为结扎大侧支血管造成肺血流大量减少所致，随即改为在平行循环下继续手术。平行循环期间呼吸参数：PIP 12 cmH₂O，VT 50 ml，RR 10次/分。平行循环下继续手术约2小时，肺动脉单源化连接完成后降温，阻断升主动脉，灌注心脏停搏液使心脏停搏，行肺动脉流量试验评估肺动脉压力。肺动脉灌注流量2.5～3.0 L/min·m² 时肺动脉压力达到30 mmHg，未满足关闭VSD的条件，决定保留VSD。开放主动脉，心脏自动复跳，多巴胺5.0 μg/（kg·min）、肾上腺素0.05 μg/（kg·min）静脉泵注维持，ABP维持在80～90/40～50 mmHg之间，HR约120～140次/分。FiO2 70%时SpO₂维持在55%～60%，提高吸入氧浓度至100%，SpO₂上升至70%左右。考虑可能存在肺部再灌注损伤和肺不张，清理气道吸出少量血性分泌物，实施肺复张，呼气末正压6.0 cmH₂O支持，患儿SpO₂逐渐上升，调整FiO2，维持患儿SpO₂在80%左右，逐步降低体外循环灌注流量，观察患儿生命体征稳定，成功撤离体外循环。

表2-15 术中血气检测结果

时间点(min)	Hb(g/dL)	Hct(%)	pH	PaO₂(mmHg)	PaCO₂(mmHg)	BE(mmol/L)	Na⁺(mmol/L)	K⁺(mmol/L)	Cl⁻(mmol/L)	Ca²⁺(mmol/L)	Lac(mmol/L)
30	14.9	46.5	7.27	55.7	42.3	-3.9	141	3.9	105	1.2	0.6
90	14	44	7.34	52.6	39.2	-2.6	138	4.1	109	1.25	0.6
150	13.2	41.2	7.37	58	38.2	-1.2	140	3.9	111	1.18	0.7
180	9.2	30.5	7.15	33.8	52.5	-6.2	142	3.9	116	1.16	4.5
240	11.7	36.5	7.41	59.6	36.7	-1.5	139	4	108	1.12	2.6
300	11.6	36.4	7.33	51.4	47.9	-1.8	141	3.8	112	1.15	1.9

注：第一行时间为手术开始后各时间节点。

● 术后转归 ●

手术时间共6小时30分钟，体外循环时间2小时，术中共输注醋酸林格液400 ml，自体血回输300 ml，术中尿量250 ml（体外循环前20 ml，体外循环后230 ml）。术后第3天拔除气管导管，第7天出监护室，第15天出院。术后定期门诊随访。

● 知识点回顾 ●

▶ **1. PA/VSD/MAPCAs的病理生理**

PA/VSD/MAPCAs属于功能性单心室生理疾

病,体循环静脉血通过 VSD 右向左分流进入左心室,在左心室内与肺循环静脉血混合后进入主动脉,然后一部分血流供应全身各大脏器,另一部分血流通过体-肺动脉循环之间的侧支血管进入肺循环。患儿临床表现根据侧支血管的数量和通畅程度存在较大差异:侧支少或迂曲、阻塞者($Q_p/Q_s<1$)可在疾病早期就出现严重的低氧血症;而侧支多、大或通畅者($Q_p/Q_s>1$)则可能出现明显的充血性心力衰竭症状。少数体-肺循环血流量接近于平衡状态($Q_p/Q_s=1$)的患儿甚至可无明显临床症状。

▶ 2. 肺动脉单源化手术

PA/VSD/MAPCAs 患儿肺动脉远端血管发育差,往往不具备实施一期根治手术的条件,需要先行肺动脉单源化手术。肺动脉单源化手术的主要目的是将粗大侧支血管从体动脉上离断并汇合成共汇,重新吻合到肺动脉闭锁部的远端。这些措施有助于控制肺动脉压力和 Q_p/Q_s 比值,促进肺血管发育,为后期实施根治手术创造条件。

▶ 3. Flow Study 技术

PA/VSD/MAPCAs 患儿完成肺动脉单源化手术后,是否同期关闭室间隔缺损取决于肺动脉压力。Flow study 技术是在肺动脉单源化手术完成、心脏停搏的情况下,通过主肺动脉插入第二根动脉灌注管,经事先预充好的肺动脉灌注泵灌注血液,即建立患儿肺循环灌注旁路(肺动脉-左心房),给肺动脉一定的灌注流量(2.5～ L/min·m²),同时持续测定肺动脉压力的高低以分析远端肺血管床的发育情况,一般以肺动脉压力 25 mmHg 为界限,肺动脉压力高于 25 mmHg 提示患儿肺血管床发育较差,不宜关闭 VSD。

● 讨 论 ●

▶ 1. 术前评估与准备

根据 Q_p/Q_s 比值的不同,PA/VSD/MAPCAs 患儿的临床表现存在较大差异。对于术前无明显发绀的患儿,需要重点评估是否存在充血性心力衰竭症状。对于发绀明显的患儿,应重点评估是否存在其他导致肺血流减少或右向左分流等情况。此外,文献报道约 35% 的 PA/VSD/MAPCAs 患儿存在 22q11 染色体缺失(DiGeorge 综合征),可能与潜在的气道困难(小下颌)相关,应警惕困难插管的可能,避免插管时缺氧窒息对患儿造成不利影响。

▶ 2. 体外循环前麻醉管理

PA/VSD 属于单心室生理疾病,麻醉管理的目标是平衡体、肺循环血流量,优化体循环灌注。单心室生理患儿的 Q_p/Q_s 比值等于或略低于 1 时,体循环氧供(体循环血氧含量和体循环血流量乘积)最大。由于 Q_p/Q_s 比值难以直接测定,临床上常用 SaO_2 替代 Q_p/Q_s 比值,研究显示 SaO_2 达到 75%～80% 提示体-肺循环达到平衡。因此,麻醉期间呼吸管理的目标是通过调整吸入氧分数和呼吸参数,使 SaO_2 维持在 75%～80%,以获取最佳的体循环氧供。

肺动脉单源化手术大多在非体外循环下实施,但是若术中出现难以纠正的低氧血症和代谢性酸中毒,仍需要体外循环支持。麻醉诱导应在严密监测下进行,慎用丙泊酚,以免造成血压大幅度波动;使用以依托咪酯和阿片类为主的静脉诱导方案较为安全。一般而言,目前临床常用的各种静脉麻醉药物都可以安全地用于麻醉维持,但由于手术时间一般较长,需注意降低异丙酚用量,避免发生代谢性酸中毒。吸入麻醉药物可剂量依赖性的降低平均动脉压、全身血管阻力以及心输出量,避免长时间大剂量使用吸入麻醉药物。

肺动脉单源化手术的时间通常较长,在处理体-肺循环侧支血管时可能会有大量的失血,需要至少开放两条通畅的大静脉(如颈内静脉或股静脉)备快速扩容,持续监测 CVP,有助于评估患儿的循环容量状态和调整正性肌力药物的应用。术中在分离、结扎以及吻合体-肺循环侧支血管过程中,可能导致肺血流大量减少,引起严重的低氧和代谢性酸中毒,为免缺氧和代谢性酸中毒进一步加重,造成脏器功能损害,应立即启用体外循环。体外循环过程中可进行低潮气量(2～5 ml/kg)机械通气,减轻肺不张和避免血流动力学剧烈波动。

▶ 3. 体外循环后麻醉管理

若肺动脉单源化手术在体外循环支持下完成,那么在体外循环撤机后,可能发生顽固的低氧血症,排除手术相关的肺血流减少外,其他原因可能是:① 肺的缺血再灌注损伤,PA/VSD/MAPCAs

患儿术前部分肺段可因肺血管发育不良而处于灌注不足状态,术后这些肺段血流量增加,导致肺组织发生缺血再灌注损伤。②肺顺应性降低导致的通气困难和氧合不足。基于上述原因,在体外循环撤机后,需充分清除气道内积存的分泌物和血液,手法肺复张,增加 PEEP、有助于改善气道压力和氧合。

总 结

总之,PA/VSD/MAPCAs 患儿行肺动脉单源化手术时应尽可能维持血流动力学平稳,保障脏器灌注。若发生难以纠正的低氧血症和酸中毒则需要及时启用体外循环,在体外循环过程中应贯彻低潮期量肺保护性通气策略。本例患儿通过手术完成了肺动脉单源化连接,但其病理生理仍属于单心室生理,因此在术后仍应遵循单心室生理的麻醉管理原则。

(李 波)

参考文献

[1] Carotti A, Albanese SB, Filippelli S, et al. Determinants of outcome after surgical treatment of pulmonary atresia with ventricular septal defect and major aortopulmonary collateral arteries. J Thorac Cardiovasc Surg, 2010, 140: 1092.

[2] Silversides CK, Lionel AC, Costain G, et al. Rare copy number variations in adults with tetralogy of Fallot implicate novel risk gene pathways. PLoS Genet, 2012, 8: e1002843.

[3] Grosse-Wortmann L, Yoo SJ, van Arsdell G, et al. Preoperative total pulmonary blood flow predicts right ventricular pressure in patients early after complete repair of tetralogy of Fallot and pulmonary atresia with major aortopulmonary collateral arteries. J Thorac Cardiovasc Surg, 2013, 146(5): 1185 - 1190.

[4] Malhotra SP, Hanley FL. Surgical management of pulmonary atresia with ventricular septal defect and major aortopulmonary collaterals: a protocol-based approach. Semin Thorac Cardiovasc Surg Pediatr Card Surg Annu, 2009, 145 - 151.

[5] 郑吉建,张马忠,白洁,等.小儿心脏麻醉手册.上海:世界图书出版有限公司,2018,133 - 135.

[6] Dean JM, Wetzel RC, Rogers MC. Arterial blood gas derived variables as estimates of intrapulmonary shunt in critically ill children. Crit Care Med, 1985, 13(12): 1029 - 1033.

[7] Rivenes SM, Lewin MB, Stayer SA, et al. Cardiovascular effects of sevoflurane, isoflurane, halothane, and fentanyl-midazolam in children with congenital heart disease: an echocardiographic study of myocardial contractility and hemodynamics. Anesthesiology, 2001, 94(2): 223 - 229.

[8] Hansen DD, Hickey PR. Anesthesia for hypoplastic left heart syndrome: use of high-dose fentanyl in 30 neonates. Anesth Analg, 1986, 65(2): 127 - 132.

[9] Naguib AN, Tobias JD, Hall M, et al. The role of different anesthetic techniques in altering the stress response during cardiac surgery in children: a prospective, double-blinded, and randomized study. Pediatr Crit Care Med, 2013, 14(5): 481 - 490.

[10] Williams GD, Philip BM, Chu LF, et al. Ketamine does not increase pulmonary vascular resistance in children with pulmonary hypertension in children with pulmonary hypertension undergoing sevoflurane anesthesia and spontaneous ventilation. Anesth Analg, 2007, 105(6): 1578 - 1584.

[11] Fudickar A, Bein B, Tonner PH. Propofol infusion syndrome in anaesthesia and intensive care medicine. Curr Opin Anaesthesiol, 2006, 19(4): 404 - 410.

[12] Arya VK, Kumar A, Thingnam SK. Propofol infusion into the pump during cardiopulmonary bypass: is it safe and effective? J Cardiothorac Vasc Anesth, 2004, 18(1): 122 - 123.

[13] Carillo SA, Mainwaring RD, Patrick WL, et al. Surgical repair of pulmonary atresia with ventricular septal defect and major aortopulmonary collaterals with absent intrapericardial pulmonary arteries. Ann Thorac Surg, 2015, 100(2): 606 - 614.

[14] Quinonez ZA, Downey L, Abbasi RK, et al. Anesthetic management during surgery for tetralogy of fallot with pulmonary atresia and major aortopulmonary collateral arteries. World J Pediatr Congenit Heart Surg, 2018, 9(2): 236 - 241.

[15] Asija R, Hanley FL, Roth SJ. Postoperative respiratory failure in children with tetralogy of Fallot, pulmonary atresia, and major aortopulmonary collaterals: a pilot study. Pediatr Crit Care Med, 2013, 14(4): 384.

[16] Hoffman TM, Wernovsky G, Atz AM, et al. Efficacy and safety of milrinone in preventing low cardiac output syndrome in infants and children after corrective surgery for congenital heart disease. Circulation, 2003, 107(7): 996 - 1002.

[17] Vogt W, Läer S. Treatment for paediatric low cardiac output syndrome: results from the European EuLoCOS-Paed survey. Arch Dis Child, 2011, 96(12): 1180 - 1186.

[18] Abman SH. Inhaled nitric oxide for the treatment of pulmonary arterial hypertension. Handb Exp Pharmacol, 2013, 218: 257 - 276.

20 肺动脉闭锁患儿行 B-T 分流手术的麻醉管理

摘要

出生7天的男婴,出生即发现严重口唇青紫,经胸心脏彩超检查提示肺动脉闭锁、室间隔缺损伴动脉导管未闭,急诊气管插管后收治入院,拟急诊行肺动脉闭锁纠治术。术中发现患儿右心室小,存在右心室窦状隙与冠脉相连,缺乏有效的主动脉-冠脉交通,左右肺动脉有中央共汇但发育不良,遂行改良体-肺分流术,结扎PDA。术毕,患儿心肌水肿明显,于胸骨开放状态下将患儿送入重症监护室。入监护室后持续机械通气,同时予以心血管活性药物支持、磷酸肌酸营养心肌、低分子肝素钙抗凝、抗生素抗感染等治疗,3天后关闭胸骨和切口。此病例术前经胸彩超诊断明确,但术中探查发现冠脉灌注异常、心肌水肿明显,遂采用姑息性手术处理。对于肺动脉闭锁患儿,整个医疗团队应重视心脏解剖、冠脉发育情况等。

肺动脉闭锁患儿的早期死亡率非常高,手术治疗是唯一的根治手段。如婴幼儿时期积极处理,肺血管尚有机会发育正常;多数患儿肺段的血管供应由侧支和动脉导管双重供应,但侧支功能随着年龄增加会发生相应的变化,右心系统的发育个体间差异很大,此类患儿手术治疗的目的和方式有多种。本文报道1例急诊行肺动脉闭锁纠治术,术中探查发现右心室依赖冠脉窦状间隙异常灌注,且双肺动脉远端发育较差的病例。对于肺动脉闭锁患儿的麻醉,麻醉医师应对着重于术前心功能的评估,有无其他心脏及大血管解剖异常。在整个围术期,麻醉医生需要重视心脏功能和重要脏器的功能保护。

● 病例描述 ●

患儿,男,7天,出生即发现有口唇发绀,反应低下,喂养困难,哭声轻微;心脏二维多功能彩超检查为肺动脉闭锁,室间隔缺损,伴有动脉导管未闭;为进一步诊断治疗,带气管插管,以肺动脉闭锁(pulmonary atresia,PA)/室间隔缺损(ventricular septal defect,VSD)/动脉导管未闭(patent ductus arteriosus,PDA)收治入院拟急诊手术治疗。

体格检查: 产时无窒息,出生体重3.6 kg,入院体重3.5 kg,身长51 cm,嗜睡中,左上肢脉搏氧饱和度(SpO_2)34%~40%,腹部平软,肝右肋下1.5 cm,前囟未闭,张力不高,四肢呈自然屈曲位,呼吸急促,呼吸频率(RR)35次/分,心率(HR)149次/分,左上肢无创血压(BP)55/32 mmHg,皮肤弹性良好,四肢末梢暖,无苍白、无明显黄染、中央型发绀,未见明显出血点、无明显皮疹,毛细血管再充盈时间5秒,眼睑无明显水肿,结膜无充血,巩膜无明显黄染,眼球活动自如,双瞳孔2.0 mm,对光反射好。心尖部无震颤,心律齐,心音有力,心前区Ⅱ~Ⅲ/Ⅵ SM,P_2低下。

实验室检查: 在吸入氧分数(FiO_2)21%时的动脉血气:pH 7.24,$PaCO_2$ 36.6 mmHg,PaO_2 14.8 mmHg,Na^+ 135 mmol/L,K^+ 3.2 mmol/L,Ca^{2+} 1.10 mmol/L,Cl^- 110 mmol/L,GLU 75.0 mg/dL,Lac 10.2 mmol/L,Hct 53.4%,HCO_3^- 14.2 mmol/L,

ABE -11.2,SBE -10.6,Ca^{2+} 1.01 mmol/L,THb 17.5 g/dL。

心脏超声：心脏位置正常。右心房、右心室增大，右心室壁肥厚，左心室收缩活动正常。主动脉增宽，骑跨于室间隔上 50%。左、右冠状动脉显示不清。肺动脉瓣闭锁，未测及明显前向血流，瓣环内径 0.56 cm，总干内径 0.80 cm，左肺动脉内径 0.47 cm，右肺动脉内径 0.42 cm。房室瓣开放活动可，三尖瓣轻度反流，反流束宽 0.23 cm，反流速 3.70 m/s，压差 54.9 mmHg。房间隔卵圆孔未闭 0.30 cm，右向左分流。室间隔缺损，对位不良型，双向分流。左位主动脉弓。动脉导管未闭 0.20 cm（垂直型），左向右分流速 3.44 m/s。室间隔内血流信号丰富，细小肌部室缺不能排除。

胸部 X 线：胸廓骨骼及胸壁软组织未见异常。纵隔及气管居中未见移位。心影增大。两膈光整，两肋膈角锐利，两肺纹多。

术前诊断：PA、VSD、PDA、卵圆孔未闭（PFO）。拟行改良 B-T 分流术。

● 麻醉经过 ●

患儿急诊带气管插管入心脏监护室（CICU），吸入空气，呼吸机压力模式（PCV）支持，RR 24 次/分，VT 维持 8 ml/kg，吸气压力（PIP）控制约 20 cmH$_2$O。入手术室前给予肾上腺素 0.05 μg/(kg·min)，米力农 0.5 μg/(kg·min)，氯化钙 10 mg/(kg·h) 维持；前列地尔 0.2 μg/(kg·h) 维持动脉导管开放。定时复查并维持水、电解质、酸碱平衡，给予循环呼吸支持、维持液体量的进出量平衡、积极维护重要脏器功能，密切监测心律变化。患儿经过上述处理后，血浆内乳酸仍持续升高，SpO$_2$ 无改善，遂决定急诊手术处理。

患儿在麻醉医生监护下转运，途中连续监测有创动脉压（ABP）、HR、SpO$_2$、呼气末二氧化碳（ETCO$_2$），转运过程中维持空气吸入。入手术室后单次注射咪达唑仑 0.1 mg/kg、依托咪酯 0.2 mg/kg，持续输注异丙酚 3.0 mg/(kg·h)、罗库溴铵 0.6 mg/(kg·h) 及舒芬太尼 2.5 μg/(kg·h) 诱导并维持麻醉。心血管活性药物剂量根据 ABP、HR 及 SpO$_2$ 调整；前列地尔 0.2 μg/(kg·h)，维持 PDA 开放，直到 PDA 结扎、新的肺血流通路建立；呼吸控制采用 SIMV PCV-VG 模式，RR 24 次/分，VT 维持 8.0 ml/kg 左右，PIP 控制在 20 cmH$_2$O 以下，维持 ETCO$_2$ 30 mmHg，适当过度通气，同步触发灵敏度为 -2.0 cmH$_2$O，诱导后右颈内静脉置入 4F 5.0 cm 双腔深静脉导管，监测中心静脉压，22G 3.1cm 股静脉置管。

手术在体外平行循环下进行，体外循环期间呼吸控制采用 SIMV PCV-VG 模式，FiO$_2$ 40%~60%，RR 10~15 次/分，VT 维持 3~5 ml/kg 左右，开胸探查后发现患儿右心室偏小，小于正常的 1/3，左右冠状动脉皆存在节段性扩张和异常梗阻，右心室窦状隙与冠脉相连，缺乏有效的主动脉-冠脉交通，即可能存在依赖性右心室灌注的冠状动脉交通，左右肺动脉有中央共汇，但其远端分支发育不良，遂在平行循环下以 4.0 mm 膨体聚四氟乙烯管道连接右锁骨下和肺动脉，行改良体肺分流术（modified Blalock-Taussig Shunt，mBTS），结扎 PDA。体外循环结束后，根据体循环状况给予多巴胺 7.5 μg/(kg·min)，米力农 0.5 μg/(kg·min)，肾上腺素 0.02~0.08 μg/(kg·min) 持续输注，增强心肌收缩力；呼吸控制则依旧采用 SIMV PCV-VG 模式，FiO$_2$ 40%~60%，RR 24~30 次/分，VT 维持在 6~8 ml/kg，PIP 控制在 20 cmH$_2$O 以下，PEEP 4.0 cmH$_2$O，维持 ETCO$_2$ 35 mmHg 左右。因患儿心肌水肿比较明显，且一期关闭胸骨有压迫心脏迹象，遂保持胸骨开放状态下，将患儿送入心脏重症监护室。手术后，将患儿的 HR，SpO$_2$，ABP 等维持在 145 次/分，80%（FiO$_2$ 40%），65/40 mmHg 上下。入监护室后持续机械通气，采用 IPPV + SIMV 模式，予以呼气终末正压（PEEP）4.0 cmH$_2$O，心血管活性药物调整为多巴胺 7.5 μg/(kg·min)，肾上腺素 0.05 μg/(kg·min)；加用 CaCl$_2$ 10 mg/(kg·h)，并于术后当天即给以甲泼尼龙 1.0 mg/(kg·48 h)，同时予以磷酸肌酸营养心肌、低分子肝素钙注射液抗凝、抗生素抗感染治疗。

● 术后转归 ●

手术顺利，平行循环时间 35 分钟，体外循环总时间55分钟。入CICU后,患儿血气、电解质逐步恢复正常,3日后关闭胸骨及皮肤,5日后拔出气管导管撤离呼吸机,7日后出CICU,15日后出院随访。拟在6个月后首次随访彩超评估肺血管发育情况及心脏功能,根据肺血管发育情况再决定下一步手术方案。

知识点回顾

1. 肺动脉闭锁

肺动脉闭锁可分为PA/室间隔完整(Intact ventricular septum,IVS)或PA/VSD型两类,有学者认为使用"法洛四联症合并肺动脉闭锁"可以更好地表述后者的病理和治疗特点。

麻醉医生需注意该病有无多发性VSD及房间隔缺损(atrial septal defect,ASD),是否存在冠状动脉异常,有无主肺动脉侧支;麻醉时输注前列腺素E_1可维持动脉导管开放,如肺血流足够,可将SpO_2维持在80%～90%;尚需注意其是否伴发其他的畸形,如VACTERL综合征(脊椎、肛门、心脏、气管、食管、肾和肢体的先天性畸形)和先天性食管闭锁。该病如有多发性主肺动脉侧支血管,则可能在出生时没有明显的体征和症状;法洛四联症合并肺动脉闭锁的患儿偶有缺氧发作,麻醉时必须保持体-肺循环阻力的平衡,避免出现体循环阻力降低,加重发绀。

法洛四联症合并肺动脉闭锁(图2-14)存在一个前向对位不良型VSD;右心室漏斗部终点是一个盲端;肺动脉的解剖存在极大的变异,左右肺动脉可连续也可不连续,也可以与退化的残余肺总动脉相连,也可由动脉导管供血;有部分病例由主肺动脉侧支血管供应肺循环,当侧支入肺的血流过多时候,则可引起充血性心功能衰竭且迅速发生肺血管梗阻性病变,氧饱和度恶化。

2. 治疗与手术

药物和介入治疗:动脉导管依赖性患儿需要输注前列腺素E_1(维持动脉导管开放),以获得足够的肺血流;不宜使用β受体阻滞剂作长期预防性治疗缺氧发作,慎用去氧肾上腺素等血管收缩药物处理缺氧发作,避免心肺转流前的即刻发生血管收缩。充血性心功能衰竭的患儿,需要使用地高辛和利尿剂进行治疗。

使用前列腺素E_1后能够维持动脉导管开放、肺动脉的连续性保持完整、SpO_2能够维持在85%的患儿,可以进行一期根治手术。如果还有其他肺血来源,试验性封堵时仍能维持70%～75%的

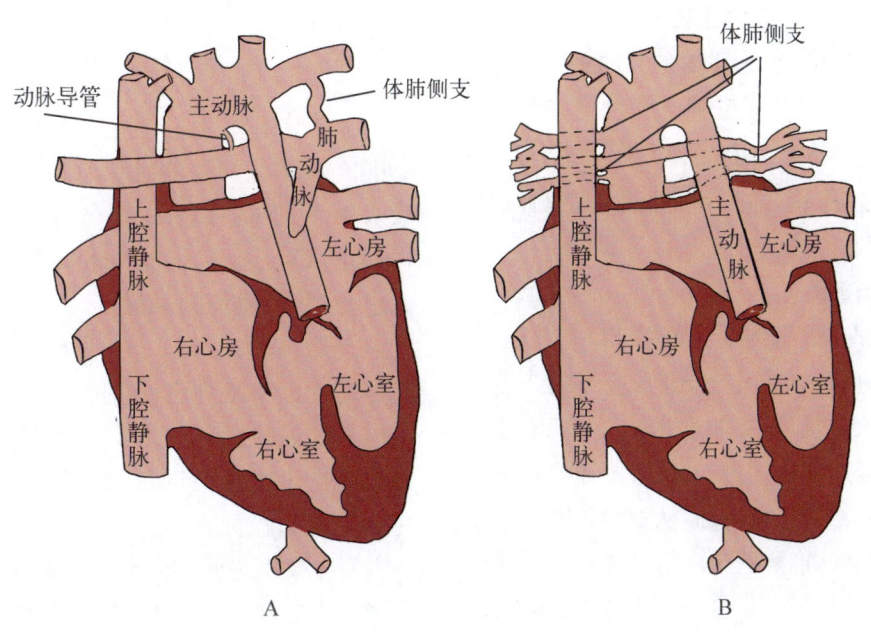

图2-14 法洛四联症合并肺动脉闭锁的解剖

A. Ⅰ型 TOF/PA。短段肺动脉闭锁,肺动脉大小基本正常,分支肺动脉连续;右位主动脉弓;肺血流由一支来自左锁骨下动脉的粗大体肺侧支和右位PDA提供。B. Ⅲ型 TOF/PA。肺总动脉缺如,分支肺动脉细小,但连续;肺血流由粗大体肺侧支提供。

SpO_2,则应该将双重供血的侧支血管封堵后再接受根治手术。

分期手术:姑息性手术一般有体-肺分流手术、主肺动脉中央分流手术。经过体肺分流术后,肺血流可以增加,肺动脉直径扩大,有的细小肺动脉也能够发育扩大,在术后 1~2 年,左向右分流占优势的情况下,择期行根治手术。右心室-肺动脉(中央共汇)建立连接 3~6 个月后再实施心导管术检查,评估肺动脉的生长,择机堵闭主-肺动脉侧支血管,对非双重供血的侧支行单源化手术(unifocalization operation,UF,是指直接把大的体肺侧支血管联通或通过各种方法连接到肺动脉主干上,使肺血的来源单一化,即由中心肺动脉供血)。

● 讨 论 ●

▶ 1. 术前评估与准备

法洛四联症合并肺动脉闭锁的患儿手术方案多样,一般需要根据右心室的发育情况(比如三尖瓣的 Z 值大小)、肺血管的发育情况,有无合并其他畸形等决定是否行根治手术抑或行单源化手术等。本病例比较少见,合并冠状动脉畸形同时肺血管发育和右心室发育均比较差,所以行 mBTS 分流术。肺动脉闭锁行 mBTS 的目的是增加肺血流、改善低氧血症以及促进肺血管发育。麻醉诱导和维持时管理要点是维持肺循环阻力(Q_p):体循环阻力(Q_s)平衡,适当补充容量,避免肺过度充血或肺动脉血流减少。

▶ 2. 术中麻醉管理

在新生儿期,该病例因为依靠 PDA 供血,所以在有效的肺血流来源建立之前,应当吸入空气为主,避免吸入纯氧,以免加速 PDA 关闭;在手术期前,应维持合适的通气量,避免过度通气造成肺血流过多、左心回心血量增加,从而导致左心功能衰竭;在手术期间,麻醉医生应将动脉收缩压维持在 80 mmHg 左右,SpO_2 在 75%~85%,$ETCO_2$ 在 40~45 mmHg;手术期间可适当使用 5.0% $CaCl_2$,加强心肌收缩力,改善体外循环后的低钙血症。

▶ 3. 术后麻醉管理

(1)保证充分的液体量,维持合适的动脉血压,CVP 12~15 cmH_2O,左心房压 10~12 mmHg,Hct 40% 左右,术后动脉收缩压维持在 75~90 mmHg。

(2)维持合适的心率,小年龄应在正常年龄组高值范围,尽量维持房、室同步心律。

(3)小于 3 个月的婴儿可选用 5% $CaCl_2$ 5~10 mg/(kg·h)、小剂量联合应用多种儿茶酚胺类药物。

(4)维持水、电解质、酸碱平衡,尿量≥2 ml/(kg·h),保持体温为 36~37℃,监测血清乳酸变化率[<0.75 mmol/(L·h)]。

(5)合理使用机械通气,FiO_2(0.4)时 SpO_2 为 75%~85%,$ETCO_2$ 在 40~45 mmHg。呼吸机应尽量减少胸膜腔内压,不妨碍静脉回流,潮气量 6~8 ml/kg,通常不用或少用 PEEP,早期撤机;停机前积极处理肺不张。

(6)一般非 CPB 术后 3 小时或 CPB 术后 6 小时起用肝素 5~10 U/(kg·h);少用止血剂和凝血因子。

(7)使用超声心动图检查了解人工管道的内径和血流速度。

● 总 结 ●

肺动脉闭锁患儿行姑息性手术的麻醉要点:①麻醉前需仔细评估冠状动脉功能。②手术前吸入 40% 的 O_2 比较妥当,手术中尽量避免使用 100% 的 O_2。③已行 mBTS 分流或主肺动脉分流患儿,尽量避免肺动脉压力过度降低,以免肺充血,导致心力衰竭。④手术完成后应当给予足够的容量和相对比较高的动脉压力,以保证管道内有足够的血流灌注。⑤术后谨慎合理使用各类止血药物,适当保持相对低的凝血状态,以免管道堵塞。

对于本例患儿的麻醉体会是:肺动脉闭锁早期死亡率非常高,这类患儿常合并有冠状动脉严重畸形(包括冠状动脉近端狭窄,以及存在冠状动脉瘘并由右心室向远端冠状动脉供血),任何对右心室进行减压的举措均会引起左心室肌大面积缺血甚至梗死,并导致患儿死亡;右心室大小和形态学发育存在很大的变异,外科治疗必定会遵循的处理方案多样化的原则,麻醉医生更加要研究这种情况,并协助制订最佳处理原则。

(顾洪斌)

参考文献

[1] 丁文祥,苏肇伉.小儿心脏外科重症监护手册[M].上海: 世界图书出版有限公司,2009: 247-383.

[2] 刘锦纷,孙彦隽.先天性心脏病外科综合治疗学[M].上海: 世界图书出版有限公司,2016: 581-599.

[3] 郑吉建,张马忠,白洁.小儿心脏麻醉手册[M].上海:世界图书出版有限公司,2018: 133-136.

[4] Wu Q, Wang T, Chen S, et al. Cardiac protective effects of remote ischaemic preconditioning in children undergoing tetralogy of fallot repair surgery: a randomized controlled trial. Eur Heart J. 2018;39(12): 1028-1037.

[5] 刘锦纷,孙彦隽.先天性心脏病临床治疗——从婴儿期到成年期[M].上海:世界图书出版有限公司,2018: 93-122.

[6] Holly Bauser-Heaton, Michael Ma, Lisa Wise-Faberowski et al. Outcomes After Initial Unifocalization to a Shunt in Complex Tetralogy of Fallot With MAPCAs. Ann Thorac Surg, 2019, 107(6): 1807-1815.

[7] Quinonez ZA, Downey L, Abbasi RK, et al. Anesthetic Management During Surgery for Tetralogy of Fallot With Pulmonary Atresia and Major Aortopulmonary Collateral Arteries. World J Pediatr Congenit Heart Surg, 2018, 9(2): 236-241.

[8] Soquet J, Barron DJ, d'Udekem Y. A Review of the Management of Pulmonary Atresia, Ventricular Septal Defect, and Major Aortopulmonary Collateral Arteries. Ann Thorac Surg, 2019, 108(2): 601-612.

21 Taussig–Bing 畸形患儿行大动脉调转术的麻醉管理

> **摘要**
>
> 4个月的男婴，因口唇、指端发绀，入院诊断为"大动脉转位型右心室双出口（Taussig–Bing 畸形）"，拟在全身麻醉下行大动脉调转术。术后即刻出现心电图 ST 段严重压低，经多巴胺、肾上腺素及去甲肾上腺素血管活性药物治疗、体外循环辅助后，ST 段逐渐恢复正常。此类病例的围术期管理目标是优化心输出量和心肌氧供与氧耗的平衡。

Taussig–Bing 畸形是右心室双出口（double outlet right ventricle，DORV）类先天性心脏病的一种特殊类型。其解剖特征为主动脉完全起于右心室，而肺动脉瓣骑跨于室间隔，室间隔为肺动脉下，无肺动脉狭窄。临床上主要表现为发绀、发育障碍以及充血性心力衰竭。Taussig–Bing 畸形的自然转归与完全性大动脉转位合并肺动脉高压类似，早期继发肺血管梗阻性疾病。本文报道 1 例 Taussig–Bing 畸形患儿行大动脉调转术（arterial switch operation，ASO）的麻醉管理。

● 病例描述 ●

患儿，男，4 个月 15 天，体重 6.1 kg，身长 52 cm，发现口唇、肢端发绀 1 月余入院。

体格检查：体温 36.4℃；心率（HR）153 次/分；呼吸频率（RR）32 次/分；血压（BP）80/59 mmHg。神志清，精神反应良好，吸空气时脉搏血氧饱和度（SpO_2）83%。

专科检查：口唇及肢端发绀，SpO_2 83%；胸部对称，无畸形，胸壁无静脉怒张，心前区无隆起，心尖部无震颤。心律齐，心音有力，胸骨左缘第 3～4 肋间可闻及粗糙收缩期杂音，伴震颤，肺动脉第二音减轻。双侧呼吸运动对称，呼吸音清，无啰音。

心脏超声：心超示 DORV（Taussig–Bing 畸形）、多发室间隔缺损（VSD）、房间隔缺损（ASD）、肺动脉高压（PAH）、肺动脉流速稍增快。心脏位置正常，心房正位。心室正位。房室连接一致。主动脉发自右心室，位于左前。肺动脉骑跨于室间隔上、大部分发自右心室，位于右后。主动脉瓣开放活动可，瓣环 1.27 cm，升主动脉内径 1.27 cm，主动脉瓣轻度反流，反流束宽 0.15 cm；左、右冠状动脉开口显示不清。肺动脉增宽，瓣膜开放活动可，瓣环 1.22 cm，总干内径 1.84 cm，左肺动脉内径 0.69 cm，右肺动脉内径 0.69 cm。右心房、右心室增大，右心室壁肥厚，左心室收缩活动正常。房室瓣开放活动可。房间隔缺损 0.26 cm，双向分流，左向右分流为主。室间隔缺损至少 2 处。一处 1.25 cm（肺动脉下）；一处位于肌部心尖部，内分流多束，范围 1.05 cm，较宽束 0.47 cm，双向分流。左位主动脉弓。大动脉水平未见明显分流。

心脏大血管和气道 CT（平扫 + 增强）：DORV（S、D、L）、VSD（位于肺动脉下、肌部）、ASD，肺部感染。纵隔基本居中，气管及左右支气管通畅，两肺纹理一般，见斑片状渗出影。内脏心房正位，腔肺静脉回流正常，房间隔水平有无分流显示不清，

140

右心房扩大。房室连接一致,肺动脉下室间隔缺损,约12.3 mm,肌部室间隔缺损,约9.1 mm,右心室肥厚、扩大,左心室发育可。心室大动脉连接不一致,左弓,左右冠状动脉起源可见,主动脉居左,起自右心室,肺动脉居右,大部分起自右心室,骑跨于室间隔之上,未见明显主动脉缩窄及动脉导管未闭,肺动脉总干扩张,左右肺动脉稍增宽。

术前诊断：DORV（Taussig-Bing畸形）、VSD（多发）、ASD、PAH。

● 麻醉经过 ●

患儿无术前用药,入室后予常规监测,BP 85/50 mmHg,HR 130次/分,SpO_2 85%。开放外周静脉,给予咪达唑仑0.6 mg、依托咪酯1.8 mg、舒芬太尼12 μg、罗库溴铵4.0 mg静注诱导,睫毛反射消失后在可视喉镜辅助下置入ID 3.5带囊气管内导管,插管深度11 cm。压力控制-容量保证模式（PCV-VG）通气,氧流量2.0 L/min,吸入氧分数（FiO_2）50%,潮气量（VT）50 ml,RR 24次/分,吸呼比值（I∶E）为1∶2,呼气末正压（PEEP）4.0 cmH_2O,术中维持呼气末二氧化分压（$ETCO_2$）38 mmHg。

插管后在超声引导下迅速建立有创动脉压、中心静脉压、INVOS脑组织氧饱和度（ScO_2）监测,并开放左股静脉以备快速补液用。麻醉诱导后静脉注射氨甲环酸10 mg/kg。术中丙泊酚4.0 mg/(kg·h)、舒芬太尼2.5 μg/(kg·h)、罗库溴铵0.6 mg/(kg·h)静脉泵注,间断吸入七氟烷维持麻醉。手术开始时BP 80/52 mmHg,HR 108次/分,SpO_2 95%,CVP 12 cmH_2O,ScO_2 75%。术中顺利建立体外循环。牛心包补片建立心内隧道将左心室与肺动脉连接。分别横断主动脉和肺动脉,再行大动脉调转手术,并将游离后的冠状动脉开口移植到新主动脉。直接缝合关闭ASD。心内排气,开放主动脉阻断钳。连续缝合心脏切口。心脏自动复跳,呈窦性心律,但心电图显示ST段严重压低。启用多巴胺5.0 μg/(kg·min)、肾上腺素0.02 μg/(kg·min)以及去甲肾上腺素0.02 μg/(kg·min)。术后食道超声示：膜周VSD无残余分流,心尖部仍可见4.0 mm和2.0 mm两处肌部分流。两大动脉吻合口无梗阻,二尖瓣轻中度反流,未发现主动脉瓣关闭不全。停体外循环后,测得主动脉压力80/47 mmHg,肺动脉压力31/15 mmHg。体外辅助循环,直至心电图显示ST段恢复至基线水平,并上调肾上腺素至0.1 μg/(kg·min),血压稳定于90/50 mmHg后,逐步撤离体外循环。完成超滤后,静脉滴注鱼精蛋白。复查血气分析,并根据检查结果（表2-16）补充电解质。另外,补充凝血酶原复合物120单位。术中体温监测,并给予暖风毯和液体加温等主动保温措施。

表2-16　体外循环前后血气检测结果

时间点	Hb (g/dL)	Hct (%)	pH	PaO_2 (mmHg)	$PaCO_2$ (mmHg)	BE (mmol/L)	Na^- (mmol/L)	K^+ (mmol/L)	Cl^- (mmol/L)	Ca^{2+} (mmol/L)	Lac (mmol/L)
诱导后	10.8	32.4	7.46	58.0	33.6	-0.3	136.0	4.0	102.0	1.2	1.2
停体外后	12.3	40.8	7.33	284.0	43.0	-3.7	133.0	4.1	94.0	1.1	2.1

● 术后转归 ●

手术时间共345分钟,体外循环温度浅低温,转流时间175分钟,主动脉阻断127分钟。尿量10 ml。输注醋酸林格液150 ml。ScO_2维持在73%~80%,乳酸值保持正常范围。术毕BP 90/50 mmHg,HR 140次/分,SpO_2 100%,CVP 13 cmH_2O,肛温36.5℃。术毕多巴胺5.0 μg/(kg·min),肾上腺素0.1 μg/(kg·min),去甲肾上腺素0.02 μg/(kg·min)持续泵注,带气管导管在有创血压、ECG、SpO_2监测下转运至心脏重症监护室（CICU）。术后第5天拔除气管导管,第6天出CICU,第10天出院。

● 知识点回顾 ●

▶ **1. DORV的定义及分型**

DORV的定义在学术界尚存争议,经典右心室双出口的定义是：① 主动脉和肺动脉均起源于右心室；② 室间隔缺损为左心室的唯一出口；③ 半月瓣与房室瓣之间因圆锥组织分隔没有纤维连续。目前普遍接受的定义是一个大动脉全部和另一大动脉开口的大部分（＞50%）起源于形态右心室，主动脉瓣与二尖瓣之间可存在或无纤维连续。2000年国际胸外科医师协会（STS）和欧洲胸心外科协会（EACTS）提出了新分型：① VSD 型：VSD 位于主动脉瓣下，容易出现肺高压，是最常见的类型；② 法洛四联症（TOF）型：室间隔缺损位于主动脉下或者在两大动脉开口下方，合并右心室流出道狭窄；③ 大动脉转位（TGA）型：室间隔缺损位于肺动脉瓣下，这种生理类型见于 Taussig‐Bing 畸形，伴或不伴有漏斗部和肺动脉狭窄；④ VSD 远离大动脉型：VSD 边缘与两个半月瓣的瓣环最小距离均大于主动脉瓣环直径。VSD 远离大动脉，常合并房室通道缺损和（或）内脏异位综合征。新分型具有良好的临床实用性，为外科医生普遍接受。

2. DORV‐TGA 型患儿的解剖特点

是伴有或不伴有 PS 的肺动脉下室间隔缺损。此类患儿通常存在圆锥膈向后向右偏移，导致室间隔缺损位于肺动脉瓣附近。Taussig‐Bing 畸形是该类型的一个亚型，典型的 Taussig‐Bing 畸形包括心房正位，心室右袢，主动脉下和肺动脉下圆锥均将主动脉瓣和肺动脉瓣与房室瓣分开。两个半月瓣并列在相同高度。大血管位置为侧位。主动脉完全起于右心室，而肺动脉瓣骑跨于室间隔，室间隔为肺动脉下，无肺动脉狭窄。Taussig‐Bing 畸形通常伴有其他相关心脏解剖异常，常见冠状动脉解剖异常。有报道，分别有51%和16%患儿发现伴有主动脉弓梗阻和主动脉下狭窄。DORV‐TGA 型患儿与 TGA 伴 VSD 的区别在于前者肺动脉瓣和二尖瓣之间缺乏纤维连续性，两个大动脉主要起源于右心室。

3. DORV‐TGA 型患儿病理生理

表现类型类似 TGA 合并 VSD。这种情况实际上具有平行体、肺循环的特点，左心室血液经室间隔缺损流入肺动脉，而右心室的血主要进入主动脉，所以产生明显的低氧血症和肺动脉高压。此外，肺血流增多，充血性心力衰竭以及发生肺血管阻塞性病变的危险明显增加。肺动脉的血氧饱和度通常大于主动脉，所以此类患儿在小婴儿期即出现发绀、反复呼吸道感染以及充血性心力衰竭。合并肺动脉瓣狭窄时，发绀更加明显，然而心力衰竭的症状可能减轻。患儿发育严重迟缓。体格检查见心前区隆起，胸骨左缘3~4肋间有3级以上收缩期杂音及震颤，肺动脉瓣区第二音亢进或减弱，多数在婴儿期死亡。

2020年国家心血管病专家委员会先天性心脏病专业委员会发布的《先天性心脏病外科治疗中国专家共识（七）：右心室双出口》认为，Taussig‐Bing 畸形或者合并轻度肺动脉瓣狭窄（跨瓣峰值压差＜35 mmHg）、肺动脉瓣功能良好的患儿建议在6个月龄前尽早行双心室矫治术。建立室间隔缺损至肺动脉的内隧道连接，然后再行动脉调转；也可通过切除圆锥肌肉后行 Kawashima 术，建立室间隔缺损至主动脉的内隧道连接。

4. ASO 手术的特点

将主、肺动脉在各自所属瓣膜的远端离断，将带有3~4 mm 主动脉管壁组织的冠状动脉从升主动脉上切取下来，并用自体心包组织或人造材料修补缺口。最后进行两根大动脉的调转。因此，冠脉移植是否顺利对复跳后的心肌氧供是否充分有决定性的作用。

讨 论

Taussig‐Bing 患儿围术期血流动力学的管理目标是优化心输出量，保持氧供与氧耗的平衡。

1. 术前评估与准备

包括充分了解病史、准确评估手术麻醉风险，积极调整重要脏器功能。重点关注超声心动图、心脏大血管 CT、心电图及心功能相关指标的实验室检查，在术前明确了 Taussig‐Bing 畸形诊断。笔者团队对患儿的心功能状态和麻醉风险进行了评估。患儿目前心功能为Ⅳ级（NAHA 和改良 Ross 心功能分级）。术前加强与家长沟通并充分告知麻醉风险。

2. 麻醉诱导和维持

患儿选择大剂量阿片类麻醉技术，大剂量阿片类药物对心脏功能影响小，能有效减少应激引起的肺动脉阻力增高。静脉注射咪达唑仑、依托咪酯、舒芬太尼和罗库溴铵进行麻醉诱导,术中丙泊酚、舒芬太尼、罗库溴铵复合七氟烷吸入维持麻醉,在满足麻醉深度的情况下,力求心率、血压平稳。高碳酸血症、酸中毒和低氧血症可进一步增加肺血管阻力,对于心肌储备能力有限的新生儿及婴儿应当避免。此外,发育不成熟的肺血管床通常存在肺血管阻力的高反应性,可严重影响肺血流。根据降低吸入氧浓度,减少通气量可以升高 PVR 和提高吸入氧浓度,轻度过度通气可以降低 PVR 的原则,术中调控 $Q_p:Q_s$。

3. 血流动力学维持

重点是维持与年龄相符的心率(最好是窦性心律)、心肌收缩力及前负荷,以保持心输出量。

Taussig-Bing 畸形患儿 VSD 位置靠近肺动脉瓣,左心室收缩时大部分氧合血注入肺动脉,而右心室收缩时大部分未氧合血注入主动脉。当心输出量下降时,体肺循环之间的混合减少,导致体循环未氧合血氧饱和度降低,最终导致氧合血氧饱和度的下降。同时,为了避免肺血管阻力增高,需要对合并肺动脉高压的患儿采取通气干预措施。停机后注意降低主动脉压力和肺动脉压力,有利于减少 ASO 术后缝线处的出血。

4. 如出现停机困难和低心排血量,应首先考虑冠状动脉缺血

(1) ASO 手术包括冠状动脉的再植,应首先探查冠状动脉有无扭曲、牵拉、血凝块、外科止血材料或肺动脉压迫。如确认,需果断再次转机,进行相应外科处理。

(2) 多导联心电图监测 ST 段,积极治疗冠状动脉再种植后的心肌缺血,应用硝酸甘油和 β 受体阻滞剂等药物来改善心肌氧供需平衡,但这绝非长久之计。

(3) 有时会出现继发于冠脉气栓的一过性心肌缺血现象。在主动脉开放后维持 CPB 的高灌注压,将有助于使冠状动脉气栓向远处迁移。

(4) 术中常规安置临时起搏器,避免心率减慢时心脏过度充盈压迫冠状动脉。

(5) 经食道超声对确保在脱离体外循环前充分排除左心房和左心室的气体非常有帮助,对评估冠状动脉再种植的通畅性也非常有用。

(6) 增强左心室的心肌收缩力和降低后负荷对于辅助脱离 CPB 也是必需的。正性肌力药物首选多巴胺,左心室功能严重衰竭者可选用肾上腺素。

患儿在体外循环后出现了一过性 ST 段显著下降。在 TEE 指导下,通过膨肺协助外科医生排除左心室内的气体,并让外科医生重新确认了冠脉无扭曲或开口损伤。逐步上调正性肌力药物多巴胺和肾上腺素、去甲肾上腺素剂量,增强左心室的心肌收缩力、提高心肌灌注压,并延长体外后平行辅助时间,直至 ST 段逐渐恢复至基线水平。

5. 局部组织氧饱和度监测

在 CPB 之前控制吸入氧分数的同时,必须密切监测全身氧供。在麻醉期间,特别是体外循环深低温停循环修补 VSD 时,分析乳酸水平和无创 ScO_2 监测有助于识别与机械通气、麻醉和手术相关的全身心排血量变化。多项前瞻性观察研究表明,近红外光谱(NIRS)衍生的无创全身氧平衡指标可用于识别特定器官系统(如大脑、肾脏和肠道)的循环不足。NIRS 已广泛用于 ScO_2 监测,很大程度上减少了先心患儿术后神经系统并发症的发生。本例患儿在麻醉维持期间 ScO_2 维持在 80% 左右,深低温停循环期间 ScO_2 有所下降(73% 左右),但处于正常范围内。

● 总 结 ●

Taussig-Bing 患儿麻醉管理的主要目标是优化心输出量和保持氧供与氧耗的平衡。脑氧饱和度监测对于减少该类患儿术后中枢神经系统损伤具有非常重要的价值。通过调整机械通气的参数设置可以调控体循环和肺循环阻力之间平衡,维持循环的稳定;合理应用正性肌力药物,可以增加心肌灌注,改善心脏收缩力。此外,输血红细胞可以增加携氧能力。

(但颖之)

参考文献

[1] 国家心血管病专家委员会先天性心脏病专业委员会.先天性心脏病外科治疗中国专家共识(七):右心室双出口.中国胸心血管外科临床杂志,2020,27(8):851-856.

[2] 国家心血管病专家委员会先天性心脏病专业委员会.先天性

心脏病外科治疗中国专家共识(一):大动脉调转术应用.中国胸心血管外科临床杂志,2020,26(1):1-7.

[3] 丁文祥,苏肇伉.现代小儿心脏外科学[M].济南:山东科学技术出版社,2013:571-583.

[4] Soszyn N, Fricke TA, Wheaton GR, et al. Outcomes of the arterial switch operation in patients with aussig-Bing anomaly. Ann Thorac Surg, 2011, 92: 673-679.

[5] 郑吉建,张马忠,白洁.小儿心脏麻醉手册[M].上海:世界图书出版有限公司,2018,94-98.

[6] DiNardo JA. Transposition of the great vessels. In: Lake CL, Booker PD, eds. Pediatric Cardiac Anesthesia. 4th ed. Philadelphia, PA: Lippincott Williams & Wilkins, 2005, 357-380.

[7] Tweddell JS, Ghanayem NS, Hoffman GM. Pro: NIRS is "Standard of Care" for postoperative management. Semin Thorac Cardiovasc Surg Pediatr Card Surg Annu, 2010, 13: 4450.

[8] Holmgaard F, Vedel AG, Rasmussen LS, et al. The association between postoperative cognitive dysfunction and cerebral oximetry during cardiac surgery: a secondary analysis of a randomised trial. Br J Anaesth, 2019, 123(2): 196-205.

[9] Hoffman GM, Ghanayem NS, Tweddell JS. Noninvasive assessment of cardiac output. Semin Thorac Cardiovasc Surg Pediatr Card Surg Annu, 2005, 12-21.

22 完全性大动脉转位患儿行 Rastelli 手术的麻醉管理

> **摘要**
>
> 6 个月的女婴,因体检发现心脏杂音,超声提示为完全性大动脉转位伴室间隔缺损和左心室流出道狭窄,拟在全身麻醉下行 Rastelli 手术。术前检查提示肺血流相对减少,体外循环前在保持体循环阻力的同时适度降低肺循环阻力,增加肺血流和体-肺循环间血液混合;体外循环后维持略低于正常范围的前负荷,增加心肌收缩力的同时降低后负荷,维持血流动力学稳定。此类患儿体外循环前管理要点为调整体肺阻力比以平衡体肺循环血流,体外循环后重点关注手术调整后循环系统的平稳过渡。

完全性大动脉转位伴室间隔缺损和左心室流出道狭窄的发病率为 1/4 500～1/2 100,占先天性心脏病的 7%～9%。其基本的病理解剖改变为左右心室大动脉对调、室间隔缺损以及左心室流出道狭窄[肺动脉瓣和(或)瓣下狭窄],体循环和肺循环依靠室间隔缺损进行氧合血交换。如不及时治疗,90% 的患儿在 1 岁内死亡。Rastelli 手术患儿的预后相对较好,是目前治疗完全性大动脉转位伴室间隔缺损和左心室流出道狭窄的主流术式。由于手术复杂,体外循环时间长,术后早期需要血流动力学支持,本文报道 1 例完全性大动脉转位伴室间隔缺损和左心室流出道狭窄患儿行 Rastelli 手术的麻醉管理。

● 病例描述 ●

患儿,女,6 个月 13 天,身长 63 cm,体重 8.1 kg。足月顺产,体检发现心脏杂音数月余,心脏超声提示:完全性大动脉转位,室间隔缺损,肺动脉瓣及瓣下狭窄。

体格检查: 患儿神志清,精神反应无明显异常,口唇、四肢末梢青紫。双肺呼吸音稍粗,无啰音,心律偶有不齐,胸骨左缘Ⅱ/Ⅵ级收缩期杂音,四肢末梢暖,吸空气下脉搏氧饱和度(SpO_2)89%。

实验室检验: 血红蛋白 211 g/L,红细胞比容 64.5%;肝、肾功能正常,凝血功能正常。

心脏超声: 右心房、右心室增大,右心室壁稍肥厚;心房正位,心室正位,房室连接一致,心室大动脉连接不一致,主动脉发自右心室,肺动脉发自左心室;室间隔缺损 0.66 cm,双向分流;肺动脉瓣及瓣下狭窄,肺动脉流速 4.19 m/s,跨瓣压差 70.3 mmHg。

心脏 CT: 心室大动脉连接不一致,主动脉起源于右心室,肺动脉起源于左心室;室间隔缺损约 6.9 mm;肺动脉瓣及瓣下狭窄;可见较多小侧支血管。

胸片: 心影大,两肺纹理增多,稍模糊。

心电图: 窦性心律,右心室肥大。

术前诊断: 完全性大动脉转位、肺动脉瓣及瓣下狭窄、室间隔缺损,拟择期在全身麻醉下行 Rastelli 手术。

麻醉经过

患儿术前 2 小时口服术能 2 ml/kg,术前 30 分钟口服咪达唑仑 0.5 mg/kg 镇静,Ramsay 镇静评分达 4 分后,与父母平静分离,进入手术室。入手术室后给予心电图、血压(BP)、脉搏氧饱和度监测:BP 82/45 mmHg,心率(HR)135 次/分,SpO_2 86%。开放外周静脉后给予咪达唑仑 0.5 mg,依托咪酯 1.5 mg、舒芬太尼 16 μg、罗库溴铵 5.0 mg 静脉诱导,待睫毛反射消失后在可视喉镜辅助下置入 ID 4.0 带囊气管内导管,插管深度 11 cm。压力控制-容量保证(PCV-VG)模式控制通气:氧流量 2 L/min,FiO_2 60%,潮气量 80 ml,吸呼比 1:2,通过呼吸参数的调整,维持呼气末二氧化碳分压($ETCO_2$)在 35~40 mmHg 之间。

气管插管后迅速建立左桡动脉有创动脉压(ABP)、中心静脉压(CVP)、脑电双频指数(BIS)、脑组织氧饱和度(rSO_2)监测。插管后生命体征:ABP 85/47 mmHg、HR 128 次/分、SpO_2 97%、CVP 13 cmH_2O、rSO_2 70%。术中丙泊酚 4.0 mg/(kg·h),舒芬太尼 2.0 μg/(kg·h) 和罗库溴铵 0.5 mg/(kg·h) 静脉泵注,七氟烷 0.5~1.0 MAC 吸入维持麻醉深度,BIS 值为 40~60。术中血气检测结果见表 2-17,其中 pH 7.20,BE -12,HCO_3^- 15.3 mmol/L,针对性给予 5%碳酸氢钠 30.0 ml 纠正代谢性酸中毒。

手术开始前给予氨甲环酸 10 mg/kg、乌司他丁 10 万 U 静脉滴注。开胸后静脉给予肝素 3.0 mg/kg,ACT>480 s 后开始体外循环。术中探查证实为完全性大动脉转位合并对位不良型室间隔缺损和右心室流出道肌肉肥厚。采用自体心包补片连续缝合关闭室间隔缺损并将主动脉隔至左心室,形成心室内隧道;主肺动脉根部横断,近心端自体心包补片缝闭;切除右心室流出道肥厚异常肌束,用带瓣管道连接右心室流出道和主肺动脉,探条探查流出道通畅。主动脉开放后心脏自动复跳,心律为窦性心律。多巴胺 5.0 μg/(kg·min),肾上腺素 0.1 μg/(kg·min) 静脉泵注,ABP 59/45 mmHg,HR 152 次/分。腔静脉开放后恢复机械通气,呼吸参数同前。食道超声提示:左心室壁收缩活动正常,心脏射血分数 62%,内隧道补片周围未见残余分流,左心室流出道流速 0.9 m/s,右心室流出道流速 1.6 m/s。调整体外循环灌注流量并逐渐撤离体外循环。停体外循环后血压、心率平稳。改良超滤结束后静脉滴注鱼精蛋白 90 mg(1.5:1)中和肝素,血凝酶 1 U 辅助止血。复查血气(表 2-17),其中 Ca^{2+} 0.89 mmol/L,缓慢静注葡萄糖酸钙 120 mg。根据血压调整血管活性药物剂量以及吸入麻醉药浓度,输注自体回收血 150 ml,维持血压在 75/42 mmHg 左右,心率 130~160 次/分。考虑患儿年龄较小,右心室到肺动脉的外管道容纳到胸腔需要适应,因此给予延迟关胸。

表 2-17 术中血气检测结果

时间点	FiO_2 (%)	pH	PaO_2 (mmHg)	$PaCO_2$ (mmHg)	BE (mmol/L)	Hct (%)	K^+ (mmol/L)	Ca^{2+} (mmol/L)	Lac (mmol/L)	Cl^- (mmol/L)	Hb g/dL	HCO_3^- (mmol/L)
插管后	60	7.20	33.6	40.4	-12.00	65.9	3.70	1.26	5.3	102	20.2	15.3
超滤后	60	7.38	122	37.0	-3.20	44.6	3.34	0.89	1.3	103	15.2	21.4

术后转归

手术时间共 230 分钟,体外循环时间 151 分钟,主动脉阻断时间 101 分钟。估计出血量约为 250 ml,尿量 120 ml。共输注醋酸林格液 150 ml,红细胞悬液 200 ml,新鲜冰冻血浆 100 ml。术毕 ABP 85/61 mmHg、HR 143 次/分、SpO_2 100%、CVP 10 cmH_2O、肛温 36.3℃、rSO_2 65%,在 ABP、ECG、SpO_2 监测下,将患儿转运至心脏重症监护室。术后第 6 天拔除气管导管,第 9 天出监护室,第 20 天出院。

知识点回顾

▶ **1. TGA / VSD / LVOTO**

完全性大动脉转位(complete transposition

of great arteries，TGA）伴室间隔缺损（ventricular septal defect，VSD）和左心室流出道狭窄（left ventricular outflow tract obstruction，LVOTO）的主要特征是心室与大动脉连接不一致，即形态学左心室连接肺动脉，形态学右心室连接主动脉，形成了体循环和肺循环相互独立的病理生理基础，从而患儿只能依靠 VSD 的分流存活。该类患儿的 VSD 越大，则缺损处产生更多的血液混合，体循环氧合改善。但 VSD 过大，肺循环血流过多，会引起肺动脉高压。LVOTO 梗阻越严重，肺血流越少，则氧饱和度越低。

2. Rastelli 手术

动脉调转术术后 20 年生存率接近 90%，是治疗 TGA 的首选方法。但 TGA 合并 VSD 和 LVOTO 的患儿，因 LVOTO 的限制，动脉调转术术后无法维持足够的左心输出量，无法达到纠治的目标。对于肺动脉压力不高，肺动脉分叉或左、右肺动脉水平肺动脉发育较好，较少合并粗大体肺侧支的 TGA/VSD/LVOTO 患儿，可行内隧道外通道即 Rastelli 手术。因肺动脉瓣或瓣下狭窄的存在，有效地保护了肺血管，使肺血管阻力通常不高；加之较大室缺的存在，该类患儿左心室一般肥厚而足以负担体循环。此为 Rastelli 手术的生理学基础。该手术采用补片关闭室间隔缺损并将主动脉隔至左心室，形成心室内隧道，建立体循环通路；主肺动脉根部横断，近心端以补片缝闭；切除右心室流出道肥厚异常肌束，用带瓣管道连接右心室流出道和主肺动脉远心端，建立肺循环通路。

● 讨 论 ●

1. 术前评估与准备

本例患儿的 SpO_2 89%、血红蛋白 211 g/L、红细胞比容 64.5%、侧支形成等均提示患儿的体循环氧合不足，术中可通过增加肺血流和左心室输出量来改善。术前患儿未表现出心功能不全的症状体征，但该手术术后易出现低心排综合征，需加强监测和相应准备；手术重建的左、右心流出通道梗阻是另一个常见的并发症，术中应通过食道超声检查和血流动力学表现进行鉴别。

2. 体外循环前麻醉管理

体外循环前的麻醉管理目标为：维持心率，心肌收缩力，前负荷以保持心输出量；避免 PVR 相对增高或 SVR 相对降低。本患儿肺血流不足，故体外循环前使用了较高的吸入氧浓度、轻度过度通气来降低肺动脉压力，以及未使用 PEEP；通过补充容量维持前负荷、避免使用抑制心肌收缩的麻醉药物和及时调整麻醉深度则避免了体外循环压力的下降。

3. 体外循环后管理

（1）体外循环后，心输出量更多地依靠心率来维持，所以应维持一个与年龄相符的窦性心律，必要时，安装心脏起搏器。本患儿按常规安置了临时心脏起搏器备用。

（2）由于手术后变成供应体循环的左心室尚需适应，因此要适当降低前负荷，维持左心房压 6～9 mmHg。患儿年龄小体重低，出血、利尿药物、超滤，以及体内容量再分布等各种因素导致 CPB 停机后容量变化迅速，而此类患儿术后早期不能耐受较高的前负荷，因此此阶段需要密切关注血容量变化，及时调整前负荷。除了血流动力学参数和尿量、超声评估外，关胸前直接观察心脏的充盈程度，可以为输血输液提供参考。

（3）增加左心室收缩力和减少左心室后负荷，左心室功能不良的患儿可能需要多巴胺或多巴酚丁胺的支持来脱离 CPB；如果 SVR 偏高，可选择米力农，因为米力农除了正性变力、心肌舒张和降低 PVR 作用外，还有直接降低 SVR 的作用。本患儿术前肺血流受限，没有肺动脉高压，较大的室间隔缺损（0.66 cm）锻炼了患儿的左心室，加上手术纠治和心肌保护等均较为满意，CPB 停机顺利，停机后使用较低剂量的血管活性药物就能够使患儿维持较满意的血流动力学状态。

（4）维持相对较低的右心房压 7～10 mmHg；适当降低肺动脉阻力，减少右心后负荷。CPB 停机后同样采用与体外循环前相同的策略来降低肺动脉阻力，降低右心室的后负荷。

4. 不足之处

Rastelli 术后左、右心的心室收缩力和大动脉阻力之间必须很好地匹配，才能使体循环和肺循环顺利运行，由于儿童监测设备的局限性，笔者团队缺少大动脉阻力方面的监测,难以评估心室收缩力和大动脉阻力是否匹配。

● 总　结 ●

总之,在 Rastelli 手术患儿的麻醉管理中,应重点关注这几方面,包括:术前评估患儿的氧合程度;体外循环前选择合理的通气管理策略及麻醉药物,维持合适的体-肺循环阻力比;体外循环后应注意心功能的维护和心律失常的防治。

（吴　赤）

参考文献

[1] Praagh R V. Transposition of the great arteries: history, pathologic anatomy, embryology, etiology, and surgical considerations[J]. Thoracic Cardiovascular Surgery, 1991, 110(3): 613-624.

[2] 祁磊.大动脉调转术治疗先天性完全性大动脉转位的结果分析[D].北京协和医学院中国医学科学院.

[3] 贺东,吴清玉,许建屏,等.Rastelli 手术治疗完全大动脉转位合并室间隔缺损及肺动脉瓣下狭窄[J].中日友好医院学报,2002,(04): 215-217.

[4] Richard A Jonas.先天性心脏病外科综合治疗学[M].北京:北京大学医学出版社,2009.

[5] 田杰,李自普,韩玲,等.儿童心力衰竭诊断和治疗建议.中华儿科杂志,2021,59(02): 84-94.

[6] Nasr VG, DiNardo JA, Faraoni D. Development of a Pediatric Risk Assessment Score to predict perioperative mortality in children undergoing noncardiac surgery. Anesthe Analg, 2017, 124(5): 1514-1519.

[7] Juneja R, Nambiar PM. Cardiomyopathies and anaesthesia. Indian J Anaesth, 2017, 61(9): 728-735.

[8] Gillies MA, Edwards MR. Performance of cardiac output monitoring in the peri-operative setting. Anaesthesia, 2018, 73(12): 1457-1459.

[9] Cook KA, MacIntyre PA, McAlpine JR. A retrospective observational study of patients with dilated cardiomyopathy undergoing non-cardiac surgery. Anaesthesia and intensive care, 2017, 45(5): 619-623.

23 完全性大动脉转位患儿行 Nikaidoh 手术的麻醉管理

摘要

3岁的男童,因近期口唇发绀加重入院,超声提示为完全性大动脉转位伴室间隔缺损和左心室流出道狭窄,拟在全身麻醉下行 Nikaidoh 手术。术后患儿相继出现了与解剖因素相关的冠脉灌注不足、与心室大动脉阻力之间不匹配相关的低心排综合征,经再次手术解除冠状动脉压迫、ECMO 辅助循环后患儿血流动力学趋于平稳。此类患儿体外循环前麻醉管理重点为调整体肺血管阻力比以平衡体肺循环血流,体外循环后重点关注冠状动脉灌注和心肌收缩功能的评估与治疗。

完全性大动脉转位伴室间隔缺损和左心室流出道狭窄的发病率约为 1/4 500～1/2 100,占先天性心脏病的 7%～9%。其基本的病理解剖改变为左、右心室大动脉对调、室间隔缺损以及肺动脉瓣和(或)瓣下狭窄,体循环和肺循环之间依靠室间隔缺损进行氧合血交换。相对于 Rastelli 手术,Nikaidoh 手术的难度较高,但远期并发症较少。Nikaidoh 手术需要对心脏解剖结构进行复杂调整,手术时间长,循环功能影响大,麻醉处理较为复杂,本文报道 1 例完全性大动脉转位伴室间隔缺损和左心室流出道狭窄患儿行 Nikaidoh 手术的麻醉管理。

● 病例描述 ●

患儿,男,3 岁 9 个月,体重 12.3 kg,身长 96 cm,足月剖腹产。2 年前因感冒至当地医院就诊,体检发现心脏杂音,心脏超声提示:完全性大动脉转位,室间隔缺损,肺动脉狭窄。随访期间口唇发绀,肺炎多发,近期明显加重,为行手术治疗来就诊。

体格检查:患儿神志清,精神反应无明显异常,口唇发绀,未见杵状指。双肺呼吸音稍粗,无啰音,心律齐,胸骨左缘第三、四肋间可闻及 Ⅲ～Ⅳ/Ⅵ 级收缩期杂音,肺动脉瓣听诊区第二心音增强,四肢末梢暖,无水肿,吸空气下脉搏氧饱和度(SpO_2)82%。

实验室检验:血红蛋白 145 g/L,血细胞比容 48.4%;总蛋白 60.0 g/L,肝、肾功能指标无显著异常;凝血功能正常。

心脏超声:左心房、左心室稍增大;心房正位,心室正位,房室连接一致,心室大动脉连接不一致,主动脉发自右心室,肺动脉发自左心室;室间隔缺损 0.91 cm,双向分流;肺动脉瓣及瓣下狭窄,肺动脉流速 3.91 m/s,跨瓣压差 61.2 mmHg;诊断为:完全性大动脉转位、室间隔缺损、肺动脉瓣及瓣下狭窄。

血管造影:心室大动脉连接不一致,主动脉起源于右心室,肺动脉起源于左心室;室间隔缺损约 10.8 mm。

胸片:心影大,两肺纹理增多。

心电图:窦性心律,右心室增大,QT 间期延长。

术前诊断：完全性大动脉转位、肺动脉瓣及瓣下狭窄、室间隔缺损，拟择期在全身麻醉下行Nikaidoh手术。

麻醉经过

患儿术前2小时口服术能2.0 ml/kg，术前30分钟口服咪达唑仑0.5 mg/kg镇静，Ramsay镇静评分达4分后，与父母平静分离，进入手术室。入手术室后给予心电图、血压（BP）、脉搏氧饱和度监测：BP 86/52 mmHg，心率（HR）112次/分，SpO_2 78%。开放外周静脉后静脉注射咪达唑仑1.0 mg、依托咪酯2.5 mg、舒芬太尼25 μg、罗库溴铵10.0 mg诱导，待睫毛反射消失后在可视喉镜辅助下置入ID 4.5带囊气管内导管，插管深度13 cm。压力控制-容量保证（PCV-VG）模式控制通气：氧流量2 L/min，FiO_2 60%，潮气量120 ml，吸呼比1:2，调整呼吸参数维持呼气末二氧化碳分压（$ETCO_2$）在35～40 mmHg之间。

气管插管后迅速建立左桡动脉有创动脉压（ABP）、中心静脉压（CVP）、脑电双频指数（BIS）、脑组织氧饱和度（rSO_2）监测。插管后生命体征：ABP 89/46 mmHg，HR 117次/分、SpO_2 95%、CVP 13 cmH_2O、rSO_2 78%。术中丙泊酚4.0 mg/(kg·h)、舒芬太尼2.0 μg/(kg·h)、罗库溴铵0.5 mg/(kg·h)静脉泵注，七氟烷0.5～1.0 MAC吸入维持麻醉深度，BIS值为40～60。术中血气检测结果见表2-18，其中pH 7.28，BE -9.6，给予5%碳酸氢钠35 ml纠正代谢性酸中毒。

手术开始前给予氨甲环酸10 mg/kg、乌司他丁10万U静脉滴注。开胸后静注肝素3.0 mg/kg，ACT>480 s后开始体外循环。术中探查见两大动脉为前后位关系。心包补片修补VSD重建左心室流出道，主动脉连同冠状动脉移植至原肺动脉处；肺动脉补片扩大缝合于主动脉前壁，并重建右心室流出道。主动脉开放后心脏自动复跳，心律为窦性心律，ECG显示ST段抬高。多巴胺5.0 μg/(kg·min)、肾上腺素0.02 μg/(kg·min)静脉泵注，血压52/40 mmHg，HR 113次/分。2分钟后，心脏发生室颤，给予心内除颤，6焦耳共3次，之后恢复窦性心律，心率为72次/分，血压55/42 mmHg。调整肾上腺素剂量并加用硝酸甘油0.5 μg/(kg·min)静脉泵注。静脉开放后恢复机械通气，参数同前。食道超声提示：左心室增大，室壁运动减弱；室间隔缺损补片周围无残余分流。此后根据血压逐步提高肾上腺素剂量至0.1 μg/(kg·min)。停止体外循环前，ABP 62/36 mmHg，HR 165次/分，CVP 13 cmH_2O。递减灌注流量逐渐撤离体外循环。停体外循环后血压、心率平稳。改良超滤结束后静脉滴注鱼精蛋白95 mg（1.2:1）中和肝素，血凝酶1 U。复查血气（表2-18），其中Ca^{2+} 0.91 mmol/L，缓慢静注葡萄糖酸钙150 mg。输注自体回收血100 ml。维持血压在85/42 mmHg左右，心率130～160次/分。充分止血后关闭胸腔。

表2-18 术中血气检测结果

时间点	FiO_2(%)	pH	PaO_2(mmHg)	$PaCO_2$(mmHg)	BE(mmol/L)	Hct(%)	K^+(mmol/L)	Ca^{2+}(mmol/L)	Lac(mmol/L)	Cl^-(mmol/L)	Hb(g/dL)	HCO_3^-(mmol/L)
插管后	60	7.28	67	35.3	-9.6	49.2	3.54	1.18	1.1	98	15.3	20.1
超滤后	60	7.39	260	37.9	-1.7	44.4	3.60	0.91	3.1	102	14.7	23.5

术后转归

手术时间共445分钟，体外循环时间231分钟，主动脉阻断时间108分钟。估计失血量约为300 ml，尿量200 ml。输注醋酸林格液200 ml，自体血100 ml。术中乳酸值保持正常范围。术毕ABP 90/45 mmHg、HR 140次/分、SpO_2 100%、CVP 10 cmH_2O、肛温36.5℃、rSO_2 65%，心电图ST段压低较停体外循环时改善。在ABP、ECG、SpO_2监测下，将带气管导管的患儿转运至心脏重症监护室。

术后当日血压波动，心电图ST段显著压低。

紧急行剖胸探查术,发现补片扩大右肺动脉处膨隆,压迫冠状动脉,给予手术解除压迫。术后第3天因低心排综合征床旁紧急安置ECMO辅助循环,术后1周撤离ECMO。术后第20天拔除气管导管,第24天出监护室,第40天后出院。

知识点回顾

1. TGA/VSD/LVOTO

完全性大动脉转位(complete transposition of great arteries,TGA)伴室间隔缺损(ventricular septal defect,VSD)和左心室流出道狭窄(left ventricular outflow tract obstruction,LVOTO)的生理解剖和病理生理见Rastelli手术的麻醉管理一文。

2. Nikaidoh手术

TGA/VSD/LVOTO早期的治疗术式是Rastelli手术,研究显示其术后20年存活率仅为52%~59%。Rastelli手术构建的内隧道成角,外管道容易受压,远期左、右心室流出道梗阻的发生率高。Nikaidoh手术能达到解剖学矫治,重建的双心室流出道符合生理功能,血流动力学良好,耗能低,保留了右心室容积,远期梗阻发生率低,临床效果显著。因此,目前TGA/VSD/LVOTO的患儿较多采用Nikaidoh手术进行外科治疗。Nikaidoh的手术方式:游离两大动脉和左右冠状动脉,横断两大动脉;主动脉根部连同冠状动脉移植至原肺动脉处;补片修补VSD,延续到主动脉,重建左心室流出道;肺动脉远端补片扩大,缝合于主动脉前壁重建右心室流出道。

讨 论

1. 术前评估与准备

本例患儿的SpO₂ 82%、血红蛋白145 g/L及血细胞比容48.4%,提示患儿的体循环血流氧供不足。术前患儿未表现出心功能不全的症状体征,但该手术术后易出现低心排综合征,需加强监测并准备心、血管活性药物,条件许可的话准备循环辅助装置;由于冠状动脉的牵拉,术后可能发生冠状动脉梗阻的情况,应动态监测并准备扩张冠状动脉的药物;手术重建后左右心室流出道梗阻是另一个常见的并发症,术中应通过食道超声检查和血流动力学表现进行鉴别。

2. 体外循环前麻醉管理

此阶段麻醉管理目标为:维持心率,心肌收缩力,前负荷以保持心输出量;避免PVR相对增高和SVR相对降低。本患儿肺血流减少,故在体外循环前给予较高的氧浓度和轻度过度通气等措施以降低PVR,增加肺血流及体-肺循环间的血流混合。同时,充分补充血容量,控制麻醉深度,避免SVR的相对降低,因为SVR降低会造成体静脉血的再循环量增大和动脉氧饱和度的降低。

3. 体外循环后麻醉管理

(1)冠状动脉灌注的评估与治疗。心电图监测和TEE可以了解冠状动脉受损的情况。TEE可以帮助在脱离CPB前充分评估左心房、左心室的气体状况,避免冠状动脉气体栓塞。主动脉开放后,CPB维持高灌注压有利于冠状动脉的气体栓塞向远端迁移。CPB停机后,如心电图显示ST段下移,排除电解质紊乱、低体温等因素之后,可在提高血压的同时,使用硝酸甘油和β受体阻滞剂。左心室扩张也会导致冠状动脉吻合口处的张力增加或扭曲,TEE可辅助诊断。如上述措施都不能改善,应考虑外科问题,手术解除冠状动脉梗阻。本患儿在停体外循环后心电图ST压低,表明冠状动脉尚未恢复到正常状态,给予硝酸甘油扩张冠状动脉,同时使用肾上腺素提高血压,改善冠脉灌注,经治疗后患儿的心电图ST段有所改善。但由于冠状动脉受压的解剖因素未解除,术后当天患儿出现血流动力学的波动,这提示需要更加精准的监测手段来加强对冠状动脉的评估。

(2)心室功能的评估与治疗。手术前左心室主要负担肺循环血流,手术后转变成负担体循环血流,心肌收缩力和心室容积需要一定的时间来适应,左心不能耐受过多的容量负荷,需要控制液体输入量和速度,一般维持左心房压6~9 mmHg。术后早期,通常需要正性肌力药物来辅助,可使用多巴胺、肾上腺素和米力农,米力农除正性肌力、改善心室舒张功能和降低PVR的作用外,还能降低SVR,降低左心室的后负荷。在本病例中,患儿在停机后出现室颤,考虑可能与体外循环时间较长,心肌水肿和心肌受损,以及冠状动脉灌注不足(术后发现)相关。经使用药物增加心肌收缩力,提高冠状动脉灌注后顺利撤离了体外循环。而患儿在术后第3天出现了低心排综合征,经床旁ECMO辅助循环一周后血流动力学趋于平稳。低心排综合征可能与手术后心室收缩力与大动脉阻力之间的不匹配相关,建立良好匹配性需要一定的时间。本患儿术后1年复查心脏超声,仍显示左心室收缩力不足。这说明在围术期使用正性肌力药物或心脏辅助装置来改善心室功能,对于依靠自身调节来适应新的解剖结构的患儿具有积极作用。

● 总　结 ●

回顾本例患儿的术中、术后病程,可以认识到:一方面,术中的血管活性药物可能会掩盖冠状动脉和心肌收缩功能的潜在问题;另一方面,手术后患儿的心功能是一个动态变化过程,需要连续的监测和动态调整。此类患儿体外循环前麻醉管理目标为调整体肺血管阻力比以平衡体肺循环血流,体外循环后重点关注冠状动脉灌注和心肌收缩功能的评估和治疗。

（吴　赤）

参考文献

[1] Morell VO, Jacobs JP, Quintessenza JA. Aortic translocation in the management of transposition of the great arteries with ventricular septal defect and pulmonary stenosis: results and follow-up. Ann Thorac Surg, 2005, 79(6): 2089-2093.

[2] Nikaidoh H. Aortic translocation and biventricular outflow tract reconstruction. A new surgical repair for transposition of the great arteries associated with ventricular septal defect and pulmonary stenosis. J Thorac Cardiovasc Surg, 1984, 88(3): 365-372.

[3] 宋杰,张达雄.改良Nikaidoh术治疗大动脉转位或右心室双出口合并室间隔缺损、肺动脉狭窄的早中期结果[J].国际心血管病杂志,2018,45(02): 94-97.

[4] Latham GJ, Joffe DC, Eisses MJ, et al. Anesthetic Considerations and Management of Transposition of the Great Arteries.[J]. Seminars in Cardiothoracic & Vascular Anesthesia, 2015, 19(3): 233-242.

24

纠正型大动脉转位患儿行 Senning+Rastelli 手术的麻醉管理

摘要

15岁的男孩，因四肢末梢青紫和活动能力下降近期加重入院，诊断为纠正性大动脉转位伴室间隔缺损和左心室流出道狭窄，拟在全身麻醉下行 Senning + Rastelli 手术。术前检查提示肺血流相对减少，此患儿体外循环前的麻醉管理目标为调整体肺血管阻力比以平衡体-肺循环血流，在保持体循环灌注压的同时适度降低肺循环阻力，增加肺血流和体-肺循环间血液混合；体外循环后应重点关注心肌收缩功能的平稳过渡，积极处理心律失常，维持略低于正常范围的前负荷，增加心肌收缩力的同时降低心室后负荷。

纠正性大动脉转位伴室间隔缺损和左心室流出道狭窄在所有先天性畸形中占 0.7%。其解剖病变为心房心室连接不一致，心室大动脉连接不一致；右心房通过二尖瓣与左心室相连，再与肺动脉连接；左心房通过三尖瓣与右心室相连，再与主动脉连接；室间隔缺损以及肺动脉瓣和瓣下狭窄。由于血液循环能满足生理交换，此类患儿早期可无症状。但解剖右心室长期承担体循环，远期将发生严重的三尖瓣反流和右心衰竭，解剖左心室承担肺循环，有发生退化的可能。因此，确诊后应选择合适的时机手术干预。Senning + Rastelli 是目前应用较多的纠治手术。该手术复杂程度高，时间长，循环功能影响较大。本文报道 1 例纠正性大动脉转位伴室间隔缺损和左心室流出道狭窄患儿行 Senning + Rastelli 手术的麻醉管理。

病例描述

患儿男，15岁，体重 32.5 kg；身高 155 cm，足月顺产。出生时因"新生儿窒息"于当地医院救治时发现心脏杂音，心脏超声提示：纠正性大动脉转位、室间隔缺损、肺动脉瓣狭窄、动脉导管未闭。病程中患儿有生长发育迟缓，四肢末梢青紫，缺氧发作，有活动能力下降，近期明显加重，为行手术治疗来就诊。

体格检查：患儿神志清，精神反应无明显异常，四肢末梢青紫。双肺呼吸音稍粗，无啰音，心律齐，胸骨左缘 2~4 肋间可闻及 Ⅲ/Ⅵ 收缩期杂音，四肢末梢暖，杵状指，吸空气下脉搏氧饱和度（SpO_2）81%。

实验室检验结果：血红蛋白 163 g/L，血细胞比容 46.3%；肝、肾功能无显著异常，凝血功能正常。

心脏超声：右心房增大、解剖右心室壁肥厚；左心房与解剖右心室相连，右心房与解剖左心室相连；主动脉发自解剖右心室，肺动脉发自解剖左心室；室间隔缺损 1.6 cm，双向分流；肺动脉瓣及瓣下狭窄，肺动脉流速 4.7 m/s，跨瓣压差 87.3 mmHg；三尖瓣轻度反流，反流束宽 0.29 cm；侧支血管形成，诊断为：纠正性大动脉转位、室间隔缺损、肺动脉瓣及瓣下狭窄、三尖瓣轻度反流、侧支血管形成。

心脏 CT：心房心室连接不一致；心室与大动脉连接不一致；室间隔缺损 16.8 mm；未见主动脉

缩窄和动脉导管未闭。

血管造影：心房正位，心室反位；解剖右心室位于左侧，解剖左心室位于右侧；解剖左心室发出肺动脉，位于右侧，解剖右心室发出主动脉，位于左侧；冠状动脉起源正常。

胸片：心影未见明显异常，两肺纹理增多。

心电图：窦性心律，肢体导联高电压。

术前诊断：纠正性大动脉转位、室间隔缺损、肺动脉瓣及瓣下狭窄、侧支血管形成，拟择期在全身麻醉下行 Senning + Rastelli 手术。

麻醉经过

患儿术前 2 小时口服术能 2 ml/kg，术前 30 分钟口服咪达唑仑 0.5 mg/kg 镇静。入手术室后给予心电图、血压（BP）、脉搏氧饱和度监测：BP 113/65 mmHg，心率（HR）85 次/分，SpO_2 82%。开放外周静脉后给予咪达唑仑 1.5 mg、依托咪酯 6.5 mg、舒芬太尼 30 μg、罗库溴铵 25 mg 诱导，待睫毛反射消失后在可视喉镜辅助下置入 ID 6.5 带囊气管导管，插管深度 19 cm。压力控制-容量保证（PCV - VG）模式控制通气：氧流量 2 L/min，FiO_2 60%，潮气量 300 ml，吸呼比 1∶2，调整呼吸参数维持呼气末二氧化碳分压（$ETCO_2$）在 35～40 mmHg。

气管插管后迅速建立左桡动脉有创动脉压（ABP）、中心静脉压（CVP）、脑电双频指数（BIS）、脑组织氧饱和度（rSO_2）监测。插管后生命体征：ABP 105/58 mmHg，HR 88 次/分、SpO_2 97%、CVP 10 cmH_2O，rSO_2 68%。术中丙泊酚 4.0 mg/(kg·h)、舒芬太尼 2.0 μg/(kg·h) 及罗库溴铵 0.5 mg/(kg·h) 静脉泵注，七氟烷 0.5～1.0 MAC 吸入维持麻醉深度，BIS 值在 40～60。动脉血气分析见表 2 - 19，其中 pH 7.20，BE -9.26，HCO_3^- 15.9 mmol/L，给予 5% 碳酸氢钠 80 ml 纠正代谢性酸中毒。

手术开始前给予氨甲环酸 10 mg/kg、乌司他丁 10 万 U 静脉滴注。开胸后静注肝素 3.0 mg/kg，ACT>480 s 后开始体外循环。术中探查证实为纠正性大动脉转位合并室间隔缺损和肺动脉瓣狭窄。使用补片将腔静脉隔入三尖瓣，将肺静脉腔隔入二尖瓣，完成 Senning 手术。采用心包补片缝合关闭室间隔缺损并将主动脉隔至左心室，形成心室内隧道；取涤纶管道连接右心室流出道和肺总动脉。主动脉开放后心脏自动复跳，复跳后心律为窦性心律。多巴胺 5.0 μg/(kg·min)，肾上腺素 0.05 μg/(kg·min) 静脉泵注，ABP 55/40 mmHg，HR 155 次/分。腔静脉开放后恢复机械通气，参数同前。食管超声提示：室间隔补片未测及明显残余分流；主动脉与左心室连接，前向血流 1.2 m/s；带瓣管道与右心室吻合口血流通畅；肺静脉回流入右心房，血流 0.48 m/s；腔静脉回流入左心房，血流 0.40 m/s；三尖瓣轻度反流。调整体外循环灌注流量并逐渐撤离体外循环。停体外循环后 BP 75/42 mmHg，HR 150 次/分左右。改良超滤结束后静脉滴注鱼精蛋白 210 mg（1.2∶1）中和肝素，血凝酶 1 U。复查血气（表 2 - 19），其中 Ca^{2+} 0.95 mmol/L，缓慢静注葡萄糖酸钙 300 mg。根据血压调整血管活性药用量以及吸入麻醉药浓度，输注红细胞悬液 300 ml，血浆 50 ml，充分止血后关闭胸腔。

表 2 - 19　术中血气检测结果

时间点	FiO_2 (%)	pH	PaO_2 (mmHg)	$PaCO_2$ (mmHg)	BE (mmol/L)	Hct (%)	K^+ (mmol/L)	Ca^{2+} (mmol/L)	Lac (mmol/L)	Cl^- (mmol/L)	Hb (g/dL)	HCO_3^- (mmol/L)
插管后	60	7.31	65	33.0	-9.26	44.9	3.62	1.23	1.6	108	16.1	15.9
超滤后	60	7.42	140	32.4	-3.3	39.6	2.90	0.95	2.0	106	12.9	22.4

术后转归

手术时间共 360 分钟，体外循环时间 200 分钟，主动脉阻断 153 分钟。阻断过程中降温至 28℃。术中共输注醋酸林格液 200 ml，红细胞悬液 300 ml，血浆 50 ml（均未计算体外循环过程中补充和丢失的容量）。术毕 ABP 82/45 mmHg、HR 93 次/分、SpO_2 99%、CVP 8 cmH_2O、肛温

36.5℃。患儿带气管插管在 ABP、ECG、SpO$_2$ 监测下被转运至心脏重症监护室。术后第 5 天拔除气管导管，第 7 天出监护室，第 12 天出院。

知识点回顾

1. 纠正性大动脉转位伴室间隔缺损和左心室流出道狭窄

单纯的纠正性大动脉转位较少，80%以上合并其他畸形：室间隔缺损、左心室流出道梗阻及三尖瓣畸形。60%~80%的患儿合并室间隔缺损，约 50%存在左心室流出道梗阻（肺动脉瓣和瓣下狭窄）。室间隔缺损引起肺血流增多，左心室流出道梗阻则限制了肺血流，两者的比例决定患儿是否肺充血或发绀。1%~2%的患儿无任何症状，大多数患儿表现为发绀。30%的患儿随着年龄增长出现三尖瓣关闭不全，发展至三尖瓣重度反流会导致解剖右心室功能障碍。三尖瓣反流是死亡的独立风险因素，无显著反流时 20 年的存活率为 93%，存在反流时，仅为 49%。15%~50%的患儿合并传导系统障碍。因心房心室连接不一致，房室束的走行发生异常，部分房室束随着年龄增长还会发生纤维化，故自发性完全性房室传导阻滞常见。

2. Senning + Rastelli 手术

Senning（或 Mustard）+ ASO（大动脉调转术）不能解决因左心室流出道梗阻而导致的左心室输出量不足，因此，伴有左心室流出道梗阻的患儿，一般采用 Senning（或 Mustard）+ Rastelli 的手术方式。Senning 或 Mustard 手术使用补片或心包做成板障，将上、下腔静脉的非氧合血隔至右心房，肺静脉的氧合血隔至左心房，实现心房水平的调转。Rastelli 手术在关闭室间隔缺损后，建立左心室到主动脉的左心室流出通道，用人工管道连接右心室和肺动脉，建立右心室流出通道，实现心室水平的调转。

讨 论

1. 术前评估与准备

本例患儿脉搏氧饱和度（SpO$_2$）81%、血红蛋白 163 g/dL、血细胞比容 46.3%，并有体肺侧支形成，提示患儿的肺血流不足，术中应通过通气控制调节肺血流，增加患儿氧合。超声提示患儿解剖右心室肥厚，有右心室功能受损表现，术后应注意控制右心系统的前、后负荷，增加心肌收缩力；超声报告没有显示解剖左心室的大小和射血分数等指标，通过患儿活动能力下降的临床表现，推测解剖左心室功能不全，同样也应减轻左心系统的前、后负荷，增加收缩力。此类患儿术中有心律失常风险，应准备除颤仪和心脏起搏器。

2. 体外循环前麻醉管理

如上所述，患儿肺血减少，因此体外循环前采用了提高吸入氧浓度、轻微过度通气及不使用 PEEP 等降低肺循环阻力的措施以增加肺血流，同时维持左心室的正常输出量，警惕心律失常的发生。

3. 体外循环后麻醉管理

（1）心室功能的平稳过渡。因心脏解剖结构的巨大调整及体外循环引起的心肌水肿，术后易发生心功能障碍、心输出量不足。主动脉开放后应积极应用正性肌力药物给予心室收缩力的支持，可静脉泵注小剂量多巴胺和肾上腺素。体外循环停机后，适当控制容量补充，使中心静脉压维持在 7~9 cmH$_2$O；在满足体循环灌注的基础上，将动脉血压控制较低范围内，以减轻左、右心室的后负荷；心率可维持在 120~160 次/分的较高范围以代偿偏低的动脉血压，维持足够的心输出量，保障器官灌注。本患儿经上述处理后血流动力学平稳，体循环灌注满意（血乳酸值 2.0 mmol/L）。

（2）心律失常。由于房室束的走行异常，此类患儿术后较易发生房室传导阻滞和房性心律失常。尽管本例患儿术后未发生传导阻滞，但仍常规留置了临时起搏器，预防术后早期的心律失常。

总 结

综上所述，尽管本例患儿手术复杂，时间长，但术中并未出现显著的血流动力学波动。此类患儿体外循环前管理目标为调整体肺血管助力比以平衡体肺循环血流，体外循环后重点关注循环功能的平稳过渡。

（吴　赤）

参考文献

[1] 马弗鲁迪斯,巴克尔,刘锦纷.小儿心脏外科学[M].北京:北京大学医学出版社,2005.

[2] 约纳斯,刘锦纷.先天性心脏病外科综合治疗学[M].北京:北京大学医学出版社,2009.

[3] Prieto LR, Hordof AJ, Secic M, et al. Progressive tricuspid valve disease in patients with congenitally corrected transposition of the great arteries[J]. Circulation, 1998, 98(10): 997.

[4] 武育蓉,陈树宝,张玉奇,等.纠正性大动脉转位 double switch术后超声心动图随访[J].医学影像学杂志,2011,(11): 1670-1673.

[5] 丁文祥,苏肇伉.小儿心脏外科重症监护手册[J].上海:世界图书出版有限公司,2009.

25

埃勃斯坦畸形患儿行单心室功能矫治手术的麻醉管理

摘要

4个月的男婴,出生后即发现"埃勃斯坦畸形伴三尖瓣中-重度关闭不全",随后"青紫、吃奶费力"等症状逐渐加重,拟择期行单心室功能矫治手术。术前患儿已存在严重的心律失常和心功能不全,手术开胸后心律失常反复发作。该例患儿麻醉管理的重点包括:围术期心律失常的处理;术前肺动脉前向血流的维持;以及姑息术后基于单心室生理的体循环氧供和灌注压的优化。

新生儿或婴儿早期就表现出明显症状的埃勃斯坦畸形(Ebstein's anomaly,EA)即三尖瓣下移畸形患儿是EA疾病谱系中死亡率较高的亚群。本文报道1例婴儿早期就表现出青紫、严重心律失常、心功能不全的重症EA患儿行埃勃斯坦畸形姑息手术即单心室功能矫治手术的麻醉管理。

● 病例描述 ●

患儿,男,4个月,体重5.7 kg,足月顺产,无窒息史。出生后因"新生儿ABO溶血症"住院治疗,其间听诊发现心脏杂音,查心脏超声提示"三尖瓣下移畸形,三尖瓣中-重度关闭不全"。近期患儿逐渐出现哭闹后青紫,吃奶量减少,吃奶时出汗明显、停顿。入院后不久患儿哭闹不安、面色发绀,心电监护显示心率(HR)220次/分,急查心电图示阵发性室上性心动过速,立即给予头罩吸氧,右美托咪定滴鼻和苯巴比妥肌注镇静,然后静脉缓慢推注普罗帕酮,患儿心率下降并维持至190次/分左右,给予患儿3焦耳同步电复律后心律转为窦性心律,心率维持在140次/分左右,且哭闹缓解。随后口服普罗帕酮、呋塞米、螺内酯和静滴维生素C,4天后转入心胸外科手术治疗。

体格检查: 患儿神志清,精神软,面色青紫,口唇发绀,SpO_2 85%,HR 140～220次/分之间波动,心律不齐,心前区可闻及Ⅱ/Ⅵ级连续性杂音。

实验室检查: 血常规、肝、肾功能无显著异常。CK-MB 7.8 μg/L,cTnI 0.137 μg/L,NT-pro BNP 10 030 pg/ml。

胸片: 心影增大,两肺纹稍模糊。

胸部CT: 三尖瓣下移畸形,主动脉弓未见明显异常改变。

心脏超声: 三尖瓣下移畸形、卵圆孔未闭、动脉导管未闭、三尖瓣重度反流、左心室收缩功能偏低,(RA + aRV)面积/(LA + LV + RV)面积比值 = 1.15,LVEF 50.89%。

心脏MRI: 三尖瓣下移畸形,右心房扩大明显,LVEF 39.3%,RVEF 41%,房化右心室EDV 20.14 ml(65.07 ml/m²)。

心电图: 异位心律,阵发性室上性心动过速,IRBBB型,右心室肥大可能,继发性ST-T改变。

术前诊断: 三尖瓣下移畸形、三尖瓣反流、卵圆孔未闭、动脉导管未闭、阵发性室上性心动过

157

速、心功能不全，拟行单心室功能矫治手术。

麻醉经过

患儿无术前用药，入室后常规行心电图、血压（BP）、SpO_2 及 $ETCO_2$ 监测并预置一次性体外除颤电极片。开放外周静脉，给予咪达唑仑 0.5 mg，舒芬太尼 10 μg，依托咪酯 1.5 mg，罗库溴铵 3.0 mg 静脉诱导后行气管插管，经口插入 ID 3.5 号带囊导管后行压力控制模式通气，压力水平的调节以 $ETCO_2$ 维持在 35~40 mmHg 左右，通气频率为 30 次/分，吸呼比 1∶2，吸入氧浓度为 60%。气管插管后迅速建立有创动脉压（右桡动脉），超声导引下穿行右颈内静脉穿刺，小心置管，顺利置入 4F 双腔型中心静脉导管用于测量中心静脉压力及输注血管活性药物，置管深度 5 cm，开放左侧股静脉以便快速补液。麻醉诱导后 ABP 82/44 mmHg，HR 127 次/分，SpO_2 92%，CVP 12 cmH_2O。术中吸入七氟烷联合静脉输注舒芬太尼、异丙酚、罗库溴铵维持麻醉。麻醉诱导后抽取动脉血进行血气分析，结果见表 2-20。

开胸后，患儿反复发生室上性心动过速，HR 220 次/分，BP 55/32 mmHg，并快速进展为室颤，立即通过体外除颤电极片给予 10 焦耳除颤，转为窦性心律，并静脉推注肾上腺素，血压恢复。体外循环开始前血气分析结果见表 2-20。直视下行肺动脉测压，肺动脉压力 36/23(27) mmHg，同步主动脉压力 99/66(83) mmHg。采用浅低温体外循环，术中见 PDA 细小并予结扎。三尖瓣隔瓣下移至心尖部，右心室腔发育小。剪除部分右心房组织，将其缝合至三尖瓣瓣环，关闭三尖瓣并留孔 4 mm。扩大 ASD 约 1.0 cm，心内排气后开放主动脉阻断钳，心脏自动复跳并呈窦性心律。平行循环下分离右侧无名动脉和右肺动脉，取 4 mm Goretex 管道行 mBTS 分流。TEE 评估提示右侧 B-T 管道血流通畅，ASD 1.0 cm，双向分流并以右向左分流为主。撤离体外循环顺利，泵注多巴胺 5.0 μg/(kg·min) 和去甲肾上腺素 0.08 μg/(kg·min) 维持血压。超滤结束后行血气分析（表 2-20），依据血气检查结果调节呼吸机参数。

表 2-20 术中血气检测结果

时间点	pH	PaO_2 (mmHg)	$PaCO_2$ (mmHg)	BE (mmol/L)	Hct (%)	K^+ (mmol/L)	Ca^{2+} (mmol/L)	Cl^- (mmol/L)	Lac (mmol/L)	HCO_3^- (mmol/L)
开胸后	7.33	180	40.4	-4.36	37.7	3.83	1.194	109	1.2	21.2
体外循环开始前	7.22	111.2	38.5	-11.19	38.1	3.6	1.212	108.5	5.1	15.7
停超滤后	7.34	27.6	42.2	-3.37	32.5	4.05	0.731	109	2.5	22.3

术后转归

手术时间共 2 小时 30 分钟，其中体外循环 65 分钟，主动脉阻断 22 分钟。出室时泵注多巴胺 5.0 μg/(kg·min)，去甲肾上腺素 0.08 μg/(kg·min)，ABP 74/38 mmHg，HR 142 次/分，CVP 9 cmH_2O，SpO_2 84%，患儿延迟关胸并带气管导管转运至 CICU。术后第 3 天关胸，关胸回 CICU 后曾出现室上性心动过速，HR 220 次/分，BP 60/30 mmHg，给予降温、静注西地兰、同步电复律后患儿 HR 逐渐下降至 170 次/分，ABP 80/50 mmHg。关胸后 3 天患儿成功拔管，术后第 23 天患儿恢复良好并顺利出院。

知识点回顾

▶ **1. EA 的病理解剖与临床表现**

EA 主要病理解剖改变为三尖瓣隔瓣、后瓣下移，导致瓣膜关闭不全和右心室有效腔容量减少，且个体间解剖畸形差异很大，因此患儿病理生理改变轻重不一，病情严重程度主要取决于三尖瓣下移程度以及右心室发育状况。解剖畸形改变轻者平素无任何症状或仅有轻微发绀、易疲劳、气短和心悸，可长大至成人才被确诊。而胎儿期超声心动图检查就发现 EA 者往往病情较重，通常会导致胎儿心脏增大、心律失常、水肿、肺发育不全和胎儿窘迫，具有极高的宫内死亡率。有幸存活到活产的产前确诊患儿,出生后数小时内即可被发现存在发绀、酸中毒等严重症状,甚至威胁生命安全。Celermajer 等提出用 GOSE(the Glasgow Outcome Score Extended Score grade)比值对 EA 新生儿的严重情况进行评估,在超声心动图四腔心切面上计算右心房与房化右心室面积之和,与功能右心室、左心房和左心室面积之和的比值,1 级为＜0.5,2 级为 0.5～0.99,3 级为 1～1.49,4 级为≥1.5,等级越高提示病情越严重。

2. 重症 EA 的病理生理

新生儿期或婴儿早期就表现出严重发绀和循环休克的患儿属于 EA 疾病谱中高死亡率的亚群。对于这些患儿,三尖瓣严重畸形导致重度反流,功能性右心室容量偏小功能丧失,加之新生儿期肺动脉压力尚未下降至正常水平,造成右心室收缩期无前向血流射入肺动脉,右心室流出道受限,表现出生理上类似于肺动脉闭锁的状况。这时肺循环血流完全依赖于动脉导管的左向右分流或侧支循环,而通过房间隔缺损的右向左分流则是左心室前负荷的重要来源,因此患儿需要输注前列地尔以保证动脉导管开放来维持肺血流。在某些病例,粗大的动脉导管可能造成环形分流,即来自主动脉的血流通过动脉导管流向肺动脉,然后因肺动脉反流进入右心室,三尖瓣反流入右心房,再通过房间隔缺损回流入体循环,最终导致容量超负荷、心脏扩张、充盈压增高、心输出量下降、发绀。如果发生这种环形分流,就应该停用前列地尔,让动脉导管闭合。存在肺功能不全和环形分流生理的患儿死亡风险显著增加。除了右心功能严重受损外,患儿的左心功能也可受到严重影响。左心室被巨大的右心压扁而呈"薄饼状",室间隔向左心室的反常运动都会造成左心室无法有效充盈而严重影响到心输出量,需要急诊手术干预或 ECMO 支持。如果患儿能度过这段艰难的时期,随着肺动脉压力的逐渐下降,发绀和心功能衰竭的症状都会得到缓解。

3. 重症 EA 的手术治疗

对于右心室发育尚佳、有足够容量和功能支持双心室循环的重症 EA 新生儿或小婴儿,三尖瓣修复和房间隔关闭术是首先的手术方式。但对于三尖瓣畸形严重,右心室发育明显不良,存在右心室流出道梗阻症状的新生儿或小婴儿,则应该接受单心室功能矫治手术(即右心室旷置术或 Starnes 术)。1991 年,Starnes 等针对重症 EA 新生儿引入了一种创新的外科治疗方法,称为 Starnes 术。手术过程包括用自体心包关闭三尖瓣,并留孔对右心室的心小静脉回流进行减压,同时扩大房间隔缺损以及建立 B‐T 分流以保障肺循环血流。接受 Starnes 术的 EA 患儿日后通常将接受双向腔静脉肺吻合术,随后进行 Fontan 手术,完成单心室修补的手术操作。心脏移植也是重症 EA 新生儿或小婴儿的一个选择,但通常只适用于双心室功能都较差的患儿。

讨 论

1. 术前评估与处理

该例患儿于婴儿早期就出现"青紫、吃奶量减少、吃奶时出汗明显、停顿"等明显症状,术前曾因"阵发性室上性心动过速"进行抢救,超声心动图示"三尖瓣重度反流,GOSE 比值 3 级,左心收缩功能偏低",结合实验室检查"CK‐MB 7.8 μg/L,cTnI 0.137 μg/L,NT‐proBNP 10 030 pg/ml",以上均提示该患儿属于重症 EA,不仅右心功能不全,巨大的右心还影响到左心的功能,麻醉风险极高。

此患儿术前存在的主要问题为合并心律失常,若发生"阵发性室上性心动过速"会对本已不堪的心功能造成严重影响,进一步减少肺动脉前向血流,加重发绀,使得心输出量下降,威胁生命安全。EA 患儿常合并心律失常,常见的室上性心律失常包括阵发性室上性心动过速和房颤或房扑,10%～20% 的 EA 患儿还可能存在预激综合征,也可发生频发室早或室性心动过速。因此术前应给予患儿充分镇静,预防因哭闹引发心律失常,严密监测生命体征,一旦发生后积极治疗,并给予吸氧、营养心肌药物,进行药物调整后尽快转入外科进行手术治疗。

2. 术中麻醉管理

麻醉诱导过程应密切注意心电图变化,预置一次性体外除颤电极片以备心律失常发生时进行电复律,颈内穿刺置管时应避免钢丝进入过深诱发心律失常。动脉穿刺时,因患儿将行右侧 B-T 分流术,因此避开分流侧上肢动脉,选择左侧桡动脉穿刺。体外循环前麻醉管理的重点是优化肺前向血流,并给予足够的心功能支持。机械通气时尽量降低平均气道压力,以减少肺前向血流的阻力。避免低氧和高碳酸血症,这些都会导致肺循环阻力(pulmonary vascular resistance,PVR)增高,肺前向血流减少。对于存在 PDA 依赖型肺血流的新生儿,必须使用前列地尔以保持 PDA 开放。本例患儿术前就存在心功能不全,开胸过程中又反复发生心律失常,虽经电复律恢复窦性心律,但对心功能打击较大,因而使用肾上腺素加强心肌收缩,维持心输出量。

由于本例患儿隔瓣下移至心尖部,右心室腔发育小,右心室功能不利于双心室修复,故关闭三尖瓣,并开孔促进右心室减压。扩大房间隔缺损,允许体循环系统静脉血到达左心室,然后通过 B-T 分流提供肺动脉血流。停体外循环后的麻醉管理应遵循 B-T 分流术后管理原则。B-T 分流建立后,主动脉血一部分分流至肺循环,类似"窃血"现象会造成体循环灌注减少,肺循环灌注增加以及冠状动脉灌注减少。因此,首先要适当扩容,保证有足够的容量满足新增的肺血流量。其次,要注意维持舒张压不低于 30 mmHg,以保证冠状动脉灌注充足。另外,体肺血流分配的调节是术后管理的关键,分流量取决于体循环和肺循环两者阻力间的高低。当肺循环阻力降低,血液将更多地进入肺循环,造成冠脉血流减少,严重时可发生心搏骤停。呼吸参数的调节对控制肺阻力至关重要,吸入氧浓度过高和过度通气都会引起 PVR 下降。理论上,当吸入氧浓度控制在 21%,PaO_2 维持于 45 mmHg,$PaCO_2$ 维持于 40~45 mmHg,体肺血流分配比例较为适当,因而宜将 SpO_2 控制在 75%~80%之间。最后,B-T 分流术后需要足够的舒张压以保证冠脉灌注,左向右分流加重心脏容量负荷,对心功能影响巨大,加之本例患儿术前心功能状态原本不佳,因此停体外后给予较大剂量的正性肌力药物和血管活性药物以维持血压稳定。

总　结

综上所述,对于接受单心室功能矫治手术的 EA 重症新生儿或小婴儿,术前应注重维持肺动脉前向血流,术后的麻醉管理应遵循 B-T 分流术后管理原则。

(胡　洁)

参考文献

[1] Freud LR, Escobar-Diaz MC, Kalish BT, et al. Outcomes and predictors of perinatal mortality in fetuses with Ebstein anomaly or tricuspid valve dysplasia in the current era a multicenter study. Circulation, 2015, 132(6): 481-489.

[2] Celermajer DS, Bull C, Till JA, et al. Ebstein's anomaly: presentation and outcome from fetus to adult. J Am Coll Cardiol, 1994, 23(1): 170-176.

[3] Ross FJ, Latham GJ, Richards M, et al. Perioperative and anesthetic considerations in Ebstein's anomaly. Semin Cardiothorac Vasc Anesth, 2016, 20(1): 82-92.

[4] Elzein C, Subramanian S, Ilbawi M. Surgical Management of Neonatal Ebstein's Anomaly Associated With Circular Shunt. World J Pediatr Congenit Heart Surg, 2019, 10(1): 116-120.

[5] Sano S, Fujii Y, Kasahara S, et al. Repair of Ebstein's anomaly in neonates and small infants: impact of right ventricular exclusion and its indications. Eur J Cardiothorac Surg, 2014, 45(3): 549-555.

[6] Kiran U, Aggarwal S, Choudhary A, et al. The Blalock and Taussig Shunt Revisited. Ann Card Anaesth. 2017, 20(3): 323-330.

[7] 李志浩,黄继红,徐卓明,等.Blalock-Taussig 分流术后的早期疗效及术后死亡危险因素分.中国小儿急救医学,2018, 25(9): 678-682.

埃勃斯坦畸形患儿行一个半心室功能矫治手术的麻醉管理

> **摘要**
>
> 10岁的女孩,11月龄时被诊断为"埃勃斯坦畸形",患儿随着年龄增长,活动耐力逐渐降低,拟择期行"三尖瓣成形术"。术中完成三尖瓣锥形重建及房化心室折叠后,发现患儿右心功能难以维持心输出量,体外循环撤离困难,遂加做双向Glenn手术。对于此患儿麻醉管理既要关注三尖瓣反流、右心室功能不全造成的血流动力学改变,又要重视Glenn循环的麻醉管理特点。

埃勃斯坦畸形(Ebstein's anomaly,EA)即三尖瓣下移畸形,是一种较少见的复杂性先天性心脏病,病情严重性取决于三尖瓣下移程度和右心室发育状况。EA病变程度差异较大,手术方式的选择也因病变程度不同而异。本文报道1例EA患儿行一个半心室功能矫治手术的麻醉管理。

● 病例描述 ●

患儿,女,10岁9月,体重35 kg。11月龄时因口唇青紫、乏力至当地医院就诊,查心脏超声提示"三尖瓣下移畸形",当时未做任何治疗处理。发病以来,患儿活动耐力逐渐降低,时有心悸、乏力等症状,且日益加重。近日至当地医院就诊,24小时动态心电图示"室性期前收缩22 731次,短阵室上速18次"。

体格检查:患儿神清,无发绀,双肺呼吸音清,未闻及啰音,心律齐,未及明显杂音,肝肋下2 cm,剑突下未触及,脾肋下未触及。

实验室检查:血常规、肝肾功能、凝血常规均正常。

心脏超声:三尖瓣下移畸形,三尖瓣中度反流,卵圆孔未闭双向分流,左心室收缩活动正常。(RA + aRV)面积/(RV + LA + LV)面积比值 = 0.81(RA,右心房;aRV,房化右心室;RV,功能性右心室;LA,左心房;LV,左心室)。

心脏MRI:三尖瓣隔瓣及后瓣下移,隔瓣下移34.8 mm,后瓣下移38.9 mm,房化右心室处室间隔凸向左心室,左心室舒张末容积72 ml(57 ml/m² 体表面积),LVEF 62%,右心室舒张末容积78 ml(61 ml/m² 体表面积),RVEF 59%。

心电图:窦不齐。

术前诊断:三尖瓣下移畸形、卵圆孔未闭合、心律失常,拟择期行三尖瓣成形术。

● 麻醉经过 ●

患儿无术前用药,入室后常规行心电图、血压(BP)、SpO₂及ETCO₂监测,BP 110/50 mmHg,HR 110次/分,SpO₂ 94%。清醒状态下预置一次性体外除颤电极片。开放外周静脉,给予咪达唑仑2.0 mg,舒芬太尼70 μg,依托咪酯10 mg,罗库溴铵20 mg静脉诱导后行气管插管,经口插入ID 6.0号带囊插管。采用压力控制通气模式,压力水平的调节以ETCO₂维持在35~40 mmHg左右,通气频率为16次/分,吸呼比1∶2,吸入氧浓度为

60%。随后穿刺右桡动脉监测有创动脉压(ABP)，超声引导下行右颈内静脉穿刺，顺利置入5 F双腔型中心静脉导管测量中心静脉压力及输入血管活性药物，置管深度为9 cm，开放左侧股静脉以便快速补液。麻醉诱导后抽取动脉血进行血气分析(表2-21)。术中吸入七氟烷联合静脉泵注舒芬太尼、异丙酚、罗库溴铵维持麻醉。

开胸过程顺利，ABP 94/55 mmHg，HR 80次/分，SpO$_2$ 98%，CVP 12 cmH$_2$O，直视下测定肺动脉压力18/13(15) mmHg。采用常温体外循环转流，主动脉阻断后见三尖瓣隔瓣、后瓣下移明显约4~5 cm，行三尖瓣锥形重建并折叠房化心室。开放主动脉后自动复跳，窦性心律，泵注多巴胺5.0 μg/(kg·min)、肾上腺素0.05 μg/(kg·min)及去甲肾上腺素0.05 μg/(kg·min)。但此时ABP 71/41 mmHg，HR 124次/分，SpO$_2$ 89%，CVP 27 cmH$_2$O，右心房充盈明显，右心功能欠佳，血压难以维持稳定。将肾上腺素、去甲肾上腺素剂量增加至0.1 μg/(kg·min)，循环功能未见明显改善，体外循环撤离困难。外科医师决定行右侧Glenn术，将上腔静脉断离，近心端缝闭，远心端和右肺动脉端端吻合，并扩大卵圆孔至1.5 cm。术后TEE示三尖瓣轻度反流，心房水平双向分流。ABP 90/38 mmHg，HR 116次/分，SpO$_2$ 75%，CVP 23 cmH$_2$O，顺利撤离体外循环。超滤结束后给予鱼精蛋白拮抗肝素，并做血气分析(表2-21)，根据血气结果进行调整。体外循环结束后输注血浆200 ml，浓缩红细胞1 U并给予凝血酶原复合物600 U。出室前再次复查血气(表2-21)，并测得ACT为122 s。

表2-21 术中血气检测结果

时间点	pH	PaO$_2$ (mmHg)	PaCO$_2$ (mmHg)	BE (mmol/L)	Hct (%)	K$^+$ (mmol/L)	Ca^{2+} (mmol/L)	Cl$^-$ (mmol/L)	Lac (mmol/L)	HCO$_3^-$ (mmol/L)
开胸后	7.42	167	33.1	-2.32	39.8	4	1.12	106	2.4	21.2
停超滤后	7.35	42	39.2	-3.94	31.2	3.24	0.94	106.7	5.6	21.3
出室前	7.35	39	38	-4.46	34.1	3.7	0.96	107	7.2	20.6

● **术后转归** ●

手术时间共4小时，其中体外循环136分钟，主动脉阻断101分钟。出室时泵注多巴胺5.0 μg/(kg·min)，肾上腺素0.1 μg/(kg·min)，去甲肾上腺素0.1 μg/(kg·min)，ABP 105/54 mmHg，HR 122次/分，SpO$_2$ 80%，CVP 23 cmH$_2$O，带气管导管转运至CICU。患儿术后第2天拔管，第4天出监护室，术后第2周出院。

● **知识点回顾** ●

▶ **1. EA的病理解剖**

EA是一种罕见的先天性心脏病，活产儿中的发病率约为1/20万，占先天性心脏病的不到1%。由于胚胎发育过程中三尖瓣瓣叶未能正常剥脱游离至房室瓣环，造成EA解剖畸形，主要包括：① 三尖瓣瓣叶粘连在其下方的心肌上不能抬起；② 三尖瓣瓣环向心尖移位(下移程度隔瓣＞后瓣＞前瓣)；③ 右心室的"房化"部分扩张，合并右心室壁不同程度的肥厚和变薄；④ 前瓣冗长呈风帆样改变，有开孔、栓系；⑤ 右心房室连接处(真正的三尖瓣瓣环)扩张。

EA区别于其他先天性反流疾病的关键特征是三尖瓣隔瓣较二尖瓣前瓣下移幅度≥8 mm/m^{2}体表面积。Carpentier等把EA分为四型：A型为功能右心室容量足够大；B型为房化右心室较大，三尖瓣前瓣活动尚可；C型为前瓣活动严重受限，导致右心室流出道梗阻；D型为右心室残存一小部分漏斗部外，几乎完全房化。

▶ **2. EA的临床表现**

本病解剖畸形程度的轻重不一形成了EA疾病谱系，在疾病谱系病变较轻的一端，患儿三尖瓣下移程度和右心室发育不良的状况较轻，在婴儿期可无明显症状，直至儿童、青少年或成人期才出现由三尖瓣反流引发的一系列症状，如心律失常和右心衰竭的临床表现。三尖瓣下移、反流引起的右心房增大是 EA 患儿发生房颤和房扑的解剖学基础。另外，三尖瓣环和瓣周组织结构异常会导致传导旁路的产生，加之右心室部分房化，常使患儿发生预激或室性/室上性心律失常。随着年龄增长，患儿还表现为进行性发绀、运动耐量减少、疲劳或右心衰竭。

3. EA 的手术治疗

对于儿童、青少年患儿，NYHA 心功能 Ⅲ～Ⅳ级、进行性发绀、乏力合并其他畸形或合并心律失常者可考虑手术。由于 EA 患儿的右心功能损害呈渐进性，心功能恶化不可避免，而早期手术可以更好地保护右心功能，因此亦有研究认为超声心动图显示三尖瓣重度反流即有手术指征。手术方式因患儿三尖瓣及右心室腔病变程度而异，包括 3 种：① 对于右心室有效腔发育尚可，即心脏超声测量 (RA + aRV) 面积/(RV + LA + LV) 面积比值<1.0 者，仅行三尖瓣成形术，保留左、右两个心室全部功能。目前，最常用的三尖瓣成形技术为锥形重建，即从前瓣开始，依次将后瓣、隔瓣的瓣叶组织、部分腱束游离后顺时针方向旋转，呈环形转移缝合至正常的房室连接的三尖瓣瓣环处；在隔瓣靠近房室结处，用缝线间断缝合。最终使三个瓣叶形成充分的、近似于正常的三尖瓣瓣叶对合关系，可有效减少反流量，保持三尖瓣修复后的形态及功能更加接近正常，减少术后三尖瓣反流复发、加重的可能性。② 对于三尖瓣明显下移导致右心室发育不良（即以上面积比值 1.0～1.5）者，由于右心室有效收缩腔不能承担全部体循环回心血量，加做部分腔肺分流术，使上腔静脉血流直接流入双肺动脉，让右心室发挥半个心室的作用。③ 对于三尖瓣前瓣发育僵硬、卷曲、穿孔、隔瓣、后瓣明显下移（比值≥1.5）者，三尖瓣无法成形，应放弃右心室功能，选择单心室（左心室）功能矫治。

● 讨 论 ●

儿童、青少年 EA 患儿的外科治疗方式多选择锥形重建术，这些患儿麻醉管理的主要问题是三尖瓣反流、右心室功能不全、心房水平可能存在的右向左分流以及可能存在心律失常。另外，有些患儿左心室可被巨大的右心挤压造成几何形态异常而发生左心功能不全。

1. 术前评估与处理

术前访视应重点询问患儿运动耐受情况，是否有疲劳、心悸和晕厥发作。体检需注意有无肝脏肿大、发绀和心音异常。EA 患儿由于右心房和房化右心室体积增大且顺应性好，因此虽可存在右心衰竭体征，但颈静脉怒张却不常见。心脏超声是 EA 患儿确诊的关键，但心导管检查易诱发心律失常，除非合并严重冠状动脉问题，不应作为此类患儿常规的术前检查。本例患儿虽然无明显发绀，但发病以来其活动耐力逐渐降低，说明畸形程度已明显影响心功能，且合并心律失常，麻醉时应保持警惕。

2. 麻醉诱导

麻醉诱导采用小儿心脏手术常规静脉麻醉药物，但 EA 患儿巨大的右心房可导致静脉麻醉药物"汇聚"，且由于三尖瓣反流，大量血液滞留在右心房内，血液循环较慢，药物起效时间延长，因此在诱导时应特别注意观察药物起效时间，避免因诱导过快引起药物过量而导致严重的血流动力学波动。诱导期间还要密切观察心电图变化，多达 20% 的 EA 患儿合并预激综合征，在放置中心静脉导管和开胸过程中容易发生室上性心动过速。因此，此例患儿在中心静脉穿刺前已预置了一次性体外除颤电极板，并注意置钢丝时不宜过深。对于 EA 患儿放置肺动脉漂浮导管具有挑战性，导管可导致重建的三尖瓣破裂，且采用热稀释法测量心输出量在三尖瓣反流情况下不可靠，因此通常并不建议。

3. 体外循环前的麻醉管理

体外循环前麻醉管理的目标应尽可能保持窦性心律，保持偏快的心率可减轻三尖瓣反流。EA 患儿右心功能障碍，因此要保证心肌收缩力，维持适当的右心前负荷，避免高碳酸血症、低氧、酸中毒等造成的肺动脉压增高和右心后负荷增加。右心后负荷降低也有利于减轻三尖瓣反流。通过这些措施最终达到改善右心输出量和后续左心输出量的目的。如果患儿术前存在肺动脉前向血流很少（右心功能障碍或高 PVR）的情况，维持心房水平的右向左分流显得十分重要，此时心输出量可通过牺牲部分氧饱和度而得到维持。

4. 体外循环后的麻醉管理

本例患儿(RA + aRV)面积/(LA + LV + RV)面积比值虽然<1.0,但锥形重建术后CVP>24 cmH$_2$O,动脉收缩压<65 mmHg,提高正性心肌药物用量后未见明显效果且体外循环撤离困难,而外科医师加做Glenn术和房隔扩大术后效果明显改善。此时行Glenn术可分流约1/2体静脉回流血,减轻右心室前负荷保护了右心功能,在保证肺动脉前向搏动性血流的前提下降低下腔静脉压力,减轻三尖瓣反流。房隔扩大术可部分减轻右心前负荷,减少三尖瓣反流,有效减少患儿术后早期低心排血量综合征的发生。

锥形重建术后,发育不良的右心室不能适应血流动力学的变化且收缩力受损,可使用正性肌力药物保持右心室收缩力。本例患儿还存在Glenn循环,需维持较低的肺血管阻力以及适当的右心房压力,以保证足够的肺血流量和心排量。在呼吸管理方面,可以通过吸入高浓度氧并适当过度通气以降低肺血管阻力。正压通气时静脉血回流减少,肺血管阻力增加,因此术中应尽量维持气道峰压在最低水平,术后如果患儿心功能情况允许应考虑尽早撤离呼吸机。在容量管理方面,应适当扩容,扩容的限度以CVP维持在20~26 cmH$_2$O和LAP维持在10~15 mmHg为宜。补液的途径首选下腔静脉(股静脉),以减少对腔肺吻合口的影响,并避免上腔静脉形成血栓。

● 总 结 ●

综上所述,EA是一种复杂多变的先天性心脏病,畸形病变严重程度决定了手术方式及麻醉管理方式。对于年长儿EA的麻醉处理,重点在于保护右心功能,降低肺血管阻力,避免心律失常的发生,最终维持稳定的血流动力学。

(胡 洁)

参考文献

[1] Attenhofer Jost CH, Connolly HM, Dearani JA, et al. Ebstein's anomaly. Circulation, 2007, 115(2): 277-285.
[2] Holst KA, Connolly HM, Dearani JA. Ebstein's anomaly. Methodist Debakey Cardiovasc J, 2019, 15(2): 138-144.
[3] Carpentier A, Chauvaud S, Mace L, et al. A new reconstructive operation for Ebstein's anomaly of the tricuspid valve. J Thorac Cardiovasc Surg, 1988, 96(1): 92-101.
[4] Geerdink LM, Kapusta L. Dealing with Ebstein's anomaly. Cardiol Young, 2014, 24(2): 191-200.
[5] 李论,杨学勇,景小勇,等.三尖瓣下移畸形的外科治疗策略和中远期随访.中华胸心血管外科杂志,2020,36(6): 321-325.
[6] 郁夏风,仇黎生,刘锦纷,等.儿童三尖瓣下移畸形141例外科治疗结果分析.中华外科杂志,2018,56(6): 422-426.
[7] Ross FJ, Latham GJ, Richards M, et al. Perioperative and anesthetic considerations in Ebstein's anomaly. Semin Cardiothorac Vasc Anesth, 2016, 20(1): 82-92.
[8] 林培容,栾秀妹,张东亚,等.Ebstein畸形矫治的麻醉处理.中华医学杂志,2012,92(17): 1212-1214.
[9] Choi RS, DiNardo JA, Brown ML. Superior cavopulmonary connection: its physiology, limitations, and anesthetic implications. Semin Cardiothorac Vasc Anesth, 2020, 24(4): 337-348.

三尖瓣闭锁患儿行中央分流术的麻醉管理

摘要

1个月的男婴，因口唇青紫经心脏超声诊断为三尖瓣闭锁，拟在全麻下行中央分流术。三尖瓣闭锁属于单心室生理病变，而中央分流术利用 Gore-Tex 人工血管在升主动脉和肺动脉之间建立体肺动脉间分流，缓解患儿缺氧、促进其肺动脉发育，并为后期进行分期 Fontan 手术做准备。行中央分流术时麻醉的关注点包括优化体循环氧供并尽量保持体肺循环间平衡。

三尖瓣闭锁（tricuspid Atresia，TA）的发病率在发绀型先天性心脏病中位列第三，估计每10 000名活产新生儿中有0.5～1.2例TA患儿，性别间无明显差异。三尖瓣闭锁属于单心室疾病，是一种右心室流入道完全梗阻和右心室流出道不同程度梗阻的复杂病变。70%以上TA患儿的肺血流依赖于动脉导管，因此需要在新生儿期建立体动脉和肺动脉间的分流。本文报道1例1月龄TA患儿行中央分流术的麻醉管理。

● **病史描述** ●

患儿，男，1个月，体重4.5 kg，身长54 cm。因出生后青紫入院治疗。

体格检查：患儿神志清，口唇发绀，吸空气时经皮血氧饱和度为71%。心律齐，胸骨左缘第2～4肋间可闻及Ⅲ/Ⅵ级收缩期杂音。

实验室检查：血红蛋白155 g/L，血细胞比容46.9%，肝、肾和凝血功能无明显异常。

心电图：窦性心动过速，电轴轻度左偏，T波峰平切迹，IRBBB型。

心脏超声：三尖瓣闭锁、右心室发育不良、右心室流出道梗阻（压差61 mmHg）、室间隔缺损（双向分流）、卵圆孔未闭（右向左分流）和侧支血管形成。

心脏CT：左肺动脉起始部直径4.7 mm，远端分叉部直径4.1 mm，右肺动脉起始部直径4.4 mm，远端分叉部直径4.3 mm，横膈水平降主动脉直径6.8 mm。

术前诊断：三尖瓣闭锁、室间隔缺损（ventricular septal defect，VSD）、房间隔缺损（atrial septal defect，ASD）、右心室流出道梗阻、肺动脉狭窄伴右心室发育不良。

● **麻醉经过** ●

患儿未给予术前用药。入室后连接麻醉监护仪，监测患儿 EKG、SpO$_2$、无创动脉血压等指标。给予患儿6%七氟烷吸入，待其意识消失后开放外周静脉，依次静注咪达唑仑0.1 mg/kg、依托咪酯0.3 mg/kg、舒芬太尼2.0 μg/kg和罗库溴铵0.6 mg/kg诱导，在可视喉镜下经口插入 ID 3.5带囊导管，行 PCV-VG 模式机械通气。分别设置气体流量为2 L/min，FiO$_2$为50%，VT为6～8 ml/kg，RR为18次/min，I∶E为1∶2，ETCO$_2$维持在35～40 mmHg左右。连续静脉泵注舒芬太尼2.0 μg/(kg·h)、异丙酚6.0 mg/(kg·h)和罗库溴铵0.6 mg/(kg·h)并吸入1%～2%七氟烷维持麻醉。行左桡动脉、左股静脉和右侧颈内静脉穿刺置管，监测有创动脉压（arterial blood pressure，

ABP)和中心静脉压（central venous pressure, CVP）。诱导后动脉血气分析结果示 pH 7.27、PaO$_2$ 25.2 mmHg、PaCO$_2$ 46 mmHg、BE －5.3 mmol/L、Hct 49%、血清钾 4.6 mmol/L、血清钙 1.27 mmol/L、乳酸 1.4 mmol/L。静注 5%碳酸氢钠 10 ml 纠酸。术中予以暖风毯和输液加温等措施，同时监测患儿体温。开胸前静脉滴注氨甲环酸 10 mg/kg 和乌司他丁 1 万 U/kg。

患儿取胸骨正中切口，肝素化后在升主动脉和右心房分别插管，建立体外循环。在平行循环下离断动脉导管韧带。阻断主动脉后切开右心房，剪开房间隔扩大至 1.5 cm。开放主动脉，心脏自动复跳，使用直径 3.5 mm Gore-Tex 人工管道连接升主动脉左侧壁和肺总动脉。静脉泵注多巴胺 5～7.5 μg/(kg·min)、肾上腺素 0.03～0.05 μg/(kg·min)和去甲肾上腺素 0.08 μg/(kg·min)。患儿血流动力学稳定，SpO$_2$ 由术前的 70%上升至 85%。食管超声评估示房间隔缺损已扩大至 1.5 cm，双向分流；中央分流管道内血流流速为 2.9 m/s；二尖瓣轻微反流；可见左心室壁运动正常。停止体外辅助和完成超滤后静脉滴注鱼精蛋白，鱼精蛋白和肝素用量比为 1:1。查动脉血气分析示 pH 7.28、PaO$_2$ 41 mmHg、PaCO$_2$ 47 mmHg、BE －3.2 mmol/L、Hct 31.3%、血清钾 3.73 mmol/L、血清钙 1.16 mmol/L、乳酸 2.3 mmol/L，复查 ACT 为 151 秒。静脉注射 5%碳酸氢钠 10 ml 纠正酸中毒。放置纵隔引流管，仔细检查各切口无明显出血后逐层关胸，带气管插管回 CICU。

● 术后转归 ●

手术总时长 2.5 小时，其中体外循环耗时 44 分钟，主动脉阻断 6 分钟。输注红细胞悬液 150 ml，血浆 100 ml。术后第 1 天因少尿行腹膜透析术，术后第 4 天拔管，术后第 8 天出 CICU，术后第 15 天顺利出院。

● 知识点回顾 ●

▶ **1. 体肺动脉分流术**

体肺动脉分流术是治疗发绀型先天性心脏病患儿的常用姑息手术，三尖瓣闭锁和其他单心室疾病患儿通过分流术能为其提供肺血流以促进肺动脉生长，并为后期手术做准备。1945 年 Blalock 和 Taussig 首先报道了锁骨下动-肺动脉分流术，1946 年 Potts 又报道了降主动脉至左肺动脉分流术，1962 年和 1966 年 Waterson 和 Cooley 分别报道了升主动脉至右肺动脉分流术。1975 年 De Leval 使用聚四氟乙烯（polytetrafluoroethylene, PTFE）人工材料并改良了 Blalock-Taussig 分流术。中央分流术则是利用 Gore-Tex 薄壁人工血管在升主动脉和肺动脉之间建立连接。

理想分流术的要求是技术操作简单可行；能提供适当而非过量的肺血流以防发生充血性心力衰竭和肺动脉高压；可长期维持管道通畅；根治术后能容易地关闭分流口；关闭分流口后不再残存心肺异常。

▶ **2. 中央分流术**

中央分流术的优点是可用于肺动脉分支发育不良的婴幼儿；防止肺动脉发生扭曲；可分别向两侧肺提供等量肺血流；相对于经典的和改良 BT 分流术，中央分流术后管道被堵塞的发生率较低；可避免锁骨下动脉窃血；行根治术时易于关闭分流口。中央分流术的缺点需要在心包腔内操作，会产生术后粘连；若患儿没有开放的动脉导管或其他肺血来源则无法进行中央分流术。

● 讨 论 ●

▶ **1. 术前评估与准备**

先天性心脏病患儿因焦虑恐惧而哭吵，这会增加氧耗和心肌做功，这对于心脏储备有限的患儿来说可能无法耐受。为了减少交感应激，通常在术前半小时给予患儿（年龄≥6 个月）口服咪达唑仑 0.5 mg/kg 行术前镇静。若患儿已经建立静脉通路并已事先解决气道安全和呼吸问题，咪达唑仑剂量则可继续增加 0.1～0.25 mg/kg。

麻醉前除颤仪应准备在侧，如果有条件，体外循环设备应处于备用状态。对于再次手术的病例切开胸骨时可能导致大出血，必须提早备足血源。

▶ **2. 术中麻醉管理**

麻醉诱导无论是吸入还是静脉诱导患儿均可

耐受,这主要取决于给药量和给药速度。当缺乏静脉通路时最常采用七氟烷吸入诱导,若患儿心功能不全且术前已开始使用正性肌力药物时可能不耐受吸入诱导,则可选择静脉诱导,使用静脉诱导时需要权衡体肺血管阻力间平衡。

关注术前心电图,比较分析因心肌缺血所致的心率、心律失常和 ST 段改变。中央分流术不强调在分流术对侧行桡动脉穿刺测压,穿刺股动脉亦可用于测压。并存动脉导管未闭时可能因冠脉窃血而导致心肌受损,因此监测舒张压具有重要意义。值得注意的是,当存在右向左分流时呼气末二氧化碳读数会低估 $PaCO_2$,发生低氧血症时差异会更明显。术中复查血气分析时应和术前动脉血气基础值进行对照。建立中心静脉通路可用于容量管理和输注正性肌力药物。由于此类患儿术前可能已有呼吸道感染导致气道压升高,并且由于支气管痉挛导致氧饱和度下降。在操作期间可能需要过度通气和提高 FiO_2 以维持可以接受的血氧饱和度。

麻醉维持通常采用镇痛药、吸入麻醉药物联合肌松药的平衡麻醉方法。吸入 100% 纯氧、过度通气和吸入过量麻醉药物均会降低肺血管阻力,增加 $Q_p:Q_s$,降低舒张压和体循环灌注,并会导致心肌缺血。

完成手术操作在打开主动脉阻断钳前即开始给予正性肌力药物并预防性给予碳酸氢钠,这是因为之前肺血管阻力(pulmonary vascular resistance, PVR)升高导致低氧,并因为肺塌陷、低氧性肺血管收缩和肺不张引起肺静脉低氧。随着氧饱和度逐渐提升,此时建议降低 FiO_2。分流开放后 $ETCO_2$ 会升高,此时应避免血液稀释,同时复查动脉血气分析。分流建立以后应维持足够的舒张压以避免心肌缺血。使用正性肌力药物可以改善血流动力学参数和氧供,但会以增加氧耗为代价。

如果建立分流后出现问题,首先需要排除解剖学问题,例如,分流大小是否合适和是否发生扭曲或变窄。如果不存在解剖学问题,则应从生理学角度加以分析。为了达到"平衡循环",在单心室患儿心输出量固定的情况下,当 $Q_p:Q_s$ 等于或略小于 1:1 时体循环氧供(体循环氧含量和体循环血流量乘积)最大。$Q_p:Q_s$ 超过 1:1 时体循环氧供进行性减少,因为体循环氧含量增加效应被体循环血流进行性减少所抵消。$Q_p:Q_s$ 下降低于 1:1 时体循环氧供急剧减少,因为体循环血流增加更多地被体循环氧含量急剧下降所抵消。单心室疾病分流术后管理措施总结见表 2-22。

表 2-22 单心室生理的管理

临床表现	生理学	处理方案
SaO_2 75%~80% $Sa-vO_2$ 25%~30% BP>60/30 mmHg	平衡血流 $Q_p:Q_s=(0.7~1.5):1$	无须处理
SaO_2 >85%~90% $Sa-vO_2$ 35%~40% BP<60/30	肺血流过多 $Q_p:Q_s>2:1~3:1$ 原因: 低 PVR 分流管道过粗 主动脉弓残余梗阻 SVR 过高	增加 PVR: 控制性低通气 轻度酸中毒 降低 FiO_2(0.17~0.19) 脑供氧可受到影响 增加体循环氧供: 降低后负荷 强心药物支持 血细胞比容>40% 外科手术: 部分夹闭分流管道 修正重建主动脉弓
SaO_2<65%~75% $Sa-vO_2$ 25%~30%;但 SvO_2 可能<30%临界值	肺血流过少 $Q_p:Q_s<0.7:1$	降低 PVR: 控制性过度通气

续 表

临床表现	生理学	处理方案
BP>70/40 mmHg 舒张压>40 mmHg	原因： 　PVR过高 　分流管道过细 肺静脉低氧并低估真实的$Q_p:Q_s$	碱中毒 镇静/肌松 积极治疗肺不张 （肺静脉低氧） 考虑使用NO 增加体循环氧供： 　强心药物支持 外科手术： 　修正分流管道
SaO_2<70%~75% $Sa-vO_2$ 35%~40%且SvO_2可能<30%临界值 BP<60/30 mmHg	低心输出量 原因： 　心室功能不全 　• 心肌缺血 　• 心肌收缩受抑制 　• 后负荷不匹配（主动脉弓残余梗阻） 　• AV瓣膜反流	降低氧耗： 　镇静/肌松 强心药物支持/降低后负荷 外科手术： 　修复AV瓣膜 　修整主动脉弓 考虑机械支持： 　心脏切开术后支持 　过渡至心脏移植

AV，房室的；BP，血压；PVR，肺血管阻力；SVR，体血管阻力。（摘自郑吉建，张马忠，白洁主译.小儿心脏麻醉手册.上海：上海世界图书出版公司.2018，160.）

▶ **3. 术后麻醉管理**

术后应尽早给予肝素治疗，通常会在钳夹主动脉期间为患儿静注肝素。术后4小时若无显著出血严重[胸腔引流<3 ml/(kg·h)，术后aPTT<60 s]则应重新开始肝素治疗。术后早期也是分流失败的高发时期，可能出现血氧饱和度急剧下降，这可能继发于分流管道内血凝块形成或发生扭曲。一旦发生即属于急诊，应立即解决。

● 总 结 ●

中央分流术作为姑息手术，通过在体循环和肺循环间建立分流，增加肺血流和促进肺动脉发育，并为单心室先天性心脏病患儿后续治疗提供机会。在麻醉管理时应始终以优化体循环的氧供和灌注压为目标，并尽力保持体、肺循环处于平衡状态。

（张瑞冬）

参考文献

[1] Kiran U, Aggarwal S, Choudhary A, et al. The blalock and taussig shunt revisited. Ann Card Anaesth, 2017, 20(3): 323-330.

[2] Kaur R, Bhurtel D, Bielefeld MR, et al. Cryopreserved Saphenous Vein Compared With PTFE Graft for Use as Modified Blalock-Taussig or Central Shunt in Cyanotic Congenital Heart Disease. World J Pediatr Congenit Heart Surg, 2018, 9(5): 509-512.

[3] Faritus SZ, Khazaee-Koohpar M, Ziyaeifard M, et al. Oral Dexmedetomidine Versus Midazolam as Anesthetic Premedication in Children Undergoing Congenital Heart Surgery. Anesth Pain Med, 2015, 5(3): e25032.

[4] Yuki K, Lee S, Staffa SJ, et al. Induction techniques for pediatric patients with congenital heart disease undergoing noncardiac procedures are influenced by cardiac functional status and residual lesion burden. J Clin Anesth, 2018, 50: 14-17.

[5] Brown EN, Pavone KJ, Naranjo M. Multimodal General Anesthesia: Theory and Practice. Anesth Analg, 2018, 127(5): 1246-1258.

[6] Albisetti M, Andrew M. Low molecular weight heparin in children. Eur J Pediatr, 2002, 161(2): 71-77.

28 三尖瓣闭锁患儿行 Glenn 手术的麻醉管理

摘要

1岁的男婴,经心脏超声诊断为三尖瓣闭锁。为改善缺氧,减轻心脏容量负荷,为最终完成单心室纠治做准备,本次行体外循环下右侧双向腔静脉-肺动脉吻合术。作为单心室治疗中的阶段性手术,麻醉管理目标是改善肺血流状态,维持体循环和肺循环血流平衡,优化体循环氧供和灌注压。其中,机械通气对患儿的体-肺血流状态产生的影响是麻醉管理中应特别关注的方面。

三尖瓣闭锁(TA)是比较常见的先天性心脏病,活产儿的发病率为 0.5~1.2/10 000。男女发病率无差异。患儿三尖瓣不发育,右心房与右心室发育不良,右心房到右心室血流中断。根据是否存在大动脉转位(TGA)、肺动脉闭锁或狭窄的程度以及室间隔缺损(VSD)的大小,分为不同解剖分型。三尖瓣闭锁患儿的治疗根据单心室生理学原则进行,一般需要经历多个阶段的分期手术,最终实现单心室生理循环。上腔静脉-肺动脉吻合术(bidirectional cavopulmonary anastomosis,双向 Glenn 手术)是分期术中的一环,本文报道 1 例三尖瓣闭锁行双向 Glenn 术的麻醉。单心室患儿行 Blalock - Taussig 手术和 Fontan 手术的麻醉在这里不再赘述。

● 病例描述 ●

患儿,男,年龄1岁27天,体重9 kg,身高75 cm。足月剖宫产,无产后窒息史,因体检发现心脏杂音入院。患儿病程中出现青紫,哭吵后加重。生长发育稍迟缓,无喂养困难,活动能力可。

实验室检查: 血红蛋白 145 g/L,血细胞比容 42.3%,肝、肾和凝血功能无明显异常。

心电图: 窦性心动过速,电轴轻度左偏,ST-T 改变。

体格检查: 脉搏 120 次/分,呼吸频率 30 次/分,血压 85/43 mmHg。心脏浊音界扩大,心音有力,心律齐,心前区杂音Ⅲ级。口唇青紫,SpO$_2$ 78%,肺部听诊双肺呼吸音粗,无啰音。肝、脾无明显肿大,腹部平软,无移动性浊音,全身、四肢无水肿。

心脏超声: 三尖瓣闭锁,房间隔缺损(Ⅱ),室间隔缺损,右心室流出道梗阻(压差 67 mmHg),肺动脉总干及右肺动脉流速快,肺动脉瓣反流极少,肺动脉压力无法评估。

心脏、胸部大血管 CT: 三尖瓣闭锁,房间隔缺损,室间隔缺损,右心室流出道稍狭窄。

术前诊断: 三尖瓣闭锁、室间隔缺损、房间隔缺损、右心室流出道梗阻。拟行双向 Glenn 手术。

● 麻醉经过 ●

患儿入室后基础心率 125 次/分,血压 82/43 mmHg,SpO$_2$ 77%。咪达唑仑 0.1 mg/kg,舒芬太尼 2.0 μg/kg,依托咪酯 0.2 mg/kg,罗库溴铵 0.6 mg/kg 静脉注射诱导,ID 4 mm 气管导管顺利插管,深度 11 cm,双侧呼吸音对称,麻醉维持给予舒芬太尼 2.5 μg/(kg·min),异丙酚 4.0 mg/(kg·h)、罗库溴铵 0.6 mg/(kg·min)。采用压力控制容量补充模式(PCV-VG)控制呼吸,潮气量 6~8 ml/kg,频率 20~24 次/分,Ppeak 20 cmH$_2$O。桡动脉置管监测有创动脉压(ABP),术前 ABP 波动于 75~85/40~45 mmHg。右颈内静脉置入双腔深静脉导管,监测中心静脉压(CVP),CVP 8~10 cmH$_2$O。股静脉置管。术中监测左侧脑组织氧饱和度 rSO$_2$ 50~65。插管后行动脉血气分析(吸入氧浓度 40%):pH 7.33,PaO$_2$ 42.6 mmHg,PaCO$_2$ 30 mmHg,Hct 25%,BE -10.1 mmol/L,Lac 1.2 mmol/L。调整呼吸参数,维持 ETCO$_2$ 35~40 mmHg。开胸后直接肺动脉测压,平均肺动脉压 14~15 mmHg。建立体外循环,常温平行循环下进行右侧双向 Glenn 术,转流时间 21 分钟。

主要操作完成后恢复机械通气,PCV-VG 模式,潮气量 6~7 ml/kg,Ppeak 16~18 cmH$_2$O,呼吸频率 20~22 次/分,予以多巴胺 5.0 μg/(kg·min),米力农 0.5 μg/(kg·min)泵注维持,ABP 80~85/40 mmHg,HR 130~140 次/分,CVP 16~18 cmH$_2$O,SpO$_2$ 82%,顺利撤离体外循环。血气分析(FiO$_2$ 40%):pH 7.43,PaO$_2$ 47.7 mHg,PaCO$_2$ 31 mmHg,Hct 30%,BE -3.4 mmol/L,Lac 1.7 mmol/L。下调呼吸频率至 15 次/分,维持 ETCO$_2$ 45 mmHg 左右。关胸时停用罗库溴铵,舒芬太尼减半量,准备早期拔管。术毕手控球囊通气、有创动脉压监测下将患儿转运至心脏重症监护室。术后两天内给予 PCA 镇痛(由监护室护士控制),舒芬太尼背景剂量 0.05 μg/(kg·h),追加剂量 0.01 μg/kg,锁定时间 15 分钟。

● 术后转归 ●

手术时间共 150 分钟,估计出血量 20 ml,尿量 100 ml,输注醋酸林格液 150 ml,红细胞悬液 150 ml,血浆 100 ml。患儿返回心脏重症监护室后取头高 30 度体位,4 小时后拔除气管导管。

● 知识点回顾 ●

▶ 1. 三尖瓣闭锁(TA)的病理生理

三尖瓣闭锁是一种复杂发绀型先天性心脏病,属于右心室发育不良型单心室疾病。患儿右心室流入道完全阻塞,流出道也可能存在不同程度梗阻。患儿存在心房水平非限制性分流,如房间隔缺损(ASD)或卵圆孔未闭(PFO),强制性的右向左分流使全身静脉血与肺静脉的含氧血在左心房完全混合。当房间隔缺损或卵圆孔处分流受限时,右心房至左心房压力梯度较大,将导致右心房减压不良和全身静脉瘀血。

左心房内混合的部分氧合血经室间隔缺损产生左向右分流,进入右心室流出道。肺动脉总干入口可能存在狭窄或肺动脉整体发育不良。部分没有 VSD 或有肺血管发育不良 TA 病例则依靠未闭合的动脉导管将血流引入肺循环。尽管 TA 患儿左心室输出为混合血,如包含足量的肺静脉回流氧合血,则可提供充足的氧合以缓解发绀。因此,肺血流是决定患儿发绀的主要因素,而肺血流本身取决于肺血管发育程度、室间隔缺损的存在和大小、大动脉位置关系以及是否伴有动脉导管未闭等。

▶ 2. Glenn 手术

功能性单心室的患儿可能合并各种心内畸形,为了最终实现生理矫治,应该在新生儿期就制订完整的手术策略。总体原则是保持体循环和肺循环平衡,既要保护肺血管床,防止过度肺充血和肺动脉高压,又要保证肺血管的发育,防止严重低氧血症,使患儿顺利存活下来,并最终完成生理矫治。如果肺动脉压力下降满意,在 6 个月龄后施行双向 Glenn 手术。

双向 Glenn 手术一般是作为单心室系列姑息手术的一个过渡手术。其目的是改善患儿的发绀和减轻心脏容量负荷,降低未来全腔肺动脉连接(total cavopulmonary connection,TCPC)手术的风险。由于 Glenn 手术要求患儿有较低的肺血管阻力,所以一般建议在 3~6 个月龄后施行,除特殊情况外不建议 2~3 个月龄前手术。Glenn 手术对肺动脉的发育程度有要求,建议 McGoon 比值>1.5(有双侧肺动脉的患儿)。对于大龄才来就诊并具有 TCPC 手术条件的患儿,如果存在全腔肺手术的危险因素,如平均肺动脉压>15 mmHg,心室功能处于临界状态,需要同期处理的畸形如房室瓣反流、肺动脉局限狭窄、肺静脉异位引流等,也建议一期行双向 Glenn 手术。

双向 Glenn 手术虽然一般被认为是过渡手术,但对于有些存在多个危险因素的高危心室患儿来讲,也可能成为最终的姑息手术。Glenn 手术的危险因素包括肺动脉阻力>4 Wood·U 和(或)先前的体-肺分流手术导致的肺动脉扭曲,同时合并肺静脉与心脏的异位连接,术前伴有中到重度的房室瓣反流、手术年龄在 4 个月以下、先前姑息手术后过长的住院时间等。

● 讨 论 ●

▶ 1. 术前评估与准备

TA 患儿术前应明确解剖分型,重点评估肺血流量(少、多、平衡)和心功能状态。TA 患儿发绀程度取决于 $Q_P:Q_S$ 比值。肺动脉流出道狭窄或闭锁限制性 VSD 致 $Q_P:Q_S<1$ 的患儿,其发绀程度比那些肺血增多或正常的患儿更为明显。而 TA 合并肺血流增多的患儿术前可能有充血性心力衰竭表现。

在临床上,$Q_P:Q_S$ 比值并不容易测定,常用 SaO_2 替代 $Q_P:Q_S$ 比值来评估循环平衡的程度。动脉血氧饱和度达到 75%~80% 时,提示体、肺循环达到平衡。本患儿术前 SpO_2 77%,应该处于循环平衡状态,这得益于患儿术前合并轻度的右心室流出道梗阻。

这些患儿可能有手术经历或长期住院就医经历,所以有必要给予术前镇静,使后续的麻醉诱导更加平稳。咪达唑仑和右美托咪定都是理想的术前镇静用药选择,S-氯胺酮可增加外周血管阻力、减轻右向左分流、维持肺血流量、减轻缺氧症状,也可用于患儿的术前镇静。本病例选择术前口服咪达唑仑 0.5 mg/kg,患儿 30 分钟后 Ramsay 评分 4 级顺利与父母分离,平静入室。

发绀患儿血细胞比容高,加上术前禁食、动静脉穿刺、哭闹引起体液丢失,常出现容量不足、血液浓缩和代谢性酸中毒等,应适量补充容量。本病例在开放静脉后即给予了足量的容量补充,转流前共输液 150 ml。

▶ 2. 术中麻醉管理

(1) Glenn 术前维持适当的肺血管阻力。已经接受了体肺分流手术(如 B-T 分流或中央分流)的患儿,应维持合适的肺血管阻力和体血管阻力之间的平衡,防止体循环窃血对患儿非常重要。过度地降低肺血管阻力会导致在大血管水平左向右分流过多,导致肺血过多甚至肺水肿,对于体肺分流术后患儿,舒张压严重下降,将显著影响冠状动脉供血,进一步造成患儿循环不稳定、心律失常等严重不良后果。

Glenn 建立以前麻醉处理要点在维持肺血管阻力和体血管阻力之间的平衡,以优化体循环的氧供和灌注压为目标。将 PaO_2 维持在 40~45 mmHg 和 SaO_2 维持在 70%~80% 是合理的,这样可以达到合适的体循环氧供。

(2) Glenn 术后的通气管理。Glenn 建立后应适当降低肺血管阻力以增加肺血流量,可以通过提较高吸入氧浓度(FiO_2),低吸气压等措施降低肺血管阻力。气管插管行正压通气时会减少静脉血的回流,增加肺血管阻力。双向 Glenn 手术患儿的肺血流属于被动性且在正压通气的呼气相占主导地位。通过调节吸呼比、延长呼气时间及缩短吸气时间减少呼吸的平台压力。过高呼气末正压(PEEP)可以增加胸膜腔内压和降低肺血流量,故双向 Glenn 术患儿应慎用或选择适当的 PEEP 压力。

过度通气可降低肺动脉阻力,但低二氧化碳分压同时显著减少脑血流,减少上腔静脉回流,从而使肺血流减少,对维持有效肺循环血流不利。因此对于此类患儿应维持正常二氧化碳水平或轻度高碳酸血症。本病例采用 PCV-VG 模式,潮气量 6~7 ml/kg,Ppeak 16 cmH₂O,呼吸频率 15~20 次/分,并根据血气分析调整呼吸参数,维持 $PaCO_2$ 40~45 mmHg。

对于肺血流过少的患儿吸入一氧化氮(nitric oxide,NO)或前列环素可降低肺血管阻力,增加肺血流量。

● 总 结 ●

Glenn 手术作为各类复杂先天性心脏病患儿姑息治疗的阶段性手术,能够改善患儿术后肺血流状况,减少体循环心室的容量负荷。Glenn 手术患儿需要一定发育和血流动力学条件。合理控制呼吸、调整体肺血管阻力使患儿达到体肺循环平衡至关重要,是这类患儿麻醉管理的要点。

(宋蕴安)

参考文献

[1] Rao PS. Tricuspid Atresia[M]. John Wiley & Sons, Ltd, 2012.
[2] F Fontan, Baudet E. Surgical repair of tricuspid atresia[J]. Thorax, 1971, 26(3): 240-248.
[3] Kogon BE, Plattner C, Leong T, et al. The bidirectional Glenn operation: A risk factor analysis for morbidity and mortality[J]. J Thorac Cardiovasc Surg, 2008, 136(5): 1237-1242.
[4] Bertolizio G, Dinardo J A, Laussen PC, et al. Evaluation of Cerebral Oxygenation and Perfusion With Conversion From an Arterial-to-Systemic Shunt Circulation to the Bidirectional Glenn Circulation in Patients With Univentricular Cardiac Abnormalities[J]. Journal of Cardiothoracic & Vascular Anesthesia, 2015, 29(1): 95-100.
[5] 花中东,李守军.先天性心脏病外科治疗中国专家共识(八):单心室生理矫治系列手术[J].中国胸心血管外科临床杂志, 2020,27(09): 979-986.

29 三尖瓣闭锁患儿行 Fontan 手术的麻醉管理

> **摘要**
>
> 10岁的女孩，因出生后青紫经心超提示为三尖瓣闭锁，7年前已行上腔静脉-肺动脉吻合术，此次拟在全麻下再行 Fontan 手术。三尖瓣闭锁患儿通过前期手术后心室功能得以部分保留，但最终还需实施 Fontan 手术将体静脉血绕过闭锁的三尖瓣和右心室完全引入肺动脉从而建立 Fontan 循环。除了评估患儿姑息术后状况外，心室功能和肺血流均是 Fontan 手术麻醉关注的要点。

三尖瓣闭锁（tricuspid atresia, TA）是以三尖瓣完全不发育为特征的发绀型先天性心脏病，发病率约占所有先天性心脏病的1%。TA 患儿三尖瓣发育不全，且右心房与发育不良的右心室无交通。三尖瓣闭锁属于单心室生理病变，患儿通常将进行分期 Fontan 手术治疗。本文报道1例10岁既往接受上腔静脉-肺动脉吻合术的三尖瓣闭锁患儿再次行 Fontan 手术的麻醉管理。

病史描述

患儿，女，10岁，体重26 kg，身高125 cm，因三尖瓣闭锁行上腔静脉-肺动脉吻合术（双向 Glenn 术）后7年拟再行 Fontan 手术而入院。

体格检查：患儿神志清，中央型青紫，吸空气时脉搏血氧饱和度为72%，杵状指。

实验室检查：血常规示红细胞计数 $6.53 \times 10^{12}/L$，血红蛋白 197 g/L，血细胞比容60.4%。肝、肾和凝血功能未见明显异常。

心电图：异位心律（房室连接处心律）伴心律不齐，电轴左偏，LAH 可能和 ST 段变化。

心脏超声（外院）：单心室（一组房室瓣）行右侧 Glenn 术后，吻合口血流通畅，心房水平双向分流。

心导管检查：患儿行右侧腔肺分流术后，右上腔静脉与右肺动脉吻合口通畅，可见丰富侧支血管，其中一支供应右肺的粗大侧支血管已行弹簧圈封堵术。

术前诊断：三尖瓣闭锁/双向 Glenn 术后。

麻醉经过

患儿未予术前用药，入手术室后连接麻醉监护仪，心电图示窦性心律（HR）102次/分、SpO_2 73%、NIBP 96/55 mmHg。开放患儿外周静脉，静注咪达唑仑 0.1 mg/kg、依托咪酯 0.3 mg/kg、舒芬太尼 2.0 μg/kg 和罗库溴铵 0.6 mg/kg 诱导，在可视喉镜下经口插入 ID 6.0 带囊导管，行 PCV-VG 模式机械通气。分别设置气体流量为 2 L/min、FiO_2 50%、VT 6～8 ml/kg、RR 16～18次/分、I∶E 为 1∶2 并维持 $ETCO_2$ 35～40 mmHg。静脉连续输注舒芬太尼 2.0 μg/(kg·h)、异丙酚 6.0 mg/(kg·h)和罗库溴铵 0.6 mg/(kg·h)并吸入1%～2%七氟烷维持麻醉。患儿行桡动脉、股静脉和颈内静脉穿刺置管，建立有创动脉压和中心静脉压（central venous pressure，CVP）监测。测得术前CVP 14～16 cmH$_2$O。使用暖风毯等加温措施同时予以体温监测。气管插管后动脉血气分析示pH 7.353、PaO$_2$ 51.8 mmHg、PaCO$_2$ 38.6 mmHg、BE －4.0 mmol/L、Hct 51.6%、血清钾3.5 mmol/L、血清钙1.15 mmol/L、乳酸1.2 mmol/L。开胸前静脉滴注氨甲环酸10 mg/kg。

患儿正中切口开胸，手术采用浅低温体外循环，术中见肺动脉瓣下狭窄，右上腔静脉与右肺动脉吻合口通畅。阻断主动脉后切开右心房，扩大房间隔缺损。将19号GORE-TEX管道下端连接下腔静脉，另一端则穿过右心房连接至肺动脉下缘，管道上打孔5 mm，建立开窗型心内侧隧道Fontan循环，同时利用补片扩大肺动脉前壁。心内排气后开放主动脉，心脏自动复跳后心电图示窦性心律。腔静脉开放后恢复患儿机械通气并予泵注多巴胺5.0 μg/(kg·min)、肾上腺素0.03 μg/(kg·min)、去甲肾上腺素0.05 μg/(kg·min)和曲前列尼尔10～40 ng/(kg·min)。逐渐降低灌注流量至脱离体外循环，停体外循环后根据患儿血流动力学指标调整血管活性药物剂量，上调多巴胺至7.5 μg/(kg·min)、肾上腺素0.1 μg/(kg·min)，维持患儿血压96/55 mmHg，心率89次/分，SPO$_2$ 80%～85%，ETCO$_2$ 30～35 mmHg，CVP维持在19～22 cmH$_2$O。术后食管超声示板障开口0.56 cm，右向左分流，流速为2.24 m/s。复查动脉血气分析示pH 7.439、PaO$_2$ 33.5 mmHg、PaCO$_2$ 34.6 mmHg、BE －0.56 mmol/L、Hct 44.3%、血清钾3.4 mmol/L、血清钙1.15 mmol/L、乳酸2.3 mmol/L。调整呼吸机参数，提高吸入氧浓度至100%，设置VT 10 ml/kg，RR 12次/分，I∶E 1∶3，PEEP 4 cmH$_2$O，维持轻度过度通气。改良超滤后按1∶1静注鱼精蛋白拮抗肝素，输注红细胞悬液150 ml，血浆400 ml和凝血酶原复合物300 IU。充分止血后关胸，患儿带气管插管在有创血压、心电图、脉搏血氧饱和度监测下送至CICU。手术共计时长5小时，其中体外循环耗时100分钟，主动脉阻断53分钟。术中尿量共计1 000 ml。

术后转归

患儿术后第1天行腹膜透析术，术后第2天拔除气管导管，术后第5天出CICU，术后第11天顺利出院。

知识点回顾

1. 三尖瓣闭锁

三尖瓣闭锁患儿右心房与发育不良的右心室分离，体循环静脉血通过开放的卵圆孔或者房间隔缺损（atrial septal defect，ASD）与从肺返回的氧合血在左心房内混合，因此，左心室将部分氧合血泵入主动脉。部分氧合血经室间隔缺损（ventricular septal defect，VSD）产生左向右分流，进入右心室流出道（图2-15）。肺动脉总干入口可能存在狭窄或肺动脉整体发育不良。部分没有VSD或有肺血管发育不良TA病例则依靠未闭合的动脉导管将血流引入肺循环。尽管TA病例心输出量内为混合血，如若包含足量的肺静脉回流氧合血，则可提供充足的氧合以缓解发绀。因此，肺血流是决定患儿发绀的主要因素，而肺血流本身取决于肺血管发育程度、室间隔缺损的存在和大小、大动脉位置关系以及是否伴有动脉导管未闭等。三尖瓣闭锁合并肺血流增多时可能存在充血性心力衰竭和肺动脉高压风险。

2. Fontan手术

1971年，Fontan和Baudet首次报道了手术治疗三尖瓣闭锁患儿，其目的是通过手术将体静脉血绕开右心室而直接引入肺循环，由单心室按顺序驱动体循环和肺循环。手术步骤包括连接上腔静脉（superior vein cava，SVC）和右肺动脉，切断SVC和心房连接；利用同种异体主动脉瓣（aortic valve homograft）在右心房或右心耳与左肺动脉间建立带瓣管道连接；关闭ASD；在下腔静脉（inferior vena cava，IVC）处插入同种异体肺动脉瓣；结扎肺总动脉，手术后SVC血流进入右肺动脉，IVC血流进入左肺动脉。Fontan循环建立后可减轻容量负荷，保留心室功能并减少心房扩张。此后Fontan手术历经改良，目前主要有两种手术方式。心内侧隧道Fontan手术是利用人

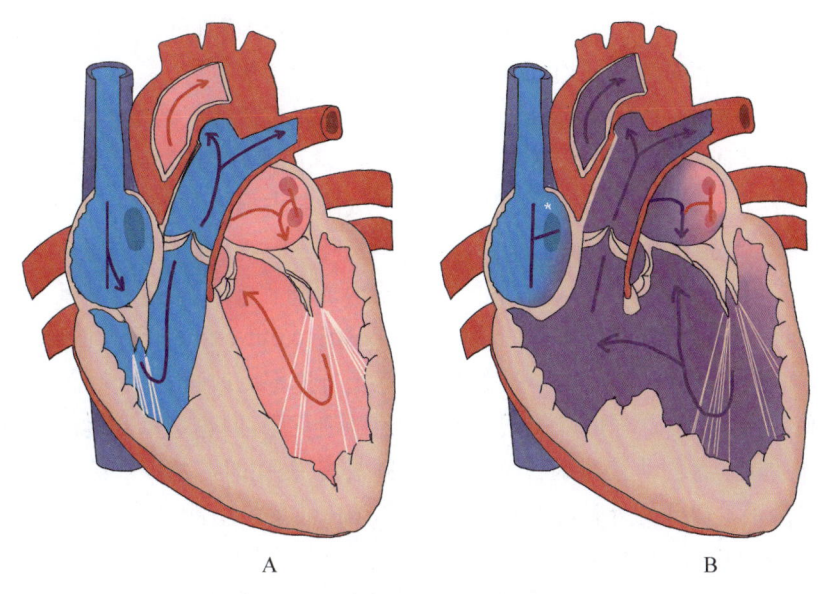

图 2-15 正常心脏和三尖瓣闭锁的血流
A. 正常心脏；B. 三尖瓣闭锁。

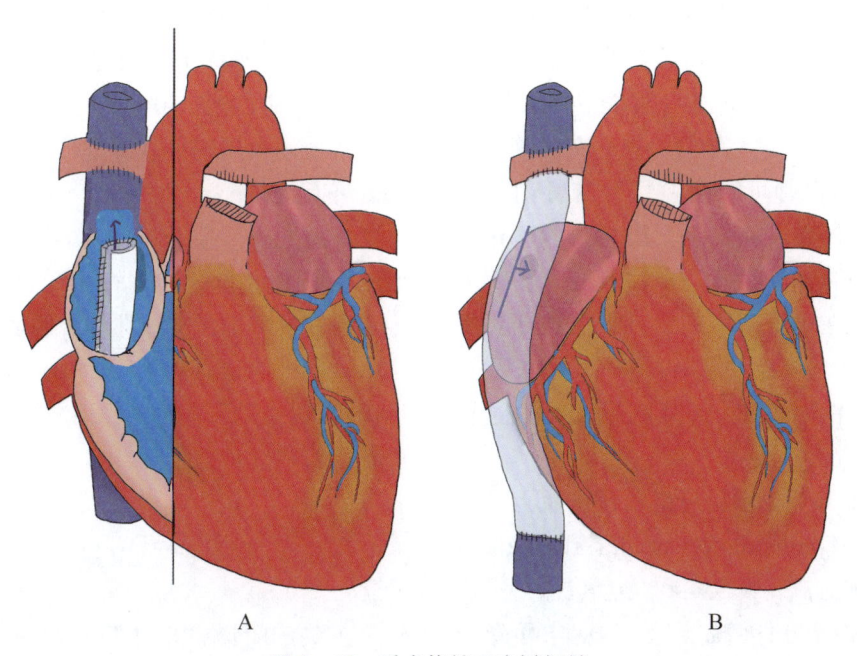

图 2-16 手术修补三尖瓣闭锁
A. 心内侧隧道 Fontan 手术；B. 心外管道伴开孔 Fontan 手术。

工补片在右心房内构建隧道连接下腔静脉和右肺动脉，而心外管道 Fontan 手术是利用管道在心脏外侧直接连接下腔静脉和右肺动脉（图 2-16）。通常在患儿 2～4 岁时进行 Fontan 手术，术前需通过心导管检查评估肺动脉解剖和压力、跨肺压、肺血管阻力和左心室舒张末压等指标。Fontan 手术后并发症有心律失常（多见房性心律失常，如房扑、房颤和室上性心动过速）、Fontan 通路梗阻、发绀和矛盾性栓塞、血栓、侧支血管形成和蛋白丢失性肠病等，其危险因素包括肺动脉压升高、左/右肺动脉解剖畸形、房室瓣反流和心室功能不全等。

● 讨 论 ●

▶ 1. 术前评估和准备

以往，Fontan 手术禁忌证包括婴儿早期、PVR 高于 4 WU/m²、肺动脉严重狭窄、心室射血分数低于 25%～30% 和心室舒张压高于 25 mmHg。如今随着外科技术发展,房室瓣反流、肺动脉局限性狭窄或扭曲等以往认为的相对禁忌证均可以通过Fontan手术一并纠治。该患儿在术前已通过心脏超声、心电图和心导管检查评估了患儿双向Glenn术后状况,并经心导管封堵了侧支血管,这些均为后期进行Fontan手术做好了准备。

▶ **2. 麻醉管理**

(1) 体外循环前。患儿麻醉诱导可经面罩吸入麻醉气体,也可以使用静脉麻醉药物。氯胺酮不会升高儿童肺血管阻力,必要时可以使用。通常在患儿麻醉诱导后建立有创动脉测压。经历多次手术后的患儿再次手术切开胸骨时可能导致大出血,必须提早备足血制品。为了便于进行容量复苏,患儿必须建立足够的静脉通路。虽然需要监测CVP,但对于导管放置的部位仍存有争议。若中心静脉导管安置在右颈内静脉会干扰构建Glenn吻合口,并可能导致血栓形成。股静脉置管可用于监测CVP,但同样有可能导致血栓形成。患儿可能因进行过心导管检查而在股静脉处形成疤痕。外科医师可能会在切开胸骨前行股动、静脉置管以便在开胸发生大出血时能快速建立股动脉-股静脉体外循环。以往麻醉时使用大剂量镇痛药,现在则采用小剂量芬太尼类药物复合吸入麻醉药物及神经阻滞提供术后镇痛并尽可能早拔管。存在双向Glenn分流患儿可通过输液增加肺血流量治疗低氧。

(2) 体外循环后。术后麻醉管理的重点是降低肺血管阻力(pulmonary vascular resistance, PVR)和增加肺血流。吸入100%纯氧、保持适度低碳酸血症和碱中毒、减少吸气压均可降低PVR。必要时吸入一氧化氮或前列环素、泵注曲前列尼尔降低PVR以增加肺血流。保持窦性心律有助于维持心室前负荷和心输出量。在体外循环停止早期阶段监测CVP和心房压(通过外科医师放置经胸心房测压管)用于计算跨肺压(CVP-心房压)并估测PVR。理想跨肺压的数值为7~8 mmHg。心房压升高表明心室功能不全或存在瓣膜问题。正性肌力药物可治疗心室功能不全和体循环后负荷降低,而房室瓣反流需要通过手术纠治。若心房压正常而跨肺压升高,则认为PVR升高且需要降低肺阻力。CVP超过27 cmH$_2$O

时反映PVR增加和(或)心室功能不全,患儿相关死亡率会增加。

正压机械通气减少了静脉回流并增加PVR。Fontan患儿肺血流为被动性,在正压机械通气的呼气阶段占据主导地位。可通过缩短吸气时间、延长呼气时间、增加潮气量和减少呼吸频率等措施增加肺血流。尽量减小平台压、呼气末正压(positive ent-expiratory pressure, PEEP)和吸气压上升速率以改善肺血流量。PEEP虽有益于加速肺泡复张,但也会潜在地增加胸腔内压和减少肺血流,使用时需加以权衡。在Fontan术后使用PEEP可保留功能余气量并增加PaO$_2$。维持功能性余气量则通过避免肺不张和缺氧性肺血管收缩降低肺血管阻力。然而,何种水平PEEP适用于Fontan患儿仍然未知。

由于负性胸膜腔内压会增加肺血流和心输出量,因此建议Fontan术后患儿尽早拔除气管导管和恢复自主呼吸。Fontan患儿无法自主呼吸时可替代使用负压胸甲装置进行辅助通气。

▶ **3. 不足之处**

该患儿行二期开胸手术,在开胸过程中可能因使用电刀而诱发室颤,由于受到当时条件限制,未考虑在麻醉前预先放置体外除颤电极板以备术中自动胸外除颤。再者,事先应测量患儿股动静脉内径,以协助开胸时因大出血而改换为经股动静脉插管建立体外循环。

● 总 结 ●

三尖瓣闭锁患儿行Fontan手术的麻醉管理给麻醉医师带来了巨大挑战。术前评估时需要考虑患儿原有的疾病病理和姑息术后状况,保护心室功能和促进肺血流是Fontan手术麻醉管理的主要目标,提升围术期麻醉管理质量可改善手术患儿预后,并有助于避免发生与Fontan循环相关的并发症。

(张瑞冬)

参考文献

[1] Mat Bah MN, Sapian MH, Jamil MT, et al. The birth

prevalence, severity, and temporal trends of congenital heart disease in the middle income country: a population-based study. Congenit Heart Dis, 2018, 13(6): 1012-1027.

[2] Nguyen HH, Khan R, Silverman NH, Singh GK. Tricuspid Atresia with Non-compaction: An Early Experience with Implications for Surgical Palliation. Pediatr Cardiol, 2017, 38(3): 495-505.

[3] LaPar DJ, Bacha E. Pulmonary Atresia With Intact Ventricular Septum With Borderline Tricuspid Valve: How Small Is Too Small. Semin Thorac Cardiovasc Surg Pediatr Card Surg Annu, 2019, 22: 27-31.

[4] Colquitt JL, Loar RW, Morris SA, et al. Serial Strain Analysis Identifies Hypoplastic Left Heart Syndrome Infants at Risk for Cardiac Morbidity and Mortality: A Pilot Study. J Am Soc Echocardiogr, 2019, 32(5): 643-650.

[5] Herrmann JL, Brown JW. The Superior Cavopulmonary Connection: History and Current Perspectives. World J Pediatr Congenit Heart Surg, 2019, 10(2): 216-222.

[6] Fontan F, Baudet E. Surgical repair of tricuspid atresia. Thorax, 1971, 26(3): 240-248.

[7] Matsuzaki Y, Wiet MG, Boe BA, et al. The Real Need for Regenerative Medicine in the Future of Congenital Heart Disease Treatment. Biomedicines, 2021, 9(5): 478.

[8] Chowdhury UK, Kapoor PM, Rao K, et al. Bidirectional Glenn with interruption of antegrade pulmonary blood flow: Which is the preferred option: Ligation or division of the pulmonary artery? Ann Card Anaesth, 2016, 19(3): 561-563.

[9] Fredenburg TB, Johnson TR, Cohen MD. The Fontan procedure: anatomy, complications, and manifestations of failure. Radiographics, 2011, 31(2): 453-463.

[10] Leyvi G, Wasnick JD. Single-ventricle patient: pathophysiology and anesthetic management. J Cardiothorac Vasc Anesth, 2010, 24(1): 121-130.

30 二尖瓣反流患儿行二尖瓣置换术的麻醉管理

> **摘要**
>
> 13岁的女孩，7年前因肺动脉狭窄、二尖瓣反流行肺动脉成形和二尖瓣整形术。近来患儿活动后气促加剧，一月前复查心脏超声提示二尖瓣重度反流，此次拟在全身麻醉下行二尖瓣瓣膜置换术。术中撤离体外循环后患儿血压难以维持，再次行体外循环辅助，并调整心血管活性药物用量后逐步撤离体外循环。重度二尖瓣反流患儿换瓣术后撤离体外循环时要警惕左心功能不全的发生，应尽量保证足够的后平行辅助时间，调整好血管活性药物用量。

二尖瓣反流（mitral regurgitation，MR）是指左心房和左心室间的瓣膜关闭不全导致血液从左心室逆流入左心房。轻度 MR 常无症状，欧洲心胸外科指南文件中指出，婴幼儿和儿童二尖瓣病变应尽可能避免瓣膜置换，但是对于二尖瓣已经发生不可逆性病变，如瓣环钙化、瓣膜严重脱垂、瓣膜营养不良或感染性改变者，瓣膜置换仍是唯一有效的干预方法。本文报道1例因重度 MR 行择期二尖瓣瓣膜置换术的麻醉管理。

病例描述

患儿，女，13岁，身高 147 cm，体重 35 kg。足月剖宫产，无产时窒息史。7年前因肺动脉狭窄（pulmonary stenosis，PS）、MR 行肺动脉成形术和二尖瓣整形术。患儿出院后定期随访，近年来患儿心脏超声提示 MR 逐渐加重。患儿平素有活动后气促，血常规、生化、肝肾功能及凝血功能无明显异常。

心脏超声：二尖瓣重度反流，反流束宽 1.2 cm，反流束面积占左心房面积的比例为 45%，左心房、左心室明显增大，左心室肥厚，左心室射血分数（left ventricular ejection fraction，LVEF）42%。

术前诊断：重度 MR，拟在全身麻醉下行二尖瓣置换术。

麻醉经过

患儿无术前用药，入室后 HR 108 次/分，BP 106/62 mmHg，SpO$_2$ 98%。静脉注射咪达唑仑 2.0 mg，依托咪酯 10.5 mg，舒芬太尼 70 μg，及罗库溴铵 21 mg 实施麻醉诱导。诱导期间面罩纯氧正压通气，呼吸频率 16 次/分，潮气量约 300 ml，呼气末二氧化碳（end-tidal carbon dioxide，ETCO$_2$）维持在 30～35 mmHg。插管后容量控制模式（volumn control ventilation，VCV）通气，潮气量 300 ml，呼吸频率 16 次/分，吸呼比 1∶2，调整氧流量 2 L/min，吸入氧浓度 60%，观察并维持患儿 ETCO$_2$ 35 mmHg 左右。

麻醉诱导后迅速建立有创动脉血压（artery invasive blood pressure，ABP）监测（左桡动脉）和中心静脉压监测（右颈内静脉，5F 8 cm），开放右大隐静脉（20G）和右手背静脉（20G）以备快速输血输液，查动脉血气正常。泵注丙泊酚 5.0 mg/

(kg·h)，舒芬太尼 2.5 μg/(kg·h)和罗库溴铵 0.6 mg/(kg·h)维持麻醉深度。

二次进胸解剖分离心脏及大血管结构约 2 小时后，顺利建立体外循环。手术换瓣约 2 小时，开放主动脉后自动复跳，窦性心律，予多巴胺 5.0 μg/(kg·min)、肾上腺素 0.05 μg/(kg·min)、去甲肾上腺素维持 0.02 μg/(kg·min)维持，动脉血压维持在 80～100/50～60 mmHg 范围内，心率 80～100 次/分，CVP 10～12 cmH$_2$O。食管超声提示二尖瓣瓣膜开闭活动正常，无瓣周漏。逐步撤离体外循环，撤机后患儿血压突降至 50～60/30～40 mmHg，心率增快，约 160 次/分，考虑左心功能不全，再次启动体外循环辅助并提高心血管活性药物剂量：多巴胺 10 μg/(kg·min)、去甲肾上腺素维持 0.1 μg/(kg·min)，加用肾上腺素 0.1 μg/(kg·min)，患儿血压逐步回升至 90/50 mmHg 左右，心率约 140 次/分。后平行体外循环辅助约 30 分钟后再次尝试撤离体外循环，患儿血压维持在 80～90/40～50 mmHg，心率无明显增快，成功撤机。

● 术后转归 ●

手术时间约 6 小时，估计出血量为 500 ml，主要为二次开胸分离心脏大血管结构时出血，尿量 800 ml（体外循环前 100 ml，体外循环后 700 ml）。术中共输注醋酸林格液 500 ml，红细胞悬液 350 ml，血浆 200 ml。术后第 3 天拔除气管导管，第 5 天出监护室，14 天后出院。术后定期随访。

● 知识点回顾 ●

▶ **1. MR 的病理生理**

MR 按照反流束面积占左心房面积的比例分为三级：＜20% 为轻度，20%～40% 为中度，＞40% 为重度。轻度 MR 常无症状，但如不进行治疗，反流量会随着时间的推移而增加，患儿可出现活动耐量下降、胸闷、气促和呼吸困难等症状，重度 MR 可影响生长发育。MR 反流量取决于二尖瓣瓣口大小、反流时程和左心房-左心室之间的压力梯度，术中可通过控制心率和体循环血管阻力间接的达到减少反流量的目的，具体措施包括：

（1）将心率应维持在与患儿年龄相符的正常心率上限，心动过速（心室充盈不足）和心动过缓（延长反流时程）都会导致反流量增加。

（2）控制血压，避免左心后负荷升高，否则会造成左心室向主动脉射血的阻力增加，增加反流量。

▶ **2. 瓣膜置换指征**

考虑到儿童生长发育的过程，儿童瓣膜病变一般首选瓣膜整形而非置换，只有当患儿出现以下情况时考虑行瓣膜置换术：

（1）瓣膜严重发育不良，没有实施瓣膜整形的条件。

（2）合并流出道或血管狭窄，瓣膜整形术无法解决全部问题。

（3）感染或风湿性心内膜炎，赘生物或严重病变侵犯瓣膜造成无法修复。

（4）术后钙化、严重退行性病变，导致瓣膜失去功能。

（5）术前心功能差，瓣膜整形术无法快速改善心功能。

● 讨 论 ●

▶ **1. 术前评估与准备**

MR 患儿在实施麻醉前需注意是否存在左心功能不全的症状、体征和实验室检查表现，包括：

（1）体格检查：婴幼儿表现为发育迟缓、喂养困难、呼吸急促，大龄儿童表现为活动耐量下降。

（2）胸片：心胸比增大，左心房、左心室扩大和肺充血。

（3）心脏超声：左心房、左心室增大，LVEF 降低。

结合本例患儿，术前已出现活动后气促症状，心脏超声检查发现左心房、左心室明显增大，左心室肥厚，LVEF 为 42%，提示患儿已存在心功能不全症状，术后发生心功能不全风险增大。

▶ **2. 体外循环前麻醉管理**

（1）避免左心后负荷升高：MR 患儿左心室后负荷增加可加重反流，适当降低体循环血管阻力有助于减轻反流。当存在肺血管阻力升高或右心室收缩功能不全时,降低右心室后负荷可以改善右心室功能,继而改善左心室功能和心输出量。

(2) 维持较快的心率:MR 患儿心动过速会导致左心室充盈不足,心动过缓会延长反流时程,两者都会使反流量增加。将心率维持在与患儿年龄相符的正常心率上限有利于维持心输出量。

3. 体外循环后麻醉管理

二尖瓣病变患儿在换瓣后由于瓣膜功能的恢复,左心泵血功能得到改善,心输出量一般都会提高,但仍有部分患儿可能出现以下问题:

(1) 左心功能不全:导致这一问题的原因是二尖瓣恢复正常的关闭功能后,左心室的血流不再能够反流进入左心房,而只能进入高阻抗的主动脉,造成左心室压力负荷明显升高,若患儿在体外循环期间心肌保护欠佳,或术前就存在左心室功能障碍,体外循环结束后可能发生左心功能不全。

(2) 肺动脉高压:术前已存在肺动脉高压在瓣膜置换术后可能仍然存在,如果在排除了低氧、高碳酸血症和酸中毒等可能引起肺动脉压力升高的因素之后肺动脉高压仍然存在,需要使用肺血管扩张药物控制肺动脉压力。

4. 不足之处

本例患儿第一次脱离体外循环后发生的左心功能不全,可能与后平行辅助时间不足有关,再次启动体外循环辅助并调整正性肌力药物用量后顺利撤机。

总 结

综上所述,二尖瓣瓣膜病变患儿实施麻醉诱导应注意避免体循环阻力升高和维持较快的心率,以免加重反流使前向血流进一步减少。体外循环结束后应警惕左心功能不全。本例患儿通过后平行循环辅助,提高正性肌力药物和心血管活性药物的剂量,成功处理了术后左心功能不全的问题。

(李 波)

参考文献

[1] Enriquez-Sarano M, Akins CW, Vahanian A. Mitral regurgitation. Lancet, 2009, 373(9672): 1382-1394.

[2] Gammie JS, Sheng S, Griffith BP, et al. Trends in mitral valve surgery in the United States: results from the society of thoracic surgeons adult cardiac surgery database. Ann Thorac Surg, 2009, 87: 1431-1439.

[3] Vahanian A, Alfieri O, Andreotti F, et al. Guidelines on the management of valvular heart disease (version 2012): the Joint Task Force on the Management of Valvular Heart Disease of the European Society of Cardiology (ESC) and the European Association for Cardio-Thoracic Surgery (EACTS). Eur J Cardiothorac Surg, 2012, 42: S1-S44.

[4] Nishimura RA, Otto CM, Bonow RO, et al. American College of Cardiology; American College of Cardiology/American Heart Association; American Heart Association. 2014 AHA/ACC guideline for the management of patients with valvular heart disease: a report of the American College of Cardiology/American Heart Association Task Force on Practice Guidelines. J Thorac Cardiovasc Surg, 2014, 148: e1-e132.

[5] Bleakley C, Eskandari M, Aldalati O, et al. Impact of 3D echocardiography on grading of mitral stenosis and prediction of clinical events. Echo Res Pract, 2018, 5: 105-111.

[6] Mangoni AA, Koelling TM, Meyer GS, et al. Outcome following mitral valve replacement in patients with mitral stenosis and moderately reduced left ventricular ejection fraction. Eur J Cardiothorac Surg, 2002, 22: 90-94.

[7] Musuku SR, Pani S, Cagino J. Acute Right Ventricular Failure Postintubation in a Mitral Stenosis Patient. J Cardiovasc Echogr, 2018, 28: 48-50.

[8] V Karamian. Anesthesia for Congenital Heart Disease, Third Edition. Available from: https://onlinelibrary.wiley.com/doi/book/10.1002/9781118768341.

[9] Calabrò R, Pisacane C, Pacileo G, et al. Hemodynamic effects of a single oral dose of enalapril among children with asymptomatic chronic mitral regurgitation. Am Heart J, 1999, 138(5 Pt 1): 955-961.

[10] Enriquez-Sarano M, Akins CW, Vahanian A. Mitral regurgitation. Lancet, 2009, 373: 1382-1394.

[11] Luo Z, Wei X, Zuo Y, Du G. Sevoflurane- and propofol-based regimens show comparable effect on oxygenation in patients undergoing cardiac valve replacement with cardiopulmonary bypass. Cardiovasc J Afr, 2020, 31(4): 71-74.

[12] Fattouch K, Sbraga F, Bianco G, et al. Inhaled prostacyclin, nitric oxide, and nitroprusside in pulmonary hypertension after mitral valve replacement. J Card Surg, 2005, 20: 171-176.

[13] D'Ambra MN, LaRaia PJ, Philbin DM, et al. Prostaglandin E1. A new therapy for refractory right heart failure and pulmonary hypertension after mitral valve replacement. J Thorac Cardiovasc Surg, 1985, 89: 567-572.

三尖瓣反流患儿行瓣膜整形术的麻醉管理

摘要

9个月的男婴,因体检发现心脏杂音,心脏超声提示三尖瓣中、重度反流,拟在全身麻醉下行三尖瓣整形术。麻醉诱导平稳,体外循环撤机过程中血压不能维持,中心静脉压持续升高,通过通气策略的调整和正性肌力药物的合理使用,右心功能得以改善并成功撤离体外循环。三尖瓣反流手术的麻醉关注点在于体外循环前应维持足够的前负荷,降低肺血管阻力,维持心肌收缩力;体外循环后由于右心压力负荷升高,注意可能发生右心功能不全。

三尖瓣反流(tricuspid regurgitation,TR)是右心房和右心室间的瓣膜关闭不全,导致心脏收缩时血流从右心室逆流入右心房。TR 是最常见的三尖瓣病变,在正常人群中发生率可达65%~85%。轻度的 TR 通常是良性的,但是中度和重度 TR 常合并瓣叶结构异常和瓣环扩张。本文报道1例因中重度 TR 择期行三尖瓣整形术的麻醉管理。

● 病例描述 ●

患儿,男,9月龄,身长68 cm,体重9 kg。足月剖宫产,无产时窒息史。体检时偶然发现心脏杂音,心脏超声提示三尖瓣中、重度反流,右心房扩大。患儿平素无明显发绀、呼吸困难、抽搐、晕厥、呼吸道感染史、水肿、少尿等症状。

心脏超声: 右心房扩大,三尖瓣瓣环增宽,膈瓣活动差,与室隔粘连,中、重度反流,反流束宽6.6 mm。

实验室检查: AST 52 U/L,肝、肾功能、凝血功能未见明显异常。

术前诊断: 三尖瓣中、重度反流,拟全身麻醉下行三尖瓣整形术。

● 麻醉经过 ●

患儿入室后心率(HR)136次/分,血压(BP)85/55 mmHg,脉搏氧饱和度(SpO$_2$)98%。麻醉诱导:静脉注射依托咪酯3.0 mg,舒芬太尼20 μg,罗库溴铵6.0 mg,可视喉镜下置入 ID 4.0 带囊气管内导管,插管深度11.5 cm,听诊两肺呼吸音对称后固定气管导管。压力控制模式(pressure control ventilation,PCV)通气,呼吸参数:吸入氧浓度50%,吸气压力16 cmH$_2$O,潮气量(VT)70~80 ml,呼吸频率(RR)30次/分,吸呼比=1∶2。术中输注丙泊酚5.0 mg/(kg·h),舒芬太尼2.5 μg/(kg·h)和罗库溴铵0.6 mg/(kg·h)复合1%七氟烷吸入维持麻醉深度,维持呼气末二氧化碳(end-tidal carbon dioxide,ETCO$_2$)30~35 mmHg。

麻醉诱导后,在超声引导下迅速完成动脉穿刺置管(左桡动脉,24G)、右颈内静脉穿刺置管(右侧颈内静脉,4F 5 cm)和左股静脉(20G),持续监测有创动脉血压(artery invasive blood pressure,ABP)

和中心静脉压(center venous pressure, CVP)。手术在体外循环下进行,主动脉开放后心脏自动复跳,窦性心律,给予多巴胺 5.0 μg/(kg·min)泵注,ABP 维持在 80~100/50~60 mmHg,HR 维持在 140~160 次/分,CVP 10~12 cmH₂O,经食道超声示:三尖瓣瓣叶活动良好,轻度反流。逐步降低体外循环流量准备撤机,撤机过程中患儿 ABP 逐渐下降至 50/30 mmHg 左右,CVP 升高达 18~20 cmH₂O,考虑右心功能不全,再次提高体外循环流量辅助,上调多巴胺剂量到 10 μg/(kg·min),加用去甲肾上腺素 0.05 μg/(kg·min),患儿 ABP 逐渐回升至 80/50 mmHg,CVP 12~14 cmH₂O,后平行辅助 30 分钟后逐步降低体外循环灌注流量,同时降低吸气压力至 12 cmH₂O,VT 50~60 ml,RR 30 次/分,维持 ETCO₂ 30~35 mmHg,观察患儿生命体征稳定,撤机成功。

● **术后转归** ●

手术时间共约 3.5 小时,估计出血量为 200 ml,尿量 150 ml(体外循环前 50 ml,体外循环后 100 ml)。术中共输注醋酸钠林格氏液 100 ml,红细胞悬液 150 ml,5% 白蛋白 50 ml。术后第 2 天拔除气管导管,第 3 天出监护室,1 周后出院,术后定期门诊随访。

● **知识点回顾** ●

▶ **1. TR 严重程度分级**

TR 按照反流束宽分为三级:反流束宽<3 mm 为轻度,3~7 mm 为中度,>7 mm 为重度。轻度 TR 一般无明显症状,中重度 TR 患儿右心房压力升高,严重者可出现右心衰竭症状如:腹水、全身浮肿和肝大。

▶ **2. 影响 MR 反流量的因素**

TR 反流量取决于三尖瓣瓣口的反流面积、反流时程和右心房-右心室间的压力梯度。三尖瓣瓣口的反流面积难以干预,但可以通过控制心率和肺血管阻力,间接地调节反流时程和右心房-右心室间的压力梯度,达到减少三尖瓣反流的目的,具体措施包括:① 将心率控制在符合患儿年龄的正常范围上限;② 轻度过度通气,降低肺血管阻力。

● **讨 论** ●

▶ **1. 术前评估和准备**

TR 患儿在实施麻醉前需注意是否存在右心功能不全的症状和体征,轻度 TR 患儿常无症状,严重者可出现颈静脉怒张、腹水、肝大或下肢水肿等。心脏超声可直接评估三尖瓣的形态、活动状态和反流量。若患儿术前合并右心功能不全症状,术后需警惕发生右心功能不全的可能性。

▶ **2. 体外循环前麻醉管理**

TR 患儿在体外循环前应重点关注:

(1)补充循环容量,保证充足的右心前负荷,避免使用 PEEP,降低通气压力减少对回心血量的影响。

(2)轻度过度通气,控制 PaO₂ 高于 60 mmHg,PaCO₂ 在 30~35 mmHg、pH 为 7.50~7.60,可有效地降低 PVR。避免发生缺氧、高碳酸血症和酸中毒,降低肺血管阻力。

(3)保持较快的心律,将心率控制在符合患儿年龄的正常范围上限。

(4)麻醉药物的选择以不影响右心前负荷和不增加肺血管阻力为目标,丙泊酚引起的血管扩张可能会造成右心前负荷降低,若患儿合并房隔水平右向左分流可能会进一步增加分流量,诱导时需慎用丙泊酚。吸入麻醉药中,氟烷对心肌收缩力的抑制明显,尤其是对 6 月龄以下婴幼儿,因此不建议使用。

▶ **3. 体外循环后麻醉管理**

TR 经手术治疗纠正解剖畸形后,患儿的右心功能通常都会得到改善,但仍有部分患儿可能发生右心功能不全,此类患儿在体外循环结束后需要正性肌力药物支持以保持右心室的收缩功能,临床常用多巴胺或去甲肾上腺素。上文提到的肺容量通气策略同样适用于此阶段,使用相对较低的通气压力可以减少对回心血量的影响从而保证右心前负荷,保持轻度的过度通气状态则有利于降低肺血管阻力,避免右心室后负荷升高导致右心压力负荷过重。

总　结

综上所述，TR 患儿麻醉管理应保证充足的前负荷、维持较快的心率和避免肺血管阻力升高，通过通气管理可有效地降低肺血管阻力，从而达到减少反流量的目的。本例患儿通过后平行循环辅助，提高正性肌力药物和心血管活性药物的剂量，成功处理了术后右心功能不全的问题。

（李　波）

参考文献

[1] Lavie CJ, Hebert K, Cassidy M. Prevalence and severity of Doppler-detected valvular regurgitation and estimation of right-sided cardiac pressures in patients with normal two-dimensional echocardiograms. Chest, 1993, 103: 226-231.

[2] Singh JP, Evans JC, Levy D, et al. Prevalence and clinical determinants of mitral, tricuspid, and aortic regurgitation (the Framingham Heart Study). Am J Cardiol, 1999, 83: 897-902.

[3] Nath J, Foster E, Heidenreich PA. Impact of tricuspid regurgitation on long-term survival. J Am Coll Cardiol, 2004, 43: 405-409.

[4] Mutlak D, Aronson D, Lessick J, Reisner SA, Dabbah S, Agmon Y. Functional tricuspid regurgitation in patients with pulmonary hypertension: is pulmonary artery pressure the only determinant of regurgitation severity? Chest, 2009, 135: 115-121.

[5] Nishimura RA, Otto CM, Bonow RO, et al. 2014 AHA/ACC Guideline for the Management of Patients With Valvular Heart Disease: a report of the American College of Cardiology/American Heart Association Task Force on Practice Guidelines. Circulation, 2014, 129: e521-e643.

[6] Williams GD, Jones TK, Hanson KA, et al. The hemodynamic effects of propofol in children with congenital heart disease. Anesth Analg, 1999, 89: 1411-1416.

[7] Hanouz JL, Massetti M, Guesne G, et al. In vitro effects of desflurane, sevoflurane, isoflurane, and halothane in isolated human right atria. Anesthesiology, 2000, 92: 116-124.

[8] Evans AT. Anesthesia for severe mitral and tricuspid regurgitation. Vet Clin North Am Small Anim Pract, 1992, 22: 465-466.

[9] Prakash YS, Cody MJ, Hannon JD, et al. Comparison of volatile anesthetic effects on actin-myosin cross-bridge cycling in neonatal versus adult cardiac muscle. Anesthesiology, 2000, 92: 1114-1125.

[10] Lazol PJ, Lichtenstein SE, Jooste EH, et al. Effect of dexmedetomidine on pulmonary artery pressure after congenital cardiac surgery: A pilot study. Pediatr Crit Care Med, 2010, 11: 589-592.

[11] Friesen RH, Nichols CS, Twite MD, et al. The hemodynamic response to dexmedetomidine loading dose in children with and without pulmonary hypertension. Anesth Analg, 2013, 117(4): 953-959.

[12] Kanchi M, Inderbitzin DT, Ramesh KN, et al. Effect of dexmedetomidine on pulmonary artery pressure in children with congenital heart disease and pulmonary hypertension. Ann Card Anaesth, 2020, 23: 465-470.

[13] Nishibe S, Imanishi H, Mieda T, et al. The effects of dexmedetomidine administration on the pulmonary artery pressure and the transpulmonary pressure gradient after the bidirectional superior cavopulmonary shunt. Pediatr Cardiol, 2015, 36: 151-157.

[14] Chrysostomou C, Schulman SR, Castellanos MH, et al. A phase II/III, multicenter, safety, efficacy, and pharmacokinetic study of dexmedetomidine in preterm and term neonates. J Pediatr, 2014, 164: 276-282.e1-e3.

32 主动脉瓣狭窄患儿行主动脉瓣交界切开术的麻醉管理

摘要

出生28天的男婴,因发绀、皮肤花斑以及神志淡漠就诊;心脏超声检查提示"先天性主动脉瓣狭窄"。经气管插管机械通气和相关药物治疗后,拟在全身麻醉下行急诊主动脉瓣交界切开术。主动脉瓣狭窄不仅导致左心室后负荷和心肌氧耗的增加,而且还导致前向血流的减少、体循环及冠脉循环的灌注不足。重度主动脉瓣狭窄新生儿的存活依赖于动脉导管开放和来自肺动脉到主动脉的血液分流,血液分流导致差异性发绀、代谢性酸中毒、心肌缺血等。对于此类患儿的麻醉管理,应特别关注手术纠治之前的动脉导管开放、心肌氧供与氧耗的平衡以及心肌功能的保护等。

先天性主动脉瓣狭窄(aortic valve stenosis, AVS 或 AS)是先天性左心室流出道(left ventricular outflow tract, LVOT)梗阻的一种类型。通常是由主动脉瓣的二瓣化畸形(瓣叶融合)引起的,占50%～60%。此外,瓣叶增厚、形态异常以及瓣叶黏液样变性等改变也可导致 AVS。尽管绝大多数患儿直到中老年以后才出现明显的症状,但对于重度主动脉瓣狭窄的新生儿或婴幼儿,则病情十分危急,需要紧急手术干预。因为患儿主动脉的前向血流明显减少,体循环血量和患儿的存活都需要动脉导管的开放和肺动脉到主动脉的分流来维持。这类患儿容易发生心力衰竭、低血压以及酸中毒,而且来自动脉导管的脱氧合血顺行灌注,导致下半身发绀明显(差异性发绀)以及重要脏器灌注不足;脱氧合血逆行灌注冠状动脉和主动脉瓣狭窄导致后负荷增加,进一步加重心肌缺血、心律失常以及猝死的发生。重度主动脉瓣狭窄的新生儿行急诊纠治术时,麻醉管理比较复杂,风险较高。本文报道1例重度主动脉瓣狭窄新生儿行主动脉瓣交界切开术的麻醉管理。

病例描述

患儿,男,出生28天,体重3.5 kg。足月顺产,无窒息抢救史。出生时听诊发现心脏杂音,心脏超声提示:主动脉瓣二叶畸形伴狭窄(重度)、动脉导管未闭(PDA)、房间隔缺损(ASD,Ⅱ孔型)、肺动脉高压(PAH,重度)伴三尖瓣反流(TR)、二尖瓣反流(MR,轻度)和左心室壁增厚。既往患儿呼吸急促、喂养困难、出汗较多,近日症状明显加重,遂转入心脏监护病房(CICU)治疗。

体格检查: 呼吸急促,呼吸频率(RR)45次/分,胸骨左缘2～3肋间可闻及Ⅳ/Ⅵ级收缩期隆隆样杂音。吸空气下脉搏氧饱和度(SpO_2)78%。

实验室检验结果: Hct 31.6%,PaO_2 36.7 mmHg,$PaCO_2$ 61.0 mmHg;肝、肾功能正常,凝血功能正常。

心电图(ECG): 窦性心律,T波改变,QT间期延长。

胸片: 心影大,两肺纹理增多,两肺肺野透亮度稍低。

心脏超声: 主动脉瓣二叶瓣并重度狭窄(压差108 mmHg)、ASD(Ⅱ型)、MR(中度)、PAH、PDA。

术前诊断：主动脉瓣狭窄、二尖瓣关闭不全。拟在全身麻醉下行主动脉瓣交界切开术和动脉导管关闭术。

● **麻醉经过** ●

患儿在机械通气和静脉输注去甲肾上腺素 0.05 μg/(kg·min)、前列腺素 E₁ 5.0 ng/(kg·min) 辅助下，自 CICU 转运至手术室。压力控制容量保证(PCV-VG)模式控制通气，氧流量 1.0 L/min，吸入氧分数(FiO₂)30%，潮气量(VT)35 ml，吸呼比(I:E)为 1:2，呼气末正压(PEEP)4.0 cmH₂O，呼气末 CO₂ 分压为 ETCO₂ 45~55 mmHg；有创动脉血压(ABP)69/40 mmHg，中心静脉压(CVP)11 cmH₂O，心率(HR)135 次/分，SpO₂ 99%。经外周静脉给予患儿咪达唑仑 0.5 mg，舒芬太尼 5.0 μg，罗库溴铵 2.0 mg 诱导，术中丙泊酚 4.0 mg/(kg·h)、舒芬太尼 2.0 μg/(kg·h)、罗库溴铵 0.5 mg/(kg·h) 静脉泵注，间断吸入七氟烷维持全身麻醉。经股静脉输注醋酸钠林格液。术中连续脑氧饱和度、肛温监测，留置导尿管监测术中尿量。术前血气检测结果见表 2-23。肝素化后建立体外循环，阻断升主动脉，根部注入心肌保护液，心搏停跳。术中见 PDA 为管型，结扎关闭；主动脉瓣为二叶瓣畸形，将粘连的主动脉瓣交界切开。主动脉开放后即刻自动复跳，HR 120 次/分，呈窦性心律，静脉输注肾上腺素 0.05 μg/(kg·min)、多巴胺 5.0 μg/(kg·min)，ABP 为 41/32 mmHg，随后加用肾上腺素 0.025 μg/(kg·min)，以增强心肌收缩力。腔静脉开放后予以 PCV 模式控制通气，VT 6~8 ml/kg，RR 24 次/分。后平行期间调整去甲肾上腺素至 0.1 μg/(kg·min)，肾上腺素 0.1 μg/(kg·min)。血压逐步稳定于 73/43 mmHg。术后食管超声：PDA 无残余分流，主动脉过瓣流速 4.34 m/s，压差 75 mmHg，二尖瓣中度反流。停体外循环，血压稳定。经改良超滤后，静脉滴注鱼精蛋白，术中血气监测结果见表 2-23。直视下测肺动脉压力：42/17(28) mmHg，同步 ABP：84/50(63) mmHg。Sonoclot 监测凝血功能：ACT 136、(100~155)、CR 6.0(9~35)、PF 2.6(>1.5)，重组人凝血因子 VIIa 0.3 mg 静注辅助止血。回输自体血 50 ml，超滤后收集尿量 50 ml。出室时 HR 125 次/分，ABP 80/45 mmHg，CVP 10 cmH₂O。延迟关胸，机械通气维持下转运至 CICU。

表 2-23 术中血气检测结果

时间点	Hct (%)	pH	PaO₂ (mmHg)	PaCO₂ (mmHg)	BE (mmol/L)	Na⁺ (mmol/L)	K⁺ (mmol/L)	Cl⁻ (mmol/L)	Ca²⁺ (mmol/L)	Lac (mmol/L)
术前	39.3	7.32	68.7	65.4	5.25	133	3.6	101	1.23	1.1
术中	29.5	7.431	185.5	41.5	2.49	134	3.8	99	1.32	1.6

● **术后转归** ●

患儿入 CICU 后，IPPV+SIMV 模式持续机械通气，继续给予多巴胺、去甲肾上腺素循环支持，血流动力学平稳。术后第 3 天行关胸术，第 4 天拔除气管内导管，术后 2 周出院。

● **知识点回顾** ●

▶ 1. 动脉导管依赖性先天性心脏病

是指必须依赖于动脉导管开放才能维持体、肺血流循环的严重危及患儿生存和生命质量的一组先天性心脏疾病(CHD)。主要包括左心梗阻型 CHD、右心梗阻型 CHD 及完全性大动脉转位(TGA)。左心梗阻型 CHD 患儿的左心前向血流减少，需要通过动脉导管把肺动脉的血分流到主动脉，维持血压和梗阻部位以下组织器官的灌注；右心梗阻型 CHD 患儿的肺部血流明显减少，即通过肺脏氧合的血减少，导致组织氧供不足，需要通过动脉导管把主动脉的血分流到肺动脉；TGA 是一类非常特殊的 CHD，体循环和肺循环互不相通，体循环缺乏肺循环的氧合血，导致组织氧供不足，需要通过动脉导管维持体、肺循环的相互沟通。

动脉导管依赖性 CHD 患儿一旦动脉导管关

闭或阻塞即可导致心搏骤停或者死亡,在术前全力确保动脉导管的开放,避免吸入高浓度的氧气或应用环氧化酶抑制剂如布洛芬、吲哚美辛等,必要时可应用前列腺素 E 来保持动脉导管的开放。

2. 差异性发绀(Differential Cyanosis)

动脉导管是胎儿期连接主动脉和肺动脉的重要血流通道,通常在出生后 10～15 小时完成功能性关闭,出生后 3 个月左右完成解剖性闭合。在部分动脉导管未闭 CHD 患儿中,血液通常由主动脉流向肺动脉,由于长期大量高压的主动脉血流进入肺动脉及肺循环,形成肺动脉高压,最终导致肺动脉压接近或超过主动脉压,发生肺动脉血反流进入主动脉,导致上半身的氧饱和度明显高于下半身,即差异性发绀。此外,对于左心梗阻型的 CHD 新生儿或婴幼儿,主动脉压力明显降低,且左心室的前向血流明显减少,需要通过动脉导管把肺动脉的血分流到主动脉,维持血压和梗阻部位以下组织器官的灌注,也同样导致了上半身的氧饱和度明显高于下半身,出现差异性发绀。

讨 论

1. 术前评估与准备

主动脉瓣狭窄患儿在术前评估应当着重评估主动脉瓣口狭窄的类型和程度、心肌收缩力与心肌缺血、PDA 的开放情况以及有无心律失常等。出现差异性发绀是主动脉瓣口严重狭窄的重要指征。

术前准备过程中应当避免吸入高浓度的氧气或使用环氧化酶抑制剂如布洛芬、吲哚美辛等,以免促使动脉导管的关闭。已经应用前列腺素类药物开放 PDA 的患儿,要注意避免呼吸抑制,最好应用机械通气;术前要避免心动过速或心动过缓。由于主动脉狭窄患儿后负荷明显增加,心动过速能明显增加心肌氧耗,导致心力衰竭,而且低舒张压和舒张时间过短可导致心内膜下的灌注明显下降,加重心肌缺血;这类患儿如发生心动过缓同样也是致命的,要保证心输出量就必须增加主动脉的跨瓣压,最终导致心肌氧耗的明显增加。

重度主动脉瓣狭窄的新生儿术前很可能出现心源性休克,导致终末器官损伤、心肌缺血、酸中毒并最终导致死亡。本例患儿术前存在心源性休克表现,我们启用了前列腺素 E_1 来维持动脉导管的开放,静脉输注去甲肾上腺素提升血压以及给予机械通气支持等对症治疗措施。

2. 术中麻醉管理

主动脉瓣狭窄的 CHD 患儿的麻醉管理要特别注意维持足够的左心室前负荷和心肌收缩力;维持窦性心律和接近正常的基础心率;保持一定的后负荷,避免舒张压下降,导致冠状动脉灌注不足;维持足够高的肺动脉楔压,保证足够的右向左分流。

麻醉诱导选用对循环影响较小的依托咪酯复合大剂量阿片类药物以及非去极化肌松药的方式,有利于减轻对心肌收缩力的抑制和对外周血管的扩张作用。丙泊酚和吸入麻醉药物诱导时可导致严重的低血压,应尽量避免使用。在麻醉维持过程中,可采用大剂量阿片类药物持续泵注,间断复合吸入低浓度的七氟烷麻醉,这样做既保证了足够的麻醉深度,又避免了明显的循环抑制。

手术纠治瓣口之前,应避免心动过速,首先要终止有害刺激,加深麻醉,必要时给予短效 β_1 受体阻滞剂艾司洛尔,起效快,持续时间短,不影响术后脱机,是快速降低主动脉瓣狭窄患儿心动过速的良好选择。同时,还应避免外周血管扩张导致的低血压,必要时应用小剂量去甲肾上腺素和适当量的液体,将血压维持在诱导前的水平。如果怀疑心肌收缩力下降,可选用多巴胺等正性肌力药物。本例患儿采用依托咪酯,大剂量的舒芬太尼滴定式给药诱导。在建立体外循环前去甲肾上腺素和前列地尔持续泵注,增加外周血管阻力,开放 PDA,以维持冠状动脉灌注。此外,脑氧饱和度监测有助于脑缺血的早期识别。

在通气管理上,应采用低浓度氧(30%),低 PEEP 以及维持正常的 $ETCO_2$,避免引起肺血管阻力的降低和右向左分流的减少,导致体循环的舒张压降低,冠脉和其他重要脏器灌注不足。本例患儿沿用患儿在 CICU 中的通气模式和参数,血气分析显示轻度碳酸血症,有利于动脉导管的右向左分流。

3. 体外循环后麻醉管理

手术纠治主动脉瓣狭窄以后,患儿在撤离体

外循环后易出现左心室高动力和高血压。单纯应用血管扩张药物降压,可明显降低舒张压,增加脉压差,引起反射性的心动过速,造成心内膜下缺血,与艾司洛尔联合应用可能更加合理,降低血压的同时避免心动过速以及心肌缺血的风险。如果术后存在心肌收缩力下降,可使用多巴胺、肾上腺素等正性肌力药物,改善心肌收缩功能。血管加压素虽然有助于维持舒张压,但可能影响肠道器官的组织灌注,且后负荷明显增加可导致左心室功能下降,应用时需权衡利弊。

● 总 结 ●

综上所述,主动脉瓣狭窄患儿的麻醉管理应据手术类型和病情的严重程度而定。在麻醉的管理过程中,应特别关注手术纠治之前的动脉导管开放、心肌氧供与氧耗的平衡以及心肌功能的保护等。

(汲 玮)

参考文献

[1] Van Beek-Peeters JJAM, van Noort EHM, Faes MC, et al. Shared decision making in older patients with symptomatic severe aortic stenosis: a systematic review. Heart, 2020, 106(9): 647-655.

[2] Singh GK. Congenital Aortic Valve Stenosis. Children (Basel), 2019, 6(5): 69.

[3] Kanwar A, Thaden JJ, Nkomo VT. Management of Patients With Aortic Valve Stenosis. Mayo Clin Proc, 2018, 93(4): 488-508.

[4] Vergnat M, Asfour B, Arenz C, et al. Aortic stenosis of the neonate: A single-center experience. J Thorac Cardiovasc Surg, 2019, 157(1): 318-326.e1.

[5] Goody PR, Hosen MR, Christmann D, et al. Aortic Valve Stenosis: From Basic Mechanisms to Novel Therapeutic Targets. Arterioscler Thromb Vasc Biol, 2020, 40(4): 885-900.

[6] Kjellberg Olofsson C, Berggren H, Söderberg B, et al. Treatment of valvular aortic stenosis in children: a 20-year experience in a single institution. Interact Cardiovasc Thorac Surg, 2018, 27(3): 410-416.

[7] Kjellberg Olofsson C, Hanseus K, Johansson Ramgren J, et al. A national study of the outcome after treatment of critical aortic stenosis in the neonate. Cardiol Young, 2020, 30(9): 1321-1327.

[8] Loomba RS, Bowman JL, Cao Y, et al. Is Aortic Valve Leaflet Morphology Predictive of Outcome in Pediatric Aortic Valve Stenosis? Congenit Heart Dis, 2015, 10(6): 552-560.

[9] Ten Harkel AD, Berkhout M, Hop WC, et al. Congenital valvular aortic stenosis: limited progression during childhood. Arch Dis Child, 2009, 94(7): 531-535.

[10] Richardson P, Whittaker S, Rajesh U, et al. Caesarean delivery in a parturient with a femoro-femoral crossover graft and congenital aortic stenosis repaired by the Ross procedure. Int J Obstet Anesth, 2009, 18(4): 387-391.

33 主动脉瓣二瓣化畸形伴升主动脉扩张患儿行 Bentall 手术的麻醉管理

摘要

13岁的男孩，因呼吸道感染加重、端坐呼吸就诊，心脏超声示主动脉瓣二瓣化畸形，合并主动脉瓣重度关闭不全、升主动脉扩张。入院给予强心、利尿及积极抗感染，效果不佳。后出现严重左心衰，循环无法维持，急诊行 Bentall 手术。此类患儿麻醉要点包括术中尽可能避免血压的剧烈波动、最大限度减少主动脉瓣反流，从而保持心血管的稳态；术后积极维持心肌收缩力，保持心肌氧供需平衡。

Bentall 手术又称"带主动脉瓣人工血管升主动脉替换术"，在成人治疗合并主动脉瓣病变的升主动脉瘤或夹层中比较常见，但在小儿中尚缺乏相应的手术及麻醉管理经验。本文报道1例因主动脉瓣二瓣化畸形(bicuspid aortic valve, BAV)合并升主动脉扩张患儿行 Bentall 手术的麻醉管理。

● **病例描述** ●

患儿，男，13岁，身高 145 cm，体重 32 kg。入院前2周因呼吸道感染，出现咳嗽咳痰。后咳嗽加重，夜间咳嗽不能安睡，伴气促、呼吸困难，端坐位稍可缓解，并自觉乏力、活动耐量下降，上2层楼或平地行走5～10分钟即觉疲乏气促。

体格检查：血压 97/37 mmHg，呼吸频率 40 次/分，心率 135 次/分，鼻导管吸氧下 SpO_2 98%。双肺可及细湿啰音，主动脉瓣听诊区Ⅲ/Ⅵ级舒张期杂音。

辅助检查：

胸片示两肺渗出，两侧胸腔积液。

心电图示窦性心动过速(137次/分)，ST 段改变。

心脏超声示主动脉瓣二瓣化畸形，主动脉瓣重度反流(反流束宽 0.88 cm，瓣环 1.86 cm)，二、三尖瓣轻-中度反流，肺动脉高压，左心房、左心室增大，LVEF 62.84%，升主动脉明显扩张(内径 5.2 cm)。

CTA 示升主动脉扩张显著(内径 5.6 cm)，心包积液，两侧胸腔积液，两肺渗出，感染可能，肺水肿不能除外。

实验室检查：CK-MB 1.8 μg/L，cTnI 0.14 μg/L，NT-pro BNP 4 992 pg/ml。

诊断为"BAV，心功能不全，肺炎，胸腔积液"，入院后予高流量氧气吸入、胸腔穿刺抽去积液、多巴胺强心、速尿利尿、抗生素抗感染等治疗。但患儿呼吸仍困难，氧合无法维持，尿量减少(700 ml/24 h)，血气乳酸值一度升高到 5.4 mmol/L，紧急行气管插管机械通气支持，上调多巴胺剂量并加用肾上腺素。处理后血气乳酸值一度下降至 1.6 mmol/L。但后出现持续循环不稳定、氧合难以维持，急诊行 Bentall 手术。

● **麻醉经过** ●

患儿带气管插管，泵注肾上腺素 0.1 μg/(kg·min)、多巴胺 7.5 μg/(kg·min)入室，入室后连接呼吸机，PCV-VG模式机械通气。分别设置气体流量 2 L/min，FiO₂ 50%，VT 6～8 ml/kg、RR 18次/分，I∶E 为 1∶2，ETCO₂ 维持在 35～40 mmHg。建立心电图（EKG）、有创动脉压（ABP）、脉搏氧饱和度（SpO₂）、中心静脉压（CVP）、近红外光谱（near-infrared spectroscopy，NIRS）脑氧饱和度及肛温、鼓膜温监测。基础生命体征：ABP 115/52 mmHg，HR 120 次/分，SpO₂ 100%，CVP 15 cmH₂O，查血气（表 2-24）血清钾 2.82 mmol/L，给予 10% KCl 3 ml 入补液。丙泊酚 4.0 mg/(kg·h)，舒芬太尼 2.0 μg/(kg·h)，罗库溴铵 0.6 mg/(kg·h) 持续泵注，七氟烷间断吸入维持麻醉。体外循环建立前静脉给予甲泼尼龙 80 mg，乌司他丁 30 万单位，氨甲环酸 300 mg。

肝素化（3 mg/kg）后建立体外循环，术中升主动脉至主动脉弓明显扩张，瘤样改变，直径 5 cm，主动脉瓣叶似心内膜炎改变，右冠瓣心室面可见赘生物，瓣环-瓣窦结构遭破坏，剪去主动脉瓣叶，自体心包补片减张修补该破坏区，重建左心室流出道-升主动脉内膜连续性，左右冠脉稍游离后种植于人工管道上。深低温停循环下修剪近端主动脉弓及无名动脉，与人造管道行端端吻合。原主动脉壁予以缝合包绕人工管道（图 2-17），残腔与右心耳作开窗处理。

主动脉开放后心脏自动复跳，窦性心律。经

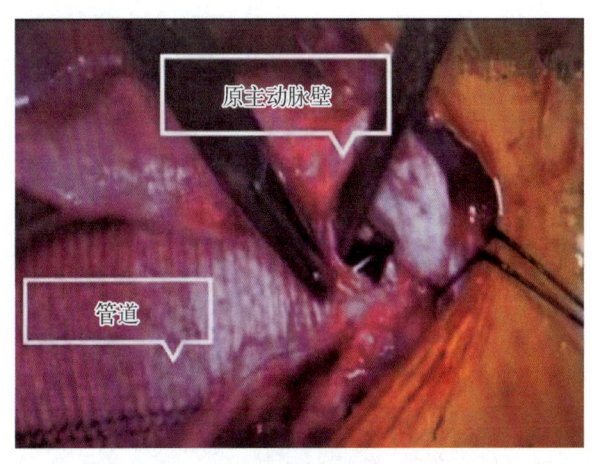

图 2-17 原主动脉壁缝合包绕人工管道

食道心脏超声示主动脉瓣开合活动良好，左心室壁收缩功能减低，三尖瓣轻-中度反流。给予多巴胺 5.0 μg/(kg·min)，肾上腺素 0.08 μg/(kg·min)泵注维持。体外循环时间 145 分钟，主动脉阻断 96 分钟，深低温停循环时间 10 分钟。

撤离体外循环顺利，超滤结束后给予鱼精蛋白拮抗肝素，拮抗后复查 ACT 123 s，并做血气分析（表 2-24），根据血气结果给予葡萄糖酸钙 500 mg 和 10% KCl 3 ml；输注浓缩红细胞 150 ml、新鲜冰冻血浆 100 ml；凝血酶原复合物 300 IU 辅助止血。术毕患儿延迟关胸，带气管导管安返 CICU，出室时 ABP 89/55 mmHg，HR 107 次/分，CVP 16 cmH₂O。

表 2-24 术中血气检测结果

时间点	pH	PaO₂ (mmHg)	PaCO₂ (mmHg)	BE (mmol/L)	Hct (%)	K⁺ (mmol/L)	Ca²⁺ (mmol/L)	Cl⁻ (mmol/L)	Lac (mmol/L)	HCO₃⁻ (mmol/L)
体外循环前	7.493	308	32	0.92	26.9	2.63	1.099	103	1.3	24
停超滤后	7.425	229	31.8	-3.43	26.5	2.4	0.96	104	2.9	20.4

● 术后转归 ●

患儿回 CICU 后经历了术后低心排，急性肾损伤，经心功能调整、腹膜透析、连续性肾脏替代治疗（continuous renal replacement therapy，CRRT）等支持处理后，状况改善。术后第 4 天拔除气管插管改为鼻导管吸氧，第 11 天转回普通病房，3 个月后顺利出院。

● 知识点回顾 ●

▶ 1. 主动脉瓣二瓣化畸形

小儿主动脉瓣膜病变主要为 BAV，先天性瓣膜狭窄，瓣膜关闭不全；其次为感染性心内膜炎导致的瓣膜破坏以及先天性室间隔缺损修补术后医源性主动脉瓣关闭不全。而 BAV 可导致主动脉瓣膜的有效功能进行性丧失。研究发现，50%～

80%的BAV患儿伴有主动脉瓣膜功能异常，78.3%表现为瓣膜狭窄，15.6%表现为瓣膜关闭不全，4%兼有瓣膜狭窄和关闭不全的表现。

BAV在正常人群中的自然发病率为1%～2%，男女比例约为3∶1。正常主动脉瓣由左冠瓣、右冠瓣以及无冠瓣组成，为三叶瓣结构。BAV的主要特征是存在两个大小不一的瓣叶，其中较大的瓣叶通常由两个正常瓣叶融合而成。BAV常合并主动脉疾病，其中最常见的为升主动脉扩张。目前对于BAV所导致的主动脉疾病发病机制仍有争议，除了分子机制外，血流动力学和遗传学机制也可能是BAV患儿并发主动脉疾病的发病机制。

2. 手术指征及主要方法

BAV相关的升主动脉扩张可引起主动脉夹层甚至破裂，因此需要定期随访评估，选择最佳的手术时机。外科手术是治疗BAV及其相关主动脉疾病的主要方法，根据最新的ACC/AHA指南指出：对于主动脉窦或升主动脉直径＞5.5 cm的BAV患儿，无论是否有症状，都需要积极接受手术治疗。对于主动脉根部或升主动脉直径为5.0～5.5 cm的BAV患儿，若合并主动脉夹层家族史或主动脉扩张速度大于每年0.5 cm，也应积极手术治疗。对于因主动脉狭窄或关闭不全需要接受瓣膜手术的BAV患儿，若主动脉根部或升主动脉直径大于4.5 cm，可同期行升主动脉置换术。Bentall手术即带瓣人工血管替换主动脉瓣、主动脉根部及升主动脉，同时行左、右冠状动脉移植，是治疗主动脉病变合并升主动脉瘤的经典术式，在成人心血管手术中多见，但在小儿中尚缺乏经验。

讨 论

1. 术前评估与准备

当主动脉瓣关闭不全时，血液在心脏舒张期反流入左心室，长期的左心室容量负荷增加，导致左心室代偿性扩张和心肌肥厚，心内膜下缺血。同时，由于血液在舒张期反流，导致舒张压下降，脉压差增大，进一步降低心肌灌注，容易引起左心衰。此外，反流引起的左心室舒张末压增高，可导致左心房压增高，肺瘀血，肺动脉高压。该例患儿BAV致主动脉瓣重度关闭不全，在呼吸道感染的诱因下术前既已出现端坐呼吸、活动耐量急剧下降等左心衰的症状。术前左心衰、肺动脉压力增高，这些都是围术期的高危因素，因此麻醉风险增大。入院后经心、肺功能支持后，患儿状况改善和内环境稳定，为术前做好充分准备。

2. 术中麻醉管理

此患儿体外循环建立前的麻醉管理应首先避免血压剧烈波动引起动脉瘤破裂，其次管理要点类似于主动脉瓣关闭不全。麻醉中保持相对较快的心率和较低的后负荷将最大限度地减少反流，促进心脏射血。较快的心率可使舒张期缩短，从而使反流分数降低，前向心排量明显增加。而轻度降低后负荷可以使前向血流增加，进而减轻舒张末期心室内压力，有助于增加心肌血供。因此，体外循环开始前，我们将此患儿心率维持在90次/分以上，并避免使用大剂量的缩血管药物。主动脉瓣反流还会引起舒张压降低，冠脉灌注不足，所以要注意维持舒张压不低于30 mmHg。再者，充分的前负荷是保证足够的前向血流的先决条件，此患儿术前经利尿治疗，难免存在容量不足的情况。麻醉后要注意血压的变化，一旦发生血压过低，要考虑到容量不足的可能性。术前速尿利尿治疗还可导致低血钾的发生，因此患儿入室后我们急查血气，发现血钾只有2.82 mmol/L，立即给予补钾处理。

主动脉瓣反流会减少冠状血流，因此建立体外循环之后，使心脏完全停搏是很困难的，可能需要进行逆行灌注心脏停搏液或将心脏停搏液直接灌入冠状动脉开口。另外，大血管的处理需要采用深低温停循环（deep hypothermia circulatory arrest，DHCA）技术。由于DHCA手术后近、远期部分患儿依旧出现神经系统并发症，所以脑保护至关重要。首先，我们采用选择性脑灌注（selective cerebral perfusion，SCP）技术以减少或避免停循环所造成的脑损伤。其次，在肛温常规监测外加用鼓膜温监测。鼓膜温可以很好地替代脑温，以避免复温过程中脑温恢复过快过高。再者，我们还采用了脑NIRS监测，将脑NIRS值变化控制在基础值的20%以内，以确保脑的灌注。

心脏复跳后的麻醉管理重点关注两方面：一

是心肌的收缩功能；二是术后出血情况。因为Bentall手术涉及冠脉的处理，患儿又经历了较长时间的体外循环过程，加上术前心功能本就不佳，所以复跳后容易发生心肌缺血，收缩力下降。复跳后通过严密监测心电图以及经食道超声，有助于及时发现心肌缺血，心肌收缩力下降的情况，可给予硝酸甘油扩张冠状动脉、多巴胺、肾上腺素等正性肌力药物加强心肌收缩。术后出血是Bentall手术最常见也是最危险的并发症，常为吻合口出血。因此，外科医生术中采取保留原主动脉壁，将原主动脉壁包裹人工血管，并在人工血管外行主动脉至右心房内引流的做法，将患儿术后因外科原因而出血的可能性降至最低。但考虑到体外循环时间较久、深低温都是影响凝血功能的不利因素，因此术前我们预防性应用氨甲环酸，术后给予凝血酶原复合物、新鲜冰冻血浆以补充凝血因子，并在鱼精蛋白拮抗肝素后复查ACT以指导鱼精蛋白的用量。

▶ **3. 术后麻醉管理**

与其他主动脉成形手术一样，主动脉重建及冠脉处理的合理性决定了患儿的预后。术后主要麻醉管理要点包括对于术后出血的处理、维持足够的冠状动脉供血及积极维持心功能。一般这类疾病有1%～2%存在术前心肌梗死的征象，所以术后可以使用包括硝酸甘油、激素及磷酸肌酸等方法保证冠状动脉供血、减轻心肌缺血，从而维持必要的心功能。而使用正性肌力药物主要保证了心肌的收缩能力及重要脏器灌注，对于这类术前就存在重要脏器灌注不足及左心衰的患儿是非常有好处的。主动脉二叶瓣畸形是发生感染性心内膜炎的危险因素，故术后积极抗感染对于预防肺部感染及心内膜炎的发生也是非常有帮助的。术后可以通过心脏超声检查评估心脏瓣膜功能及心功能，并可以通过评估选择针对性的处理，是值得强调的处理原则之一。

● **总　结** ●

综上所述，Bentall患儿手术的麻醉管理需要做好充分的术前准备，对患儿血流动力学改变也要有深刻的理解。体外循环中脑保护的实施以及术后对心脏、凝血功能的严密监测和及时处理是保障患儿手术安全成功的关键。

（朱　明）

参考文献

[1] 冉旭东,王顺民,刘锦纷,等.主动脉瓣膜置换对儿童主动脉瓣膜病变的治疗意义.中华胸心血管外科杂志,2015,31,(11)：696-697.
[2] 温子昂,葛圣林.主动脉瓣二瓣化畸形合并主动脉疾病的相关研究进展.心肺血管病杂志,2021,40(7)：753-757.
[3] Stock S, Mohamed SA, Sievers HH. Bicuspid aortic valve related aortopathy. Gen Thorac Cardiovasc Surg, 2019, 67(1)：93-101.
[4] Mittnacht AJ, Fanshawe M, Konstadt S. Anesthetic considerations in the patient with valvular heart disease undergoing noncardiac surgery. Semin Cardiothorac Vasc Anesth, 2008, 12(1)：33-59.

34 心脏横纹肌瘤患儿行左心室流出道疏通术的麻醉管理

摘要

15个月的男婴,在胎儿期即被发现心脏占位,出生后复查心脏超声示心脏横纹肌瘤可能,且随生长发育逐渐增大致左心室流出道狭窄,拟行心脏横纹肌瘤切除及左心室流出道疏通术。左心室流出道梗阻时心舒张期相对缩短,加之左心室心肌肥厚,左心室舒张末期顺应性降低,舒张末压力增加,妨碍左心室充盈。另外,左心室心肌肥厚还可导致心肌冠脉血管重构,使单位体积心肌血供下降尤其是心内膜血供减少。如何尽可能提高或维持冠脉血供,降低心肌氧耗是整个围术期管理的重点。

心脏横纹肌瘤是仅次于黏液瘤的第二常见的心脏良性肿瘤,也是儿童中最常见的原发性心脏肿瘤。多数患儿直到肿瘤增大致心腔阻塞或瓣膜口受阻,继而影响正常心脏功能时才会被发现,所以增加了手术和麻醉的风险。本文报道1例心脏横纹肌瘤伴左心室流出道梗阻患儿行心脏肿瘤切除术及左心室流出道疏通术的麻醉管理。

● **病例描述** ●

患儿,男,15个月,体重12.5 kg。患儿在胎儿期常规产检时发现患儿心脏占位可能,出生后进一步心脏超声提示心脏占位,横纹肌瘤可能。随访过程中患儿无青紫,无生长发育迟缓,无喂养困难,无反复呼吸道感染病史,无活动能力下降。本次检查,心脏超声示心脏肿瘤(左心室流出道处占位)、主动脉瓣轻度反流。心脏、胸部大血管、气道CT(平扫+增强)示左心室流出道占位,致左心室流出道狭窄,横纹肌瘤可能。由于随访发现有渐渐增大的趋势,为求进一步诊治,收治入院。

体格检查:患儿神志清,精神反应无明显异常,口唇、四肢末梢无青紫,听诊双肺呼吸音稍粗,无干湿啰音,心音有力,心律齐,胸骨左缘2~3肋间可闻及Ⅱ级收缩期杂音,肝脾无明显肿大。吸空气下脉搏氧饱和度(SpO_2)99%。

实验室检查:LDH 670 U/L,神经元特异性烯醇化 33.8 ng/ml,均升高。肝、肾功能正常,凝血功能正常。

心脏超声:心脏肿瘤(左心室流出道处占位)、主动脉瓣轻度反流,左心室流出道流速1.43 m/s,LVEF 64.35%,LVFS 33.79%。

心脏、胸部大血管、气道CT(平扫+增强):左心室流出道占位,致左心室流出道狭窄,横纹肌瘤可能。

心电图无异常。

术前诊断:心脏肿瘤(左心室流出道处占位),拟择期行心脏肿瘤切除术。

● **麻醉经过** ●

患儿无术前用药,入手术室后给予心电图、无创血压(BP)、脉搏氧饱和度(SpO_2)监测:血压(BP)

102/52 mmHg，心率（HR）145 次/分，SpO$_2$ 99%。开放外周静脉，给予咪达唑仑 1.2 mg，依托咪酯 2.0 mg、舒芬太尼 25 μg 和罗库溴铵 10 mg 静注诱导，睫毛反射消失后可视喉镜下置入 ID 4.0 带囊气管内导管，插管深度 12 cm。PCV-VG 模式控制通气，氧流量 1 L/min，氧浓度 50%，潮气量 120 ml，频率 20 次/分，吸呼比为 1：2。

插管后迅速建立有创动脉压（右桡动脉），中心静脉压（右颈内静脉），初始 CVP 7 cmH$_2$O，并开放左股静脉，给予适量扩容，快速输注醋酸林格液 4.0 ml/kg。术中丙泊酚 4.0 mg/(kg·h)，舒芬太尼 2.0 μg/(kg·h) 和罗库溴铵 0.6 mg/(kg·h) 静脉泵注，间断复合七氟烷吸入维持脑电双频指数 40~60 之间。手术开始前给予氨甲环酸 10 mg/kg、乌司他丁 12 万 U 静脉滴注抗纤溶和抗炎。开胸后静脉给予肝素 3.0 mg/kg，ACT＞480 s 后开始体外循环。

术中见左心室流出道一瘤样突起物，直径 1.2 cm×1.2 cm，部分与主动脉左冠瓣粘连，分离切除肿瘤，探查主动脉瓣。主动脉开放后心脏自动复跳，窦性心律。食管超声：无残余梗阻，主动脉瓣反流轻度，较术前好转。腔静脉开放后启用多巴胺 5.0 μg/(kg·min)、肾上腺素 0.03 μg/(kg·min) 静脉泵注。维持 BP 86/55 mmHg，HR 150 次/分。停体外循环后血压稳定。超滤结束后静脉滴注鱼精蛋白中和肝素，血凝酶辅助止血。术后血气：pH 7.44、PaO$_2$ 294.6 mmHg、PaCO$_2$ 33.1 mmHg、BE －1.55 mmol/L、Hct 32.6%、血清钾 3.3 mmol/L、血清钙 1.07 mmol/L、乳酸 1.6 mmol/L。Hb 11.8 g/dL，Hct 32.6%。补充氯化钾 100 mg，葡酸钙 200 mg，输注自体血 50 ml。术中冰冻示横纹肌瘤。

术后转归

手术时间共 140 分钟，常温体外循环转流 42 分钟，主动脉阻断 19 分钟。估计出血量约为 50 ml，术中输注醋酸林格液 150 ml，自体血 50 ml，尿量 100 ml。出室时生命体征：BP 91/50 mmHg，HR 146 次/分，SpO$_2$ 100%，中心静脉压 7 cmH$_2$O。术毕带气管导管在有创血压、心电图、SpO$_2$ 监测下转运至胸外重症监护室。术后第 2 天拔除气管导管；第 5 天出监护室；第 8 天出院。病理报告：左心室流出道肿块符合横纹肌瘤。

知识点回顾

心脏横纹肌瘤

在新生儿与婴儿中横纹肌瘤占心脏肿瘤的 60%，部分病例在胎儿期就已得到诊断，由于为多胚层形成，故认为是错构瘤而不是真正的新生物，可能由胚胎心脏的成肌细胞衍化而来。横纹肌瘤为散在的结节状的灰色或黄白色肿块，大小为 0.5~2.5 cm，无真正的肿瘤包膜，但属良性病变，90% 的病例为多发性，少数为孤立性。横纹肌瘤通常深入心肌组织中，或突出于心腔内，引起心腔阻塞或相应部位的瓣膜口阻塞，从而影响心脏功能。当原发性肿块累及传导束时可发生心脏节律的改变。

存在明显症状的腔内型横纹肌瘤具有手术指征。对于婴儿患儿无症状或仅有轻微症状者不主张手术治疗。手术治疗的原则是减轻梗阻症状，保护心室及瓣膜功能，防止损伤传导束。横纹肌瘤虽无包膜，但界线清楚，外科手术可完全切除，只有当肿瘤累及冠状动脉主要分支、瓣环或传导系统时手术才有一定困难。有报道对出生数天的婴儿手术切除心脏横纹肌瘤成功。但不是所有患儿都有手术指征，Fenoglio 等把患儿分为三个预后组：第 1 组为死产或出生后 24 小时内死亡，病变以心脏内损害为主，可能死于心脏血流梗阻，占不利于手术者的大多数；第 2 组为另一种极端情况，患儿无归诸心脏的临床发现，死于非心脏的原因，这些患儿常有结节性硬化症，但很少有腔内损害而不需治疗；第 3 组为肿瘤并不大到致死，但广泛程度足以引起心脏的症状和体征，这类病变有利于诊断发现，患儿适合治疗。Foster 等推荐手术切除引起血流动力学损害的心腔内梗阻病变；但不赞成为纠正低心排出量状态而切除多发性壁内肿瘤，因为肿瘤属于良性，故仅切除心腔内部分而不提倡较为彻底的切除方法，有长期随访支持这种方案的功效。

自然病程因个体差异较大，以往认为患有心

脏横纹肌瘤的新生儿或婴儿将死于充血性心力衰竭或突然死亡。许多无症状的患儿可能在生命早期未能及时检查到,而且有证据表明横纹肌瘤在出生后并不发生有丝分裂,少数肿瘤有自行消退的报道。实际上肿瘤的大小及其生长的部位决定了病程和可能造成的结果。由于该类肿瘤常为多发性,而且范围广泛,长期效果不良,手术也难以奏效。

讨 论

1. 术前评估与准备

术前访视关注的焦点在于心脏横纹肌瘤的大小与位置,肿瘤是否造成心腔或瓣膜口的阻塞而影响患儿心脏功能。本例患儿心脏横纹肌瘤位于左心室流出道,并致左心室流出道狭窄。左心室流出道梗阻的麻醉管理应以稳定血流动力学、维持心肌收缩力,贯穿整个围术期。术前准备包括充分了解病史、准确评估手术麻醉风险。针对本患儿,我们重点关注了超声心动图、心电图、CT、MRI及相关的实验室检查,并对患儿的心功能状态和麻醉风险进行了评估。本例患儿心脏横纹肌瘤致左心室流出道狭窄,左心室流出道流速 1.43 m/s,术中可能造成血流动力学波动,因此须准备好血管活性药物。

2. 术中麻醉管理

本患儿的麻醉诱导和维持常规使用了小儿心脏手术的用药方法,选择了对心脏功能影响小的药物。静脉注射咪达唑仑、依托咪酯、舒芬太尼、和罗库溴铵进行麻醉诱导,术中丙泊酚、舒芬太尼、罗库溴铵维持麻醉,并依据BIS值调节七氟烷吸入浓度,在满足麻醉深度的情况下,力求心率、血压平稳。

对于左心室流出道梗阻的患儿,左心室流出道梗阻使收缩期延长,相应舒张供血期缩短,左心室充盈减少;长期左心室流出道梗阻引起的心室肥厚一方面使舒张末顺应性降低,舒张末压力增加,将进一步减少左心室充盈。另一方面收缩期压力增强,增加心肌氧耗;另外心室肥厚导致心肌冠脉血管重构,单位体积内的冠脉血管减少,心内膜血管距离延长均使单位体积心肌血供下降尤其是心内膜血供减少。

如何尽可能提高或维持冠脉血供,降低心肌氧耗是整个围术期管理的重点,我们在下列方面进行了调控:

(1) 心率。心率下降使舒张期延长,心肌氧耗降低,但由于左心室流出道狭窄,过低的心率很容易导致心排量下降,因此术中应维持正常的基础心率,避免心率过快或过慢。本病例维持心率在 120 次/分左右。

(2) 心律。由于左心室顺应性下降,左心室舒张末容量对左心房收缩的依赖性增强(30%～40%),因此维持正常的窦性心脏节律尤为重要,应避免房颤和室颤、室速的发生。

(3) 前负荷。由于左心室流出道梗阻,左心室收缩必须依赖于较高的压力和容量负荷以维持心排血量,因此患儿对容量不足非常敏感,同时如前所述左心室容量也依赖于左心房的正常收缩,因此术中应保证正常略高的前负荷,避免因麻醉,容量,药物等因素造成前负荷严重下降,导致低血压、心肌供血不足,加重低血压的恶性循环。本病例在诱导后即给予适量扩容,改善禁食后的容量不足。

(4) 后负荷。后负荷代偿性升高且相对固定,维持正常的冠脉灌注压,避免舒张压过低。

(5) 心肌收缩力。代偿期患儿心肌收缩力往往没有问题,对已有充血性心衰的患儿小剂量的正性肌力药物可能有用,但不宜过量,以免增加心肌氧耗。本病例选择大剂量芬太尼麻醉方法,在BIS 监测下将镇静药物减少到最小,降低了麻醉药对心血管的抑制作用,使血流动力学更为平稳。

(6) 药物的应用。转流前的低血压可以小剂量地应用α受体激动药如去氧肾上腺素等。体外循环后虽然左心室流出道梗阻解除,但因体外循环的打击仍可能需使用正性肌力药物来增强心肌收缩能力,多巴胺 3.0～5.0 μg/(kg·min)和肾上腺素 0.01～0.1 μg/(kg·min)是合理的选择。

3. 体外循环后麻醉管理

该患儿整个麻醉常规诱导和维持期间,血流动力学比较稳定,但考虑患儿年龄较小,体外循环结束后,还是给予了多巴胺 5.0 μg/(kg·min)肾上腺素 0.03 μg/(kg·min)静脉泵注来增强心肌收缩力。

● 总　结 ●

本病例主要是左心室流出道梗阻患儿的麻醉管理。术中避免严重低血压，心动过速，维持适当的心肌收缩力，可有效地维持心肌氧供需平衡，预防心肌缺血、缺氧。

(章嘉平)

参考文献

[1] Silverman NA. Primary cardiac tumors. Ann Surg, 1980, 191, 127-138.
[2] McAllister HA Jr, Fenoglio JJ Jr. Tumors of the cardiovascular system. In: Atlas of Tumor Pathology, 2nd series.Washington, DC: Armed Forces Institute of Pathology, 1978.
[3] Blondeau P. Primary cardiac tumors-French studies of 533 cases. Thorac Cardiovasc Surg, 1990, 38, 192-195.
[4] Cooley DA. Surgical treatment of cardiac neoplasm 32-year experience. Thorac Cardiovasc Surg, 1990, 38, 176-182.
[5] Perchinsky MJ, Lichtenstein SV, Tyers GF. Primary cardiac tumors: forty years experience with 71 patients. Cancer, 1997, 79, 1809-1815.
[6] Bakaeen FG, Reardon MJ, Coselli JS, et al. Surgical outcome in 85 patients with primary cardiac tumors. Am J Surg, 2003, 186, 641-647.
[7] ElBardissi AW, Dearani JA, Daly RC, et al. Survival after resection of primary cardiac tumors: a 48-year experience. Circulation, 2008, 118(14 suppl), S7-S15.
[8] Takach TJ, Reul GJ, Ott DA, et al. Primary cardiac tumors in infants and children: immediate and long-term operative results. Ann Thorac Surg, 1996, (62), 559-564.
[9] Sallee D, Spector ML, van Heeckeren DW, et al. Primary pediatric cardiac tumors: a 17 year experience. Cardiol Young, 1999, (9), 155-162.
[10] Gunther T, Schreiber C, Noebauer C, et al. Treatment strategies for pediatric patients with primary cardiac and pericardial tumors: a 30 year review. Pediatr Cardor, 2008, 29, 1071-1076.
[11] Beghetti M, Gow RM, Haney I, et al. Pediatric primary benign cardiac tumors: a 15-year review. Am Heart, 1997, (134), 1107-1114.
[12] Becker AE. Primary heart tumors in the pediatric age group: a review of salient pathologic features relevant for clinicians. Pediatr Cardiol, 2000, 21: 317-332.
[13] Stiller B, Hetzer R, Meyer R, et al. Primary cardiac tumors: when is surgery necessary? Eur J Cardiothoracic Surg, 2001, (20), 1002-1006.
[14] Bertolini P, Meisner H, Paek SU, et al. Special considerations on primary cardiac tumors in infancy and childhood. Thorac Cardiovasc Surg, 1990, 38, 164-167.
[15] Smythe JF, Dyck JD, Smallhorn J, et al. Natural history of cardiac rhabdomyomas in infancy and childhood Am J Cardiol, 1990, 66: 1247-1249.

35 右心室肌间血管瘤患儿行右心室流出道疏通术的麻醉管理

摘要

6岁的男孩,因发热体检时发现心脏杂音,心脏超声提示右心室占位(肿瘤可能),右心室流出道梗阻。拟行心脏肿瘤切除术及右心室流出道疏通术。术后病理结果提示肌间血管瘤。右心室流出道梗阻导致右心室后负荷增加,引起继发性心肌肥厚、心功能受损。严重梗阻时可因肺血流的减少导致低氧血症。此类患儿的麻醉管理应以降低右心室后负荷、保持足够的前负荷,维护心功能为重点。

儿童原发性心脏肿瘤较为罕见,尸检发病率为0.01%～0.50%。90%以上的原发性心脏肿瘤是良性的。几乎半数的肿瘤为横纹肌瘤,其次是纤维瘤、心包内畸胎瘤、黏液瘤,血管瘤最少见。肿瘤的性质、大小、部位决定了临床症状和体征。儿童心脏肿瘤的手术指征目前尚无统一标准。对有明显血流梗阻、心律失常及恶性心脏肿瘤的患儿,手术治疗是必须的。本文报道1例右心室肿瘤伴右心室流出道狭窄患儿行心脏肿瘤切除术及右心室流出道疏通术的麻醉管理。

病例描述

患儿,男,6岁,体重20 kg。患儿10天前因发热至外院就诊,体检时发现心脏杂音,外院心彩超提示肥厚型梗阻性心肌病,给予抗感染治疗3天后热退。追问病史,患儿平素运动后有心前区疼痛,疼痛性质描述不清,休息后可缓解。无明显运动耐量下降,无喘息、气促,生长发育同正常同龄儿童。为求进一步治疗就诊,以"肥厚型心肌病"收治入心内科病房。

体格检查:患儿神志清,精神反应无明显异常。两肺呼吸音粗,未及啰音。心律齐,心音有力,胸骨左缘2～3肋间可闻及Ⅲ级吹风样收缩期杂音。吸空气下脉搏氧饱和度(SpO_2)99%。

实验室检查:NT-pro BNP 141 pg/ml。肝、肾功能正常,凝血功能正常。

心脏超声:右心室心腔内中等回声团块影(肿瘤可能);室间隔增厚;右心室流出道梗阻(压差31 mmHg);左心收缩功能正常范围。无心包积液。

心电图:窦性心动过缓,不完全性右束支传导阻滞,右心室肥大,部分导联T波高尖。

心脏核磁共振:右心室前壁延伸至室间隔占位,血供丰富肉瘤可能。

术前诊断:心脏肿瘤,右心室流出道梗阻。转入心胸外科拟择期行心脏肿瘤切除术+右心室流出道疏通术。

麻醉经过

患儿无术前用药,入室后给予心电图、血压(BP)、脉搏氧饱和度(SpO_2)监测:无创血压(BP)117/72 mmHg,心率(HR)115次/分,SpO_2 99%。开放外周静脉,给予咪达唑仑2.0 mg,依托咪酯6.0 mg、舒芬太尼 40 μg 和罗库溴铵 12 mg 静注诱导,睫毛反射消失后可视喉镜下置入 ID 5.0 带囊气管导管,插管深度 15 cm。PCV－VG 模式控制通气,氧流量 1 L/min,氧浓度 50%,潮气量 160 ml,频率 20 次/分,吸呼比为 1∶2。术前血气:pH 7.44、PaO$_2$ 77.9 mmHg、PaCO$_2$ 31.6 mmHg、BE －1.5 mmol/L、Hb 12.5 g/dL、Hct 38.5%、血清钾 4.6 mmol/L、血清钙 1.27 mmol/L、乳酸 1.3 mmol/L。依据血气结果调节吸入氧浓度和呼吸机参数。

插管后迅速建立有创动脉压(左桡动脉),中心静脉压(右颈内静脉)监测,初始中心静脉压 11 cmH$_2$O,开放左股静脉以备快速补液用。术中丙泊酚 4.0 mg/(kg·h),舒芬太尼 2.0 μg/(kg·h)和罗库溴铵 0.6 mg/(kg·h)静脉泵注,间断复合七氟烷吸入维持脑电双频指数 40～60。手术开始前给予氨甲环酸 10 mg/kg、乌司他丁 20 万 U 静脉滴注。开胸后静脉给予肝素 3.0 mg/kg,ACT>480 s 后开始体外循环。

术中见右心室表面及三尖瓣隔前瓣下方占位,与周围肌肉紧密连接,右心室流出道因占位导致狭窄,切除流出道部分占位组织,改善狭窄。主动脉开放后心脏自动复跳,心电图显示为窦性心律。食管超声提示无残余梗阻。腔静脉开放后恢复机械通气。启用多巴胺 5.0 μg/(kg·min)静脉泵注,维持血压 80/50 mmHg,心率 120 次/分。顺利撤离体外循环。改良超滤结束后给予鱼精蛋白 1∶1 拮抗肝素,血凝酶 1 U 辅助止血。术后血气分析:pH 7.51、PaO$_2$ 304 mmHg、PaCO$_2$ 28 mmHg、BE 0.4 mmol/L、Hb 11.5 g/dL、Hct 35.3%、血清钾 4.3 mmol/L、血清钙 1.08 mmol/L、乳酸 1.1 mmol/L。输注葡萄糖酸钙 200 mg、自体回收血 50 ml、冰冻血浆 100 ml。

术后转归

手术时间共 120 分钟,常温体外转流 34 分钟,主动脉阻断 15 分钟。估计出血量约为 50 ml,输注醋酸林格液 250 ml、自体回收血 50 ml、冰冻血浆 100 ml、尿量 100 ml。出室时血压 96/57 mmHg,心率 128 次/分,SpO$_2$ 100%,中心静脉压 11 cmH$_2$O。术毕带气管导管回心脏重症监护室。术后第 2 天拔除气管导管;第 3 天出监护室。第 7 天患儿因发热转回心内科继续治疗,第 25 天出院。病理结果:横纹肌间见增生血管成分,管壁不规则,厚薄不一,内皮细胞无明显异型,符合肌间血管瘤,活检组织切缘见血管瘤成分。

知识点回顾

▶ **心脏血管瘤**

心脏血管瘤极为罕见。心脏血管瘤的组织病理学表现为成熟性血管组成的血管源性良性肿瘤或畸形,分为三种组织变异型:非特殊类型血管瘤、毛细血管瘤及海绵状血管瘤。毛细血管瘤由小的薄壁血管组成,常起源或簇状围绕着较大的滋养血管;海绵状血管瘤常位于心肌壁间,具有宽大、扩张的血管腔,管壁薄厚不均,血池遍布;非特殊类型血管瘤缺乏毛细血管瘤及海绵状血管瘤那样的典型结构,由畸形动静脉状结构混合而成,故又称为动静脉畸形。

心脏血管瘤可发生在任何心腔内。在二维超声心动图上显示为心肌内的多个无回声区。与心包内畸胎瘤相似,这些肿瘤通常伴发浆液性心包积液。虽然大多数这种良性肿瘤是偶尔发现的,但是有些会造成心律失常或梗阻症状。小型、界限明显且有症状的血管瘤需进行手术切除。无症状时,任何大小的血管瘤可通过系列超声心动图检查来进行随访。但是,在肿瘤弥漫性累及心肌的有症状患儿中,甚至可能需要进行心脏移植。

讨 论

▶ **1. 术前评估与准备**

心脏血管瘤的大小,部位决定了疾病的严重程度。常见的并发症包括:心律失常、心室流出道梗阻、瓣膜病变、心功能受损及瘤体破裂导致的心源性休克和心力衰竭。合并心包积液时可造成限制性心功能障碍。

本病例术前超声提示右心室心腔内占位,合并右心室流出道梗阻(right ventricular outflow tract obstruction,RVOTO),EKG 及 NT－pro BNP 提

示患儿右心功能受损。患儿有指征进行手术治疗。

▶ 2. 术中麻醉管理

RVOTO使右心室后负荷增加,引起右心室继发性肥厚,导致RVOTO进一步加重。另一方面当严重RVOTO时,肺血流减少,通气血流比失调,导致低氧血症。

麻醉管理的目标为降低PVR,以降低右心室后负荷,增加右心室前向血流。

通过控制通气可帮助我们有效地降低PVR,包括:吸入较高浓度的氧、过度通气和较低的平均气道压。缺氧、酸中毒,以及交感神经兴奋将显著增加肺血管助力。术中应维持合适的麻醉深度以避免交感兴奋,通过通气管理维持较高的PaO_2和$PaCO_2$在30～35 mmHg。

术中应保持容量充足,以避免右心室流出道的梗阻的加重,同时使左心前负荷得以维持。

对于合并右心室肥厚的患儿,应保持血压在正常范围内,以避免低血压引起心肌缺血。

▶ 3. 体外循环后管理

术后同样需要降低肺血管阻力以降低右心室后负荷,同时还可能需要正性肌力药物支持右心室功能。多巴酚丁胺5～10 μg/(kg·min)或多巴胺5～10 μg/(kg·min)这两种药物在提供强效正性肌力支持的同时并不增加PVR。也可考虑应用米力农,米力农同时具有提供正性肌力、改善心肌舒张功能以及降低PVR的作用。

手术可能造成心律失常或传导阻滞,患儿可能需要永久性起搏器。

总 结

右心室血管瘤伴右心室流出道梗阻患儿的麻醉管理,应该重点关注降低右心室的后负荷,同时维持足够的前负荷,在手术切除肿瘤解除梗阻后,应该积极地给予心功能支持。

(章嘉平)

参考文献

[1] Takach TJ, Reul GJ, Ott DA, et al. Primary cardiac tumors in infants and children: immediate and long-term operative results. Ann Thorac Surg, 1996, 62: 559-564.

[2] McAllister HA Jr, Fenoglio JJ Jr. Tumors of the cardiovascular system. In: Atlas of Tumor Pathology, 2nd series. Washington, DC: Armed Forces Institute of Pathology, 1978.

[3] Sallee D, Spector ML, van Heeckeren DW, et al. Primary pediatric cardiac tumors: a 17 year experience. Cardiol Young, 1999, 9: 155-162.

[4] Gunther T, Schreiber C, Noebauer C, et al. Treatment strategies for pediatric patients with primary cardiac and pericardial tumors: a 30 year review. Pediatr Cardor, 2008, 29: 1071-1076.

[5] Tabry IF, Nassar VH, Rizk G, et al. Cavernoushemangioma of the heart: case report and review of the literature. J Thorac Cardiovasc Surg, 1975, 69: 415-420.

[6] Grenadier E, Margulis T, Palant A, et al. Huge cavernous hemangioma of the heart: a completely evaluated case report and review of the literature. Am Heart J, 1989, 117: 479-481.

[7] Brizard C, Latremouille C, Jebara VA, et al. Cardiac hemangiomas. Ann Thorac Surg, 1993, 56: 390-394.

左心房黏液瘤患儿行心脏肿瘤切除术的麻醉管理

> **摘要**
>
> 6岁的男孩,因精神萎靡,活动耐力降低就诊。心脏超声提示左心房黏液瘤,二尖瓣反流,拟在全身麻醉下行心脏肿瘤切除术。左心房黏液瘤常引起二尖瓣梗阻、反流,左心衰及继发性肺动脉高压,该患儿麻醉管理重点关注患儿的心功能、及时发现并处理心律失常等。

心房黏液瘤是一种原发性心脏肿瘤,儿童中82%～90%的原发性心脏肿瘤是良性的,横纹肌瘤最常见,占儿童良性心脏肿瘤的50.7%,黏液瘤占21.5%。75%以上的黏液瘤起源于左心房,位于二尖瓣环或房间隔卵圆窝边缘;20%起源于右心房,5%起源于心室。黏液瘤长大后凸入心腔,且由于其组织易碎性的特点,其临床表现多种多样,常可造成急性血流动力学改变及周围血管栓塞等情况,其围术期管理较为棘手,需要特殊关注,本文报道1例左心房黏液瘤伴有二尖瓣反流患儿行心脏肿瘤切除术的麻醉管理。

● 病例描述 ●

患儿,男,6岁8个月,体重21.0 kg。足月顺产,无窒息史。心脏超声显示:左心房黏液瘤,二尖瓣反流,门诊以"左心房黏液瘤,二尖瓣反流"收入病房。

体格检查:患儿一般情况可,神清、反应可,双肺呼吸音对称,未闻及干湿啰音,心音有力、律齐,心前区Ⅱ/Ⅵ收缩期杂音,P2不亢,腹软不胀,四肢暖。

实验室检查:C反应蛋白3 mg/L,白细胞计数8.87×10^9/L,中性粒细胞55.8%,红细胞计数5.22×10^{12}/L,血红蛋白测定131 g/L,血小板计数137×10^9/L;TBIL 18.7 μmol/L,DBIL 8.6 μmol/L,AST 80 IU/L,BUN 9.3 mmol/L;APTT 26.6秒,PT. 20.5秒,抗凝血酶(AT)74.00%;NT-ProBNP 6 254 pg/ml,降钙素原3.67 ng/ml。

心脏超声:① 左心房内占位,大小5 cm(长)×2.2 cm,基底附着于房间隔左心房侧,随心动周期摆动明显,舒张期经二尖瓣口凸入左心室。② 二尖瓣前向流速1.75 m/s,中度反流,反流2束,较宽0.44 cm。③ 三尖瓣轻中度反流,较宽一束0.32 cm,主动脉瓣反流阴性。

术前诊断:左心房黏液瘤,二尖瓣反流,三尖瓣反流,拟择期行心脏肿瘤切除术。

● 麻醉经过 ●

患儿无术前用药,入室后予常规监测,无创血压(BP)115/80 mmHg,心率(HR)115次/分,脉搏氧饱和度(SpO_2)97%。开放外周静脉,给予咪达唑仑1.0 mg,依托咪酯6.0 mg,舒芬太尼40.0 μg和罗库溴铵15.0 mg静注诱导,睫毛反射消失后可视喉镜下置入ID 5.5带囊气管内导管,插管深度16 cm。压力控制通气-容量保证(PCV-VG)模式控制通气,氧流量1 L/min,吸入氧浓度(FiO_2)

50%，潮气量（VT）150 ml，呼吸频率（RR）20次/分，吸呼比（I∶E）为1∶2。术中通过调节呼吸频率维持呼气末二氧化碳分压（ETCO$_2$）35～40 mmHg。诱导后患儿生命体征较前无明显变化，插管后迅速建立有创动脉压（ABP，右桡动脉），中心静脉压（CVP，左颈内静脉），并开放左颈外静脉以备快速补液用。术中丙泊酚5.0 mg/(kg·h)，舒芬太尼2.5 μg/(kg·h)和罗库溴铵0.6 mg/(kg·h)静脉泵注，复合七氟烷吸入维持麻醉。

体外循环下进行手术，术中经房间隔切口见6 cm×6 cm黏液性组织，切除并冲洗肿瘤组织，关闭房间隔缺损。主动脉开放后多巴胺5.0 μg/(kg·min)，肾上腺素0.05 μg/(kg·min)维持，ABP维持在90～100/50～55 mmHg、HR 100次/分、SpO$_2$ 99%、CVP 6 cmH$_2$O，血流动力学稳定，顺利撤离体外循环。手术时间共155分钟，估计出血量约为50 ml，尿量60 ml。共输注醋酸林格液200 ml，红细胞悬液50 ml。血气分析示：pH 7.4，PaO$_2$ 78 mmHg，PCO$_2$ 45 mmHg，BE 1.4 mmol/L，Hct 37.2%，K$^+$ 3.8 mmol/L，Ca^{2+} 0.9 mmol/L，Lac 1.7 mmol/L。术毕带气管导管在ABP、EKG、SpO$_2$监测下转运至心脏外科重症监护室。

● 术后转归 ●

术后病理提示黏液瘤，术后第2天拔除气管导管，第3天转出监护室，1周后出院。

● 知识点回顾 ●

▶ 心房黏液瘤

心房黏液瘤是一种原发性心脏肿瘤，其确切病因仍不清楚，10%的黏液瘤是常染色体显性遗传疾病，即卡尼综合征（由黏液瘤、皮肤色素沉着、多发性内分泌肿瘤所组成的综合征），而其余的病例似乎是散发性的。它是起源于心内膜下具有多向分化潜能的间叶细胞。

组织学表现：在酸性黏多糖基质上存在特征性的星形细胞和梭形细胞，其细胞核为卵圆形，周围有薄壁的毛细血管。肿瘤长大后呈息肉样肿块凸入心脏，常有瘤蒂附着于房间隔或心房壁，瘤体能随心动周期而活动。

临床表现：心房黏液瘤的临床表现千变万化，从无症状到威胁生命，取决于肿瘤的大小、部位和活动性。主要表现为血流动力学改变、周围血管栓塞和全身症状三联征。左心房黏液瘤常引起二尖瓣梗阻、反流，左心衰及继发性肺动脉高压。因此，心脏黏液瘤一经确诊，应尽早手术，避免栓塞和猝死。

● 讨　论 ●

▶ 1. 术前评估与准备

心房黏液瘤患儿的麻醉管理重点应以维持围术期血流动力学的平稳（预防瘤体阻塞房室瓣口等）及防止血栓的脱落为目标，贯穿整个围术期。

术前应详细了解病情，若有感染、心功能差等则术前抗感染、利尿，改善心功能等，应在改善患儿的症状及全身状况后手术。询问何种体位时出现瓣口阻塞症状及自行缓解血流受阻的习惯性体位，并在术前准备、转运、搬动患儿时注意不宜突然变动体位，随时注意循环功能变化。入手术室后尽可能采取其习惯体位，麻醉及手术体位固定时应持续监测患儿血流动力学改变，避免出现瓣口阻塞症状。如果出现瘤体堵塞二尖瓣，应立即采取头低右侧位，解除梗阻。

术前备血管活性药、除颤、抢救设备等。同时注意术前用药剂量，若有长期的肺瘀血及呼吸功能受限等情况，需谨慎，术前用药剂量过大可能导致过度呼吸抑制而致起严重低氧血症。针对本患儿，我们重点关注了患儿的术前症状及超声心动图，并对患儿的心功能状态和麻醉风险进行了评估，患儿术前无瓣口阻塞表现及习惯体位，无血栓栓塞症状，无感染等，心功能Ⅰ级，患儿黏液瘤诊断明确，一般情况可，遂积极手术。

▶ 2. 术中麻醉管理

黏液瘤患儿麻醉诱导力求平稳，诱导时尽量避免体位变动，外科医生和体外医师随时待命，以备发生严重血流梗阻时紧急建立体外循环。麻醉诱导药物避免心肌抑制，由于患儿大部分左心房被瘤体占据，心率对维持其血流动力学平稳非常重要,大剂量舒芬太尼可能会导致心动过缓,诱导时应酌情减量。术中若出现与手术麻醉关系不明显的血压剧降或CVP急剧上升,心率减慢应高度怀疑二尖瓣口被堵塞,应立即采取头低位并尽快体外循环。开放主动脉后观察是否有心律失常及神经系统的变化(瞳孔变化等)。术中应根据经食道心脏超声、中心静脉压等评估和控制输液量及输液速度,避免过度补液所引起的肺水肿及血容量过多,同时应加强呼吸管理,必要时利尿,预防水肿。并且积极纠正低蛋白,贫血,心律失常以及电解质和酸碱平衡紊乱。经食道超声检查及心电图ST段的改变有助于早期发现冠状动脉栓塞,脑电图监测能早期发现脑栓。

本例患儿的麻醉诱导和维持参考了小儿心脏手术的用药方法,选择了对心脏功能影响小的药物。静脉注射咪达唑仑、依托咪酯、舒芬太尼和罗库溴铵进行麻醉诱导,术中丙泊酚、舒芬太尼、罗库溴铵复合七氟烷吸入维持麻醉,保持七氟烷0.6 MAC,并依据心率、血压调整丙泊酚浓度,在满足麻醉深度的情况下,力求心率、血压平稳。诱导后迅速进行桡动脉穿刺及颈内静脉穿刺置管,术中常规心电监测,密切监测患儿动脉压及中心静脉压力变化,患儿手术过程顺利,未出现明显血流动力学变化、心律失常及心肌缺血的表现。患儿主动脉开放后观察瞳孔变化、脑氧饱和度及心电监测等,未发现瞳孔异常,无脑部及冠脉缺血表现。术后经食道心脏超声评估手术效果、心功能状态及容量状态。

体外循环方面,黏液瘤患儿心脏黏液瘤体易破碎,极易在动静脉插管或者转机过程中发生栓塞,因此转机中间除安装动脉微栓过滤器外还应安装带微栓过滤器的心内储血器,将左右心内吸引器吸引回来的血液初步过滤后再进入氧合器。由于此类患儿可能存在血浆抗凝血酶Ⅲ的含量和活性降低,可能会发生肝素耐药,且转机中间特别是复温开始可因肝素代谢较快而导致ACT值下降,因此术中应加强ACT监测,ACT值不达标时,及时追加肝素,必要时给予新鲜冰冻血浆或补充抗凝血酶Ⅲ。

手术方面,手术过程中特别注意瘤体碎片脱落,手术操作尽量轻柔,避免对心脏做强有力的触摸及粗暴的操作,左心房切开取瘤前用盐水纱布塞住二尖瓣口。切除肿瘤时及时清除碎片,切除后仔细检查有无肿瘤碎片残留。尽量将瘤体取尽,大量生理盐水彻底冲洗,有条件的话可以动静脉端均放置过滤器(本例患儿未放置)。术后注水试验和经食管心脏超声评估瓣膜反流情况,对怀疑由二尖瓣关闭不全者,手术中应详细检查二尖瓣口大小及瓣膜有无扩大,并同期纠正。

● 总 结 ●

综上所述,心房黏液瘤患儿临床表现广泛多样,应对患儿进行详尽仔细的术前评估。若已确诊,应充分做好术前准备,尽早手术。术中采用对循环影响较小的药物,同时加强监测,维持生命体征的平稳。

(张剑蔚)

参考文献

[1] Schiele S, Maurer SJ, Pujol Salvador C, et al. Left Atrial Myxoma. Circ Cardiovasc Imaging, 2019, 12: e008820.
[2] Bernatchez J, Gaudreault V, Vincent G, et al. Left Atrial Myxoma Presenting as an Embolic Shower: A Case Report and Review of Literature. Ann Vasc Surg, 2018, 53: 266 e13 - 266 e20.
[3] Samanidis G, Khoury M, Balanika M, et al. Current challenges in the diagnosis and treatment of cardiac myxoma. Kardiol Pol, 2020, 78: 269 - 277.
[4] Scalise M, Torella M, Marino F, et al. Atrial myxomas arise from multipotent cardiac stem cells. Eur Heart J, 2020, 41: 4332 - 4345.
[5] Batra R, Malec E, Heitkoetter B, et al. Right atrial cardiac myxoma and multiple pulmonary artery aneurysms: Is there a causal relationship? Pediatr Pulmonol, 2020, 55: E1 - E3.
[6] Zhou R, Li S, Cheng B, et al. Atrial Myxoma Presenting as Atrial Flutter During Sedation for Esophagogastroduodenoscopy. Am J Med, 2020, 133: e735 - e736.
[7] Waikar HD, Jayakrishnan AG, Bandusena BSN, et al. Left Atrial Myxoma Presenting as Cerebral Embolism. J Cardiothorac Vasc Anesth, 2020, 34: 3452 - 3461.
[8] Nguyen T and Vaidya Y. Atrial Myxoma StatPearls Treasure Island(FL), 2021.
[9] Aguilar C, Carbajal T, Beltran BE, et al. Cerebral embolization associated with parenchymal seeding of the left atrial myxoma: Potential role of interleukin-6 and matrix metalloproteinases. Neuropathology, 2021, 41: 49 - 57.

肥厚型梗阻性心肌病患儿行改良 Morrow 术的麻醉管理

摘要

16 岁的女孩，因肥厚型梗阻性心肌病，左心室流出道梗阻入院，拟择期行左心室流出道疏通术。凡增强心肌收缩力、减少心室容量、降低血压的因素，均可加重左心室流出道梗阻；而抑制心肌收缩力、增加前负荷和后负荷的因素可减轻流出道梗阻。因此，如何避免加重左心室流出道梗阻的因素是该患儿麻醉管理的要点。

肥厚型心肌病（hypertrophic cardiomyopathy, HCM）主要的病理改变为心室壁不对称性肥厚，常侵及室间隔，心室内腔变小，左心室血液充盈受限，左心室舒张期顺应性下降。若室间隔心肌显著肥厚，并造成左心室流出道（left ventricular outflow tract, LVOT）梗阻，形成跨 LVOT 的压差＞30 mmHg，则诊断为肥厚型梗阻性心肌病（hypertrophic obstructive cardiomyopathy, HOCM）。HOCM 是年轻人发生猝死的常见原因之一，在任何年龄段都可发生心力衰竭。HOCM 患儿围术期风险高，麻醉管理的重点在于避免加重流出道梗阻的因素。

病例描述

患儿，女，16 岁，体重 69 kg。足月剖宫产，产时无窒息史。患儿 6 年前因活动后气促伴运动受限就诊于当地医院，确诊为 HCM，长期随访，服用普萘洛尔控制病情。近半年自觉活动后气促加剧，活动耐量进一步降低，至医院就诊，心超提示：室间隔显著肥厚，左心室流出道梗阻压差 100 mmHg。为进一步诊治收入笔者医院，拟完善相关检查后择期行手术治疗。

体格检查：患儿神清，精神可，心率（HR）80 次/分，无创血压（BP）120/75 mmHg，无青紫，听诊双肺呼吸音稍粗，无干湿啰音，心音有力，心律齐，可闻及胸骨左缘 2～4 肋间 Ⅳ 级收缩期杂音，肝脾无明显肿大，四肢末梢暖无浮肿。

实验室检查结果：血常规，凝血功能，肝、肾功能无明显异常。

NT-proBNP：4 336 pg/ml。

心电图：窦性心律，Ⅰ 度房室传导阻滞，左心房肥大，avf 导联 T 波双相。

心脏超声：室间隔明显肥厚，双侧心室壁肥厚，左心室流出道梗阻压差 100 mmHg；肌部室间隔缺损；二尖瓣轻、中度反流；左心收缩功能正常；心室舒张功能减弱，心包积液。

胸片：心影增大，两肺纹理增多。

心脏增强磁共振：肥厚型梗阻性心肌病，左心室心肌多发异常延迟强化，左心室流出道狭窄。

术前诊断：HOCM、室间隔缺损，拟择期行左心室流出道疏通术。

麻醉经过

患儿无术前用药，入手术室后开放外周静脉，左桡动脉穿刺建立有创动脉血压(ABP)、心率(HR)、脉搏氧饱和度(SpO_2)监测:ABP 132/70 mmHg,HR 80次/分,SpO_2 100%。给予咪达唑仑2.0 mg,依托咪酯6.0 mg、舒芬太尼70 μg和罗库溴铵50 mg 静注诱导,睫毛反射消失后可视喉镜下置入 ID 7.0 带囊气管内导管,插管深度22 cm。PCV-VG模式控制通气:氧流量2 L/min,F_iO_2 50%,潮气量380 ml,呼吸频率12次/分,吸呼比=1:2,PEEP 4 cmH_2O,监测血气(表2-25),术中根据血气分析结果调整呼吸机参数维持血二氧化碳分压为35~40 mmHg。

诱导后开放右大隐静脉,右颈内静脉,建立足够的静脉通路。给予中心静脉压(CVP)和脑电双频指数(BIS)、体温、尿量监测。术中麻醉维持舒芬太尼1.5 μg/(kg·h),罗库溴铵0.6 mg/(kg·h),异丙酚5.0 mg/(kg·h),调整七氟烷吸入浓度维持患儿HR 70次/分左右,ABP 约100/60 mmHg,BIS 40~60,输注醋酸钠林格300 ml,维持CVP 12 cmH_2O。

建立体外循环后阻断升主动脉,注入心肌保护液心脏停搏,直视下见室间隔明显增厚,决定行改良Morrow术,沿增厚室间隔于右冠瓣下向心尖平行切口,切除肥厚肌束。开放主动脉,心脏自动复跳呈窦性心律,食管超声评估手术效果:左心室流出道流速2.5 m/s,压差25.6 mmHg,二、三尖瓣反流轻微。多巴胺5.0 μg/(kg·min),去甲肾上腺素0.05 μg/(kg·min)维持HR 83次/分,ABP 103/55 mmHg,逐步撤离体外循环。超滤后鱼精蛋白中和肝素,术中血气检测结果见表2-25,根据血气给予葡萄糖酸钙500 mg、输注自体回收血300 ml、血浆100 ml,充分止血后关闭胸腔。

表2-25 术中血气检测结果

时间点	Hb (g/dL)	Hct (%)	pH	PaO_2 (mmHg)	$PaCO_2$ (mmHg)	BE (mmol/L)	Na^+ (mmol/L)	K^+ (mmol/L)	Cl^- (mmol/L)	Ca^{2+} (mmol/L)	Lac (mmol/L)
诱导后	12.5	39.4	7.4	156	33	2.6	136	3.7	107	1.1	1.2
停体外后	9.4	28.9	7.4	348	33	0.1	141	3.9	106	1.0	0.6

● 术后转归 ●

手术时间共285分钟,体外循环时间95分钟,主动脉阻断时间67分钟。术毕在ABP、心电图监测下,将带气管导管的患儿转运至儿科心脏重症监护室。术后继续予以呼吸机支持,去甲肾上腺素维持循环,术后第3天出现低心排,低氧血症,安装体外膜肺装置(ECMO)辅助循环,术后第4天在ECMO辅助下,患儿仍发生严重心律失常,循环难以维持,多器官功能衰竭,且动态脑电图异常表现,后因家属放弃治疗,撤离ECMO后死亡。

● 知识点回顾 ●

▶ 1. HCM 的病理生理

室间隔肥厚可导致收缩期左心室流出道局部狭窄,而Venturi效应引发的二尖瓣前叶收缩前向运动又可加重流出道梗阻。HOCM患儿流出道梗阻程度随心脏搏动而变化,心肌肥厚使心室的舒张顺应性降低,左心室舒张末压上升,妨碍了左心室充盈。增强心肌收缩力、减少心室容量、降低血压的因素均可加重左心室流出道梗阻。

▶ 2. HCM 的临床表现

患儿的典型体征与左心室流出道梗阻有关,在心尖和胸骨左缘之间可闻及收缩期杂音,左心室流出道梗阻加重可使心脏杂音增强,常见于患儿从蹲、坐、仰卧等姿势变换为直立姿势时,以及Valsalva动作、室性早搏后代偿性搏动的心肌收缩力增强或使用硝酸甘油后。

▶ 3. HCM 的解剖与分型

HCM是以左心室肥厚为特征的心脏疾病,肥厚心肌最常见的部位是前间隔基底段与左心室前壁,可能与遗传等有关,根据是否存在左心室流出道梗阻分为梗阻性和非梗阻性肥厚型心肌病。

休息时收缩期左心室心尖部心腔与流出道压力阶差≥30 mmHg，则认为存在左心室流出道梗阻。

▶ 4. HCM 的治疗

HOCM 的药物治疗主要为 β 受体阻滞剂和二氢吡啶类钙通道阻滞剂。β 受体阻滞剂可减弱心肌收缩力，减轻流出道梗阻，减少心肌氧耗，减慢心率，对不能耐受 β 受体阻滞剂的患儿建议采用钙通道阻滞剂。丙吡胺和胺碘酮可用于快速型心律失常的治疗。

对于药物治疗难以缓解症状和静息或运动激发试验后左心室流出道压力阶差≥50 mmHg 的患儿建议行外科手术治疗。经典的手术治疗包括 Morrow 手术、改良 Morrow 手术和室间隔消融介入手术。国内外大量的队列研究证实，HOCM 患儿接受外科手术治疗后（包括经典 Morrow 手术和目前临床应用较多的改良扩大 Morrow 手术），远期生存率接近于正常人群。室间隔消融介入手术更适于高龄、左心室病理不复杂、肥大主要局限于基底间隔、有适当的隔穿支解剖、无法耐受手术或抵制手术的患儿。较新的手术方式包括经皮心肌内室间隔射频消融术和经皮穿刺心内膜室间隔射频导管消融术，虽然具有创伤小、恢复快、并发症少的优点，但操作难度高，远期效果有待进一步随访。

● 讨 论 ●

▶ 1. 术前评估与准备

HOCM 常见的临床表现为劳力性呼吸困难（最常见）、胸痛、心悸、晕厥。心源性猝死、心衰和血栓栓塞是导致患儿死亡的 3 大原因。其中心源性猝死多与致命性心律失常有关，因此术前麻醉医师要根据患儿的临床表现，梗阻的程度，既往有无心律失常病史判断心功能和发生麻醉风险的情况。除了现病史，还要了解患儿的既往病史，有无心律失常、晕厥、猝死家族史。

患儿术前应继续使用 β 受体阻滞剂控制心率和血压。尽量避免长时间禁食，给予足量液体避免诱导时的低血压，同时前负荷下降可使左心室容积缩小，从而增加流出道梗阻的风险。当患儿有焦虑情绪时可使用术前用药。

▶ 2. 术中麻醉管理

本病例诱导前清醒下动脉穿刺置管，在持续监测动脉血压的情况下，采用大剂量舒芬太尼，依托咪酯和罗库溴铵诱导。滴定式给药在满足插管所需的麻醉深度的同时避免心率、血压波动。预先给予美托洛尔或艾司洛尔可减轻插管时引起的应激反应，出现低血压时可给予去氧肾上腺素升高血压，提高灌注，缓解流出道梗阻。术中持续泵注舒芬太尼、异丙酚和罗库溴铵，复合七氟烷吸入维持麻醉，BIS 监测保障麻醉深度。HOCM 患儿的术中麻醉管理应该以维持窦性心律、保证适当的前后负荷和抑制交感神经兴奋为目标，避免因麻醉偏浅、麻醉过深、容量不足、心率过快、血压降低而导致左心室流出道梗阻加重。

主动脉开放心脏复跳后应谨慎使用多巴胺，多巴酚丁胺等增强心肌收缩力的药物。如果患儿出现房颤，建议首选使用同步电除颤，而不是药物控制，因为这类患儿的心室充盈非常依赖心房收缩。术前术后都可以使用经食道超声心动图来评估患儿的左心室流出道梗阻和二尖瓣反流的程度，还可以通过测量下腔静脉的宽度和呼吸变异率，心脏收缩功能来判断患儿的前后负荷，而前后负荷正是防止加重左心室流出道梗阻的 2 个重要因素。本病例在停体外前使用经食道超声心动图对患儿手术效果、心功能、容量状态进行了评估，以指导血管活性药物应用及容量补充，使患儿顺利脱离体外循环。

▶ 3. 不足之处

术前未使用超声评估患儿的容量状态来指导麻醉时的容量管理，如果条件允许应增加肺动脉漂浮导管，PICCO 等有创监测，判断患儿的心功能和容量情况，实施精细化和个体化的管理。

● 总 结 ●

HOCM 患儿由于其病理生理的特殊性，围术期可出现舒张功能障碍、心肌缺血、心律失常等并发症，麻醉管理的重点应避免加重左心室流出道梗阻的因素，从而降低围术期死亡率。

（季莹莹）

参考文献

[1] 中华医学会心血管病学分会中国成人肥厚型心肌病诊断与

治疗指南编写组,中华心血管病杂志编辑委员会.中国成人肥厚型心肌病诊断与治疗指南.中华心血管病杂志,2017,45(12):1015-1032.

[2] Ommen SR, Mital S, Burke MA, et al. 2020 AHA/ACC Guideline for the Diagnosis and Treatment of Patients With Hypertrophic Cardiomyopathy: Executive Summary: A Report of the American College of Cardiology/American Heart Association Joint Committee on Clinical Practice Guidelines. Circulation, 2020, 142(25): e533-e557.

[3] Gajewski M, Hillel Z. Anesthesia management of patients with hypertrophic obstructive cardiomyopathy. Prog Cardiovasc Dis, 2012, 54(6): 503-511.

[4] Xuan TM, Zeng Y, Shu WL: Risk of patients with hypertrophic cardiomyopathy undergoing noncardiac surgery. Chin Med Sci J, 2007, 22: 211-215.

[5] Poliac LC, Barron ME, Maron BJ: Hypertrophic cardiomyopathy. Anesthesiology, 2006, 104: 183-192.

[6] Grigg LE, Wigle ED, Williams WG, et al: Transesophageal Doppler echocardiography in obstructive hypertrophic cardiomyopathy: clarification of pathophysiology and importance in intraoperative decision-making. J Am Coll Cardiol, 1992, 20: 42-52, 58.

[7] Fayad A: Left ventricular outflow obstruction in a patient with undiagnosed hypertrophic obstructive cardiomyopathy. Can J Anaesth, 2007, 54: 1019-1020.

[8] 王古岩,李立环,樊丽姿.肥厚型梗阻性心肌病患儿左心室流出道疏通术的麻醉管理.中华麻醉学杂志,2006,26(3):275-276.

38 左冠状动脉异常起源于肺动脉患儿行冠状动脉移植术的麻醉管理

> **摘要**
>
> 9个月的男婴,经心脏超声检查诊断为左冠状动脉异常起源于肺动脉,术前左心功能低下,左心室射血分数仅为22%。行冠状动脉移植后出现低心排,紧急安装左心辅助。对心功能低下的患儿围手术期心功能保护尤为重要。近年来随着体外循环技术的发展,左心辅助治疗在严重低心排患儿的术后应用也日益广泛,降低了此类患儿的术后早期死亡率。

左冠状动脉异常起源于肺动脉(anomalous origin of the left coronary artery from the pulmonary artery,ALCAPA)是指左冠状动脉异常起源于肺动脉而右冠状动脉正常起源于主动脉的先天畸形,是冠状动脉起源异常中最常见、最具有临床意义的一种类型。发病率约为1/300 000,占先天性心脏病总发病率的0.25%~0.5%。ALCAPA分为婴儿型和成人型,患儿临床症状取决于左右冠状动脉间有无侧支血管。本本报道1例术前心功能低下的婴儿型ALCAPA患儿行冠状动脉移植术的麻醉管理。

病例描述

患儿,男性,9个月,身高72 cm,体重7.3 kg。因发热、咳嗽于外院检查后确诊左冠状动脉起源于肺动脉。为进一步手术治疗转入笔者医院。出生史:孕38 w^{+2},剖宫产,出生体重2.85 kg,出生后Apgar评分不详。有上呼吸道感染及肺炎病史,混合喂养,否认喂养困难,喂奶后气促。平素多汗,体重增长缓慢。

体格检查:神情,体温37.1℃,心率(HR)158次/分,血压(BP)90/52 mmHg,呼吸频率(RR)25次/分。口唇及四肢末端无青紫。

专科体检:心脏浊音界扩大,心音低钝,心律齐,心前区杂音Ⅲ级。肺部听诊双肺呼吸音粗,无啰音。腹部触诊肝达肋缘下1指,腹部平软,无移动性浊音,全身四肢无水肿。

既往史:反复上呼吸道感染及肺炎史。

实验室检查:血常规、肝功能及肾功能正常。NT-proBNP 1 965 pg/ml,C Troponin I:0.02 μg/ml。

心电图:窦性心动过速,ST-T改变,avL导联深Q波,QRS增宽。

胸片:心影大,肺纹理增粗。

心脏超声:左心室射血分数(left ventricular ejection fraction,LVEF)22%。左心房增大,左心室呈球样扩张,左心室收缩活动弥漫性减弱,左冠状动脉开口于肺动脉内侧壁,左、右冠状动脉内径0.19 cm,肺动脉无明显增宽,心脏瓣膜活动可,乳头肌位置正常,腱索增粗。二尖瓣反流轻微,心房、心室均无分流。

胸部CT:左冠状动脉开口于肺动脉内侧壁、左侧支气管远端狭窄。

术前诊断:左冠状动脉起源异常,二尖瓣反流,心功能不全。拟行左冠状动脉移植重建术+肺动脉补片扩大成形术。

麻醉经过

患儿入室基础心率 160 次/分，无创血压 85/48 mmHg，SpO_2 95%。咪达唑仑 0.1 mg/kg，舒芬太尼 2.0 μg/kg，依托咪酯 0.2 mg/kg，罗库溴铵 0.6 mg/kg 静注麻醉诱导后气管插管；PCV 模式控制呼吸，潮气量（VT）8～10 ml/kg，呼吸频率（RR）24 次/分，维持 $ETCO_2$ 40～45 mmHg；桡动脉置管监测有创动脉压（ABP）80/42 mmHg 左右。右颈内静脉置入双腔深静脉导管，监测中心静脉压（CVP）8～10 cmH_2O。股静脉置管；麻醉维持采用舒芬太尼 2.5 μg/(kg·h)，罗库溴铵 0.6 mg/(kg·h)，异丙酚 4.0 mg/(kg·h)。

打开心包后分离主动脉准备行主动脉插管过程中，患儿出现 ABP 骤降至 55/28 mmHg，并有进一步下降趋势。同时出现模拟Ⅱ导联 ST 段显著压低>2 mV。立即启用多巴胺 7.5 μg/(kg·min) 持续输注。维持 ABP 62～70/38～45 mmHg，ST 段压低显著改善。肝素化后主动脉、腔静脉插管，经主动脉插管给予晶体液 15～20 ml，维持 CVP 10 cmH_2O，ACT>380 s 后开始体外循环。浅低温体外循环下行左冠状动脉移植重建术，术中见左冠状动脉开口于肺动脉后壁，剪下左冠状动脉开口钮片植入主动脉根部，心包补片修补肺动脉瓣窦，与远端肺动脉缝合。二尖瓣反流未作处理。体外循环主动脉插管 12 号，上下腔静脉分别使用 18 号插管，HTK 心肌保护液 380 ml 顺序灌注 1 次，主动脉阻断时间 78 分钟，后平行时间 42 分钟，体外循环总时间 123 分钟。

主动脉开放后室颤，予以 0.5 J/kg 心内除颤，并启用肾上腺素 0.02 μg/(kg·min)，多巴胺 5.0 μg/(kg·min) 持续输注，提高心肌收缩力和血压，2 分钟后再次除颤，患儿恢复窦性心律，ABP 40/32 mmHg。腔静脉开放后予以 PCV 模式控制通气，VT 6～8 ml/kg，RR 24 次/分，后平行期间体外循环流量维持在 100～120 ml/min，HR 170～175 次/分。置入左心房测压管测定左心房压 12 mmHg。调整多巴胺至 7.5 μg/(kg·min)，肾上腺素用量逐渐调整至 0.1 μg/(kg·min)，去甲肾上腺素 0.1 μg/(kg·min) 持续输注，并逐渐降低体外循环流量，血压逐步上升并维持在 70/38 mmHg 左右，CVP 12 cmH_2O，左心房压 11 mmHg。停体外循环后经过改良超滤，停超滤后鱼精蛋白 1.2∶1 拮抗肝素。血气监测：pH 7.35，Lac 2.1 mmol/L，Ca^{2+} 0.95 mmol/L，经左心房测压管予以 $CaCl_2$ 10 mg/(kg·h) 持续输注，并予以冷沉淀、凝血酶原复合物等增强凝血功能。术中自体血回收 100 ml，止血过程中予以红细胞悬液 30 ml，维持 Hct 35%。超滤后收集尿量 50 ml。置入右心室起搏导线连接临时起搏器备用，术毕延迟关胸。出手术室时 HR 152 次/分，ABP 78/39 mmHg，CVP 10 cmH_2O，左心房压 11～12 mmHg。在 ABP 监测、手控呼吸囊通气下转运至心脏重症监护室（CICU）。

术后转归

患儿入 CICU 后持续机械通气，IPPV+SIMV 模式，PEEP 10 cmH_2O。予以磷酸肌酸营养心肌、速碧林抗凝、抗生素抗感染治疗。术后 17 小时，患儿频发室速室颤，ABP 35/30 mmHg，左心房压大于 25 mmHg，NT-proBNP 4 853 pg/ml，C Troponin I 7.74 μg/ml。立即予以床边开胸，心内除颤、心脏按压，并提高去甲肾上腺素剂量至 0.15 μg/(kg·min)，肾上腺素至 0.3 μg/(kg·min)，复苏效果不理想。即刻床边安装左心辅助（left ventricular assist device，LVAD），流量 80 ml/kg。下调肾上腺素至 0.1 μg/(kg·min)，同时启用万他维降低肺血管阻力，降低右心后负荷，改善左心前负荷，EKG 显示持续性快速性结性心律，启用胺碘酮 10 μg/(kg·min)。LVAD 辅助期间再次发生室颤，予以 1 J/kg 心内除颤。4 天后心功能改善，撤除 LVAD 并关胸。腹膜透析调整内环境，调整心血管药物剂量，患儿心功能逐渐稳定。22 天后出 CICU 返回普通病房。

知识点回顾

1. ALCAPA 的病理生理

ALCAPA 患儿出生后正常的右冠状动脉（right coronary artery，RCA）与异常起源的左冠状动脉（left coronary artery，LCA）之间会逐

渐形成丰富的侧支循环,RCA通过侧支血管向LCA供血,正常情况下肺动脉阻力明显低于冠状动脉阻力,因此一部分LCA血流会进入肺动脉,造成窃血现象。由于新生儿期存在生理性的肺动脉高压,大多数患儿在出生后2个月内无症状。随着年龄的增长,肺动脉阻力逐渐下降,越来越多的LCA血流入肺动脉,造成不同程度的心肌缺血损伤,心力衰竭,如不及时接受手术治疗,约90%的患儿会在1岁之内死亡。

2. ALCAPA的分型

ALCAPA可分为婴儿型和成人型。婴儿型ALCAPA的冠脉间交通支少或无,因此出生后数日到数周即可出现症状。患儿会发生严重的心肌缺血,左心室扩张和功能不全。左心室乳头肌缺血引起二尖瓣关闭不全,如不及时治疗患儿可能迅速死亡。成人型ALCAPA占10%～15%,来自右冠状动脉的冠脉间侧支血管为异位左冠状动脉提供足够的血流。当患儿右冠状动脉系统发育占优势,同时,左冠状动脉起源于肺动脉的开口较小时患儿才有可能活到成年期。据估算,这一小部分患儿在平均年龄35岁时的猝死发生率为80%～90%。

3. ALCAPA的手术方式

ALCAPA手术治疗根据不同解剖特点选择冠状动脉移植方式,直接移植冠状动脉至主动脉根部;利用自体组织缝制管道延长冠状动脉,降低吻合口张力或利用Takeuchi技术建立肺动脉内隧道完成冠状动脉移植。对于ALCAPA患儿的二尖瓣反流术中是否处理仍存在争议。一部分认为,大多数患儿的二尖瓣反流无须手术处理,只有结构性的二尖瓣异常才需要同期行手术修复瓣膜。另一种观点则认为,二尖瓣反流的减轻能有效促进ALCAPA术后早期心功能的恢复,同时未经处理的二尖瓣术后反流加重会增加患儿再手术率,因此主张在对中度以上二尖瓣反流患儿行瓣膜成形术。

讨 论

1. 术前评估与准备

ALCAPA患儿的手术时机目前国际上达成的广泛共识是除了新生儿期患儿,无论冠状动脉侧支循环发育程度如何抑或是临床症状存在与否,一经诊断ALCAPA即是明确的手术指征。对患儿心脏功能应充分评估,充血性心力衰竭严重的患儿一般生长发育落后,难以达到与年龄相匹配的身高、体重。实验室检查中测定NT-proBNP有助于判断心衰程度并预测术后心脏风险。心脏超声、CT和MRI检查,明确心脏收缩和舒张功能、瓣膜反流情况以及是否合并其他需要处理的心内畸形。对于心功能较差的患儿(LVEF<30%),术前应使用内科药物治疗并积极调整心功能,术中备好机械辅助装置,术后预防性辅助循环促进早期心功能恢复。

2. 术中麻醉管理

(1) 麻醉诱导与维持。本病例中患儿术前左心室球形扩大,LVEF 22%,各项实验室和影像学检查表明患儿心功能受损严重。对麻醉诱导药物的选择应避免对心肌收缩力、心率和血压的抑制。患儿往往难以耐受高浓度吸入麻醉药,因其会引起血压的急剧下降,因此不建议使用吸入麻醉诱导。舒芬太尼为主的静脉麻醉诱导具有较为平稳的心血管效应,更适合作为麻醉诱导的选择。应严密监测血压和心电图,滴定式给药。液体补充建议不超过4 ml/kg生理需要量。体外循环前不易过度通气,维持$ETCO_2$ 40 mmHg左右,维持肺血管阻力稳定。避免肺动脉压力骤降引起冠状动脉低灌注。所有患儿均应提前做好除颤准备。

(2) 体外循环中的心肌保护。体外循环过程中需采取综合措施保护心肌。转流前安置左心房引流管以有效降低左心室压力,避免心肌细胞缺血性改变;传统低温是降低心肌细胞代谢率的有效方法;体外循环中和体外循环结束时联合应用超滤技术可很大程度上减轻心肌细胞水肿;体外循环开始后,上下腔静脉血回流至氧合器,右心室-肺动脉干内血流明显减少,肺动脉灌注压下降,肺动脉供应左冠状动脉血流亦相应减少,而此时心脏跳动耗能会加重心肌细胞损伤。因此建议体外循环开始后即阻断主动脉和肺动脉,使心脏充分停跳,然后完成后续操作。缩短体外循环开始后前平行循环时间,可能更有利于缩短左心室心肌细胞缺血时间。除此之外,最重要的是外科医师要熟悉异常位置左冠状动脉的病理解剖,左冠状动脉再植术的关键是防止左冠状动脉牵拉变形导致的狭窄、心肌缺血。术后心电图监测可以反映左冠状动脉的供血效果。

（3）主动脉开放后循环管理。ALCAPA 患儿术后血流动力学管理原则是维持适当的前负荷、改善冠脉血供、适当增强心肌收缩力。主动脉开放由于心肌缺血和再灌注损伤，以及心肌顿抑等原因易发生室颤、心律失常等情况。应积极予以纠正，尽快恢复窦性心律，对持续室颤、室上性心动过速等可予以胺碘酮持续输注，或小剂量艾司洛尔控制心率，但儿童使用 β 受体阻滞剂应注意对血压的影响，并不宜使心率过慢以免影响心输出量。心室扩张的患儿，心肌收缩力减弱，容量负荷不易过度，同时使用肾上腺素增强心肌收缩力，去甲肾上腺素具有收缩外周小血管的作用可显著提高舒张压，对心率的提升作用较肾上腺素稍弱，术后低血压患儿可以静脉持续输注。术中建议对患儿进行全面的血流动力学监测，包括监测左心房压、心输出量、外周血管阻力、心肌收缩力等，以优化用药方案。积极检测血气、尿量，维持酸碱平衡和内环境稳定。

▶ **3. 术后麻醉管理**

（1）低心排综合征（low cardiac output syndrome，LCOS）。ALCAPA 术后 24 小时是发生 LCOS 的高峰期。术后早期血流动力学发生剧烈变动，造成绝对或相对氧供不足，伴重要脏器灌注不良和内环境紊乱，出现少尿、血乳酸水平增高、酸中毒、中心静脉氧饱和度降低、肺瘀血，心脏指数 <2～2.2 L/(min·m²)。连续 4 小时排尿量 <0.5 ml/(kg·h) 为少尿，心电图出现病理性 Q 波提示心肌梗死，左心房压 >15 mmHg、血乳酸值 >5 mmoL/L，射血分数 <45% 均提示左心室功能低下。采用各种间接的血流动力学参数来评估 LCOS 往往不够准确，进行床旁超声心动图检查和连续心输出量监测有助于尽早发现术后低心排。手术后虽然重建了冠脉正常血供，但部分患儿很难脱离体外循环辅助。术后需要大剂量肾上腺素等正性肌力药维持。正性肌力药物评分：肾上腺素 μg/(kg·min)×100 + 多巴胺 μg/(kg·min)×1 + 米力农 μg/(kg·min)×10 >20 提示病情危重。患儿术后早期突发室颤甚至猝死的风险相当高。

（2）左心室辅助装置（LVAD）的应用。ALCAPA 术后患儿使用正性肌力药物评分 >20 分，但仍出现持续心动过速或病理性 Q 波，以及少尿、血乳酸值逐渐上升、床旁超声提示左心室收缩乏力、射血分数 <30% 是安装 LVAD 的适应证。LVAD 辅助可减少左心室做功，让左心室在术后早期得到部分休息，有助于辅助左心室泵血功能以度过术后早期的急性左心室功能不全阶段。因此，条件允许时，积极实施 LVAD 可作为 ALCAPA 患儿术后第一时间首选围术期心肌保护措施，可能是挽救患儿生命的最有效方法。右心室功能是 LVAD 应用成功与否的重要影响因素，如患儿存在严重肺动脉高压，肺阻力偏高，右心后负荷加大，从右心室进入肺循环的血容量减少，右心室不能为 LVAD 提供足够心排血量，会出现辅助流量受限现象。此时可吸入伊洛前列素等药物降低右心室后负荷，使用低剂量多巴胺、肾上腺素保护右心室功能。如患儿右心室功能确实不足以保证左心室的心排血量，则必须改为 ECMO 辅助。最佳辅助流量应控制在 100～120 ml/(kg·min)，流量过大有造成右心衰竭的风险。监测左心室的收缩功能，一般婴儿血压维持在 60 mmHg，左心房压 <10 mmHg，即可逐渐减少血管活性药物剂量。当流量减少到 30～50 ml/(kg·min)，收缩压稳定在 65 mmHg，左心房压 <10 mmHg，可以尝试撤机。在撤机之前，先适当提高正性肌力药物剂量，钳闭管路，观察临床指标 1～2 小时后撤除 LVAD。

● **总　结** ●

ALCAPA 术后早期低心排和心源性猝死发生率高，手术操作和心肺转流可导致心肌细胞变性水肿、缺血再灌注损伤，进一步降低左心室收缩功能，术后仍易发生严重心律失常和心功能衰竭。应全面评估心功能状况，及时安装 LVAD 是度过急性左心室功能衰竭期降低病死率的有效方法。

（宋蕴安）

参考文献

[1] 刘锦纷,孙彦隽译.小儿心脏外科学.上海：世界图书出版有

限公司,2014.3
[2] 仇黎生,周春霞,刘锦纷,等.婴儿型左冠状动脉异常起源于肺动脉:23例术后早期结果分析.中华临床医师杂志(电子版),2013,7(19):8715-8719.
[3] 仇黎生,郁夏风,刘锦纷,等.左心辅助在左冠状动脉起源于肺动脉患儿围手术期的应用.中华外科杂志,2015,53(6):430-435.
[4] 洪雯静,吴兰平,张玉奇,等.不同年龄儿童左冠状动脉异常起源于肺动脉的超声心动图比较.医学影像学杂志,2016,26(3):413-417.
[5] Edwin F, Kinsley RH, Quarshie A, et al. Prediction of left ventricular assist device implantation after repair of anomalous left coronary artery from the pulmonary artery. J Thorac Cardiov Sur, 2012;144(1):160-165.
[6] 张辉,罗毅,尤斌等.婴儿型左冠状动脉起源肺动脉的诊断及外科治疗.中华胸心血管外科杂志,2005,21(6):372-373.

右冠状动脉-右心室瘘患儿行冠脉瘘修补术的麻醉管理

> **摘要**
>
> 9个月的男婴,因右冠状动脉-右心室瘘行冠状动脉瘘结扎手术。患儿由于左向右分流,存在肺循环容量增加,右心功能受限;由于冠状动脉窃血、舒张压降低,易发生心肌灌注不足。因此,对此类患儿的围术期管理,尤其是容量管理、右心功能保护和维持心肌氧供氧耗平衡都是麻醉中需要特别关注的问题。

冠状动脉瘘(coronary artery fistula,CAF)指左右冠状动脉与心脏或大血管存在先天性异常交通,是胚胎期心血管发育异常所形成的先天性心脏畸形,较为少见,占先天性心脏病的0.26%～0.4%。冠状动脉瘘可以起源于各支冠状动脉,其中起自右冠状动脉最多见,占50%～60%。冠状动脉瘘常开口于右心系统,如右心房(19%～26%)、右心室(14%～40%)、肺动脉(15%～20%)和冠状窦(7%),也见于左心室(2%～19%)和左心房(5%～6%)。分流量较大的冠脉瘘患儿可能发生心肌缺血、充血性心力衰竭、肺动脉高压,需要及时手术治疗。本文报道1例右冠状动脉-右心室瘘患儿行冠脉瘘修补术的麻醉管理。

● 病例描述 ●

患儿,男,月龄9个月29天,身长75 cm,体重9.5 kg。足月顺产,出生后因体检发现心脏杂音。诊断为先天性心脏病。病程中患儿无青紫,无生长发育迟缓和喂养困难,多次呼吸道感染病史,有活动能力下降。发病后患儿在当地医院规律随访。本次到我院检查,心脏彩超提示右冠状动脉-右心室瘘,收治入院拟行手术。

体格检查:体温36.8℃,脉搏:148次/分,呼吸频率(RR):32次/分,血压(BP):92/37 mmHg。神志清,发育正常,营养一般。专科体检:无青紫,呼吸平稳,听诊双肺呼吸音粗,右侧呼吸音稍弱,无啰音,心音有力,心律齐,胸骨左缘2～3肋间可闻及Ⅱ级收缩期杂音,P2亢进,肝脏肋下未及四肢末梢暖,无水肿。

胸部CT:右肺上叶支气管闭塞,可见斑片状密实模糊影,两肺下叶纹理模糊伴透亮度不均匀。内脏心房正位,腔肺静脉回流正常,房间隔有无分流显示欠清,左心房略扩大。左、右心室未见扩大,左、右心室流出道未见明显狭窄。冠状动脉起源正常,右冠状动脉-右心室瘘,瘘口约2.8 mm(图2-18和图2-19)。

心脏超声:右冠状动脉距开口约0.93 cm处发出一分支自右前绕后下沿右心房室沟迂曲走行,于三尖瓣前瓣下方瘘入右心室,瘘管最宽处内径约0.89 cm,瘘口处血流束宽约0.30 cm,连续血流流速4.04 m/s。三尖瓣瓣叶瓣尖稍厚,轻度反流,反流多束,较宽束0.25 cm,反流速2.5 m/s。房间隔、室间隔完整。

● 麻醉经过 ●

患儿入室前30分钟给予咪达唑仑0.5 mg/kg

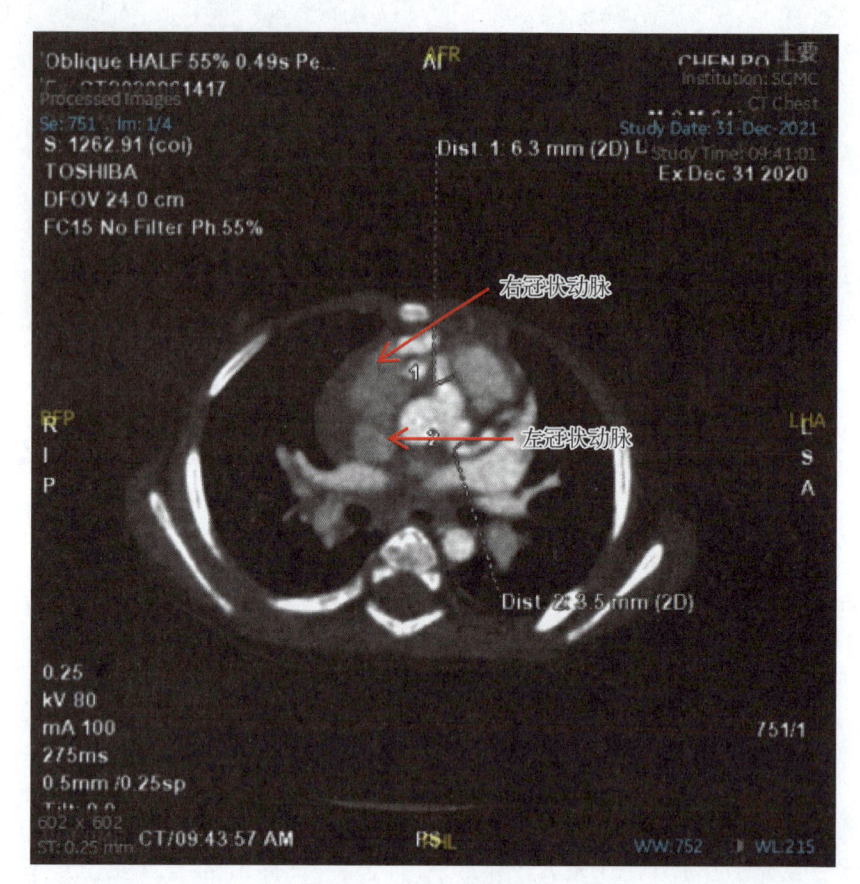

图 2-18 术前心脏 CT
左右冠状动脉近端分别宽约 3.5 mm×2.9 mm，6.3 mm×6.0 mm。

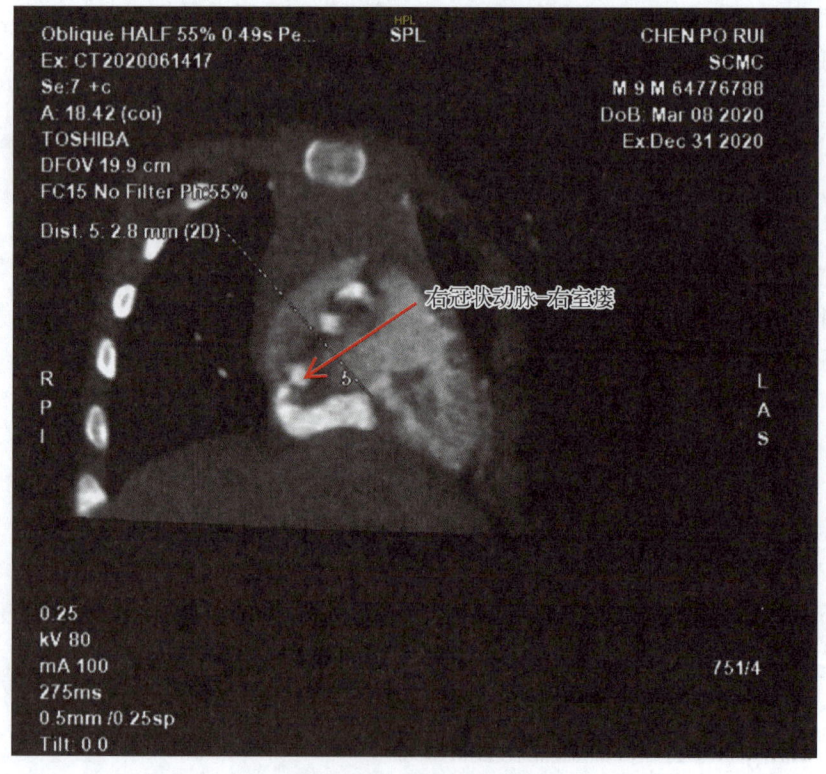

图 2-19 术前心脏 CT
右冠状动脉-右心室瘘，瘘口约 2.8 mm。

口服,入睡后进入手术室,基础心率 125 次/分,血压 86/40 mmHg,SpO₂ 98%。咪达唑仑 0.1 mg/kg,舒芬太尼 2.0 μg/kg,依托咪酯 0.2 mg/kg,罗库溴铵 0.6 mg/kg 静脉麻醉诱导后气管插管。内径 4 mm 气管导管插管,深度 11 cm,听诊双侧呼吸音对称,采用压力控制容量补充模式(PCV - VG)控制呼吸,潮气量 6~8 ml/kg,呼吸频率 20~24 次/分,气道峰压 20 cmH₂O 左右,ETCO₂ 35~45 mmHg。桡动脉置管监测有创动脉压,右颈内静脉置入双腔深静脉导管,监测中心静脉压(CVP),CVP 8~10 cmH₂O。股静脉置管。手术取胸骨正中切口,非体外循环下行冠状动脉瘘管结扎。术中见右冠状动脉增粗明显,沿房室沟探查,可见瘘管近端开口于右冠中间段,靠近右冠开口处 10 号丝线结扎瘘管。术后食管超声无残余分流。分层关胸,带气管插管回 ICU。术中麻醉维持采用舒芬太尼 2.5 μg/(kg·h),罗库溴铵 0.6 mg/(kg·h),异丙酚 4.0 mg/(kg·h)。术中依据血压间断输注多巴胺 3.0~5.0 μg/(kg·min)、去甲肾上腺素 0.02 μg/(kg·min),维持有创动脉压 80~85/45~50 mmHg,心率 130±10 次/分,CVP 13 cmH₂O,SpO₂ 98%。术中血气分析(FiO₂ 40%):pH 7.3,PaO₂ 196.8 mmHg,PaCO₂ 41.4 mmHg,Hct 30.8%,BE -1.4 mmol/L,Lac 1.0 mmol/L。

● 术后转归 ●

手术时间共 90 分钟,估计出血量 20 ml,尿量 100 ml,输注醋酸林格液 150 ml,红细胞悬液 50 ml。患儿返回心脏重症监护室后血气分析,FiO₂ 40% 状态下,PaCO₂ 35.4 mmHg,PaO₂ 180.4 mmHg,Hct 32.3%,Lac 0.9 mmol/L,Hb 10.8 g/dL。机械通气采用 SIMV 模式,术后第 2 天脱离呼吸机。维持内环境稳定,纠正电解质紊乱。

● 知识点回顾 ●

▶ 1. 病理生理

冠状动脉瘘的血流动力学影响主要取决于瘘口的位置、口径、异常冠状动脉的阻力及其与心腔、血管之间的压力阶差等因素。巨大的冠状动脉瘘可能引起冠状动脉扩张甚至冠状动脉瘤,造成远端冠状动脉供血区发生冠状动脉窃血。

90% 以上的病例存在左向右分流。如出现左向右分流,使右心、肺血管床、左心房和左心室容量负荷增加,造成左心室肥厚、扩张和心力衰竭。分流进入左心系统者,则使左心房或左心室的容量负荷增加,其中瘘入左心室者,一般只在舒张期出现分流,瘘入左心房者则出现连续性分流,二者均可形成与主动脉瓣关闭不全相类似的病理生理变化,舒张压显著下降是明显的特征。

▶ 2. 手术方式

外科手术和经导管手术技术都可以用来关闭瘘管。然而,经皮经导管闭合仅在精心选择的病程短、不曲折、单瘘、无并发症的患儿中成功进行。体外循环下手术是心脏外科医生的常规方法。但体外循环会带来许多不良反应,如恢复时间更长、术后认知功能障碍等。近年来报道了一种微创手术治疗 CAF 的患儿,但仅适用于单一 CAF 患儿、位置容易暴露的患儿以及那些没有其他异常如动脉瘤的患儿。

● 讨 论 ●

▶ 1. 术前评估与准备

本病例中患儿的冠状动脉瘘虽然没有形成显著的冠状动脉扩张或冠状动脉瘤,但存在冠状动脉窃血、冠脉灌注不足的病理学基础。患儿舒张压降低,对心肌供血有潜在不利影响。持续的左向右分流增加右心和左心容量负荷,肺血流量增加,因此患儿表现出肺部感染多发,左心房扩大的症状和体征。术前应适当控制输液速度,避免容量负荷进一步增加。术前完善心脏超声检查,明确瘘管位置、分流量大小,右心室舒展和收缩功能并评估肺动脉压。注意心电图有无显著心肌缺血 ST-T 改变。患儿术前存在肺部感染,麻醉呼吸管理中应注意肺功能保护,采用保护性肺通气策略。

▶ 2. 术中麻醉管理

冠状动脉瘘手术方式可以采用体外循环或非体外循环下手术,取决于瘘管大小、分流程度及心内合并畸形的情况。非体外循环下手术对患儿整体心功能影响较小。由于冠状动脉窃血舒张压降低,导致心肌灌注不良。冠状动脉的灌注取决于冠状动脉灌注压和舒张期时长。为改善心肌氧供氧耗平衡,术中麻醉管理应注意以下方面:① 维持与年龄相适应的心率水平,维持足够的心室舒张期时间,防止心动过速增加心肌耗氧量。② 维持正常稍高的舒张压,对改善冠脉供血有利。③ 适当使用血管活性药物,改善心肌收缩力。

3. 术后麻醉管理

术前分流量大、心功能不全的患儿术后应注意改善心肌收缩力,给予充足的前负荷,对于术前分流量大,存在肺充血、肺动脉压增高的患儿,术后注意降低肺动脉压,减轻右心室后负荷。维持适当的体循环阻力,减少心脏做功耗氧。术后严密观察心电图变化,早期发现是否存在冠状动脉灌注不良,心肌缺血甚至心肌梗死。

总　结

冠状动脉瘘的病理变化是可变的,并与瘘管两端阻力和分流部位相关。仔细的术前评估对麻醉管理至关重要。此外,冠状动脉瘘的手术过程灵活,TEE可以提供重要的细节,如瘘的位置和冠状动脉扩张,心肌缺血的检测评估等。密切关注主要的手术过程及相关的病理生理变化,有利于及时发现并发症。

(宋蕴安)

参考文献

[1] Ahmad T, Pasarad AK, Kishore KS, et al. Huge aneurysm and coronary cameral fistula from right coronary branch: First case. Asian Cardiovas Thorac Ann, 2016, 24: 181-186.

[2] Schumacher G, Roithmaier A, Lorenz HP, et al. Congenital coronary artery fifistula in infancy and childhood: Diagnostic and therapeutic aspects. Thorac Cardiovasc Surg, 1997, 45: 287-294.

[3] Canga Y, Ozcan KS, Emre A, et al. Coronary artery fifistula: Review of 54 cases from single center experience. Cardiol J, 2012, 19: 278-286.

[4] Sharma A, Pandey NN, Kumar S. Imaging of coronary artery fistulas by multidetector CT angiography using third generation dual source CT scanner. Clin Imaging, 2019, 53: 89-96.

[5] Liu HB, Li X, Song HB, et al. Anesthesia Management for a Patient with Coronary Artery Fistula and Huge Coronary Aneurysm Undergoing Off-Pump Surgery. Journal of Cardiothoracic and Vascular Anesthesia, 2020, 34(7): 1885-1889.

40 双主动脉弓患儿行纠治术的麻醉管理

摘要

10个月的女婴,因出生后气喘明显,门诊随访脉搏氧饱和度(SpO_2)92%,经心脏超声和CT检查诊断为双主动脉弓,拟在全身麻醉下行双弓纠治术。双弓患儿常常由于血管环压迫气管导致气管狭窄和气管软化,因此,对此类患儿术前要重点评估气道,选择合适的气管导管和麻醉诱导方法,围术期加强气道管理,另外要根据手术需要建立上下肢有创动脉血压监测。

先天性双主动脉弓(double aortic arch, DAA)是先天性血管环中最常见的一种血管畸形,由于左右主动脉弓同时包绕压迫气管和食管形成一个完全环,患儿会出现喘鸣、气促、吞咽困难等症状,需要手术结扎左右主动脉弓中较小的弓,解除血管环对气管和食管的压迫,才能解除临床症状。由于血管环压迫气管造成气管狭窄,这给围术期麻醉工作带来挑战。本文报道1例婴幼儿双主动脉弓行血管环根治术的麻醉管理。

● 病例描述 ●

患儿,女,10个月28天,体重7.4 kg。患儿出生后喘息至今,外院心彩超检查提示先天性右位主动脉弓,迷走左锁骨下动脉畸形,当时因患儿年龄较小,予以定期随访,现为手术收入笔者所在医院。

体格检查:呼吸稍急促,脉搏氧饱和度(SpO_2)92%,听诊双肺呼吸音粗,心律齐。

实验室检查:血常规无殊,凝血功能正常,肝、肾功能正常。

胸部正位片:胸廓骨骼及胸壁软组织未见异常,纵隔及气管居中未见移位,心影略大,两肺纹多。

心电图:窦性心律,T波略高耸。

心脏超声:双主动脉弓,右弓横部内径0.89 cm,峡部内径0.81 cm,右侧降主动脉流速1.4 m/s,左弓发出左颈总动脉及左锁骨下动脉后似于左锁骨下动脉远端闭锁,左弓横部内径0.43 cm,峡部内径0.34 cm。

心脏、胸部大血管和气道CT(平扫+增强):螺旋扫描及三维重建后见纵隔基本居中,气管在主动脉弓水平狭窄,狭窄处直径约3.5 mm×3.0 mm,近端约5.3 mm×4.8 mm,支气管通畅,肺窗示两肺纹理一般。双弓,右位降主动脉,右弓直径约8.6 mm,左弓及弓降部狭窄,弓部约3.8 mm,峡部约2.0 mm,降主动脉Kommerell憩室(图2-20)。

术前诊断:双主动脉弓,迷走锁骨下动脉畸形,拟行血管环矫治和主动脉弓成形术。

● 麻醉经过 ●

患儿无术前用药,入手术室后给予心电图、无创血压(BP)、脉搏氧饱和度监测:心率(HR)133次/分,BP 89/47 mmHg,SpO_2 92%。开放外周静脉,静脉注射咪达唑仑1.0 mg、依托咪酯2.0 mg、舒芬太尼10 μg后,在确定面罩辅助通气能正常供氧后,予以罗库溴铵4.0 mg,面罩加压给氧,使

215

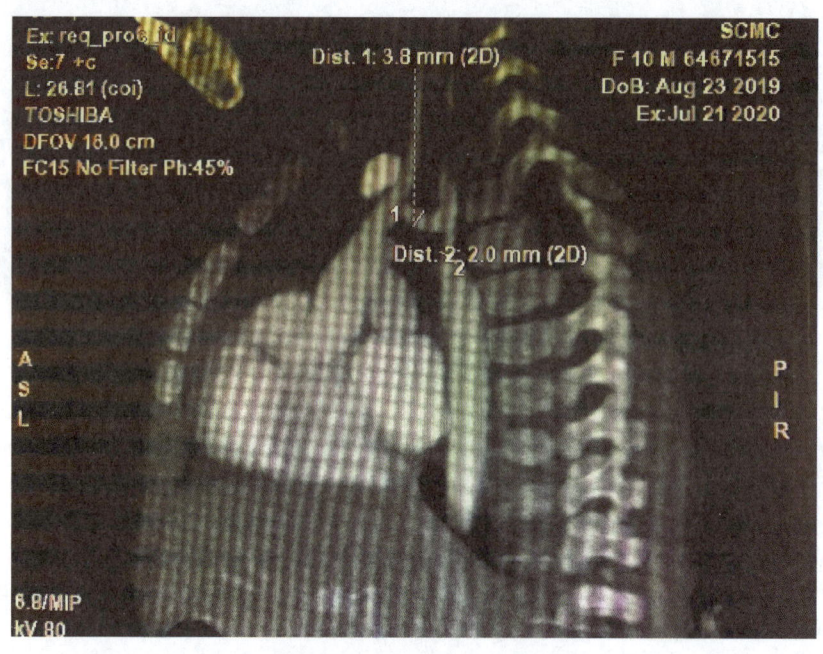

图 2-20　患儿术前心脏 CT

呼末氧浓度达到 90% 以上,可视喉镜暴露下经口置入 ID 4.0 带囊气管导管,经使用外径 2.2 mm 的纤支镜确定气管导管头端越过了气管狭窄段,且置于气管隆嵴之上,此时插管深度为 12.5 cm,遂妥善固定气管导管,予以压力控制通气(PCV)模式行机械通气,最高气道峰压设为 20 cmH$_2$O,氧流量 2 L/min,吸入氧浓度(FiO$_2$)为 50%,呼吸频率(RR)设为 25 次/分,I∶E 为 1∶2,气道压力为 18 cmH$_2$O 时,潮气量(VT)可达 70 ml,SpO$_2$ 可达 98%,呼气末二氧化碳分压(ETCO$_2$)在 37 mmHg 左右波动。插管后迅速建立有创动脉血压(左桡动脉、右股动脉)和中心静脉(右颈内静脉)测压,并开放右股静脉以备快速输液用,之后患儿取右侧卧位,常规消毒铺巾,超声引导下于 T$_4$ 水平行左椎旁神经阻滞,予以 0.2% 罗哌卡因 4.0 ml,术中丙泊酚 4.0 mg/(kg·h),舒芬太尼 1.0 μg/(kg·h),罗库溴铵 0.5 mg/(kg·h) 静脉泵注,复合七氟烷吸入维持麻醉。

左后外侧胸廓切口进胸后,调节气道压力和呼吸频率,维持 ETCO$_2$ 在 35~45 mmHg 范围。患儿血压在侧开胸后一度低于 80 mmHg,给予静脉泵注小剂量多巴胺 3.0 μg/(kg·min) 维持循环稳定。

关胸前肺复张,调整呼吸机参数,查动脉血气,结果显示: pH 7.32,PaO$_2$ 98.6 mmHg,PaCO$_2$ 40.3 mmHg,BE −5.03 mmol/L,Hct 30.7%,Hb 10.3 g/dL,K$^+$ 3.42,Ca^{2+} 1.198,Cl$^-$ 109.6,Lac 0.9 mmol/L,予以 5% 碳酸氢钠 10 ml 纠正代谢性酸中毒。术后带气管插管送至心脏重症监护室(CICU)。

● 术后转归 ●

术后第 1 天顺利拔除气管导管,患儿鼻导管吸氧回普通病房,术后第 6 天出院。

● 知识点回顾 ●

▶ **1. DAA 的胚胎学基础**

DAA 是血管环的最常见类型,系因胚胎发育时左、右第 4 对动脉弓同时存在,两对主动脉弓均发自升主动脉,从气管食管两侧绕过,在背部汇入降主动脉,形成一个真正的环,同时包绕气管和食管,如图 2-21 所示。

▶ **2. DAA 的病理解剖和临床表现**

DAA 的解剖结构主要是左右主动脉弓各自发出各自的锁骨下动脉和颈总动脉。一般来说,双主动脉弓 75% 左右是右弓优势型,20% 左右是左弓优势型,5% 左右是双弓均衡型。通常 DAA 的左右主动脉弓均是血液流通的,但也存在一侧主动脉弓闭锁的情况,右主动脉弓通畅而左主动

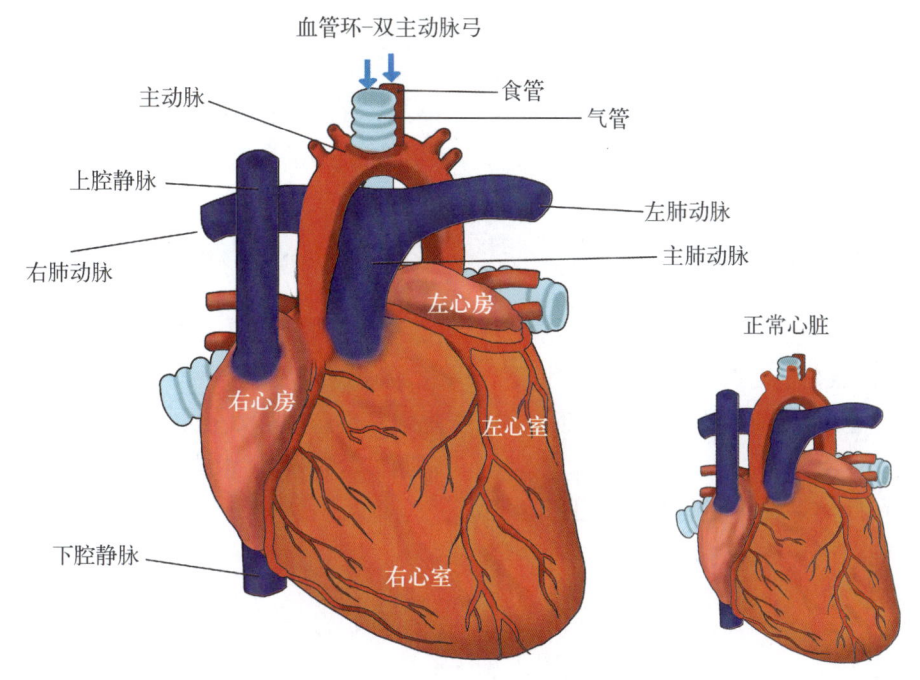

图 2-21 双主动脉弓和正常心脏

脉弓闭锁者占 40%。相反,左主动脉弓通畅而右主动脉弓闭锁者占 20% 左右。DAA 患儿临床症状可以在出生后 1 个月内就有表现,早期以气管压迫症状多见,如剧烈咳嗽、反复肺部感染、吼喘、气促等,如果气管严重受压导致呼吸窘迫,需要行气管插管机械通气维持氧合。患儿进食流质食物时因食管狭窄而引起吞咽困难较少见,但随着患儿年龄增长,进食固体食物时,吞咽困难会表现得相对明显。

▶ 3. DAA 的诊断和治疗

对 DAA 初步评估的传统方法是胸片、钡餐和超声心动图。然而主动脉弓畸形的确切解剖及其与邻近结构的关系只能通过横断面成像技术,如多层螺旋 CT(MDCT)或磁共振成像(MRI)来精确定位。由于 MRI 检查需要更长时间,通常需要在镇静或麻醉下完成,另外,MRI 不如 CT 成像那样可以提供清晰的气管解剖图像,所以双主动脉弓患儿术前大多选择做 CT。多层螺旋 CT 增强扫描可以显示主动脉弓异常和气管病变等,还可以提供清晰的多角度重建的 3D 可视化血管解剖图像,为确定精细的手术方案提供信息,对 DAA 患儿来说,MDCT 现已成为 DAA 术前、术后诊断评估的良好方法。纤支气管镜检查则是直接、动态评估气管和支气管的必要诊断工具,不但可以显示外源性压迫程度,还可以确定气管狭窄的水平和程度,并确定是否有完整的气管环或气管软化,也可在术后进行纤支气管镜检查以评估手术效果。大多数 DAA 患儿有临床症状,一经诊断就要尽快手术纠治,大多数手术径路选择左后外侧胸廓切口,经锁骨下动脉和降主动脉之间分离主动脉次弓,在次弓预计离断位置处先行阻断试验,确定上、下肢动脉血压、血氧饱和度无变化后予以离断。

● 讨 论 ●

▶ 1. 术前评估与准备

气道评估是 DAA 患儿术前评估的重点。此患儿术前气道 CT(平扫+增强)检查结果显示气管在主动脉弓水平存在狭窄,狭窄处气管直径约 3.5 mm×3 mm,通常这种外源性压迫导致的狭窄大多不影响气管导管通过狭窄部位,所以我们仍然按照患儿年龄选择了 ID 4.0 带囊气管导管,同时准备了 ID 3.5 带囊气管导管。患儿基础 SpO_2 为 92%,考虑可能与反复呼吸道感染有关,为了防止患儿缺氧加重,故未予以术前镇静药物。

▶ 2. 麻醉诱导

对气管受压的 DAA 患儿,清醒插管是最安全的,但由于婴幼儿不能像成年人那样配合,所以清醒插管方式实际上并不可行。比较安全可行的麻醉诱导插管方法是保留患儿自主呼吸,通过吸入七氟烷诱导插管后给予机械通气,在正压通气状态稳定能保证氧合的前提下再给予肌肉松弛药。然而,在面罩辅助通气可以保障正常氧供的前提下,也可以予以静脉麻醉药和肌肉松弛药快速诱导行气管插管。笔者团队采用了第二种诱导方法,这样做的优点在于确保患儿安全的前提下,加快了麻醉诱导速度,以便更快地控制气道。

▶ 3. 气道管理

插管深度在此类患儿中显得特别重要,气管导管的深度要确保气管导管的头端越过气管狭窄段以防止发生通气困难,也要避免插管过深导致单肺通气,可借助纤支镜确认气管导管头端位置。如果没有纤支镜,可先将气管导管插入一侧支气管,随后一边听诊双肺呼吸音一边缓慢回撤气管导管,当肺呼吸音从一侧变成双侧对称时,提示气管导管处于主气管离气管隆嵴较近的位置,可将此位置视为较理想的插管位置,再固定导管。双主动脉弓患儿一般采用侧卧位进行手术,在变动体位过程中,存在气管导管位置发生过深导致单肺通气的可能,一旦发生单肺通气,只要通气正常,能保证患儿氧供,可以先不予处理,等手术结束后再重新确定气管导管位置。

▶ 4. 动静脉路径

由于 DAA 手术存在突然大量出血的风险,所以笔者团队开放了颈内静脉和股静脉通路,以便需要时经颈内静脉输注血管活性药物,从股静脉快速扩充容量。此患儿术中在没有大出血的情况下血压一度降低,考虑是手术操作牵拉带来的影响,经提醒术者小心操作并予以对症处理后血压升高至正常范围。该患儿手术计划结扎左弓,为了协助判断结扎左弓的位置准确无误,笔者团队建立了左桡动脉和右股动脉血压监测反映阻断试验的效果,以确保结扎左弓后患儿的上下肢血供正常。

▶ 5. 围术期镇痛

患儿采用右侧卧位左侧进胸手术,为加强术中镇痛,减轻应激反应,减少围术期阿片类药物的用量,静吸复合全麻联合硬膜外麻醉是常用的麻醉方法,然而考虑到椎旁阻滞能取得和硬膜外麻醉类似的镇痛效果,且椎旁阻滞对机体的损伤较小,笔者团队使用了长效局麻药罗哌卡因行椎旁阻滞加强围术期镇痛。

● 总 结 ●

综上所述,DAA 患儿气道受压是个突出问题,因此术前气道评估显得特别重要,术中除了要加强气道管理外,还要特别重视协助外科医生做阻断试验,确保手术成功。

(黄延辉)

参考文献

[1] 徐志伟.小儿心脏手术学.北京:人民军医出版社,2006,295.
[2] Weinberg P. Aortic arch anomalies. J Cardiovasc Magn Reson, 2006, 8(4): 633-643.
[3] Emmanouilides GC, AllenHD, Gutgesell HP, et al. Heart Disease in Infants, Children and Adolescents Including the Fetus and Young Adult. alt-imore: Williams & Wilkins, 1995, 810-813.
[4] VanSon JA, Julsrud PR, Hagler DJ, et al. Surgical treatment of vascular rings: the Mayo Clinic experience. Mayo Clin Proc, 1993, 68(11): 1056-1063.
[5] Backer CL, Mavroudis C. Vascular rings and pulmonary artery sling.In: Mavroudis C, Backer CL, eds. Pediatric Cardiac Surgery, 3rd. Philadelphia, PA: Mosby, 2003.
[6] Backer CL.小儿心脏外科学.刘锦纷,译.第 4 版.北京:北京大学医学出版社,2014,270.
[7] Naoki Yoshimura, Kazuaki Fukahara, Akio Yamashita, et al. Congenital vascular ring. Surg Today, 2020, 50(10): 1151-1158.
[8] Vascular ring and sling. In: Kirklin, Barratt-Boyes, (eds) Cardiac surgery. 4th edn. Philadelp-hia: Elsevier Saunders, 2013, 1832-1854.
[9] Licari A, Manca E, Rispoli GA, Mannarino S, Pelizzo G, Marseglia GL. Congenital vascular rings: a clinical challenge for the pediatrician. Pediatr Pulmonol, 2015, 50: 511-524.
[10] Woods RK, Sharp RJ, Holcomb GW, et al. Vascular anomalies and tracheoesophageal compression: a single institution's 25-year experience. Ann Thorac Surg, 2001, 72: 434-439.
[11] Iwaki R, Higuma T, Ichida F, Yoshimura N. Follow-up of persistent tracheal stenosis after surgery for a double aortic arch. World J Pediatr Congenit Heart Surg, 2015, 6: 458-461.
[12] Berge M, van der Laag J, van der Ent CK, et al. Clinical, radiological and functional follow up after surgical decompression of double aortic arch. Pediatr Radiool, 2002, 32: 561-566.
[13] Backer CL, Mongé MC, Popescu AR, et al. Vascular rings. Semin Pediatr Surg, 2016, 25: 165-175.

[14] Huang AS, Hajduk J, Rim C, et al. Focused review on management of the difficult paediatric airway. Indian J Anaesth, 2019, 63: 428-436.

[15] Guriqbal Singh, Sunil Ninama, Jigisha Pujara, et al. A case of double aortic arch with tracheal stenosis and its anaesthetic management. Indian J Anaesth, 2021, 65(5): 408-409.

[16] Sambhunath Das, Vinitha V Nair, Balram Airan. Double aortic arch as a source of airway obstruction in a child. Ann Card Anaesth, Jan-Mar, 2015, 18(1): 111-112.

[17] Mizushima A, Sakai H, Hanzawa K, et al. Unexpected intraoperative respiratory distress: an infant who developed tracheomalacia and fatal ortoesophageal fistula due to unrecognized vascular ring. Masui (Jpn J Anesthesiol), 1995, 44: 1000-1004.

[18] Takeshi Umegaki, Chisato Sumi, Kenichiro Nishi, et al. Airway management in an infant with double aortic arch. J Anesth, 2010, 24(1): 117-120.

[19] Mehrotra S. Postoperative anaesthetic concerns in children: Postoperative pain, emergence delirium and postoperative nausea and vomiting. Indian J Anaesth, 2019, 63: 763-770.

[20] Fleck RJ, Pacharn P, Fricke BL, et al. Imaging findings in pediatric patients with persistent airway symptoms after surgery for double aortic arch. Am J Roentgenol, 2002, 178: 1275-1279.

[21] Alsenaidi K, Gurofsky R, Karamlou T, et al. Management and outcomes of double aortic arch in 81 patients. Pediatrics, 2006, 118: e1336-e1341.

41 肺动脉吊带合并室间隔缺损患儿行矫治术的麻醉管理

> **摘要**
>
> 2个月的婴儿，因生后喘鸣，外院诊断为"肺动脉吊带、气管狭窄"，本次拟行左肺动脉重建＋气管成形＋室间隔缺损修补术收治入院。肺动脉吊带是指左肺动脉异常起源于右肺动脉的后方，呈半环形跨过右主支气管向左穿行于食管前和气管之间到达左肺门，形成血管环。约有50%的患儿伴有其他心血管畸形及气管畸形，如先天性气管狭窄。由于异常的左肺动脉压迫气管导致呼吸道梗阻，严重时可出现呼吸困难，甚至危及生命。术前根据患儿是否合并气管狭窄及压迫程度选择合适的气管内导管、合理的术中麻醉管理以及正确的术后气道处理是麻醉以及手术成功的关键。

肺动脉吊带（pulmonary artery sling，PAS）是一种发病率极低的先天性血管环畸形，其发病率约为0.95/10 000。PAS患儿常合并其他心脏畸形，如室间隔缺损（ventricular septal defect，VSD）、房间隔缺损（atrail septal defect，ASD）、动脉导管未闭（patent ductus arteriosus，PDA）、永存左位上腔静脉等。同时PAS患儿往往伴有先天性气管畸形，如气管狭窄。异常走行的左肺动脉经常对气管周围形成压迫，造成气管狭窄，从而出现咳嗽、喘息、喉鸣、气促等呼吸道症状。合并气道问题的PAS患儿病情危重程度取决于气管狭窄和心内畸形的严重程度。气管手术同期纠治其他心内畸形不增加手术风险性，亦有利于患儿康复。本文报道1例PAS合并VSD患儿行左肺动脉重建＋气管成形＋室间隔缺损修补手术的麻醉管理。

● 病例描述 ●

患儿，女，1个月30天，体重3.9 kg。足月顺产，无窒息史。出生后出现喘鸣音，1个月前于外院心脏超声及心脏CT检查提示：肺动脉吊带、气管狭窄。6天前来我院门诊就诊，以"肺动脉吊带、气管狭窄"收治入院。

体格检查：患儿无青紫，呼吸稍粗，可闻及喘鸣音，无吸凹。吸空气下脉搏氧饱和度（SpO_2）98%。

实验室检查：血红蛋白93 g/L，血细胞比容32%。肝、肾功能及凝血功能未见明显异常。

心电图（ECG）：右心室肥大可能。

超声心动图：左肺动脉异常起源于右肺动脉，房间隔缺损（Ⅱ）3.8 mm，室间隔缺损5.4 mm（膜周融合型），部分三尖瓣组织附着，分流弥散。左位主动脉弓。冠状静脉窦增大，左上腔静脉残存。肺动脉分支流速增快（左肺动脉流速2.86 m/s，右肺动脉起始处流速3.47 m/s，远端流速2.21 m/s）。

心脏CT：气管分叉位于T5水平，下段气管狭窄，最窄处直径约0.5 mm×0.5 mm。左上腔静脉回流入冠状窦，卵圆孔未闭，左心房扩大。膜周室间隔缺损约3.6 mm，左心室扩大。左肺动脉发自右上肺动脉分支起始处，绕过气管后方，走行左支气管后上方。

术前诊断：肺动脉吊带、气管狭窄，室间隔缺损,卵圆孔未闭。择期拟全身麻醉下行左肺动脉重建+气管成形+室间隔修补术。

麻醉经过

患儿无术前用药,入室后予心电图(EKG)、无创血压(BP)、脉搏氧饱和度(SpO₂)监测:BP 68/42 mmHg,HR 130次/分,SpO₂ 99%。开放外周静脉后给予咪达唑仑 0.5 mg,依托咪酯 1.0 mg、舒芬太尼 8.0 μg 和罗库溴铵 2.4 mg 静注诱导,待睫毛反射消失后在可视喉镜辅助下置入 ID 3.5 带囊气管内导管,插管深度 10 cm。压力控制(PCV)模式控制通气:氧流量 2 L/min,吸入氧浓度(FiO₂)50%,吸气压力 15 cmH₂O,潮气量(VT)36 ml 左右,呼吸频率 24次/分,吸呼比 1∶2。气管插管后发现 VT 显著降低,呼气末二氧化碳分压(ETCO₂)持续升高,最高达 70 mmHg。随即提高吸气压力至 24 cmH₂O,增加通气频率,ETCO₂ 略有降低,维持在 60 mmHg 左右。

气管插管后迅速建立左桡动脉有创动脉压(ABP)、中心静脉压(CVP)、脑电双频指数(BIS)、脑组织氧饱和度(rSO₂)监测。插管后生命体征:ABP 65/43 mmHg、HR 142 次/分、SpO₂ 98%、CVP 13 cmH₂O、rSO₂ 70%。术中丙泊酚 4.0 mg/(kg·h),舒芬太尼 2.0 μg/(kg·h)和罗库溴铵 0.5 mg/(kg·h)静脉泵注,七氟烷 0.5~1.0 MAC 吸入维持麻醉深度,BIS 值为 40~60。术中血气检测结果见表 2-26。

手术开始前给予氨甲环酸 10 mg/kg、乌司他丁 10 万 U 静脉滴注抗纤溶和抗炎。开胸后静脉给予肝素 3 mg/kg,ACT＞480 s 后开始体外循环。主动脉插管后患儿出现血压降低、心律不齐、心电图 ST 段明显压低,考虑是主动脉插管过深所致。外科医生调整插管深度后,血压、心率恢复至正常水平。体外阻断后,采用心包补片缝合关闭室间隔缺损。主动脉开放后心脏自动复跳,复跳后心律为窦性心律。多巴胺 5.0 μg/(kg·min)静脉泵注,ABP 42/35 mmHg,HR 112 次/分,加用肾上腺素 0.02 μg/(kg·min)静脉泵注,维持血压在 55/41 mmHg,心率 120 次/分。腔静脉开放后,采用 PCV 模式通气,氧流量 2 L/min,FiO₂ 50%,吸气压力 18 cmH₂O,VT 38 ml,呼吸频率 24 次/分,吸呼比 1∶2。平行循环下游离肺动脉,将左肺动脉与右肺动脉离断后与主肺动脉端侧吻合。分别纵行剖开气管近远端行滑片吻合。心包补片包绕吻合口,膨肺未见漏气。纤维支气管镜检查显示吻合口通畅。经食管心脏超声提示:心脏射血分数 68%,肺动脉流速 0.7 m/s,室间隔缺损补片周围无残余分流。调整体外循环灌注流量并逐渐撤离体外循环。停体外循环后血压心率平稳。改良超滤结束后静脉滴注鱼精蛋白 15 mg(1.2∶1)中和肝素,血凝酶 0.5 U 辅助止血。复查血气(表 2-26),其中 pH 7.33,Ca²⁺ 1.21 mmol/L,调整呼吸频率至 26 次/分,缓慢静滴葡萄糖酸钙 100 mg 补充钙离子。根据血压调整血管活性药用量以及吸入麻醉药用量,回输自体血 30 ml,维持血压在 82/50 mmHg 左右,心率 120~130 次/分。充分止血后关闭胸腔。

表 2-26 术中血气检测结果

时间点	pH	Hb (g/dL)	Hct (%)	PaO₂ (mmHg)	PaCO₂ (mmHg)	BE (mmol/L)	Na⁺ (mmol/L)	K⁺ (mmol/L)	Cl⁻ (mmol/L)	Ca²⁺ (mmol/L)	Lac (mmol/L)
插管后	7.2	8.6	25.5	210.2	73.8	-0.94	136	3.6	106	1.33	<1
超滤后	7.33	11.2	33.7	518.6	48.4	-1.3	143.4	4.1	100.7	1.21	1.0

术后转归

手术时间共 255 分钟,浅低温转流时间 154 分钟,主动脉阻断时间 24 分钟。估计出血量约为 30 ml,尿量 90 ml。输注醋酸林格液 50 ml,自体血 30 ml。术中乳酸值保持正常范围。术毕 ABP 85/54 mmHg,HR 123 次/分、SpO₂ 100%、CVP 8 cmH₂O、肛温 36.5℃、rSO₂ 65%,在 ABP、ECG、SpO₂ 监测下,将带气管导管的患儿转运至儿科心脏重症监护室。术后第 6 天拔除气管导管,第 8

天出监护室,第 19 天出院。

知识点回顾

▶ **1. 肺动脉吊带**

PAS 是一种罕见的先天性心血管发育畸形,为左肺动脉(left pulmonary artery, LPA)异常起源于右肺动脉,走行于气管及食管之间。异常的 LPA 可压迫气管造成气管狭窄。PAS 常以各种呼吸道症状为首发症状,包括咳嗽、气促、呼吸困难、喘息及反复呼吸道感染等,且病程长,易反复,药物治疗效果相对差;气管、支气管的狭窄程度决定了临床症状的轻重。90%的肺动脉吊带患儿在 1 岁以前即出现相应的呼吸道症状。约 30%的 PAS 患儿合并心脏畸形,其中以室间隔缺损、房间隔缺损、动脉导管未闭等较为常见,还可合并法洛四联症、右心室双出口等,个别合并迷走左锁骨下动脉、右位主动脉弓合并迷走左锁骨下动脉等其他类型血管环。

1988 年 Wells 等根据气管分叉的位置及角度将 PAS 分为 I 型(气管分叉位置及角度正常)和 II 型(气管分叉位置较低且角度增大);根据供应右上肺叶的支气管是否异常分为 A、B 两种亚型,A 型为右肺上叶均由正常的右主支气管供应,I B 型为右肺上叶由气管性支气管供应,II B 型为右肺上叶由发育不良的右主支气管供应,且常伴右肺发育不良。

▶ **2. 气管狭窄的分型及诊断标准**

根据临床症状和影像学诊断将 PAS 气管狭窄程度分为三种类型:轻型(偶有或无症状)、中型(持续呼吸道症状、但无呼吸窘迫)和重型(严重呼吸道症状、呼吸窘迫甚至需要呼吸机辅助)。

采用 Hoffer 分级法评价气管狭窄长度:一级为局限性狭窄,气管狭窄长度<50%的主气管总长度;二级为长段狭窄,气管狭窄长度占主气管总长度的 50%~80%。三级为弥漫性狭窄,气管狭窄长度>80%的主气管总长度。多采用 COTTON 分级法评价气管狭窄程度:I 级管径狭窄程度为<70%,II 级管径狭窄程度为 70%~90%,>90%为 III 级,完全闭塞为 IV 级。

▶ **3. Slide 气管成形术**

是长段气管狭窄最安全的手术方法。具体步骤为在气管狭窄中点切断,将气管上端的前壁切开,气管下端的后壁切开,再将上下两段气管末端修剪成舌状后滑动吻合。该方法采用自体气管组织气管环,保证气管壁的完整性,吻合后的气管直径扩大为原来的 2 倍,术后吻合口稳定,而且保持正常的气管内膜,大大降低气管内肉芽组织生长的可能。

讨 论

▶ **1. 术前评估与准备**

PAS 患儿的气管狭窄大多为 LPA 压迫造成的局限性气管狭窄,也有可能因宫内发育异常造成气管软化或膜性软骨缺如的完全性气管环形成的长段气管均匀狭窄,形成"环吊带"复合畸形。术前诊断过程中影像学检查,尤其是心脏大血管 CTA、多排螺旋 CT 及心血管磁共振成像(MRI)可以很好地显示气管及支气管树解剖结构。术前仔细查看影像学资料并对气道狭窄位置、狭窄的程度进行评估,有助于气管插管时导管型号的选择和确定合适的插管深度。对于支气管狭窄或支气管桥患儿,仍按正常年龄计算气管内导管型号。对于气管轻度狭窄且气道狭窄位置近隆突的,按正常年龄计算的选择;若气道狭窄位置近声门的,先按正常年龄计算选择气管内导管,插入受阻时再递减一号,尽可能选择使用粗的气管内导管保证通气。气管重度狭窄的则需参考影像学资料,测量气管狭窄处横径来选择气管内导管型号。气管内导管首选带囊导管,若狭窄严重的则选择不带囊,尽可能保证气管内导管内径大,利于通气。本例患儿术前无呼吸窘迫、青紫、缺氧,属于轻型气管狭窄,且狭窄段位于气管下段。因此我们选择了 ID 3.5 的带囊导管,同时备以 ID 2.0~3.5 的所有型号导管。

▶ **2. 术中麻醉管理**

PAS 患儿存在困难气道的可能,麻醉诱导前应做好预案,对于气管重度狭窄的患儿,尽量避免使用肌松药物,可以在静脉诱导后配以表面麻醉保留自主呼吸下行气管插管。本案例为气管轻度狭窄,且狭窄位置为气管下段,因此我们以常规药物诱导,静脉注射咪达唑仑、依托咪酯、舒芬太尼和罗库溴铵进行麻醉诱导。

在麻醉机通气模式选择上,相较于容量控制(VCV)模式,压力控制(PCV)模式更有利于气体在肺中的均匀分布,避免 VCV 模式下高气道压力引起的肺部损伤。呼吸末正压通气可增高气道压和肺泡内压,对肺循环阻力造成负面影响,不建议使用。该病例插管前气道顺应性较好,插管后出现气道阻力增高,潮气量显著降低,随之而来的高 $ETCO_2$ 其原因可能为:① 插管过深刺激气管隆嵴使神经节后胆碱能神经纤维释放乙酰胆碱导致的支气管痉挛;② 气道面积减小导致的气道阻力升高。前者可以通过吸入具有一定舒张气管平滑肌作用的七氟烷缓解。后者必须立刻调整呼吸参数,增加吸气压力、提高呼吸频率。如不及时处理,可能引发患儿因通气不足造成的缺氧乃至窒息死亡。

患儿术中以舒芬太尼、丙泊酚、肌松药静脉维持,同时配合七氟烷持续吸入以维持足够的麻醉深度来抑制手术刺激引起的肺血管收缩。必要时可根据情况静脉滴注硝酸甘油,降低肺动脉压有利于手术操作。术中可以使用抗胆碱药以减少气道分泌物。

气管成形术后应及时吸尽气道分泌物,减少导致气道痉挛的诱因。根据术者需要将气管内导管调整深度,但应避免暴力操作损伤吻合口。

● 总 结 ●

综上所述,术前仔细评估患儿的气管狭窄的位置和狭窄程度,选取合适的气管内导管,做好困难气道的应急预案,术中选择合理的通气管理策略和麻醉药物维持足够的麻醉深度,以及术后妥善的气道管理是 PAS 患儿能够顺利完成手术麻醉的重要因素。

(薛 彬)

参考文献

[1] Yu JM, Liao CP, Ge S, et al. The prevalence and clinical impact of pulmonary artery sling on school-aged children: a large-scale screening study. Pediatr Pulmonol, 2008, 43(7): 656-661.
[2] 周干,张东伟,施婷婷,等.儿童先天性肺动脉吊带临床特征及预后危险因素.中华实用儿科临床杂志,2020,35(4): 274-278.
[3] 张幸萱,顾志清,金泉英.非心肺转流下患儿肺动脉吊带矫治术的麻醉处理.临床麻醉学杂志,2018,34(5): 499-500.
[4] Fiore AC, Brown JW, Weber TR, et al. Surgical treatment of pulmonary artery sling and tracheal stenosis. Ann Thorac Surg, 2005, 79(1): 38-46.
[5] Terada M, Hotoda K, Toma M, et al. Surgical management of congenital tracheal stenosis. Gen Thorac Cardiovasc Surg, 2009, 57(4): 173-183.
[6] Wang JY, Russell GN, Page RD, et al. Comparison of the effects of sevoflurane and isoflurane on arterial oxygenation during one lung ventilation. Br J Anaesth, 1998, 81(6): 850-853.
[7] Bandya S, Mukesh KJ, Reshmi R, et al. Pulmonary artery sling masquerading bronchiolitis. India J Pediatr. 2018 Sep; 85(9): 816-817.
[8] Hoffer ME, Tom LW, Wetmore RF, et al. Congenital tracheal stenosis. The otolaryngologist's perspective. Arch Otolaryngol Head Neck Surg, 1994, 120(4): 449-453.
[9] Tarek M, Amany AZ, Ihab A, et al. Outcome after long-segment tracheal resection: study of 52 cases. Eur J Cardiothorac Surg, 2018, 53(6): 1186-1191.
[10] Juan LA, Juan VC, Carmen L, et al. Treatment strategies in the management of severe complications following slide tracheoplasty in children. Eur J Cardiothorac Surg, 2014, 46(2): 280-285.

Kommerell憩室患儿行血管环纠治术的麻醉管理

摘要

2岁的女童,因于胎儿期即被诊断为右主动脉弓,锁骨下动脉假性动脉瘤(Kommerell憩室),出生后随访至今,拟择期行"血管环纠治术"。此类患儿由于血管环可造成气管食管的压迫,且在儿童手术行憩室切除及锁骨下动脉颈动脉吻合时需阻断左颈总动脉及左锁骨下动脉,可能造成脑组织缺氧的情况。因此,麻醉管理既要重视患儿气道狭窄情况的评估与管理,又要重视术中脑氧的监测及管理。

Kommerell憩室是血管环的一种类型,为胚胎后期第4动脉弓残余组织所形成的一种极为罕见的血管畸形。其特征性表现为异常锁骨下动脉起始部的扩张,可造成气管食管的压迫,产生气促、吞咽困难等相应的压迫症状,需尽早手术,解除压迫。本文报道1例2岁Kommerell憩室患儿行血管环纠治术的围术期麻醉管理。

● 病例描述 ●

患儿,女,2岁5个月12天,身高87 cm,体重14.0 kg。足月顺产,无窒息史。孕期胎儿超声提示右主动脉弓,锁骨下动脉假性动脉瘤,出生后随访至今,现为求进一步治疗入院,超声心动图显示右位主动脉弓,迷走左锁骨下动脉可能,左心收缩功能正常。门诊以"血管环"收入院。

体格检查:神清,反应可,双肺呼吸音对称,未及啰音,无呼吸困难,氧合正常。心音有力、律齐,未闻及明显心脏杂音,腹软不胀,四肢暖。

实验室检查:血常规、肝、肾功能、凝血功能正常。

胸部CT:血管环(右弓,迷走左锁骨下动脉,左侧PDA韧带),降主动脉Kommerell憩室,隆突上气管前后径稍狭窄(图2-22 A,B)。

术前诊断:右位主动脉弓,迷走左锁骨下动脉,Kommerell憩室。择期拟行动脉瘤修补术及血管环纠治术。

● 麻醉经过 ●

患儿无术前用药,入室后予常规监测,无创血压(BP)90/50 mmHg,心率(HR)122次/分,脉搏氧饱和度(SpO_2)99%。开放外周静脉,给予咪达唑仑1.5 mg,依托咪酯5.5 mg,舒芬太尼28 μg和罗库溴铵9.0 mg静注诱导,睫毛反射消失后可视喉镜下置入ID 4.5带囊气管内导管,插管深度13 cm。压力控制-容量保证(PCV-VG)模式控制通气,氧流量1 L/min,吸入氧浓度(FiO_2)40%,潮气量(VT)120 ml,呼吸频率(RR)20次/分,吸呼比(I:E)为1:2,呼气末正压(PEEP)3 cmH_2O。呼气末二氧化碳分压($ETCO_2$)42 mmHg,气道阻力正常,动脉血气分析:PH 7.338,$PaCO_2$ 44 mmHg,PaO_2 140.9 mmHg,Hct 33%,Na^+ 140 mmol/L,K^+ 3.56 mmol/L,Cl^- 108 mmol/L,Ca^{2+} 1.3 mmol/L。

插管后超声引导下左桡动脉,左股动脉,右颈内静脉,及左大隐静脉穿刺,建立有创动脉压、中心静脉压监测,以及快速静脉输液通路。额外给

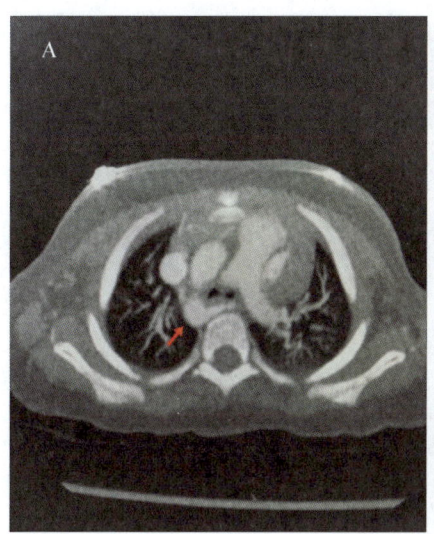

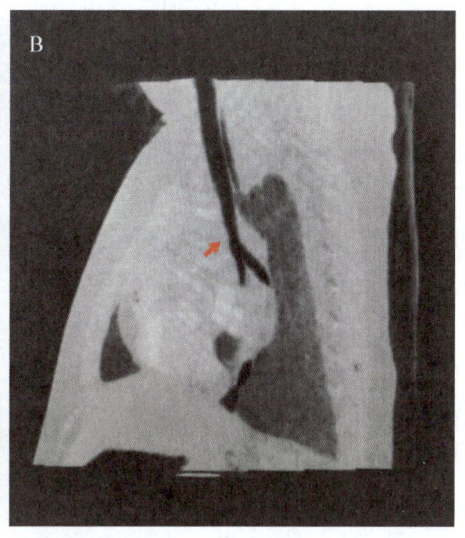

图 2-22 患儿胸部 CT
A. 红色箭头显示 Kommerell 憩室。B. 红色箭头显示隆突上稍狭窄处。

予左侧区域脑氧饱和度（rSO₂）监测。术中丙泊酚 4.0 mg/(kg·h)，舒芬太尼 2.0 μg/(kg·h)和罗库溴铵 0.5 mg/(kg·h)静脉泵注，复合七氟烷吸入维持麻醉。

术中见右位主动脉弓，迷走左锁骨下动脉从降主动脉发出，起始部膨大形成 Kommerell 憩室，PDA 韧带直径 3 mm，共同形成大血管环。缝扎离断 PDA 韧带，根部缝扎切除 Kommerell 憩室，离断左锁骨下动脉，与左颈总动脉行端侧吻合，吻合口 8 mm。术中颈动脉阻断过程中脑氧饱和度下降，由 64%降至 50%，提高吸入氧浓度，适当增加呼气末二氧化碳，并维持血压的平稳，患儿脑氧饱和度改善，术中生命体征平稳。

● 术后转归 ●

手术时间共 85 分钟，左颈动脉阻断时间 25 分钟，估计出血量约为 20 ml，尿量 50 ml。输注醋酸林格液 300 ml，未输血。术后在手控呼吸囊通气、有创血压、EKG、SpO₂监测下转运至心脏外科重症监护室。术后第 2 天拔除气管导管并转出监护室，1 周后出院。

● 知识点回顾 ●

▶ 1. 定义及分型

Kommerell 憩室为主动脉憩室的一种类型，占主动脉憩室的绝大多数。Salomonowitz 等将主动脉憩室分为三种类型：① 右主动脉弓合并迷走左锁骨下动脉（最常见）；② 左主动脉弓合并迷走右锁骨下动脉；③ 主动脉导管交界处的主动脉憩室，导管憩室（但这一类别不被认为是 Kommerell 憩室）。从最初命名来说，当主动脉憩室合并迷走锁骨下动脉时，称为科梅内尔憩室。

▶ 2. 手术治疗

患儿出现症状（严重的食管或气管压迫）是此类疾病的明确手术指征，一经确诊，尽早手术。但此类患儿常常无症状，通过胸部 CT 偶然发现。由于此类疾病比较罕见，对于无症状的科梅内尔憩室患儿的手术指征目前尚无共识，我们中心目前提倡不管有无症状，确诊后尽早手术。有报道指出，不管有无症状，憩室有 19%～53%破裂和夹层的可能，而夹层和破裂预后不良发生率较高，很多心胸外科医生选择外科纠治而不是保守治疗。在成人，手术方式多采用降主动脉置换和锁骨下动脉原位重建或降主动脉置换和主动脉弓锁骨下动脉搭桥或全弓置换术。在儿童，常采用左侧开胸，憩室切除，锁骨下动脉颈动脉吻合的手术方式。

● 讨 论 ●

▶ 1. 术前评估与准备

Kommerell 憩室由于常合并有血管环的存在，

可对气道及食道造成压迫,出现喘息、发绀、呼吸困难、喂养困难、发育落后等症状。小儿由于气管硬度不够,气道受压导致的呼吸道症状较成人多见。对于此类患儿,由于血管环的压迫和气管狭窄的存在,术前气道的充分评估与准备及麻醉中通气和气道开放是关键。本例患儿为隆突上气管前后径稍狭窄,约 4.0 mm,支气管通畅,且术前无气道梗阻症状,狭窄部位较低,不影响气管插管及通气,气管插管正常口径,患儿诱导后顺利插入 ID 4.5 带囊气管导管,插管深度 13 cm,插管后观察气道阻力在正常范围。术中动脉血 PaO_2、$PaCO_2$ 正常。

▶ **2. 术中麻醉管理**

此类患儿手术方式多采取侧卧位,非体外循环下,行憩室切除及左锁骨下动脉左颈总动脉吻合术,术中穿刺左桡动脉,以便进行手术前、后上肢血压比较,评估血管吻合是否通畅。此患儿术前上肢血压 75/53 mmHg,术后血压与术前基本一致。术中对左颈总动脉、左锁骨下动脉进行部分阻断,此时右上肢或下肢动脉压的监测可以真实、可靠地反映患儿血压状况,术中维持在 95/56 mmHg 左右。术中钳夹动脉开放后应及时复查动脉血气,调整内环境,避免酸性物质释放造成的血压下降等。

同时,长期低 rSO_2 值可致认知功能障碍、住院时间延长和围手术期脑血管意外等,在吻合过程中,由于流向左颈总动脉的血流暂时受阻,如果没有来自 Willis 环或其他来源的足够血流支持,左大脑血供不足,rSO_2 可早期识别脑氧供需失衡,避免心脏手术和颈动脉手术中的神经系统并发症。研究表明,在 50%~85% 的病例中,Willis 环是不完整的,因此在脑血流量减少时,监测左右脑血流量及脑氧的变化非常重要,一篇病例报道中描述到,当患儿左颈总动脉阻断时,左前额 rSO_2 从 60% 降至 40%,而通过增加吸入氧浓度、阻断颈总动脉前给多巴胺 5.0 μg/(kg·min),及适度的高碳酸血症状态下,rSO_2 较前增加,术后患儿恢复良好,无神经系统并发症。因此此类患儿术中脑氧监测是必须的。本病例术中未用血管活性药物,血压维持在 90/50 mmHg 左右,血管吻合过程中二氧化碳维持在 40~50 mmHg,吸入氧浓度增加至 100%。患儿脑氧维持在 58% 左右,术后随访,未发现神经系统并发症。

● **总　结** ●

综上所述,由于此类患儿可能存在气道及食管的压迫,因此术前应对患儿进行详细的评估,若有气管狭窄,详细评估其部位及狭窄严重程度,是否需行气管狭窄的纠治,是否影响气管插管及麻醉通气等以便充分做好麻醉前准备,保证通气安全。同时加强术中监测及管理,实施脑氧饱和度的监测,可防止脑缺血缺氧造成的术后脑损伤等并发症的发生。

（吕井井）

参考文献

[1] Tanaka A, Milner R and Ota T. Kommerell's diverticulum in the current era: a comprehensive review. Gen Thorac Cardiovasc Surg, 2015, 63: 245-259.

[2] Kim KM, Cambria RP, Isselbacher EM, et al. Contemporary surgical approaches and outcomes in adults with Kommerell diverticulum. Ann Thorac Surg, 2014, 98: 1347-1354.

[3] Erben Y, Brownstein AJ, Velasquez CA, et al. Natural history and management of Kommerell's diverticulum in a single tertiary referral center. J Vasc Surg, 2020, 71: 2004-2011.

[4] Edwards JE. Anomalies of the derivatives of the aortic arch system. Med Clin North Am, 1948, 32: 925-949.

[5] Mossad E, Farid I, Youssef G, et al. Diverticulum of Kommerell: a review of a series and a report of a case with tracheal deviation compromising single lung ventilation. Anesth Analg, 2002, 94: 1462-1464.

[6] Ota T, Okada K, Takanashi S, et al. Surgical treatment for Kommerell's diverticulum. J Thorac Cardiovasc Surg, 2006, 131: 574-578.

[7] Kouchoukos NT and Masetti P. Aberrant subclavian artery and Kommerell aneurysm: surgical treatment with a standard approach. J Thorac Cardiovasc Surg, 2007, 133: 888-892.

[8] Backer CL, Mavroudis C, Rigsby CK, et al. Trends in vascular ring surgery. J Thorac Cardiovasc Surg, 2005, 129: 1339-1347.

[9] Bhandary SP, Papadimos TJ, Svensson LG, et al. Anesthetic management of the resection of a Kommerell's diverticulum. J Cardiothorac Vasc Anesth, 2015, 29: 142-145.

[10] Morita T, Kishikawa H and Sakamoto A. Cerebral regional oxygen saturation: a useful monitor during a surgical procedure involving the right-sided aortic arch in an infant. J Anesth, 2019, 33: 701-703.

43

室缺修补术后患儿行三尖瓣整形术的麻醉管理

> **摘要**
>
> 10岁的男童,因室缺术后8年,重度三尖瓣反流来我院就诊,拟行三尖瓣整形术。患儿由于长期三尖瓣反流导致右心显著扩张,术前即存在心律失常及右心功能不全的表现,且为二次手术,体外循环建立前粘连分解导致扩张心脏破裂出血及心律失常的风险显著增加,其围术期麻醉管理重点应以维持围术期血流动力学平稳,预防导致右心功能恶化的因素,改善右心功能为目标。

三尖瓣反流(tricuspid regurgitation,TR)是指血液从右心室经关闭不全的三尖瓣反流入右心房,通常继发于右心室扩张和由于严重肺高压或右心室流出道梗阻引起右心室高压,也可继发于室间隔缺损封堵或者开胸手术术后,是此类手术较为少见的术后并发症,但长期反流可能会引起严重的心力衰竭,危及生命。本文报道1例室缺术后重度TR伴心功能不全患儿行三尖瓣整形术的麻醉管理。

● 病例描述 ●

患儿,男,10岁6个月20天,身高138 cm,体重27.5 kg。足月顺产,无窒息史。外院室缺术后8年,复查结果异常来笔者所在医院就诊,超声心动图提示三尖瓣重度反流。门诊以"室间隔缺损修补术后,三尖瓣关闭不全"收住入院。

体格检查示: 神志清,精神反应可,无青紫,双肺呼吸音粗,对称,心律不齐,L2~4 Ⅱ/Ⅵ SM,P2亢进,静息状态下无明显不适,活动后气促,心功能Ⅲ级,ASA分级:Ⅳ级。

实验室检查: 白细胞计数$4.12×10^9$/L,中性粒细胞百分比32.5%,红细胞计数$3.68×10^{12}$/L,血红蛋白测定113.0 g/L,血小板计数$170×10^9$/L;APTT 35.7秒,PT 14.6秒;肝、肾功能基本正常。

超声心动图: 室缺术后,无明显残余分流,三尖瓣重度反流,右心房巨大,左心收缩功能正常范围。

心脏磁共振提示室缺术后,三尖瓣重度反流,右心房、右心室巨大,右侧支气管前后径狭窄。左心室射血分数(LVEF)52.5%,每搏量(SV)27.2 ml,左心室舒张末容积(LVEDV)51.84 ml,右心室射血分数(RVEF)45.5%,每搏量(SV)177.9 ml,右心室舒张末容积(RVEDV)390.8 ml。

心电图: 异位心律,房颤、房扑,完全性右束支阻滞,右心室肥大可能。

术前诊断: 室间隔缺损术后,三尖瓣关闭不全。拟择期行三尖瓣整形术。

● 麻醉经过 ●

患儿入室后给予常规监测,无创血压(BP)112/65 mmHg,房扑心律,心率86次/分,SpO_2 100%。开放外周静脉并在清醒状态下成功进行

227

了动脉穿刺,建立了持续有创动脉压(ABP)监测,然后依次滴定式给予咪达唑仑 2.0 mg,依托咪酯 6.0 mg、艾司氯胺酮 10 mg、舒芬太尼 25 μg 和罗库溴铵 15 mg 静注诱导,面罩给纯氧去氮,睫毛反射消失后可视喉镜下置入 ID 6.5 带囊气管内导管,插管深度 18 cm。压力控制通气-容量保证(PCV-VG)模式控制通气,氧流量 1 L/min,吸入氧浓度(FiO$_2$)50%,潮气量(VT)250 ml,呼吸频率(RR)16 次/分,吸呼比(I:E)为 1:2,术中调节呼吸频率,维持呼气末二氧化碳分压(ETCO$_2$)35~45 mmHg。麻醉维持丙泊酚 4.0 mg/(kg·h),舒芬太尼 2.0 μg/(kg·h)和罗库溴铵 0.5 mg/(kg·h),复合七氟烷吸入维持 BIS 40~60。

插管后迅速行颈内静脉及股静脉穿刺,建立中心静脉压(CVP)监测(19 cmH$_2$O)和快速静脉输液通路。手术在体外循环下进行,术中见右心房右心室巨大,三尖瓣环巨大,瓣膜对合不全,前瓣腱索缺如,尝试瓣环环缩、腱索及乳头肌缩短及双孔等处理效果不佳,最终将三瓣叶瓣尖对合带垫缝合形成三叶草状,注水试验显示反流显著改善,保留卵圆孔。开放主动脉钳夹,患儿恢复窦性心律,HR 100 次/分左右,给予多巴酚丁胺、去甲肾上腺素维持 ABP 100~110/50~55 mmHg,经食道超声心动图评估手术效果,调整呼吸机参数,递减灌注流量至撤离体外循环。鱼精蛋白 1:1 拮抗肝素,复查动脉血气,调整电解质、维持酸碱平衡,回输自体回收血 100 ml,充分止血后逐层关胸。体外循环 165 分钟,主动脉阻断时间共 111 分钟,估计出血量约为 50 ml,尿量 500 ml。输注醋酸林格液 250 ml,羟乙基淀粉 100 ml。

术后转归

术后患儿在机械通气维持、有创血压、EKG、SpO$_2$ 监测下转运至心脏外科重症监护室,第 3 天拔除气管导管;第 7 天出监护室,术后 2 周出院。

知识点回顾

1. TR 的病因与病理生理

原发性(或器质性)TR 是瓣膜本身先天性或获得性异常引起的,占 15%~20%;而继发性(或功能性)TR 是继发于右侧心腔压力和(或)容量负荷导致的三尖瓣变形所致,继发性 TR 远较原发性 TR 常见,占 80%~85%。功能性三尖瓣反流最常见的病因是右心扩大、左心功能不全和二尖瓣疾病,其次是扩张型心肌病、肺动脉高压和心房颤动等。心房颤动是目前公认的引起功能性三尖瓣反流的独立危险因素之一。心房颤动时,心房肌电生理和机械活动紊乱,心房失去规律自主地收缩和舒张,血液不能正常地充盈、排出,出现血流淤滞、心房扩大,导致瓣环扩大,进而出现瓣膜反流。本例患儿为室缺术后继发性三尖瓣反流,长期反流导致右心室容量负荷过重,右心房室增大,右心功能不全及房颤,而右心房室增大又加重三尖瓣反流。

2. TR 的治疗方式

传统观点认为功能性 TR 一般只需以利尿剂为主的药物治疗,随着基础病因的治疗,功能性 TR 会改善。然而最近证据显示,长时间慢性 TR 引起的右心室容量负荷过重,可以导致不可逆的右心室心肌损伤,而成功的三尖瓣整形修复或置换可减少死亡,因而,对 TR 治疗的重视程度增加,三尖瓣手术有增加趋势。近年来经导管瓣膜介入治疗快速发展,在经导管主动脉瓣置换术(transcatheter aortic valve replacement,TAVR)的带动下,三尖瓣的经导管修复术和经导管置换术也跟着发展,然而由于三尖瓣结构的特殊性,器械研制和创新对技术发展起关键作用。

讨 论

1. 术前准备及评估

术前需要包括麻醉科、心内科、呼吸科、重症医学科及外科等多学科合作,充分评估患儿的心肺功能状态,是否合并有急性右心衰,心律失常等。重点观察患儿有无周围组织水肿,颈静脉扩张,肝脾肿大及腹水等,通过相关实验室检验检查,如:心电图、胸部 X 线片、超声心动图、磁共振等评估患儿的心功能状态,并通过内科治疗对患儿的术前状态进行调整。通过充分的术前评估及准备给予相应支持治疗,使围术期可能发生的风险降到最低。

本例患儿术前活动耐量明显下降,活动后气促,心律失常、房颤,心超及心脏 MRI 提示右心房右心室巨大,右心功能不全。术前嘱患儿减少活动,胺碘酮治疗,患儿无明显下肢水肿及肝脾肿大等右心衰症状,术前未给予利尿及强心治疗。麻醉医生对患儿进行充分的术前评估,结合患儿自身血流动力学特点,制订好完整的麻醉计划并做好出现各类心血管事件的应急准备。术前沟通和宣教缓解患儿的焦虑状态,减少心肌氧耗。入室后清醒状态下建立了持续动脉血压监测,使滴定式给药成为可能,确保了诱导过程中的血流动力学平稳。考虑到本患儿为二次手术,术前房颤,手术粘连分解过程中可能发生室颤等严重心律失常风险,术前准备除颤仪并预置了胸外除颤电极,以备及时除颤或电复律。

2. 术中及术后麻醉管理

术中管理目标为维护右心功能,应避免一切可能增加肺血管阻力和可能导致右心功能恶化的因素。麻醉诱导采用起效快对循环影响较小的麻醉药物,充分的镇静镇痛降低肺血管阻力。麻醉维持过程中应注意麻醉深度的调节,避免麻醉不足导致交感兴奋引起的肺血管阻力增加,同时避免麻醉过深引起的循环过度抑制。通气不足会引发低氧血症、高二氧化碳血症及肺不张,导致肺血管阻力增加,然而术中采用过高的气道压力及呼气末正压又会导致肺血管阻力增加,右心功能恶化,因此对此类患儿,术中通气管理的目标应该在保证不发生低氧血症及高二氧化碳血症的基础上,尽量降低通气压力及呼气末正压水平。本患儿诱导平稳,诱导后血流动力学较平稳,血压较诱导前无明显变化。在本病例中,我们依据呼吸功能监测和血气分析指标,不断调整呼吸机参数,维持患儿 PaO_2 在 $100\sim120$ mmHg,$ETCO_2$ 在 $35\sim40$ mmHg 范围内,以降低肺血管助力,增加右心室前向血流。主动脉开放后给予多巴酚丁胺强心及去甲肾上腺素升高血压,改善脑及冠状动脉灌注,改善血压但不增加肺血管阻力,维持循环稳定。若术后循环不稳定,可考虑使用心脏辅助装置。本例患儿术后积极应用血管活性药物,使血流动力学保持稳定直至术毕,安全转送至重症监护室进一步监护治疗。

术后继续给予血管活性药物及呼吸支持,避免肺部感染及肺不张导致的肺血管阻力增加及右心后负荷增加,继续给予胺碘酮及强心利尿等对症支持治疗,患儿术后恢复较好。

● 总 结 ●

综上所述,积极的术前准备及处理,正性肌力药物及血管活性药物合理使用,及适当的呼吸支持,避免加重右心功能不全的因素,维持血流动力学平稳是右心功能不全患儿围术期管理的关键。

(吕井井)

参考文献

[1] Sarkislali K and Kalangos A. Late Tricuspid Regurgitation after Percutaneous Transcatheter Closure of Ventricular Septal Defect: an Educational Presentation. Braz J Cardiovasc Surg, 2021, 36: 253-256.

[2] Wang L, Cao S, Li J, et al. Transcatheter closure of congenital perimembranous ventricular septal defect in children using symmetric occluders: an 8-year multiinstitutional experience. Ann Thorac Surg, 2012, 94: 592-598.

[3] De Meester P, Van De Bruaene A, Herijgers P, et al. Tricuspid valve regurgitation: prevalence and relationship with different types of heart disease. Acta Cardiol, 2012, 67: 549-556.

[4] Zhou X, Otsuji Y, Yoshifuku S, et al. Impact of atrial fibrillation on tricuspid and mitral annular dilatation and valvular regurgitation. Circ J, 2002, 66: 913-916.

[5] Singh JP, Evans JC, Levy D, et al. Prevalence and clinical determinants of mitral, tricuspid, and aortic regurgitation (the Framingham Heart Study). Am J Cardiol, 1999, 83: 897-902.

[6] Matsuyama K, Matsumoto M, Sugita T, et al. Predictors of residual tricuspid regurgitation after mitral valve surgery. Ann Thorac Surg, 2003, 75: 1826-1828.

44 法洛四联症根治术后患儿行右心室-肺动脉外管道置换术的麻醉管理

摘要

9岁的男童,因法洛四联症在6月龄时曾行TOF纠治+动脉导管关闭术。近来患儿呼吸道感染后口唇青紫加重,气促,并伴眼睑、颜面浮肿,入院后给予强心、利尿及机械通气支持治疗,在心功能情况改善后行右心室-肺动脉带瓣管道置换术。术前积极调整心功能状态,控制呼吸道感染,术中严密监测,合理运用正性肌力药物和容量补充,避免加重右心功能不全是此例患儿麻醉管理的要点。

法洛四联症(tetralogy of Fallot,TOF)是常见的紫绀型先天性心脏病。手术方式的不断改进大大提高了TOF患儿的长期生存率,然而术后右心室流出道残余梗阻依然是TOF患儿术后再次手术的最常见原因。心脏再次手术有大出血、心律失常的风险,麻醉医师应做好应对预案。针对右心室流出道梗阻所致的慢性右心衰,麻醉管理的要点是降低右心室后负荷和维持右心室功能。

病例描述

患儿,男,9岁6个月,21.6 kg。孕32周催产顺产,出生后即有窒息抢救史,新生儿期心脏听诊闻及杂音,心超提示法洛四联症,2012年行TOF纠治术+PDA关闭术,术后规律随访至2017年。本次手术前因口唇青紫,眼睑及颜面浮肿,呼吸急促,伴阵发性咳嗽、黄痰考虑呼吸道感染导致慢性心功能不全急性加重。患儿高流量吸氧后仍有明显二氧化碳潴留,遂决定气管插管后床边呼吸机支持(呼吸参数 F_iO_2 60%,PEEP 6 cmH_2O,RR 23次/分,Peak 19 cmH_2O),给予头孢呋噻抗感染,多巴酚丁胺维持血压,呋塞米利尿减轻前负荷后患儿生命体征平稳,青紫改善。9天后患儿病情稳定撤离呼吸机,拟择期手术治疗。

体格检查:神志清,呼吸促,无吸凹,面罩吸氧下SpO_2 94%~98%,心率128次/分,可闻及Ⅲ~Ⅳ级收缩期杂音。颜面及四肢浮肿,肝脏肿大,肋下3指,四肢末梢发花,毛细血管充盈试验3秒,脊柱侧弯,四肢肌张力正常。

实验室检查结果:血常规、凝血功能,肝、肾功能均未见明显异常。

心脏超声:TOF术后无明显残余分流;肺动脉总干流速增快,近端流速1.0 m/s,远端流速2.25 m/s,左肺动脉狭窄;三尖瓣轻、中度反流;右心室收缩活动减弱,左心收缩功能正常范围。

心脏CT:TOF术后;左肺动脉起始部相对狭窄,远端扩张,右肺动脉扩张。胸片:纵隔左偏,心影大,两肺纹理模糊。

术前诊断:慢性心功能不全急性加重,呼吸窘迫,支气管炎,法洛四联症术后,脊柱侧弯术后,拟择期行右心室流出道重建术。

麻醉经过

患儿无术前用药,已开放右侧颈内静脉,左侧股静脉。去甲肾上腺素0.05 μg/(kg·min)维持从儿科心脏重症监护室转运至手术室。入室后予无创血压(BP),心率(HR),脉搏氧饱和度 SpO₂ 监测,基础 BP 107/52 mmHg,HR 105 次/分,SpO₂ 98%。经静脉给予咪达唑仑 2.0 mg,依托咪酯 4.0 mg、舒芬太尼 20 μg 和罗库溴铵 20 mg 诱导,睫毛反射消失后可视喉镜下置入 ID 6.0 带囊气管内导管,插管深度 18 cm。PCV 模式控制通气:氧流量 2 L/min,F$_i$O₂ 50%,压力 13 cmH₂O(潮气量 125 ml),呼吸频率 13 次/分,吸呼比 1:2,PEEP 4 cmH₂O。听诊双肺呼吸音不对称,左肺略轻(因脊柱侧弯受压)。

插管后完善监测,包括:左桡动脉有创动脉压(ABP)、中心静脉压(CVP)、体温、脑电双频指数(BIS),并在麻醉诱导后和停体外前行血气和凝血检测。初始 ABP 100/65 mmHg,HR 75 次/分,CVP 10 cmH₂O,BIS 43。术中丙泊酚 4.0 mg/(kg·h),舒芬太尼 2.0 μg/(kg·h)和罗库溴铵 0.5 mg/(kg·h)静脉泵注,间断性吸入七氟烷调节麻醉深度维持 BIS 40～60。术中根据血气分析结果调整呼吸机参数维持血二氧化碳分压在 35～40 mmHg。

全身肝素化后经股动静脉插管建立体外循环,用一根 20 mm GTX 代心包膜缝制 3 个瓣叶的人造血管重新连接左右肺动脉分叉和原右心室流出道切口。术毕直视下肺动脉置入穿刺管测压 30/18 mmHg(同时 ABP 100/60 mmHg),保持轻度过度通气以降低肺血管阻力,多巴胺 5.0 μg/(kg·min)加强心肌收缩力并维持血流动力学平稳。食管超声评估手术效果和心功能状态,提示无残余分流,无残余梗阻;右心室流出道流速 0.8 m/s,肺动脉流速 1.4 m/s;二、三尖瓣轻度反流,主动脉瓣轻度反流。停体外后改良超滤,1:1 鱼精蛋白拮抗肝素,术中血气检测(表 2-27)和凝血功能测定(ACT 98s,CR 23),补充葡萄糖酸钙 300 mg,血浆 200 ml,红细胞悬液 100 ml,术毕 HR 68 次/分,ABP 102/55 mmHg,充分止血后关闭胸腔。

表 2-27 术中血气检测结果

时间点	Hb (g/dL)	Hct (%)	pH	PaO₂ (mmHg)	PaCO₂ (mmHg)	BE (mmol/L)	Na⁺ (mmol/L)	K⁺ (mmol/L)	Cl⁻ (mmol/L)	Ca²⁺ (mmol/L)	Lac (mmol/L)
体外前	14.4	45.9	7.5	210.5	29.6	7.0	137.2	3.6	100.5	1.1	1.2
停体外后	10.3	31.3	7.5	319.0	28.8	4.1	138.3	3.4	105.3	1.0	1.2

● 术后转归 ●

手术时间共 235 分钟,体外平行循环时间共 100 分钟,在 ABP、心电图、SpO₂ 监测下,将带气管导管的患儿转运至儿科心脏重症监护室。术后去甲肾上腺素,多巴胺,米力农维持生命体征平稳。术后第 7 天拔除气管导管,第 14 天出监护室,第 27 天患儿恢复好,准许出院。

● 知识点回顾 ●

▶ **1. TOF 的手术治疗**

TOF 患儿一旦确诊,均应考虑手术治疗。根据肺动脉发育情况,符合一期手术条件者施行一期根治手术,否则行姑息手术。目前临床常用的姑息手术方法有改良 Blalock-Taussig 分流术,中央分流术及右心室流出道补片加宽术。患儿根治术后再次手术最常见的原因是右心室流出道残余梗阻,儿童的最佳修补策略仍有争议,肺动脉瓣环的大小,手术时机和是否需要跨瓣修补仍在沿用参考肺动脉瓣环直径的列线图。肺动脉瓣置换技术方面包括同种异体瓣膜置换、带瓣管道置换、原位植入生物瓣并用 GTX 构建右心室流出道。

▶ **2. TOF 术后长期并发症对麻醉的影响**

TOF 术后若存在肺动脉瓣关闭不全、三尖瓣反流或其他任何残余分流均会造成右心容量超负荷。如果还存在肺动脉狭窄或右心室流出道残余梗阻造成的右心压力负荷过重,就会形成叠加效应。久而久之,由于右心长期存在容量、压力超负荷,右心室心肌变厚,顺应性变差,最终造成右心功能不全。因此,这些患儿术前需要接受心脏磁共振,心超检查,甚至运动耐力测试,以了解右心功能状态。

讨 论

1. 术前评估与准备

患儿病程较长,结合术前的症状、体征以及实验室、影像学检查,符合慢性心功能不全的诊断。因此患儿的麻醉管理应以稳定血流动力学、改善心泵和呼吸功能,维护脏器灌注和功能为目标。针对本患儿,我们给予了充分的术前准备,包括抗感染、强心利尿等持续调整心功能的状态,在呼吸道感染得以控制、心功能状态平稳后择期行右心室流出道重建术。另外我们重点关注了患儿的脊柱侧弯对呼吸的影响,发现患儿颈部后仰,相对固定,活动度较小,虽安置了生长阀但侧弯仍然明显,可能存在困难插管,但患儿张口度良好,因此插管前谨慎选择体位,面罩通气良好后可选用可视喉镜下气管插管,术中依据血气分析调整呼吸机参数维持血二氧化碳分压在 35～45 mmHg,避免肺循环阻力增加加重右心功能不全。

2. 术中麻醉管理

本患儿麻醉诱导和维持参考了小儿心脏手术的用药方法,选择了对心脏功能影响小的药物。静脉注射咪达唑仑、依托咪酯、舒芬太尼和罗库溴铵进行麻醉诱导,术中丙泊酚、舒芬太尼、罗库溴铵复合七氟烷吸入维持麻醉,依据 BIS 值(维持在 40～60)调整麻醉深度,避免麻醉过浅所致的心动过速。

由于患儿右心功能不全,对前负荷增加和肺循环阻力增加敏感,可能导致右心功能不全急性加重,此时控制容量输入、适当的使用强心药物增加心肌收缩力、降低肺循环阻力有助于增加心输出量和组织灌注。除了基础的心电图、SpO_2、呼气末二氧化碳、体温、尿量等监测外,还增加了 ABP、CVP、BIS 的监测。调整呼吸机参数,避免出现 CO_2 蓄积和平均气道压增高的情况,因为右心室后负荷增加的程度与平均气道压直接相关。另外术中我们进行了直视下肺动脉穿刺测压,并应用经食道超声心电图对手术效果及心功能状态进行评估以指导血管活性药物应用和容量补充。

术中患儿病情平稳,未出现大量出血或心律失常,补片扩大右心室流出道后,给予多巴胺提升心率和血压,多巴胺在提供正性肌力支持的同时并不增加肺动脉阻力,如果患儿肺动脉压力高,可复合米力农的使用,负荷剂量 5.0 μg/kg,维持剂量 0.5～1.0 μg/(kg·min),可降低肺动脉压力的同时增强心肌收缩力,改善心肌舒张功能,如果血压仍然偏低可以考虑加用肾上腺素或去甲肾上腺素维持血压和灌注。

3. 不足之处

如果条件允许,应增加 mostcare 监护仪(无创)等加强对心功能的监测,对术中的肺动脉压、每搏量、心输出量、外周血管阻力、心肌收缩力等血流动力学指标进行监测。

总 结

综上所述,TOF 术后右心室流出道梗阻患儿术前已存在右心功能不全症状,选择对心功能影响最小的麻醉药物,术前积极调整呼吸和心脏的功能,术中严密监测,合理运用正性肌力药物和容量补充,避免加重右心功能不全,这些精准麻醉管理的实施能有效地保障组织灌注,维护重要脏器功能,降低围术期死亡率。

(季莹莹)

参考文献

[1] Van der Ven JPG, van den Bosch E, Bogers A, et al. Current outcomes and treatment of tetralogy of Fallot. F1000Res, 2019, 8: F1000 Faculty Rev-1530.
[2] Fiore AC, Rodefeld M, Turrentine M, et al. Pulmonary valve replacement: a comparison of three biological valves. Ann Thorac Surg, 2008, 85: 1712-1718.
[3] Frigiola A, Hughes M, Turner M, et al. Physiological and phenotypic characteristics of late survivors of tetralogy of fallot repair who are free from pulmonary valve replacement. *Circulation*, 2013, 128(17): 1861-1868.
[4] 中华医学会儿科学分会心血管组.儿童心力衰竭诊断和治疗建议(2020 年修订版).中华儿科杂志,2021,59(2): 84-94.

45 二次开胸患儿术中恶性心律失常的麻醉处理

摘要

7岁的男童,因复杂性先天性心脏病:右心室双出口(double outlet right ventricle, DORV)、室间隔缺损(ventricular septal defect, VSD)、房间隔缺损(arial septal defect, ASD)、主动脉缩窄(coarctation of the aorta, CoA)合并动脉导管未闭(patent ductus arteriosus, PDA)6年前行大动脉调转(ASO)术+VSD修补+ASD修补+PDA离断+CoA纠治术,今复查时心脏超声发现主动脉瓣上吻合口狭窄,择期行手术治疗,于开胸时发生恶性心律失常,经处理后恢复正常,对于二次开胸手术的患儿,在开胸过程中针对可能出现的各种意外做好应对预案是其麻醉管理的重点。

复杂性先天性心脏病(complicated congenital heart disease, CCHD)的治疗是心血管外科面临的一大挑战,随着手术愈加复杂化、小龄化及多元化,越来越多的复杂性先天性心脏病需要分期治疗和(或)术后相关并发症的再次甚至多次手术治疗,再次开胸手术数量正在逐年增加。再次开胸手术中麻醉医生最常见最棘手的事件包括开胸过程出现需要电除颤或同步电复律的恶性心律失常、出现意外的大出血,需要或因预判开胸困难而开胸前就实施股动静脉转流。本文报道1例二次开胸手术患儿突发恶性心律失常的麻醉管理。

● 病例描述 ●

患儿,男,7岁1个月,体重24.5 kg。足月顺产,无窒息史。患儿于胎儿期外院心脏超声确诊"DORV(SDD型),肺动脉下VSD、CoA,主动脉弓降部发育小,PDA,肺动脉扩张"。于2014年患儿接受了ASO术+VSD修补+ASD修补+PDA离断+CoA纠治术。术后患儿定期规律随访,一般情况良好,生长发育可,平素无气促、青紫,活动耐量可,2020年规律随访复查时,心脏超声检查发现"主动脉吻合口残余梗阻(压差73 mmHg),肺动脉吻合口流速增快"。心脏CT增强检查发现"主动脉瓣上吻合口狭窄,右肺动脉起始狭窄,左下肺静脉近端偏小等"。以"主动脉瓣上狭窄"收住入院,完善术前检查后拟行择期手术。

体格检查:患儿生长发育正常,神清,吸入空气平静时口唇无明显青紫,吸空气下脉搏氧饱和度(SpO_2)95%,胸前区明显手术瘢痕,两肺呼吸音清,未及明显啰音,心音有力,可闻及心脏杂音,腹软、肝脾无明显肿大,四肢末梢暖,无浮肿。

实验室检验结果:血常规、肝、肾功能正常,凝血功能正常。

心电图:窦性心律不齐,不完全性右束支传导阻滞,右心室肥大。

心脏超声:DORV/VSD/ASD/CoA/PDA行ASO术后;无明显残余分流;主动脉吻合口残余梗阻(压差73 mmHg),肺动脉吻合口流速增快,降主动脉流速增快。

心脏CT增强检查:主动脉瓣上吻合口狭窄,

主动脉瓣窦扩张,主动脉弓降部偏小,右肺动脉起始狭窄,左下肺静脉近端偏小等。

术前诊断:为解除患儿主动脉瓣上及右肺动脉狭窄,拟择期行剖胸探查术。

● 麻醉经过 ●

患儿手术室外术前 30 分钟予以口服咪达唑仑 0.5 mg/kg 镇静,入室后予常规监测,血压(BP) 100/65 mmHg,心率(HR) 96 次/分,SpO$_2$ 99%。开放外周静脉,给予咪达唑仑 2.5 mg、依托咪酯 7.0 mg、舒芬太尼 50 μg 以及罗库溴铵 20 mg 静注诱导,待患儿睫毛反射消失后可视喉镜下置入 ID 5.5 带囊气管内导管,插管深度 16 cm。行压力控制通气(PCV)模式,呼吸参数设定:氧流量 2 L/min,FiO$_2$ 50%,吸气压力 15 cmH$_2$O,呼吸频率(RR) 24 次/分,吸呼比为 1∶2,术中维持潮气量(VT) 150~200 ml,呼气末二氧化碳(ETCO$_2$) 35~40 mmHg。气管插管后迅速建立有创动脉压(右桡动脉)、中心静脉压(右颈内静脉)监测,并开放左股静脉以备快速补液用。术中以丙泊酚 4.0 mg/(kg·h)、舒芬太尼 2.0 μg/(kg·h) 以及罗库溴铵 0.5 mg/(kg·h) 静脉泵注,复合七氟烷 1%~2% 吸入维持麻醉深度。气管插管后患儿 BP 100/60 mmHg,HR 100 次/分,中心静脉压(CVP) 10 cmH$_2$O,SpO$_2$ 97%。

手术消毒铺巾包括右侧腹股沟区,备紧急右侧股动静脉插管可能。原胸骨正中切口,予以摆锯锯开胸骨,胸骨下可见心包与胸骨组织粘连严重。小心予以分离粘连过程中,突发室颤,立即嘱胸外科医生停止分离粘连,予以 30 J 胸外除颤(非同步),除颤后患儿心律转为窦律,血压恢复至 86/40 mmHg 左右。恢复窦性心律后予以动脉血气检测显示:pH 7.44、PaO$_2$ 210 mmHg、PaCO$_2$ 38 mmHg、BE 1.07、K$^+$ 3.5 mmol/L、Ca^{2+} 1.04 mmol/L、Lac 1.1 mmol/L、Hct 33.0%。胸外科医生继续分离粘连,建立体外循环,术中见主动脉吻合口狭窄,予以切开狭窄并用牛心包片扩大,肺动脉瓣口无狭窄,右肺动脉开口狭窄直径 5 mm,也予以切开狭窄并用牛心包片扩大至 8 mm,探查左肺动脉直径 10 mm,开放主动脉后,

心脏自动复跳、窦性心律。超声复查无残余分流及残余梗阻。主动脉开放后予以多巴胺 5.0 μg/(kg·min)、去甲肾上腺素 0.05 μg/(kg·min) 泵注维持,患儿有创动脉压维持在 85~95/45~55 mmHg、心率 85~92 次/分。体外循环结束后患儿血压逐渐恢复,收缩压大于 100 mmHg,调整去甲肾上腺素剂量至 0.025 μg/(kg·min),复查动脉血气检测显示 pH 7.37、PaO$_2$ 228 mmHg、PaCO$_2$ 42 mmHg、BE -1.0 mmol/L、K$^+$ 5.1 mmol/L、Ca^{2+} 1.1 mmol/L、Lac 1.2 mmol/L、Hct 35.9%。术毕,将患儿转运至儿科心脏重症监护室(CICU)行进一步观察治疗。

● 术后转归 ●

手术时间共 210 分钟,主动脉阻断 60 分钟,体外循环 90 分钟。估计出血量约为 200 ml,尿量 300 ml。输注醋酸林格液 200 ml,羟乙基淀粉 100 ml,红细胞悬液 150 ml。术毕 BP 86/40 mmHg、HR 122 次/分、SpO$_2$ 90%、CVP 9 cmH$_2$O、肛温 36.5℃。术毕带气管导管在有创动脉压、ECG、SpO$_2$ 监测下转运至 CICU。术后第二日拔除气管导管改以鼻导管吸氧下脉搏血氧饱和度稳定 95%~98%;术后第 5 天血管活性药物减量并停用后,患儿转出至胸外科普通病房。术后第 8 天出院。

● 知识点回顾 ●

▶ 1. 再次开胸手术特点

再次开胸手术可分为计划性和非计划性,计划性再次手术主要针对婴幼儿及复杂先天性心脏病有计划地分期治疗,非计划性再次手术主要处理残留或新发心脏畸形,包括需要治疗的术后短期并发症(如出血)、长期并发症(如缺损残余分流、反流或继发病变等)。对于再次开胸的手术,常面临胸骨切开术期间或体外循环插管建立前心脏或血管结构的损伤,而其中需要电复律/除颤、血管活性药治疗或紧急输液或非选择性建立股动静脉体外循环来维持血流动力学稳定的情况被定义为重大创伤(major injury, MI)。有报道称,再次开胸手术患儿发生 MI 的风险明显增

高为6%～10%。

除了患儿原发心脏畸形类型、病理生理改变及初次手术方式会决定患儿再次手术时的风险程度,患儿经历手术的次数也会影响其围术期风险及死亡率的高低,三次及更多次的手术会显著增加其围术期死亡率,这主要与纵隔粘连程度、心脏功能损害相关。此外初次手术后6～12个月内行再次手术,往往由于血管和组织粘连严重增加正中开胸难度,从而影响预后。一般来说,再次手术距前次手术间隔时间越久,组织及血管粘连的程度越轻,手术过程中的出血风险和相关并发症的发病率也相对较低。再次开胸手术进行时应仔细评估患儿心室功能尤其是当存在反流性瓣膜病变导致心室持续性扩大和功能损害时,患儿预后不佳。

2. Taussig-Bing 畸形(TBA)

1949年由Taussig-Bing首次报道1例特殊类型的DORV,并随着不断的认识与了解,现在普遍接受的TBA定义是肺动脉瓣下的非限制性室间隔缺损,肺动脉发自双侧心室,升主动脉和肺动脉干并行排列无螺旋关系,单侧或双侧大动脉下圆锥,伴或不伴肺动脉至二尖瓣纤维连接。若未经治疗,TBA患儿会因肺充血,早期出现肺动脉高压及肺血管梗阻性病变。因此,欧美国家倾向于新生儿期进行解剖纠治,1981年Freedom等首次报道使用动脉调转术(ASO)治疗TBA,并逐渐成为主流手术治疗方式。TBA患儿常合并其他畸形,如主动脉弓病变包括弓缩窄、弓发育不良和弓中断,也常见冠状动脉畸形等,均增加手术难度及术后并发症发生的可能性。我国2020年专家共识建议TBA患儿的最佳手术时间为2～3月龄。

对于手术治疗的患儿,TBA术后10年再干预率为25%～53%。再干预原因主要是右心室流出道及肺动脉再梗阻、新主动脉瓣下或吻合口狭窄、弓部吻合口再梗阻、新主动脉瓣反流、残留室间隔缺损关闭、起搏器植入、冠状动脉再植。

TBA患儿ASO术后主动脉吻合口再梗阻的发生率为5.4%～44%。部分患儿在随访过程中会出现主动脉瓣周纤维嵴,且随年龄增大逐渐生长,形成原因至今尚不明确,解除梗阻通常需手术切除纤维嵴。弓部吻合口狭窄也较为常见,推测形成原因为补片组织钙化缩窄、人工补片无生长潜力、残留缩窄段组织致吻合口生长受限。此外有研究表明,接受ASO后存活的TBA患儿在平均随访10年后约有15%需要进行右心室流出道及肺动脉水平的再干预,故学者们认为在行ASO同期也应充分松解可能导致右心室流出道狭窄的异常解剖结构,如切除肥厚圆锥组织、补片扩大右心室流出道等。

● 讨 论 ●

患儿本次手术属于再次开胸手术,其高风险的开胸过程、高难度的手术方法和复杂的术前状况,使得先天性心脏病再次开胸手术的麻醉管理较为复杂。对于麻醉医生,详细的术前检查与麻醉准备,是保证患儿手术过程平稳、安全的管理重点。

1. 术前检查与评估

术前应完善影像学检查包括心动超声图、计算机断层扫描(CT)及磁共振成像(MRI),明确再次开胸过程中是否存在心脏或大血管损伤的高风险,包括是否存在极度扩大的右心房和右心室、增粗的主动脉紧邻胸骨后、胸骨后是否有外管道走行、是否有冠状动脉走行等。CT检查3D重建技术的应用为外科医师提供了心脏和纵隔结构的解剖模型,更有利于术前方案的制订。在儿童病例中,尤其是在发绀型先天性心脏病中,由于血管分化发育潜力,这些患儿通常容易形成丰富的侧支血管,粗大的体肺侧支可能会增加再次开胸手术的风险,其次,明确患儿术前肝肾功能和电解质水平,及时予以术前相应处理,可降低术中心律失常发生可能性。

由于多数的患儿在开胸前都会进行外周插管(常见下肢股动静脉置管),方便建立紧急体外循环,故术前建议通过超声或断层扫描成像对外周血管进行合理评估,尤其是有过多次手术史或股动静脉介入史的患儿,再次股动静脉插管时可能出现困难。

2. 麻醉管理与准备

再次开胸手术的患儿均采用气管插管全身麻

醉,而麻醉管理的重点在于对开胸时发生 MI 的相应准备与处理,总结为以下几点:

(1) 预置胸外除颤电极片。笔者推荐预置胸壁外侧除颤电极片并连接除颤仪,有利于开胸过程中针对突发诸如室颤等恶性心律失常并及时有效纠治。尤其在胸外科医生未能完全分离粘连而无法行快速心内除颤,或在台上心外除颤板因患儿消毒铺巾存在放置困难时,均可通过预置的除颤电极片快速予以胸外除颤,且配备自动胸外除颤仪使用,更能在第一时间进行有效的纠治。另外术中外科医生常规使用电刀止血以使主动脉等组织的结构清晰显露。但在电刀操作中,应注意其对心率影响,使用应快速干脆,以避免心律失常或心室颤动发生。

(2) 外周插管。在术前消毒时注意保留股动静脉等可能的外周插管位点,以备紧急体外循环建立支持循环。虽然,有研究认为对所有先天性心脏病再次开胸手术直接选择股血管建立体外循环使手术更安全、更简单。然而,在儿童和婴儿先天性心脏病患儿中,细小的股动、静脉使得插管困难,即便插管过程顺利在转机中也难以实现全流量,并且患儿更容易发生下肢血管并发症。仅推荐在预计可能出现 MI 的高危低体重婴幼儿患儿中,预先股、静穿刺置管,一旦需要,可以快速建立外周体外循环。外周插管在完成胸骨切开、部分心脏大血管游离后应尽可能转换为中心插管,以避免引起外周插管的相关并发症。

(3) 血液制品准备。最后,复杂先天性心脏病患儿再次手术过程中由于广泛的胸骨后粘连剥离和体外循环时间较长造成的凝血功能异常,出血量大非常多见,更常见于发绀且侧支丰富的患儿。手术中应积极备足血液制品,包括血小板、凝血酶原复合物、Ⅶ因子、冷沉淀、血浆、红细胞等,根据手术进程及病情变化予以输注。

▶ 3. 不足之处

在本病例中我们并未进行脑、肾脏等 NIRS 监测,对于再次开胸的患儿,如果能对患儿的脑部以及重要脏器灌注情况进行更为精准、实时的监测,可以更有助于我们了解出现 MI 对患儿对影响,并指导后续管理。

● 总 结 ●

总之,先天性心脏病的再次开胸手术是一个复杂而艰巨的工作,需要对手术指征的准确把握、扎实的外科技术和完善的围术期麻醉管理。再次开胸手术风险和病死率的降低有赖于包括心脏内外科、影像科、麻醉科以及重症医学科等多学科专业领域人员分工配合、共同努力。

(陶颖莹)

参考文献

[1] Taussig HB, Bing RJ.Complete transpositlon of the aorta and a levop Osition of the pulmonary artery; clinical, physiological and pathological findings[J]. Am Heart J, 1949, 37(4): 551 - 559.

[2] Walters HI, Mavroudis C, Tchervenkov CI, et al. Congenital heart surgery nomenclature and database project: double outlet right ventricle[J]. Ann Thorac surg, 2000, 69(4 Suppl): S249 - S263.

[3] Freedom RM, Culham JA, Olley PM, et al. Anatomic correction of transposition of the great arteries: pre- and post-operative cardiac catheterization, with angiocardiography in five patients[J]. Circulation, 1981, 63(4): 905 - 914.

[4] 董念国, 李守军. 先天性心脏病外科治疗中国专家共识(一): 大动脉调转术应用[J]. 中国胸心血管外科临床杂志, 2020, 27(2): 126 - 132.

[5] Vergnat M, Baruteau AE, Houyel L, et al. Late outcomes after arterial switch operation for Taussig-Bing anomaly [J]. Thorac Cardiovasc Surg, 2015, 149(4): 1124 - 1430.

[6] Hayes DA, Jones S, Quaegebeur JM, et al. Primary arterial switch operation as a strategy for totaI correction of Taussig-Bing anomaly a 21-year expe rience[J]. Circulation, 2013, 128(11): S194 - S198.

[7] Vida VL, Zanotto L, Zanottoet L, et al. Left-sided reoperations after arterial switch operatlon: a Europeanvmulticenter study[J]. Ann Thorac surg, 2017, 104(3): 899 - 906.

[8] Soszyn N, Fricke TA, Wheaton GR, et al. Outcomes of the arterial switch operation in patients eith Taussig-Bing anomaly[J]. Ann Thorac Surg, 2011, 92(2): 673 - 679.

[9] Morales DL, Zafar F, Arrington KA, et al. Repeat sternotomy in congenital heart surgery: no longer a risk factor. Ann Thorac Surg, 2008, 86: 897 - 902.

[10] Eghtesady P, Brar AK, Hall M. Prioritizing quality improvement in pediatric cardiac surgery. J Thorac Cardiovasc Surg, 2013, 145(3): 631 - 639.

[11] Walther T, Rastan A, Dähnert I, et al. A novel adhesion barrier facilitates reoperations in complex congenital cardiac surgery. J Thorac Cardiovasc Surg, 2005, 129(2): 359 - 363.

[12] Andrushchuk U, Adzintsou V, Nevyglas A, et al. Virtual and real septal myectomy using 3-dimensional printed models. Interact Cardiovasc Thorac Surg, 2018, 26(5): 881 - 882.

[13] Said SM, Dearani JA. Strategies for high-risk reoperations in congenital heart disease. Semin Thorac Cardiovasc Surg Pediatr Card Surg Annu, 2014, 17(1): 9 - 21.

46 新生儿 ASO 术后行延迟关胸术的麻醉管理

> **摘要**
> 出生3天的新生儿，因大动脉转位于出生当日急诊行大动脉调转手术（ASO）。术后因低心排量，血流动力学不稳定，选择延迟关胸处理。术后第3天，患儿生命体征平稳，拟行关胸术。需延迟关胸处理的患儿多为复杂心血管纠治术后不久的新生儿或早产儿，麻醉管理极具挑战性。

随着小儿先天性心脏病外科的发展，特别是大血管转位等复杂型先心心内直视术后，由于体外转流心肌水肿易发生心脏-纵隔容积不相称，心肌收缩无力，使心排量下降，术后易出现多种并发症。延迟关胸（delayed sternal closure，DSC）可防止胸骨对心脏的压迫，是一种相对安全、有效的方法，待血流动力学明显得到改善后再进行二期关胸，可明显提高低龄、低体重患儿的早期存活率。本文报道1例新生儿ASO术后行关胸术的麻醉管理。

病例描述

出生3天男性患儿，身高50 cm，体重3.6 kg。试管婴儿，足月剖宫产，产时无窒息。胎儿期心脏超声检查发现大动脉转位，出生当日行急诊ASO术，手术时长3小时。关闭胸腔时患儿血压难以维系，故决定延迟关胸。术毕，患儿带口插管转运至心脏监护病房（CICU），强心、利尿、抗感染、维持水和电解质平衡等治疗。术后第3天患儿胸腔组织水肿消除，血流动力学稍平稳，为避免感染，拟在全身麻醉下行关胸术。

体格检查：患儿处于镇静、镇痛及机械辅助通气状态。呼吸机参数为吸入氧浓度40%，潮气量（VT）30 ml，呼吸频率（RR）28次/分，PEEP 6 cmH$_2$O。肾上腺素0.1 μg/(kg·min)、去甲肾上腺素0.15 μg/(kg·min)静脉持续泵注。听诊双肺呼吸音清，未闻及啰音；心律齐；腹软，肝脏肋下未及，四肢末梢暖，无水肿。脉搏血氧饱和度（SpO$_2$）为98%；心率150次/分，有创动脉血压（ABP）75/43 mmHg。

实验室检查：C反应蛋白11.6 mg/L，白细胞计数41.29×10^9/L，血小板计数131×10^9/L，血红蛋白测定142 g/L，中性粒细胞85×10^9/L，PT 12.4秒，APTT 41.2秒，TT 19.5秒。NT-proBNP 8 970 pg/ml。

胸部正位X线片（床边）：气管插管中，两肺纹增多，心影略大。

超声心动图（床边）：ASO术后，无明显残余梗阻，吻合口无明显梗阻。

术前诊断：ASO术后延迟关胸。拟择期行关胸术。

麻醉经过

患儿机械通气，肾上腺素0.1 μg/(kg·min)和去甲肾上腺素0.15 μg/(kg·min)维持转运至手术室。

237

入室后连接呼吸机,延续CICU中的通气模式和呼吸机参数:PCV-VG模式通气,氧流量1 L/min,FiO₂ 50%、VT 30 ml、RR 28次/分、PEEP 5 cmH₂O,I:E为1:2。继续泵注血管活性药物,常规监测生命体征,ABP 70/40 mmHg,窦性心律,心率(HR) 154次/分,SpO₂ 99%(吸入氧浓度50%)。麻醉诱导依次静注依托咪酯0.6 mg、舒芬太尼5.0 μg和罗库溴铵2.0 mg,随后采用异丙酚3.0 mg/(kg·h)、罗库溴铵0.6 mg/(kg·h)和舒芬太尼2.0 μg/(kg·h)静脉输注维持麻醉,根据BIS指数间断吸入七氟烷加深麻醉。诱导后行血气检测(表2-28),缓慢滴注葡萄糖酸钙200 mg。

表2-28 术中血气检测结果

时间点	Hb (g/dL)	Hct (%)	pH	PaO₂ (mmHg)	PaCO₂ (mmHg)	BE (mmol/L)	Na⁺ (mmol/L)	K⁺ (mmol/L)	Cl⁻ (mmol/L)	Ca²⁺ (mmol/L)	Lac (mmol/L)
诱导后	11.6	36.9	7.52	255.7	32.3	4.3	140	3.6	118	0.65	1.3

消毒铺巾后沿胸部正中原切口入路,见胸腔内无明显异常分泌物,小心剥离止血装置,充分游离心脏周围粘连组织,用温盐水冲洗胸腔,未发现明显渗血点,分层关胸。患儿生命体征平稳,未出现明显循环波动,气道压较关胸前略升高。术毕机械通气、血管活性药物维持下转运至CICU。

术后转归

手术时间共60分钟,输注复方电解质溶液30 ml,估计出血量约为5 ml,尿量10 ml。全程持续静脉输注肾上腺素0.1 μg/(kg·min)和去甲肾上腺素0.15 μg/(kg·min)。术毕ABP 79/48 mmHg、HR 158次/分、SpO₂ 99%、CVP 10 cmH₂O、肛温36.4℃。关胸术后第4天因脱机困难行膈肌折叠术,术后第6天拔除气管导管,术后第9天出监护室,术后16天出院。

知识点回顾

延迟关胸术

1975年Riahi将延迟关胸术首次用于心脏手术。延迟关胸是提高复杂型先天性心脏病患儿术后早期生存率的有效方法之一,特别是低龄、低体重的患儿。主要针对术后因心肌水肿、心腔扩大等原因导致的血流动力学不稳、严重心律失常、切口和(或)吻合口存在难以控制的出血等而采取的临时性措施。待患儿心肌水肿消退,血流动力学稳定后行二期胸骨缝合,同时为术后出凝血异常的患儿提供了止血治疗时间和条件。

目前无统一的方法,有使用硬质塑料管道修剪成"工"字形卡入胸骨中间,有使用5～10 cm注射器内芯修剪成"II"形后置于胸骨中间,也有使用胸骨撑开器,可随时调节撑开距离,便于清除血凝块。撑开距离以维持血压、稳定心率,CVP正常或偏高,氧饱和度维持正常为佳,尽量消除外科活动性出血。为了防治心包、纵隔、胸骨和皮肤感染,可在心包内加入稀释的碘伏溶液或抗生素溶液,定期更换心包内液体。用透明消毒手术贴膜密封切口,便于在CICU观察心脏活动、渗血及引流情况。

讨 论

1. 术前评估与准备

新生儿ASO术后DSC的发生率较高,该类患儿均需机械通气且心肺功能储备差,术前应进行仔细的评估,包括呼吸机参数设定和监测、连续脉搏血氧饱和度监测、血气值和胸部摄片,以便尽早发现异常并及时处理。确保气管插管固定稳妥,吸痰时注意无菌操作,动作轻柔,保持患儿镇静,避免过度刺激。同时,应配备大小合适的面罩和皮囊,以应对万一出现的插管滑脱等紧急状况。此外,延迟关胸术后的患儿对升压药的依赖性很强,转运中需严密监测循环系统,维持血流动力学的稳定。麻醉医师必须熟悉患儿的可用静脉通路;确保所有静脉输液导管和输液泵正常工作。

2. 麻醉管理

本例患儿入手术室后延续了 CICU 中的通气模式,持续呼气末正压 5 cmH$_2$O,维持肺泡开放和防止麻醉期间肺萎陷。在诱导和维持中选用依托咪酯、舒芬太尼、七氟烷等对血流动力学影响较小的麻醉药物,选择了可控性更好的静脉诱导方式。诱导在持续有创动脉监测下,严密观测血流动力学参数变化,缓慢滴定式给药,尽量避免血流动力学的波动,对于循环状态不稳定的患儿可使用小剂量氯胺酮诱导。患儿生命体征平稳后行血气分析检查,及时了解患儿的水、电解质等内环境水平,及时对症处理。新生儿体温调节机制发育不成熟,体温易受环境温度影响,所以应非常重视术中胸腔冲洗液的温度并维持环境温度。我们在整个手术过程中使用暖风毯对其进行保暖。此外,新生儿的血糖监测也不容忽视,通常不应低于 2.6 mmol/L。

关胸术中应重点关注是否存在心脏压迫,胸骨关闭后一旦出现心动过速或心动过缓;低血压,血压下降>10~12 mmHg;中心静脉压升高;心排血量减低等情况,应立即与手术医生进行沟通并及时调整血管活性药物,必要时打开胸腔,延期再行胸腔闭合术。关胸术后患儿的肺顺应性较术前降低,气道压可能因此增高,应及时调整呼吸参数。此外,低龄、低体重患儿需格外注意补液量及尿量,避免补液不足或过多。

3. 不足之处

文献报道复杂先心术后延迟关胸患儿更易出现肾功能不全,本病例未能对患儿肾脏灌注进行实时监测,有待改进。

● 总 结 ●

总之,延迟关胸术的患儿心肺功能储备差,麻醉管理极具挑战,应基于复杂先心纠治术的特殊生理特点来进行。术中加强监测,合理使用血管活性药物并及时调整呼吸参数,可有效地为先心术后行延迟关胸的患儿保驾护航。

(周思易)

参考文献

[1] Riahi M, Tomatis LA, Schlosser RJ, et al. Cardiac compression due to closure of the median sternotomy in open heart surgery[J]. Chest, 1975, 67(1): 113-114.
[2] 张惠锋,贾兵,陈张根,等.3个月内复杂先天性心脏病患儿术后延迟关胸的因素分析.中华小儿外科杂志,2008,29(2): 78-81.
[3] Mcelhinney DB, Reddy VM, Parry AJ, et al. Management and outcomes of delayed sternal closure after cardiac surgery in neonates and infants. Crit Care Med, 2000, 28(4): 1180-1184.
[4] Samir K, Riberi A, Ghez O, et al. Delayed sternal closure: a life-saving measure in neonatal open heart surgery; could it be predictable? Eur J Cardiothorac Surg, 2002, 21(5): 787-793.
[5] Misawa Y. What can be an indicator of delayed sternal closure after cardiac surgery? Eur J Cardiothorac Surg, 2002, 22(3): 493-494.
[6] 杨盛春,陈欣欣,崔虎军,等.新生儿先天性心脏病外科手术中延迟关胸的危险因素分析.中国胸心血管外科临床杂志,2015,22(9): 821-825.
[7] Kuan CC, Shaw SJ. Anesthesia for Major Surgery in the Neonate[J]. Anesthesiol Clin, 2020, 38(1): 1-18.

47 小儿心脏术后急诊行心包切开术的麻醉管理

摘要

3个月的女婴，ASD、VSD修补术后18天，住院期间因烦躁、呼吸急促、心率增快复查心脏超声时发现大量心包积液，最多处达2.21 cm，拟急诊行心包切开引流术。大量心包积液可压迫心脏，导致心室舒张期充盈受限，腔静脉回流减少，使心排血量降低，血压下降，严重时可致心包填塞、急性循环功能衰竭。引流积液可有效缓解心脏压迫症状。大量心包积液患儿的麻醉目标是避免心动过缓、低血压、低血容量及心肌抑制，维持足够的心输出量；心包解压后，回心血量急剧增加，有发生充血性心衰的风险，此时的麻醉管理应特别警惕充血性心力衰竭可能。

心包积液是小儿心脏术后常见的并发症，发生率达10%～20%，其中大量心包积液需要心包切开引流的发生率在1%。大量心包积液时心包腔压力显著升高，可压迫心脏，有心包填塞的可能，麻醉风险较高。本文报道1例小儿心脏术后大量心包积液急诊行心包引流术的麻醉管理。

● 病例描述 ●

患儿，女，3个月，体重3.6 kg。ASD、VSD修补术后18天，因烦躁、呼吸急促、心率增快复查心脏超声时发现大量心包积液。

体格检查：神志清，烦躁，心率(HR)170次/分，血压72/59 mmHg，呼吸频率(RR)40次/分，SpO₂ 95%（鼻导管吸氧，氧流量2 L/min）。两肺呼吸音粗，心音遥远。腹软，肝脏肋下未及，四肢活动可、无水肿。

实验室检查：血常规、凝血常规、肝、肾功能无显著异常。

心脏彩超：VSD/ASD/PS术后，无明显残余分流，右心房稍大，右心室壁稍肥厚，左心室肥厚，心室壁收缩活动尚可，EF 83%。大量心包积液，膈面0.66 cm，膈面近心尖处2 cm。心尖部0.62 cm，右后房室沟0.52 cm，右心室侧壁处1.0 cm，左后房室沟0.90 cm，左心室侧壁处2.21 cm，左心室后壁1.13 cm，可见多条纤维条索样回声。

术前诊断：VSD/ASD/PS术后，大量心包积液，拟急诊行心包切开引流术。

● 麻醉经过 ●

患儿无术前用药，带外周静脉由病房转运至手术室，入室后即刻建立生命体征监测，给予面罩吸氧，氯胺酮5 mg静注，患儿入睡后完成右股动脉穿刺建立有创动脉压(ABP)监测，ABP 72/62 mmHg，HR 174次/分，SpO₂ 99%。追加舒芬太尼5.0 μg和罗库溴铵2.5 mg行静脉诱导，可视喉镜下置入ID 3.5带囊气管导管，插管深度11 cm。PCV模式控制通气，氧流量2 L/min，FiO₂ 50%，Ppeak 20 cmH₂O，RR 26次/分，I:E为1:2，ETCO₂ 42 mmHg左右。超声引导下右侧颈内静脉穿刺置管，开放中心静脉通路。术中丙泊酚

2.0 mg/(kg·h),舒芬太尼 2.5 μg/(kg·h)、罗库溴铵 0.6 mg/(kg·h)静脉泵注,复合 1%～2%七氟烷吸入维持麻醉。

诱导后血压下降至65/55 mmHg,HR 185次/分,CVP 20 cmH$_2$O,予以多巴胺 5.0 μg/(kg·min)维持。动脉血气分析:pH 7.51,PaO$_2$ 119 mmHg,PaCO$_2$ 50.9 mmHg,BE 16.6,Hct 34.4%,K$^+$ 3.4 mmol/L,Ca^{2+} 1.13 mmol/L,Lac 0.8 mmol/L。调整呼吸机频率至 30 次/分。

快速消毒铺巾后行剑突下心包切开引流术,缓慢引流出血性液体 150 ml,ABP 恢复至 75/42 mmHg,HR 160次/分,CVP 12 cmH$_2$O,停用多巴胺,止血关胸,转运至心脏重症监护室。

● 术后转归 ●

手术时间共 30 分钟,估计出血量约为 10 ml,尿量 5 ml。输注醋酸林格液 40 ml,术毕 BP 84/56 mmHg,HR 153 次/分、SpO$_2$ 100%、CVP 11 cmH$_2$O、肛温 37.2℃。术毕患儿带气管导管,在有创血压、EKG、SpO$_2$ 监测下被转运至心脏重症监护室。

● 知识点回顾 ●

▶ 1. 心包积液的病理生理

少量心包积液通常不会对血流动力学产生影响,但随着积液量增加,心包腔内压力升高,可出现血流动力学改变,其严重程度通常与积液增长速度、积液量、积液性质、患儿年龄及原发病有关。当心包积液增长缓慢时,即使较大量的心包积液,也仅造成心包腔压力的轻微升高,患儿可耐受良好。但当心包积液进一步增长,超出一定范围后,则会对心脏产生压迫。通常少量(<100 ml)心包积液不会引起心包腔压力的明显上升,但如果少量液体增长迅速时,也可由于短时间内心包腔压力急速上升,导致心脏压塞。

心包填塞时心室舒张期充盈受阻,腔静脉回流障碍,导致心排血量降低,血压下降,最终引起急性循环衰竭,甚至心搏骤停。

▶ 2. 心脏压塞的诊断

(1)临床诊断:

1)对于存在低血压、颈静脉怒张、奇脉、心动过速、气促或严重呼吸困难的患儿,应考虑心包填塞的可能性。

2)其他症状包括 QRS 低电压、电交替现象及胸部 X 线检查心界扩大。

(2)影像学诊断:

对于疑似心包填塞的患儿,心脏超声是首选诊断方法,应立即进行。CT 及心脏磁共振并不属于常规检查,但可以用以排除大量心包积液患儿可能存在的纵隔或肺部伴发病。

超声心动图显示有心包腔积液的患儿,应重点审视有无以下超声心动图表现:下腔静脉饱满,呼吸时内径变化率减低;心腔受压(右心房、右心室塌陷是诊断心包填塞最常见的线索);二尖瓣、三尖瓣多普勒血流速度曲线随呼吸运动的变化;室间隔矛盾运动;心脏摆动征。不论心包积液量的多少,出现上述超声心动图表现时,均应考虑心包填塞的诊断可能。

● 讨 论 ●

▶ 1. 术前评估与准备

麻醉风险主要取决于心包积液对心脏、循环的损害。术前重点评估患儿是否存在心脏压迫症状,是否心包填塞。典型的心包填塞症状包括低血压、颈静脉怒张、奇脉、心动过速、气促或严重呼吸困难等。可应用床旁超声心动图来评价心包积液,判断心脏是否受压,早期识别心包填塞。

本例患儿术前烦躁、呼吸急促、心率增快,血压正常但脉压减小,心脏超声提示大量心包积液。结合患儿的临床症状与心脏超声结果,可以判断患儿虽存在大量心包积液,但并无心包填塞,心功能处于代偿状态。本患儿近期有先心手术史,因此术前评估还应包括对手术效果的评估。本患儿心脏超声提示吻合口无残余分流,心功能正常。

综合考虑患儿的年龄、全身状况和术式等多方面因素,该患儿在全身麻醉下行心包切开引流术可能更为安全。麻醉和机械通气可能破坏心脏本身固有的代偿机制,出现循环衰竭,因此麻醉应在严密的血流动力学监测下进行,心肺复苏药品及包括除颤仪在内的急救设备应准备在侧。

2. 术中麻醉管理

大量心包积液患儿的血流动力学管理目标是维持略快的心率和足够的前负荷,保证足够的心输出量,避免低血压。

大量心包积液导致该患儿心脏舒张功能受限,静脉回流受阻,心输出量依赖于代偿性心率增加,而这种代偿功能十分脆弱,因此麻醉诱导是极为重要的环节,麻醉诱导不当可诱发严重的心律失常,甚至心搏骤停,故麻醉必须在严密的生命体征监测下实施,选择对循环影响小的药物,小剂量滴定式缓慢诱导。

本病例首先在氯胺酮基础麻醉下,建立有创动脉压监测,然后通过追加舒芬太尼和罗库溴铵进行麻醉诱导。氯胺酮联合舒芬太尼可以有效抑制喉镜和气管插管所致的血流动力学波动,同时又可以避免心动过缓、低血压和显著的心肌抑制。而术中低浓度的七氟烷吸入也不会引起显著的心率下降和低血压,用于麻醉维持可以提供很好的血流动力学稳定性。

大量心包积液患儿心脏受压,静脉回流受阻,只有维持有效的体静脉和右心房之间的压力梯度,才能保证心室充盈,维持心输出量。因此术中应维持必要的前负荷和心肌收缩力,可给予适当的容量补充和小剂量正性肌力药物。机械通气时胸膜腔内压升高,使静脉回流减少,在保证氧合和通气的情况下应尽可能采用较低的平均气道压,可用相对较快的频率、较小的潮气量来最小化平均气道压。

此外,手术操作过程可诱发心律失常,术中应与手术者保持沟通配合,一旦发生严重心律失常应暂停手术,及时对症处理。大量心包积液引流时应注意引流速度,以免血流动力学产生剧烈波动。

一旦心脏压迫解除,回心血量急剧增加,血流动力学状况通常会发生巨大变化。术前心功能受损的患儿,此时有可能发生充血性心衰,需要格外警惕,必要时给予适当的心功能支持。

总 结

大量心包积液的患儿术中有心脏压塞的风险,麻醉前充分评估心包积液对心脏、循环的损害。在心脏压迫解除前,应维持较高的交感张力,麻醉诱导应格外谨慎,避免心动过缓、低血压、低血容量,严防心搏骤停;术后严密监测心功能并合理应用心血管活性药物。

(金立红)

参考文献

[1] Adler Y, Charron P, Imazio M, et al. 2015 ESC Guidelines for the Diagnosis and Management of Pericardial Diseases [J]. Revista Espanola de Cardiologia, 2015, 68(12): 1126.

[2] Azarbal A, LeWinter MM. Pericardial Effusion. Cardiol Clin, 2017, 35(4): 515-524.

[3] Spodick DH. Acute Cardiac Tamponade. N Engl J Med, 2003, 349(7): 684-690.

[4] Vakamudi S, Ho N, Cremer PC. Pericardial Effusions: Causes, Diagnosis, and Management [J]. Progress in Cardiovascular Diseases, 2017, 59(4): 380-388.

[5] Rawlinson E, Bagshaw O. Anesthesia for children with pericardial effusion: a case series[J]. Pediatric Anesthesia, 2012, 22(11): 1124-1131.

[6] Grocott HP, Gulati H, Srinathan S, et al. Anesthesia and the patient with pericardial disease[J]. Canadian Journal of Anesthesia, 2011, 58(10): 952-966.

48 多发性大动脉炎患儿行人工血管解剖旁路术的麻醉管理

> **摘要**
>
> 12岁的男孩,因不明原因血压升高4年,伴胸闷等不适。血管超声、心脏超声、心脏MRI等检查后诊断为"大动脉炎,降主动脉狭窄",拟于气静复合全麻下行人工血管解剖旁路术。术中见腹主动脉穿过膈肌处明显狭窄,血管壁僵硬。行人工血管吻合分别连接腹主动脉及升主动脉右侧壁。此类病例术中麻醉管理重点是将血压维持在术前合适的水平,维持足够的灌注压,防止心脏前、后负荷的剧烈变化,避免药物引起心、脑血管的进一步抑制和意外。对于多发性大动脉炎的患儿,整个医疗团队应重视解剖异常位置、了解疾病分期、重要器官功能等。

多发性大动脉炎(takayasu's arteritis,TA)又称Takayasy动脉炎,是一种自身免疫性疾病,多见于亚洲和南美年轻女性,发展到闭塞期会引起多处动脉管腔狭窄,导致远端缺血。病变主要侵犯主动脉、肺动脉及其分支,使得其供血的脑、肾脏、心脏、四肢等器官出现缺血,功能降低甚至丧失。

多发性大动脉炎根据病变的位置可以分为4型:Ⅰ型涉及主动脉弓和其主要分支;Ⅱ型的病变只限于降主动脉和腹主动脉;Ⅲ型患儿同时具有Ⅰ型和Ⅱ型的特征;Ⅳ型患儿还伴有肺动脉受累。

50%以上的多发性大动脉炎患儿药物治疗效果不佳,需要外科进行血运重建。开放性手术因具有较高的远期通畅率而作为首选方式,但围术期心脑血管事件高发,其指征包括:

(1)血流动力学改变:
如主动脉反流,动脉瘤破裂风险高等。
(2)严重的器官缺血表现:
如四肢、心脏或颅内缺血等。对于血流动力学的评判,除了依靠影像学检查进行客观器质病变评价外,还需行血压评估。

手术方式包括:切除狭窄段行端端吻合术、补片主动脉成形术、人工血管解剖旁路术等。

本文报道1例Ⅱ型多发性大动脉炎,行升主动脉与腹主动脉人工血管解剖旁路术的麻醉。

● **病例描述** ●

患儿,男,12岁,血压升高4年,上肢无创血压波动于140~150/80~90 mmHg,有心跳加速,伴胸闷。下肢动脉超声提示:"双侧下肢动脉血流频谱异常,流速偏低,近心端血管狭窄可能";肾功能超声提示"双侧肾动脉主干开口处显示不清,见少量稀疏点状血流,先天性发育狭窄?";心超提示"主动脉狭窄,二、三尖瓣轻度反流,左心收缩功能正常范围",给予倍他乐克等治疗后好转,以"大动脉炎,降主动脉狭窄"收入院,拟行外科干预。

体格检查:一般状况好。脉搏100次/分,呼吸20次/分,右上肢血压147/83 mmHg,左上肢155/86 mmHg,右下肢98/55 mmHg,左下肢119/73 mmHg。

实验室检查:肝、胆囊、胰腺、脾脏、双肾、肾上腺影像学及生化检查未见明显异常。

心电图:窦性心律,S-T段改变。

心脏 MRI：降主动脉长段狭窄，大动脉炎首先考虑，侧支血管建立。左右心室扩大不明显，左心室心肌肥厚，心肌质量指数高于正常，二尖瓣反流轻度。未见明显升主动脉缩窄及动脉导管未闭，升主动脉稍扩张，主动脉弓降部发育可，胸主动脉远端长段狭窄，约 53.6 mm，狭窄部直径 5.0 mm，内壁不光滑，管壁增厚伴钙化；可见肋间动脉扩张，胸廓内动脉扩张，肺动脉总干及左右肺动脉发育可。

心脏超声：胸主动脉狭窄，二、三尖瓣轻度反流，左心收缩功能正常范围。房室连接一致，心室隔似完整，左心室肥厚，稍扩大，左心室流出道无狭窄。

腹部 CTA：腹主动脉管径较细，以肝下远段为著，血管走行僵硬、管壁毛糙，内膜不均匀增厚，腹腔干分支显示不清，肠系膜上动脉起始处隐约可见。降主动脉长段狭窄，最窄处约 5.2 mm × 7.8 mm，管腔内多发充盈缺损，右侧髂动脉起始处及中段狭窄，局部管壁见钙化灶，两侧肾动脉充盈可。胸段管腔内血流充盈不佳，部分见充盈缺损。腹主动脉肝后段内径约 9.5 mm，腹主动脉肝下段较窄处内径：5.8 mm；V_{max}：74 cm/s，V_{min}：10 cm/s，RI：0.87。符合大动脉炎改变（图 2-23）。

术前诊断：多发性大动脉炎。

麻醉经过

患儿术前给予右美托咪定 1.0 μg/kg 滴鼻，平卧位吸空气入手术室。入室后予常规监测，左上肢血压（NBP）145/95 mmHg，心率（HR）80 次/分，脉搏氧饱和度（SpO_2）98%。单次注射依托咪酯 0.2 mg/kg，异丙酚 3.0 mg/kg，罗库溴铵 0.6 mg/kg 及舒芬太尼 2.5 μg/kg 诱导。睫毛反射消失后纤维支气管镜下置入 ID 7.0 带囊气管内导管，深度 18 cm。气管插管后给予 SIMV PCV-VG 模式通气支持，呼吸频率（RR）20 次/分，潮气量（VT）维持 8 ml/kg，压力控制约 15 mmHg，同步触发灵敏度为 -4 cmH_2O，氧流量 2 L/min，FiO_2 50%，I∶E 为 1∶2，PEEP 4 cmH_2O，术中维持 $ETCO_2$ 45～50 mmHg。

气管插管后建立上、下肢有创动脉压，并行 Mostcare 血流动力学监测、中心静脉压监测（5F-8 cm 双腔深静脉导管，右颈内静脉）、BIS 监测、INVOS 局部（肾区）组织氧饱和度监测。开放右股静脉以备快速补液用。切皮前静脉滴注氨甲环酸 10 mg/kg，术中丙泊酚 3.0～4.0 mg/(kg·h)、右美托咪定 1.0 μg/(kg·h)、舒芬太尼 2.0 μg/(kg·h) 及罗库溴铵 0.6 mg/(kg·h) 静脉泵注，复合七氟烷吸入维持麻醉，BIS 值维持在 45～50。静脉泵注尼卡地平 0.5～1 μg/(kg·min) 控制血压，初始左上肢动脉压（ABP）150/95 mmHg，左下肢 ABP 95/65 mmHg，心指数（CI）3.5/min·m^2，左心室压力上升速率（dp/dt）1.2 mmHg/ms，每搏变异率（SVV）10.5%，心率（HR）85 次/分，中心静脉压

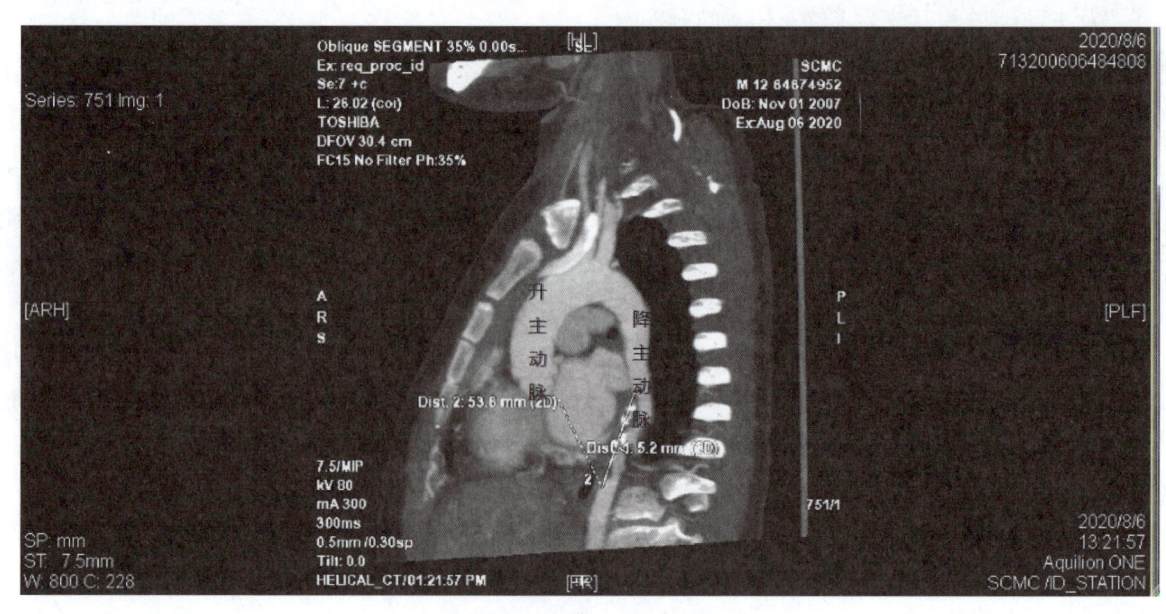

图 2-23 腹主动脉 CTA 造影

(CVP)8 cmH$_2$O,肾区组织氧饱和度(rSO$_2$)90%。术中当 CI 下降至 2.00,dp/dt<0.8 mmHg/ms、左上肢 ABP 下降至 120/60 mmHg 时,停用尼卡地平,启用去甲肾上腺素 0.05 μg/(kg·min)和多巴胺 5.0 μg/(kg·min)静脉泵注;当 SVV≥13%,加速补液。术中每 30 分钟至 1 小时复查血气(血气电解质结果见表 2-29);术中予输注红细胞悬液 150 ml;依据血气检查结果补充电解质(葡萄糖酸钙 300 mg,氯化钾 0.5 g);术中体温监测,并给予暖风毯和液体加温等主动保温措施。

表 2-29 术中血气检测结果

时间点	pH	PaO$_2$ (mmHg)	PaCO$_2$ (mmHg)	BE (mmol/L)	Hct (%)	K$^+$ (mmol/L)	Ca^{2+} (mmol/L)	Lac (mmol/L)	Cl$^-$ (mmol/L)	Hb (g/dL)	HCO$_3^-$ (mmol/L)
入 室	7.46	288.3	38	-3.1	37.5	3.2	1.10	1.5	107	12.5	19.5
术 中	7.43	240	37.4	-4.9	38.1	3.7	1.12	1.8	110	13.1	17.8
出 室	7.40	331	31.3	-4.4	32.5	3.1	1.14	1.3	112	11.8	19.3

● 术后转归 ●

胸腹部联合切口打开胸腹腔,腹腔内暴露腹主动脉,见腹主动脉穿过膈肌处明显狭窄,血管壁僵硬。予游离至远端后,取 30 cm 长,12 号螺纹 Gore-Tex 血管一端端侧吻合至腹主动脉;胸腔内暴露升主动脉。将 Gore-Tex 血管穿过左侧膈面心包,经心底部绕行至升主动脉右侧,将人工血管另一端与升主动脉右侧壁行端侧吻合。术前上肢动脉血压 150/80 mmHg,下肢血压 80/68 mmHg;术后上肢血压 100/60 mmHg,下肢血压 90/63 mmHg。

术毕带气管导管、有创血压等监测下至心脏重症监护室;回监护室后继续给予多巴胺、去甲肾上腺素维持,根据心排量、血压、心率和 SpO$_2$ 等调整剂量;术后患儿血流动力学基本稳定,无头晕、黑蒙等窃血现象。

术中食管超声心动图检查:① 室间隔及左心室壁稍肥厚,左心室壁收缩活减弱,略呈同向运动(LVDD 3.36 cm,LVEF 49%)。② 主动脉三叶瓣,轻度反流,反流束宽 0.22 cm。③ 房室瓣开放活动可,二尖瓣瓣尖稍增厚,关闭点稍错位,轻-中度反流,反流多束,较宽束 0.32 cm,三尖瓣轻-中度反流,反流束 0.35 cm,反流速 2.92 m/s。主动脉轻度反流,二、三尖瓣轻-中度反流。左心室收缩功能低下。

术后造影结果:肺动脉发育可,肺静脉回流正常。升主动脉造影可见外管道与升主动脉及腹主动脉吻合口处通畅,胸主动脉造影可见胸主动脉远端狭窄性改变,最窄处约 2.88 mm,其上方直径约 8.31 mm。

术后第 2 天拔除气管导管,第 3 天出监护室,1 周后康复出院。

● 知识点回顾 ●

TA 的主要并发症是高血压,多表现为上肢高血压、下肢低血压,其上肢血压的增高和下肢血压的降低程度主要依赖于狭窄部位、狭窄程度和侧支形成与否。主要原因是肾动脉狭窄,其次为主动脉缩窄,如狭窄部位靠近心脏、狭窄较为严重、伴有侧支形成不佳,则会导致患儿左心室后负荷显著增加、左心肥厚、心力衰竭,而心力衰竭则是 TA 术后的首要死亡原因。术前有效的免疫抑制治疗可使患儿病情处于非活动期,能够明显降低死亡率,可避免血管因手术刺激可能进一步诱发炎性反应导致病情反复或加重血管再狭窄。

● 讨 论 ●

▶ 1. 术前评估和准备

对 TA 患儿应评估有无重要器官受累、高血压状态、有无并发症等。TA 在临床中相对较少见,且血管多广泛受累,往往导致多器官缺血甚至衰竭,在手术前应强调进行多学科会诊咨询,指导围术期用药，并由外科、风湿免疫科医师定期监测、评估患儿病情，达到标准化、流程化、精细化、综合性的诊疗过程。

术前应评估并优化患儿全身情况，包括四肢血压，全身血管情况，肝、肾功能，凝血，药物治疗过程，TA 分型，是否处于活动期，有无并发症；如果有肾血管受累，则评估是否有肾脏功能障碍；对接受类固醇激素治疗患儿，应该在术前评估是否有 Cushing 综合征的表现，是否需要在围手术期补充类固醇激素；是否处于在病情活动控制、全身情况维持稳定时期。

麻醉方式取决于患儿的一般状况和手术的类型，需谨慎使用区域麻醉和镇痛。椎管内麻醉时，由于交感神经被阻滞，可致"窃血"和低血压的发生，引起脑、肠、肾等重要脏器缺血。全身麻醉相对于椎管内麻醉而言，较少导致严重的低血压，因此建议在上、下肢血压差异较大的患儿中应充分评估神经功能后才可谨慎使用椎管内麻醉。TA 患儿麻醉中的主要问题是维持血液循环，避免血压大幅波动。血压飙升可能导致脑出血、脑梗死甚至心肌功能紊乱及术后脑功能障碍。如果患儿的器官灌注已经受到影响，也应避免使用大剂量的血管收缩剂。术中可应用脑氧饱和度、经颅多普勒超声检查等监测术中脑血流灌注情况。

▶ 2. 术中麻醉管理

术中管理的重点是维持足够的灌注压，防止心脏前、后负荷的剧烈变化，避免药物引起心、脑血管的进一步抑制。对术前已有心力衰竭的患儿，围术期应更加注意降低心脏前、后负荷，应根据有创动脉压和中心静脉压、CI、SVV 等的变化来调整给药及液体治疗。

TA 患儿的下肢动脉血管相对较少受累，因此如果当上肢和下肢的血压有很大差异，提倡同时监测上、下肢有创监测，且以平卧位下肢股动脉压为准。如果不能触及脉搏搏动，多普勒超声血流信号、脉搏血氧定量法评估收缩压或是间断监测多普勒流速都可作为无创血压监测的方式。本病例上、下肢血压均有差异，故采取持续监测桡动脉和股动脉有创血压，间断监测升主动脉血压及联合 BIS 监测及 MOSTCARE 监测。

对于 TA 患儿，术中主动脉测压是一项良好的评估核心血压以及血流动力学状况的方法，相比周围动脉测压，主动脉直接测压既能反映患儿心脏后负荷，还有助于确定主动脉病变范围及程度，从而选择更合适的手术方式。由于同时存在其他器官缺血及心力衰竭的风险，血压平衡点的确立及调控需要考虑多脏器的功能，麻醉医生在术中应该正确处理核心高血压，既要避免脑血管意外也要防止心力衰竭。因此，根据该患儿入院期间的血压监测，术中将该平衡点定为上肢有创收缩压 140～160 mmHg。

血压控制不佳的患儿其脑血流自动调节曲线右移而且颅内血管阻力增大，动脉压的下降更容易导致脑缺血，应更加注意脑灌注情况；脑电图和经颅多普勒超声、近红外局部脑氧组织监测可用于评估术中脑灌注状态。在气管插管过程中，对于颈动脉严重狭窄的患儿应避免颈部过伸位，以防止脑部供血障碍，可考虑在术中进行神经系统监测。笔者团队用纤维支气管镜进行气管插管，以避免颈部伸展时发生脑部缺血；术中通气不足可导致脑血管收缩和大脑缺血，应将 $ETCO_2$ 控制在 35～45 mmHg，以避免脑血管过度收缩。

本例患儿在非体外循环下采用端侧吻合完成了人工血管解剖旁路术，相对于标准的人工血管置换术，避免了对血流动力学产生剧烈干扰，从而避免了体外循环对患儿的不良影响。一般情况下，本术式操作视野要求低，不需要对整个动脉血管进行游离，从而避免了对重要器官、神经的损伤。

▶ 3. 术后麻醉管理

在吻合人工血管和降主动脉（狭窄远端）时，因对左心室后负荷影响较小，因此发生左心衰竭风险较小。然而，此例患儿狭窄部位高，距离长，位于主动脉第一个分支后，因此在此部位进行钳夹、吻合人工血管和升主动脉时，将有可能增加后负荷进而对脆弱的心脏产生严重打击，引起患儿循环崩塌。为避免这一风险，在术后，我们准备了应急流程和设施，做好随时出现急性心力衰竭的准备。

▶ 4. 不足之处

对于本例 TA 患儿，虽然在围术期未发生不良事件，但在麻醉管理中依然有不足之处。一是未能对有可能发生窃血的颅脑动脉进行合理有效的血流监测，比如颅脑超声监测大脑中动脉等，也未对脑供氧情况进行监测;二是在手术过程中未能提供合适的区域阻滞麻醉(如胸椎旁阻滞等),使得术后的镇痛只是单纯依赖阿片类药物,不符合舒适化医疗的初衷。

● 总 结 ●

从上述病例的麻醉管理中,多发性大动脉炎患儿的麻醉管理应基于疾病本身的病理特点。手术中采用有创动脉监测、血气分析等多种实时监测方式,保障手术安全进行。在人工血管解剖旁路分流手术过程中,上、下肢有创血压应维持在术前基础水平,出现血压下降时,需要及时进行手术分流、加强补液和血管活性药物使用以迅速恢复血压,备好体外循环以便及时处理可能出现的循环崩塌。

(顾洪斌)

参考文献

[1] Ioscovich A, Gislason R, Fadeev A, et al. Peripartum anesthetic management of patients with Takayasu's arteritis: case series and review. Int J Obstet Anesth, 2008, 17(4): 358 - 364.

[2] Kathirvel S, Chavan S, Arya VK, et al. Anesthetic management of patients with Takayasu's arteritis: a case series and review. Anesth Analg, 2001, 93(1): 60 - 65.

[3] Misra DP, Wakhlu A, Agarwal V, et al. Recent advances in the management of Takayasu arteritis. Int J Rheum Dis, 2019, 22 Suppl 1: 60 - 68.

[4] Kim ESH, Beckman J. Takayasu arteritis: challenges in diagnosis and management. Heart, 2018, 104(7): 558 - 565.

[5] Di Santo M, Stelmaszewski EV, Villa A. Takayasu arteritis in paediatrics. Cardiol Young, 2018, 28(3): 354 - 361.

[6] Yoshida M, Yamamoto T, Shiiba S, Harano N, Sago T, Nunomaki M, Watanabe S. Anesthetic Management of a Patient With Takayasu Arteritis. Anesth Prog, 2016, 63(1): 31 - 33.

[7] Seyahi E. Takayasu arteritis: an update. Curr Opin Rheumatol, 2017, 29(1): 51 - 56.

49 慢性缩窄性心包炎患儿行心包剥脱术的麻醉管理

> **摘要**
>
> 7岁的男童,无明显诱因下出现腹胀1年,伴活动后胸闷、夜不能卧、晨起眼睑水肿等,心脏彩超及DSA等检查提示下腔静脉、右心房压力、右心室等压力升高,结合临床表现提示缩窄性心包炎,拟于静吸复合全麻下行心包剥脱术。此类病例,麻醉重点在术前的完整评估及术中剥脱心包前、后的不同管理策略。在术中应当选择恰当的有创监护和有效的血管通路,根据监测的指标综合考虑给予合适的血管活性药物及液体治疗,保证心包剥脱后循环功能的稳定,避免循环崩塌。对于缩窄性心包炎手术的患儿,整个医疗团队应重视疾病病因、沟通手术步骤、做好医疗衔接等。

慢性缩窄性心包炎是一种相对罕见的疾病,往往由结缔组织疾病、心包损伤综合征、肿瘤、微生物感染或特发性缩窄性心包炎引起,其人群总体发病率未知,急性心包炎发作后约有1.8%的患儿将会发展成慢性缩窄性心包炎。

缩窄性心包炎是由心包病变,缺乏弹性所致的心脏充盈性障碍。心包的慢性病变引起心包增厚、粘连、钙化、压迫心脏和大血管,限制了心腔的扩张,造成一系列全身血液循环障碍,患儿最终出现心力衰竭的症状和体征,包括用力时呼吸困难,静脉压增加和水肿,施行心包剥脱术是治疗慢性缩窄性心包炎的最有效方法。

小儿慢性缩窄性心包炎尚属少见,本文报道1例慢性缩窄性心包炎行心包剥脱术的麻醉管理。

病例描述

患儿,男,7岁,31 kg,无明显诱因下出现腹胀1年入院,伴活动后胸闷,夜间不能平卧,晨起眼睑水肿,双下肢轻度水肿,无其余不适,腹腔穿刺腹水涂片未见肿瘤细胞及微生物感染,拟"腹腔积液待查"收住入院治疗。平素服用药物:安立生坦2.5 mg p.o qd,呋塞米20 mg p.o qd,螺内酯20 mg p.o qd。入院后完善各项检查,强心、限液、利尿,维持出入量负平衡后拟在全身麻醉下行心包剥脱术。

体格检查:眼睑水肿,双下肢轻度水肿;腹围70 cm,体温36.5℃;脉搏95次/分;呼吸频率24次/分;神志清,精神反应可,心率95次/分,心律齐,心音有力,未闻及杂音;全腹软,未见明显包块,无明显压痛,无反跳痛;肝肋下5 cm,剑突下6 cm,脾肋下未触及,肠鸣音正常;神经系统查体阴性。

实验室检查:ALT 33 U/L,AST 52 U/L,ALP 231 U/L,CK-MB 26 U/L,TP 84.7 g/L,ALB 56.2 g/L,TBIL 20.8 umol/L,Na^+ 132.1 mmol/L,K^+ 4.92 mmol/L,TC 3.8 mmol/L;血、尿、粪常规正常。甲状腺功能监测正常。NT-proBNP>30 000 pg/ml。血气分析:pH 7.35,$PaCO_2$ 42 mmHg,PaO_2 101 mmHg,Lac 4.7 mmol/L,红细胞比容测定33.7%,SBE -1.7,THb 10.9 g/dL。

心电图:窦性心律,T波变化。

胸腹部CT:下腔静脉近右心房水平增宽,膈肌、食管下段壁及局部肠壁不均匀增厚;肝肿大,肝实质弥漫性密度异常；下腔静脉近心端及肝静脉主干增粗；肝包膜下极少量积液；见双侧胸腔积液，右侧为甚；所示两肺小叶间隔增厚，右肺下叶局限性气肿。

腹部超声：肝周、脾周及腹盆腔内探及最大前后径约 58 mm 透声暗区，腹盆腔积液。

心脏超声：提示右心房扩张，三尖瓣重度反流，室间隔稍左偏，LVEF 64%。

DSA 检查：下腔静脉中段压力 26 mmHg，肝右、肝中静脉管壁光滑，未见明显缩小及狭窄；肺动脉压力 40 mmHg，右心房压力 33 mmHg，右心室压力 34 mmHg，肺动脉增粗，未发现分流。

肝脏穿刺活检：肝细胞肿胀变形，肝实质弥漫性密度异常。

● 麻醉经过 ●

术前给予患儿右美托咪定 1.0 μg/kg 滴鼻，待平静后平卧位吸空气入手术室。入室后予常规监测，NBP 102/65 mmHg，HR 95 次/分，SpO$_2$ 98%。单次注射依托咪酯 0.2 mg/kg，异丙酚 3.0 mg/kg、罗库溴铵 0.6 mg/kg 和舒芬太尼 2.5 μg/kg 诱导并维持麻醉。睫毛反射消失后可视喉镜下置入 ID 5.5 带囊气管内导管，插管深度 15.5 cm。气管插管后予 SIMV-PCV-VG 模式通气支持，呼吸频率 20 次/分，VT 维持 8 ml/kg，压力控制约 15 mmHg，同步触发灵敏度为 -4 cmH$_2$O，氧流量 2 L/min，FiO$_2$ 50%，I∶E 为 1∶2，PEEP 4 cmH$_2$O，术中维持 P$_{ET}$CO$_2$ 35～45 mmHg。

气管插管后建立有创动脉压（22G 左桡动脉，行 Mostcare 血流动力学监测）、中心静脉压监测（5F-8 cm 双腔深静脉导管，右颈内静脉）、BIS 监测，开放左股静脉测压并（20G-5.1 cm）以备快速补液用。切皮前静脉滴注氨甲环酸 10 mg/kg，术中丙泊酚 3.0～4.0 mg/(kg·h)，舒芬太尼 2.0 μg/(kg·h) 和罗库溴铵 0.6 mg/(kg·h) 静脉泵注，复合七氟烷吸入维持麻醉，BIS 值维持在 45～50。初始动脉压（ABP）110/62 mmHg，心指数（CI）2.9 L/(min·m^2)，左心室压力上升速率（dp/dt）0.79，每搏变异率（SVV）11.2%，心率（HR）115 次/分，中心静脉压（CVP）18 cmH$_2$O，左股静脉压力 28 cmH$_2$O。术中当 CI 下降至 2 L/(min·m^2)，dp/dt 0.3，ABP 下降至 85/40 mmHg 时，启用去甲肾上腺素 0.05 μg/(kg·min) 和多巴酚丁胺各 5.0 μg/(kg·min) 静脉泵注；当 SVV ≥ 13%，加速补液；当心包及腔静脉汇流入口完全松解后，给予速尿 1 mg/kg，并上调去甲肾上腺素至 0.1 μg/(kg·min)、多巴酚丁胺 7.5 μg/(kg·min)。术中每 30 分钟至 1 小时复查血气（表 2-30）；术中未予输注红细胞悬液；依据血气检查结果补充电解质（葡萄糖酸钙 300 mg）；术中体温监测，并给予暖风毯和液体加温等主动保温措施。

表 2-30 术中血气检测结果

时间点	Hb (g/dL)	Hct (%)	pH	PaO$_2$ (mmHg)	PaCO$_2$ (mmHg)	BE (mmol/L)	Na$^+$ (mmol/L)	K$^+$ (mmol/L)	Cl$^-$ (mmol/L)	Ca^{2+} (mmol/L)	Lac (mmol/L)
入室	11	36.2	7.41	359	46	-3.92	147	3.91	104	1.04	1.0
出室	10.8	34.2	7.49	338	45	-2.2	137	4.07	106	1.14	1.1

● 术后转归 ●

胸骨正中切口进胸，见心包增厚明显，与心脏粘连甚，给予小心松解右心房、右心室及心尖表面心包，并逐步松解上、下腔静脉周围心包，行心包剥脱术。手术时间共 105 分钟，估计出血量约为 30 ml，尿量 150 ml。输注醋酸林格液 650 ml，乳酸值保持正常范围。术毕 BP 102/65 mmHg、HR 113 次/分、SpO$_2$ 99%、肛温 36.3℃，上、下腔静脉压力分别下降至 17 cmH$_2$O 及 26 cmH$_2$O，TEE 提示房隔居中，腔、肺静脉无梗阻。

术毕带气管导管在有创血压、EKG、SpO$_2$ 监测下转运至心脏重症监护室；回监护室后继续给予多巴酚丁胺、去甲肾上腺素维持，根据心排量、血压、心率和 SpO$_2$ 等调整血管活性药物剂量；术后第 2 天拔除气管导管，第 3 天出监护室，1 周后出院。

病理结果：心包囊壁样生长，纤维组织轻度增生，局灶变性，间质血管轻度增生、扩张、瘀血，伴炎细胞浸润。

知识点回顾

慢性缩窄性心包炎的主要病理生理特征是：患病的心包失去储备量并限制心腔扩张，由于病变的心包对心腔的绝缘作用，使心内压在呼吸周期中不再与胸腔内压相协同，使得胸腔内与心内压力的相互分离、左右心室的相互作用增强。

超声心动图表现为室间隔位置、血流多普勒流速的呼吸性相关变化；心肌表现出独特的舒张特性和收缩期应变。有创血流动力学检查是评估金标准，需要同时仔细记录右心室和左心室的压力，而且应使用尖端可以高保真测压的导管。

缩窄性心包炎往往会表现成舒张性心力衰竭。病态的无弹性心包会限制心脏充盈并导致独特的血流动力学异常，需要详细的病史及体格检查，精准的心脏成像以及侵入性血流动力学评估才可诊断。少数的缩窄性心包炎患儿可以通过抗炎疗法得到缓解，其他人则需要行心包剥脱术。

有些患儿慢性缩窄性心包炎术前病情严重，心功能较差，在术中易发生严重低血压、大出血、充血性心衰、恶性心律失常甚至心搏骤停，术后也易诱发低心排，因此对这类患儿的麻醉处理有其特殊性。需要仔细考虑术前评估和检查、麻醉的诱导、维持以及术后围术期处理。在为患儿制订麻醉计划的过程中需要整体考虑患儿的临床表现，尤其是那些要求行心包引流手术的患儿。麻醉管理中应使用对心率、全身血管阻力、静脉回流、心肌收缩力变化影响减至最小的药物和技术。

讨 论

▶ 1. 术前评估与准备

强调全面、完整地评估患儿的整体情况，明确心包炎可能的病因；有无心包摩擦音或心音低钝、心动过速、低血压、奇脉、颈部静脉怒张等血流动力学损害的表现；评估时是否存在血栓；是否有低血氧饱和度、呼吸困难、头晕和胸痛等；实验室检查应包括：血液学（血红蛋白和血小板计数）、凝血功能（国际血小板计数）电解质、肝、肾功能检查；还需要进行胸部X线、CT扫描或MRI检查以及超声心动图检查。术前除了使用常规监测外，有创动脉血压监测是必不可少的。建立中心静脉通道并非是必须的，更不应耽误紧急的心包手术。

缩窄性心包炎为慢性病，术前全身情况差，涉及多系统多脏器功能损害，常伴有贫血、低蛋白血症、胸腹水、心衰、电解质紊乱等。术前强心、利尿控制心衰，纠正水电解质紊乱，输注适量浓缩红细胞纠正贫血在90 g/L以上，必要时补充白蛋白。术前保持一定的镇静深度，减少心肌耗氧。术前优化血管内容量是非常重要的，术前如因心内压升高而导致血流动力学损害（低血压），则按照心脏压塞的处理原则来进行麻醉处理。

术前肝肾功能较差、肺动脉压较高、左心室收缩异常功能、下半身水肿、低钠以及年龄较大等是低存活率的预测因素。本病的围手术期死亡率为6%～12%，如果有广泛的心肌萎缩/纤维化患儿，则围手术期死亡率可高达40%。主要并发症包括急性心脏功能不全和心室壁破裂，如果尽早进行手术，则心包剥离手术后的长期生存率将与普通人群的生存率相一致。而且因为手术方法有其自身的细微差别，麻醉医生需要考虑进行多学科的病例讨论，在整个团队中进行麻醉方案、手术计划的确认。

▶ 2. 术中麻醉管理

术中麻醉注意事项：麻醉诱导前要准备足够的复苏液体（包括血液）、各类血管活性药物（如去氧肾上腺素、去甲肾上腺素、肾上腺素等）以及除颤仪。麻醉诱导应尽量减轻对循环的抑制。该类患儿体循环时间延长，药物起效时间稍慢，需在严密的血压、心电图监测下小剂量慢诱导，以避免诱导性低血压、心率骤降。忌盲目加大药物剂量以加深麻醉而导致循环抑制。没有特殊的禁忌证时（显著的吸气困难、肥胖、面部畸形或患儿不合作等）可采用七氟烷吸入诱导，诱导过程避免呛咳嗽，同时维持自发性通气。如果血流动力学在诱导过程中恶化，则在插管后，迅速进行手术。

本患儿的麻醉诱导和维持参考了小儿心脏手术的用药方法，选择了对心脏功能影响小的药物。

采用气管内插管全身麻醉,术中麻醉维持以阿片类药物(如:舒芬太尼)+罗库溴铵+丙泊酚,辅以吸入低流量七氟烷,达到循环影响较小、维持麻醉平稳的目的。针对此类患儿血流动力学的目标应该是:维持(通常是增强)前后负荷、收缩力和心率(在窦性心律时最佳);避免高正压通气,尽量减少吸气压力以免引起显著的血流动力学恶化;避免使用氧化亚氮;术中需要持续静脉输注缩血管药剂,以便维持血流动力学稳定,但应考虑到血管过度收缩的不利后果,可能会导致整体心输出量的下降。

在手术中,麻醉的处理与心脏瓣膜病的处理相同。心包剥脱手术的时间比较长,往往会造成大量的体液/血液流失,可能需要静脉输注血液制品;对心脏直接的机械性刺激也很容易导致心律失常。因此针对本患儿,除了基础的心电图、脉搏氧饱和度、呼末二氧化碳、体温、尿量等监测外,还增加了有创血压、中心静脉压的监测,并应用Mostcare监护仪对术中的每搏量、外周血管阻力、心脏循环效率、最大压力梯度、每搏量变异率和脉压变异率等血流动力学指标进行了监测。术中综合分析有创血压、中心静脉压、SVV等变化趋势,在心指数显著下降并伴血压下降时,联合应用小剂量去甲肾上腺素和多巴酚丁胺,目的在于增加心肌收缩力,提高心输出量。

术中液体控制:术中根据ABP、SVV、CI、CVP等,控制输液速度,在心包完全剥离前遵循等量输液或输血、剥离后限量输液的原则,防止心包剥脱后回心血量增加,引起心脏增大、诱发肺水肿和心力衰竭。

通气管理:机械通气时采用允许性高碳酸血症($ETCO_2$ 45～55 mmHg)、低吸入氧浓度(≤60%)、低潮气量(6～8 ml/kg)、最佳PEEP(高于P-V曲线低位转折点2 cmH_2O)及手法复张等肺保护性通气策略,以降低平均气道压,防止胸膜腔内压升高进而引起心输出量进一步下降。

减压后的处理:心包切除后,由于静脉回心血量增加,已萎缩的心肌不能适应,容易发生急性充血性心衰。术中除根据CVP、ABP、HR、尿量、SVV等控制液体入量,还可以给予强心利尿剂,采取头高脚低位,防止回心血量增加,导致心衰、肺水肿,当缩窄的心包剥离后,由于心肌已有失用性萎缩,加上骤增的回心血量,很容易发生持续性低心排,也可以给以磷酸肌酸以保护心脏功能。

▶ **3. 术后麻醉管理**

缩窄性心包炎患儿,由于胸腹水、腹内瘀血、循环缓慢等因素,导致肺顺应性差;加之手术应激对术后患儿极为不利,术后易出现室上性心动过速等心律失常、低心排、心包积血等。因此术毕应带管入ICU机械通气治疗1～2天,加强利尿、强心、扩血管治疗,定时复查水电解质酸碱、注意液体进出量平衡、积极维护重要脏器功能,密切监测心律变化。术后除了应用长效阿片类药外,还应考虑给予局部麻醉药浸润或手术区域神经阻滞[即肋间神经和(或)胸椎旁阻滞]用于术后镇痛。

▶ **4. 不足之处**

本病例虽然取得了成功,但是因为缩窄性心包炎和限制性心肌病的临床表现非常相似,且具有共同的病理生理学特征包括双侧心室舒张功能障碍、双侧心房压力升高和静息状态下心输出量减少。而这两种疾病的治疗截然不同,缩窄性心包炎可能通过心包切除术治愈,但限制型心肌病的治疗方案却十分有限,患儿常需要进行心脏移植,因此准确地鉴别缩窄性心包炎和限制型心肌病,对指导进一步治疗有重大的临床意义,而本病例的临床医生并未对两者给予明确的鉴别诊断检查。

● 总 结 ●

综上所述,慢性缩窄性心包炎的麻醉管理应重视术前评估和多学科团队的沟通,麻醉中应选择对循环功能影响最小的麻醉药物;合理使用有创监测指标,正确运用正性肌力药物和容量补充,以期达到最佳的围术期结果。

(顾洪斌)

参考文献

[1] Welch TD, Oh JK. Constrictive pericarditis: old disease, new approaches. Curr Cardiol Rep, 2015, 17(4): 20.

[2] Imazio M, Brucato A, Mayosi BM, et al. Medical therapy of pericardial diseases: part II: Noninfectious pericarditis, pericardial effusion and constrictive pericarditis. J Cardiovasc Med(Hagerstown), 2010, 11(11): 785-794.

[3] Ristić AD, Simeunoviá D, Milinković I, et al. Preoperative

and perioperative management of patients with pericardial diseases. Acta Chir Iugosl, 2011, 58(2): 45-53.

[4] Myers RB, Spodick DH. Constrictive pericarditis: clinical and pathophysiologic characteristics. Am Heart J, 1999, 138(2 Pt 1): 219-232.

[5] Goldstein JA, Kern MJ. Hemodynamics of constrictive pericarditis and restrictive cardiomyopathy. Catheter Cardiovasc Interv, 2020, 95(6): 1240-1248.

[6] Welch TD, Oh JK. Constrictive Pericarditis. Cardiol Clin, 2017, 35(4): 539-549.

[7] Syed FF, Schaff HV, Oh JK. Constrictive pericarditis — a curable diastolic heart failure. Nat Rev Cardiol, 2014, 11(9): 530-544.

[8] Grocott HP, Gulati H, Srinathan S, et al. Anesthesia and the patient with pericardial disease. Can J Anaesth, 2011, 58(10): 952-966.

[9] Kar P, Gopinath R, Durga P, et al. Anaesthetic management in a case of concurrent hypertrophic cardiomyopathy and constrictive pericarditis: Are there special concerns? Indian J Anaesth, 2016, 60(3): 206-208.

50 川崎病后冠脉病变患儿在体外循环下行冠脉搭桥术的麻醉管理

摘要

16岁的女孩,既往有川崎病病史,近期无明显诱因下出现胸闷、胸痛,活动后加剧,经检查发现冠状动脉狭窄合并冠状动脉巨大血栓,全身麻醉后在体外循环下行左冠状动脉巨大血栓剥离加左乳内动脉与钝缘支吻合术,围术期需重点关注患儿的心肌氧供需平衡和心肌收缩功能。

川崎病（kawasaki disease，KD）是儿童时期常见的一种自身免疫性全身血管炎疾病。KD常发生于5岁以下儿童,可累及中小血管,特别是冠状动脉,是儿童后天性心脏病发病的主要原因。川崎病可造成冠脉病变,出现冠脉瘤样扩张、血栓形成、管腔狭窄,甚至完全堵塞,使冠状动脉血流减少,引起心肌氧供需失衡。当心肌氧耗增加时,患儿可产生心前区疼痛,甚至发生心肌梗死。本文报道1例川崎病患儿在全麻下行体外循环冠脉搭桥术的麻醉管理。

● 病例描述 ●

患儿,女,16岁,身高155 cm,体重63 kg。3个月前无明显诱因下出现胸闷胸痛,活动后胸闷加剧。至当地医院查心彩超提示左心房内占位,川崎病可能。1个月前至医院就诊,心脏磁共振（MRI）示左冠状动脉主干起始部扩张,左回旋支扩张伴局部瘤样形成并可见血栓,左心室心肌缺血性表现,考虑为川崎病所致。血管造影提示左回旋支起始部呈巨大瘤样扩张,瘤内血栓伴钙化形成,瘤样扩张后左回旋支稍狭窄,左冠状动脉主干显示欠清。患儿平素体健,胃纳正常,无青紫,无反复呼吸道感染病史,近期活动耐力明显下降。为求进一步治疗,门诊以"冠状动脉瘤/冠脉内血栓"收住入院。

体格检查：患儿神志清,无青紫,呼吸平稳;听诊双肺呼吸音清,无干湿啰音;心音有力,心律齐,未闻及明显杂音;肝脾肋下未及,四肢末梢暖,无水肿。

实验室检查：血小板体积分布宽度15.9%。肝、肾功能：Globulin 33.4 g/L，c Troponin I 0.03 μg/L。NT-proBNP 182 pg/ml。

心电图：窦性心律房性早搏。

胸部X线片：胸廓骨骼及胸壁软组织未见异常,纵隔及气管居中未见移位,纵隔未见增宽,心影内可见一椭圆形稍高密度影。两膈光整,两肋膈角锐利,两肺纹理增多。

24小时动态心电图：总心搏数：103 819次,室上性搏动数：779次,最慢心率：50次/分,最快心率：144次/分,平均心率：74次/分,最长RR间期1.24秒。诊断：窦性心律、房室连接处早搏、窦性心律不齐、心跳快时T波变化、ST段变化。

心脏超声：心脏位置及连接正常,各房室腔无明显增大,左心室壁收缩活动可。主动脉无增宽。肺动脉无增宽,瓣膜开放活动可。房室瓣开放活动可,房间隔完整,室间隔完整,左位主动脉弓。左心房后外侧壁可见一中等回声团块影 2.51 cm×3.51 cm,回声欠均匀,凸向左心房内,对肺静脉血流无影响。左心房占位,左心收缩功能正常范围。

心脏 CT:螺旋扫描及三维重建后见纵隔基本居中,两肺未见明显异常信号影。内脏心房正位,腔肺静脉回流正常,房间隔有无分流显示欠清,右心房略扩大。房室连接一致,心室隔似完整,左右心室略扩大,左右心室流出道未见狭窄。心室大动脉连接一致,左弓,未见明显动脉导管未闭及主动脉缩窄,左冠状动脉主干起始部扩张,直径 15.4 mm,左前降支未见扩张,左回旋支全程扩张,起始部直径 7.1 mm,进入左心房室沟起始处呈瘤样扩大,大小约 31.4 mm×48.2 mm,平扫时可见管壁可见钙化影,内见血栓形成,房室沟内段直径 12.6 mm,肺动脉总干及左右肺动脉发育可,降主动脉横膈水平 14.7 mm。

心脏 MRI:各序列扫描,纵隔基本居中,两肺未见明显异常信号影,内脏心房正位,腔肺静脉回流正常,房间隔有无分流显示欠清,右心房略扩大。房室连接一致,心室隔似完整,左右心室略扩大,左右心室流出道未见狭窄。心室大动脉连接一致,左弓,未见明显动脉导管未闭及主动脉缩窄,左冠状动脉主干起始部扩张,直径 17.6 mm,左前降支未见扩张,左回旋支全程扩张,起始部直径 8.5 mm,进入左心房室沟起始处呈瘤样扩大,大小为 31.5 mm×44.6 mm,内见血栓形成,房室沟内段直径 12.6 mm,肺动脉总干及左右肺动脉发育可,局部心肌未见明显异常运动。

冠脉造影:升主动脉造影可见右冠状动脉起源无异常,走行及形态无异常。左冠状动脉起始部显示欠清,左前降支形态及走行无明显异常,左回旋支起始部明显呈瘤样扩张,大小约 50.4 mm×28.7 mm,伴血栓及钙化形成,瘤样扩张后左回旋支稍狭窄,其远端可见显影。左回旋支起始部呈巨大瘤样扩张,瘤内血栓伴钙化形成,瘤样扩张后左回旋支稍狭窄,左冠状动脉主干显示欠清,请结合临床有无川崎病病史。

术前诊断:左冠状动脉扩张、左冠状动脉瘤、冠脉内血栓形成。拟在体外循环下行冠脉搭桥术。

● 麻醉经过 ●

患儿无术前用药,入手术室后予常规监测,上肢无创血压(BP)122/68 mmHg,心率(HR)102 次/分,呼吸频率(RR)18 次/分,SpO₂ 99%。开放外周静脉后给予咪达唑仑 3.0 mg,异丙酚 110 mg、舒芬太尼 50 μg 及罗库溴铵 35 mg 诱导,睫毛反射消失后可视喉镜下置入 ID 7.0 带囊气管内导管,插管深度经门齿 21 cm。PCV 模式控制通气:氧流量 2 L/min,F$_i$O$_2$ 50%,潮气量 400 ml,RR 15 次/分,吸呼比 1∶2,术中维持呼气末二氧化碳分压(ETCO$_2$)35~45 mmHg。气管插管后迅速建立右侧桡动脉穿刺置管,并持续监测有创动脉血压(ABP)。右侧颈内静脉穿刺置入 5F 双腔中心静脉导管,监测中心静脉压力(CVP)和输注血管活性药物。调整七氟烷吸入浓度,维持患儿心率、血压平稳,静脉输注醋酸钠林格液 400 ml。术前准备血管活性药物如多巴胺、硝酸甘油、肾上腺素等。术前血气分析结果见表 2-31。取胸骨正中切口,锯开胸骨,游离左乳内动脉备用。右心耳和升主动脉缝荷包线,经右心耳注入肝素,升主动脉和右心耳分别插管,建立体外循环。在体外平行循环下,下腔静脉插管,置上下腔控制带。阻断升主动脉,分别从根部正向和冠状静脉窦内逆向注入心肌保护液,心脏停搏。离断主动脉和肺动脉。术中见左冠状动脉起始部瘤样扩张,直径 1.5 cm,长 3 cm。左前降支通畅,回旋支被巨大血栓占据并闭锁,血栓大小为 6 cm×3 cm。钝缘支开口狭窄接近闭锁。切开回旋支将血栓完整摘除,缝合血管壁及闭锁的回旋支远端。取左乳内动脉(内径 2 mm)和钝缘支远端吻合(内径 1.5 mm)。裁剪扩张的左冠状动脉起始部,连接主动脉和肺动脉。心内排气,开放主动脉阻断钳。连续缝合心脏切口。心脏自动复跳,复跳后心律为窦性,泵注血管活性药物米力农 0.5 μg/(kg·min),硝酸甘油 0.5 μg/(kg·min),多巴胺 5.0 μg/(kg·min),去甲肾上腺素 0.02 μg/(kg·min)维持,生命体征平稳,停体外循环。分别拔除上、下腔静脉插管和升主动脉插管,静脉滴注鱼精蛋白,停机后动脉血气见表 2-31。患儿连续输注血管活性药物,在 ABP、ECG、SpO₂ 监测下,将带气管导管的患儿转运至儿科心脏重症监护室。

表 2-31 术中血气检测结果

时间点	Hb (g/dL)	Hct (%)	pH	PaO$_2$ (mmHg)	PaCO$_2$ (mmHg)	BE (mmol/L)	Na$^+$ (mmol/L)	K$^+$ (mmol/L)	Cl$^-$ (mmol/L)	Ca^{2+} (mmol/L)	Lac (mmol/L)
入室	14.6	43.1	7.42	354.7	36.2	0.9	138	3.7	105	1.13	1.4
出室	10.1	30.6	7.4	281.2	34.7	2.2	139	4.2	106	1.1	1.7

● 术后转归 ●

患儿术后恢复良好，术后第 2 天中午，拔除气管导管，撤离呼吸机，转入普通病房。

● 知识点回顾 ●

▶ 1. 病理生理

川崎病是一种迄今原因不明的急性发热出疹性疾病，严重的病理改变是全身性血管炎，主要侵犯大、中血管，其中冠状动脉血管炎引起的冠脉病变出现冠脉瘤样扩张、血栓形成、管腔狭窄，甚至完全堵塞，使得冠状动脉血流不同程度地减少，引起心肌氧供与氧需失去平衡而导致后天性心脏病，可导致缺血性心脏病、心肌梗死和猝死。冠状动脉病变是 KD 的并发症，表现为冠状动脉扩张、冠状动脉瘤和冠状动脉狭窄。

▶ 2. 心肌氧供需平衡

动脉血氧含量、冠状动脉血流是心肌氧供的决定因素。动脉血氧含量取决于血红蛋白浓度、血氧饱和度和氧分压。而冠状动脉血流等于冠状动脉灌注压与冠状血管的阻力的比值。心肌代谢产物、自主神经张力、内分泌激素水平和冠脉解剖等因素影响着冠状血管阻力，冠状动脉灌注压主要受血流动力学因素的影响。心率、心肌收缩力和心室壁张力是心肌氧耗的决定因素，其中心率是最主要的影响因素。室壁张力受心室内压（后负荷）、心室腔大小（前负荷）和室壁厚度等因素的影响。因而需要维持冠状动脉灌注压，同时避免心肌氧耗。

● 讨 论 ●

▶ 1. 术前评估与准备

对于冠脉病变患儿的术前评估主要包括两个方面，即心肌的氧供与氧需的平衡情况和心脏的泵血功能。该患儿存在不稳定心绞痛的症状，心功能 Ⅱ 级，为了避免患儿的情绪波动和减轻应激反应，可以使用口服咪达唑仑 0.5 mg/kg 进行术前镇静（最大剂量不超过 15 mg）。

川崎病冠脉病变的患儿需长期使用抗凝药物，因此须注意术前一周停用阿司匹林，而低分子肝素一般术前 12 小时停用，以避免术中凝血功能问题。

术中监测：心电图（ECG）是最常用的无创性术中监测手段，ECG 不仅可以监测心率及心律，V5 导联监测对心肌缺血的检出率可高达 75%，能及时发现围术期各种心律失常、心肌缺血。呼吸及氧合指标的监测包括脉搏血氧饱和度、潮气量、呼吸频率、气道压及呼气末二氧化碳等。温度监测如鼻咽温度、膀胱或直肠温度。其他监测包括有创动脉压、中心静脉压、凝血功能、尿量及食管超声等。

▶ 2. 术中麻醉管理

冠状动脉病变患儿进行麻醉诱导的原则是根据患儿具体情况选择合理的药物配伍与剂量，避免血流动力学的明显波动，维持心肌氧供需平衡及机体重要脏器的有效灌注。

麻醉维持要求循环稳定，血压和心率不应随着手术刺激的强弱而出现明显上下波动。术前心功能较好的患儿，尿量满意，内环境稳定，无代谢紊乱，SvO$_2$>70%，体外循环前心率在 60 次/分左右无须特殊处理，但应注意控制容量，避免容量过多。对于心功能较差，需要较高的交感张力来维持心输出量的患儿，则要避免对心肌有抑制作用的药物，必要时使用正性肌力药物。

体外循环 CABG 的麻醉管理注意点如下：

（1）心肌保护和重要脏器灌注。对于大多数患儿体外循环期间采用主动脉根部插管正行灌注含血冷晶体停跳液，冠状动脉病变严重为加强心肌保护可以采用主动脉根部插管和冠状静脉窦插管行正行、逆行灌注。体外循环期间机体其他重要脏器的保护在于低温及较高的灌注压（50～80 mmHg），维持 SvO_2 在75%以上。

（2）体外循环期间低血压、高血压的处理。转流开始后，由于多种因素的影响，灌注压往往较低（30～40 mmHg），一般可以通过增加体外循环流量维持血压在可接受的水平，如血压持续在低水平，可通过体外循环给 α 受体兴奋药，如去氧肾上腺素 0.5～1 μg/kg，往往可以获得满意效果，但是应注意患儿对去氧肾上腺素反应具有差异性。体外循环期间高血压一般可以通过加深麻醉、应用血管扩张药处理。

（3）停机后处理。停机后的处理主要包括正性肌力药、血管扩张剂、β受体阻滞剂或钙通道阻滞药等的应用，是冠脉搭桥患儿麻醉管理的重要环节之一。① 冠脉病变患儿由于心肌缺血、心肌梗死或室壁瘤等原因，往往存在不同程度的心功能不全，使得在麻醉处理中顾虑心功能受抑制，而给予正性肌力药物来增强心肌收缩力。但是任何正性肌力药物均会增加心肌耗氧，因而对于冠脉搭桥年龄大的患儿建议使用正性肌力药物的指征为：PCWP＞16 mmHg，（而MAP＜70 mmHg，或SBP＜90 mmHg）CI＜2.2 L/(min·m²)，SvO_2＜65%；可选择的正性肌力药物有多巴酚丁胺、多巴胺、肾上腺素、米力农等。② 硝酸甘油扩张冠状动脉、降低心肌氧耗、降低肺动脉压和 PCWP，建议在冠脉病变的患儿的麻醉中应用，特别是高血压、PCWP 高、急性左或右心室功能不全等情况下应用，值得注意的是硝酸甘油易发生早期耐受性。③ β受体阻滞剂对冠脉病变患儿的是有益的，根据具体情况可以选用艾司洛尔、美托洛尔等。由于β受体阻滞剂的负性肌力、负性变时等作用，应在严密监测下小剂量、缓慢给药，一旦心率出现下降趋势即刻停药。对于高度依赖交感张力偶快速心率来维持心排血量的患儿，因易促发心力衰竭，应避免使用。④ 钙通道阻滞剂地尔硫卓可扩张冠状动脉、防治冠状动脉痉挛、增加冠脉血流、改善心肌缺血，对心肌收缩力抑制不明显，对于全动脉化冠脉搭桥（即行冠脉搭桥术时采用的桥血管全部为动脉血管）可选用，剂量为 1～3 μg/(kg·min)。二氢吡啶类钙通道阻滞剂尼卡地平在全动脉化的患儿也常应用。

3. 不足之处

术中未做脑功能相关监测，如脑氧饱和度监测等，如果有条件可以加强重要脏器的监测，对于患儿术后功能恢复提供更有效的帮助。

总　结

此患儿一般情况良好，术前心功能分级为 Ⅱ 级，对麻醉和手术的耐受性良好，因此我们选择麻醉诱导后再行桡动脉穿刺置管监测有创动脉血压。在建立体外循环之前，外科医生分离和处理乳内动脉时，会注入罂粟碱预防血管痉挛，偶尔会引起低血压，需要注意。术中麻醉管理可以参考成人冠心病行心脏搭桥的管理模式。儿童冠脉搭桥病例较少，此患儿手术顺利，麻醉管理过程也比较平稳，术中使用药物维持冠状动脉灌注压的同时不增加心肌耗氧量是麻醉关键点，对术中并发症要做好充分的应对准备，包括随时可用的正性肌力药物和待命在旁的体外循环支持团队，以备不时之需。

（侯慧艳）

参考文献

[1] 中华医学会儿科学分会心血管学组,中华医学会儿科学分会免疫学组,中华儿科杂志编辑委员会.川崎病冠状动脉病变的临床处理建议[J].中华儿科杂志,2012,50(10)：746-749.

[2] 李立环.冠心病麻醉处理的若干问题[J].中华麻醉学杂志,2003,(4)：317-320.

51 特发性肺动脉高压患儿行 Potts 分流术的麻醉管理

> **摘要**
>
> 3岁的男童，因食欲缺乏、乏力1个月余，发现肺动脉高压半个月余入院。入院前半月余因肺动脉高压危象症状，经排除病因后确诊为特发性肺动脉高压，接受口服西地那非、波生坦治疗，病情趋于稳定后转至笔者所在医院。心导管检查提示重度肺动脉高压（肺动脉体循环压力比值0.81）、右心功能不全。住院期间患儿反复发作肺高压危象，给予静脉应用米力农和曲前列尼尔治疗，肺动脉压无显著下降。经多学科会诊后决定择期行 Potts 分流术，即左肺动脉和降主动脉吻合术。围术期肺动脉高压管理是 Potts 分流手术成功的关键。

特发性肺动脉高压（idiopathic pulmonary arterial hypertension，IPAP）是一种原因不明的肺动脉高压，表现为不明原因的肺动脉压力持续升高伴进行性右心衰，有猝死的危险，预后差，死亡率高。在缺乏肺动脉高压（PAH）靶向药物治疗的时代，IPAP 患儿的中位生存时间仅为10个月。近十几年来，PAH 的靶向药物治疗有了很大进展，但即便如此 IPAP 的预后依然很差。除了肺脏移植，经房间隔造口是 IPAH 外科治疗的手段之一。但房间隔造口术可能造成全身缺氧，不利于儿童生长发育，因此，连接肺动脉和降主动脉的 Potts 分流术成为治疗 IPAH 的一种新选择。本文报道1例儿童特发性肺动脉高压行 Potts 分流术的麻醉管理。

病例描述

患儿，男，3岁7个月，身高90 cm，体重14.3 kg。因纳差、乏力1个月余，发现肺动脉高压半个月余入院。入院前半月余因肺动脉高压危象症状，经排除病因后确诊为特发性肺动脉高压，接受口服西地那非、波生坦二联靶向药物治疗。入院后在全身麻醉下行心导管检查，检查结束拔除气管插管后吸痰过程中患儿心搏突然下降至50次/分，外周动脉搏动未触及，考虑发生肺动脉高压危象，经心肺复苏后生命体征恢复平稳，转入心脏重症监护室（CICU）进一步治疗。入 CICU 后给予右美托咪定镇静，曲前列尼尔（瑞莫杜林）30 ng/(kg·min)、米力农0.5 μg/(kg·min)静脉泵注维持，并经右侧颈内静脉置入肺动脉漂浮导管监测肺动脉压力。患儿经上述治疗后肺动脉压并无显著下降，多学科专家会诊后决定择期行 Potts 分流术。

体格检查：神清，镇静治疗中，Ramsay 评分5分。面罩吸氧 2.0 L/min，自主呼吸，呼吸频率32次/分，SpO$_2$ 100%，心率80次/分，肺动脉压力波动于 130/81(98) mmHg 和 76/33(50) mmHg 之间，肺动脉体循环压力比值波动于0.69～1.34。

两肺呼吸音粗，无啰音。心音有力，心律齐，胸骨左缘第二肋间Ⅲ/Ⅵ级杂音。腹部平软，肝脾肋下未及，无移动性浊音，全身四肢无浮肿。

实验室检查：血常规：血红蛋白 92 g/L，红细胞比容 28.9%，总蛋白 56.7 g/L。肝、肾功能未见明显异常，抗凝血酶 81%，NT-proBNP 8 100 pg/ml。

心脏超声：右心房、室明显增大，房间隔和室间隔偏向左侧。肺动脉增宽，轻度反流，反流速 4.15 m/s，压差 68.7 mmHg。二尖瓣轻度反流，反流束宽 0.2 cm。三尖瓣瓣尖稍增厚、卷曲，轻中度反流，反流速 4.54 m/s，压差 82.6 mmHg。

心脏 MRI：右心房、室扩大明显，右心室收缩功能下降，右心室射血分数 34.4%，右心室舒张末期容积 107.88 ml/m²。

心导管检查：降主动脉压力 108/59 mmHg，肺动脉压力 88/42 mmHg（肺动脉体循环压力比值 0.81），降主动脉氧饱和度 99.6%（吸氧下），肺循环血流量/体循环血流量（Q_p/Q_s）=1，肺血管阻力指数 14.40 Wood，肺血管扩张试验阴性。

术前诊断：肺动脉高压，心功能不全，肺高压危象。拟择期在全身麻醉下行 Potts 分流术。

● **麻醉经过** ●

患儿无术前用药，在 CICU 内已开放左股动脉、左股静脉，经颈内静脉放置肺动脉导管。静脉泵注曲前列尼尔 30 ng/(kg·min)带入手术室。入室后立即连接 EKG、脉氧饱和度（SpO₂）、有创动脉压（ABP）及肺动脉压（PAP）监测，ABP 103/46 mmHg，PAP 100/44 mmHg，HR 104 次/分，SpO₂ 90%，面罩吸入纯氧，经股静脉滴定式给予依托咪酯 3.0 mg、舒芬太尼 20 μg 和罗库溴铵 10 mg 诱导，睫毛反射消失后可视喉镜下置入 ID 4.5 带囊气管导管，插管深度 14 cm。PCV 模式控制通气，氧流量 2 L/min，FiO₂ 100%，Ppeak 20 cmH₂O，RR 20 次/分，I∶E 为 1∶2，术中依据血气结果调整呼吸机参数，维持 PaCO₂ 30~35 mmHg。

插管后迅速进行桡动脉、左颈内静脉穿刺，完善监测，包括：上、下肢 ABP、上、下肢 SpO₂、中心静脉压（CVP）监测及肾区组织氧饱和度监测等。术中丙泊酚 2.0 mg/(kg·h)，舒芬太尼 2.5 μg/(kg·h)和罗库溴铵 0.5 mg/(kg·h)静脉泵注，复合 1%~2%七氟烷吸入维持麻醉。诱导后血压下降至 70/35 mmHg，予以去甲肾上腺素 0.02 μg/(kg·min)静脉泵注，ABP 恢复至 103/46 mmHg，PAP 98/44 mmHg，HR 81 次/分，CVP 10 cmH₂O，上肢、下肢 SpO₂ 100%，肾区 rSO₂ 88%。

经右侧颈内动、静脉插管建立体外，平行循环下转右侧卧位进行 Potts 分流术。左侧进胸，采用 8 号 Gortex 管道连接左肺动脉和降主动脉。Potts 分流开放后予以多巴胺 5.0 μg/(kg·min)、去甲肾上腺素 0.05 μg/(kg·min)静脉泵注以维持血压；曲前列尼尔下调至 10 ng/(kg·min)，血流动力学平稳，顺利撤离体外循环。经食道心脏超声提示 Potts 管道双向分流，行上、下肢动脉血气分析（表 2-32）。鱼精蛋白拮抗肝素（1∶1），充分止血后关胸，关闭颈部动、静脉切口。

表 2-32 术前术后各参数对比

	术 前	术 后
上肢血压(mmHg)	103/46	133/62
下肢血压(mmHg)	104/45	128/60
PAP(mmHg)	100/44	术中拔除
上肢氧饱和度(%)	100	100
下肢氧饱和度(%)	100	100
上肢氧分压(mmHg)	122	203
下肢氧分压(mmHg)	136	142
肾氧(%)	88	88

● **术后转归** ●

手术时间共 330 分钟，估计出血量约为 150 ml，尿量 50 ml。输注醋酸林格液 150 ml，自体回收血 50 ml。术毕 BP 99/61 mmHg，HR 83 次/分、SpO₂ 100%、CVP 8 cmH₂O、肛温 37.2℃。在有创血压、EKG、SpO₂ 监测下，简易呼吸囊控制通气将患儿转运至 CICU。术后 2 小时停用曲前列尼尔，术后 19 小时撤离呼吸机，第 8 天出 CICU，第 18 天出院。术后上肢 SpO₂ 维持在 82%~100%，下肢维持在 69%~100%，上、下肢氧饱和度阶差 2~14。

● **知识点回顾** ●

▶ **Potts 分流术**

1946 年 Willis J. Potts 首次报道了 Potts 分流，他在非体外循环下借助侧壁阻断技术完成了首例降主动脉-肺动脉吻合术。传统的 Potts 分流术为肺动脉狭窄、肺血流减少患儿建立了左向右分流，保证了肺动脉供血和全身供氧。2004 年 Blanc 为 2 例大动脉转位矫治术后的肺动脉高压患儿实施了 Potts 分流术，此为 Potts 分流术治疗 PAH 的首次尝试。

Potts 分流术通过外管道连接左肺动脉和降主动脉，建立体-肺循环之间的无限制分流，使右心室后负荷从体循环压力之上降至体循环压力水平。目前应用 Potts 分流术治疗 PAH 的适应证局限于非平稳性顽固性 PAH 患儿。但它被认为是很有前景的右心室减压姑息性手术，可减少患儿对靶向药物的依赖度，延长肺移植等待时间。

Potts 分流术后患儿当肺动脉压力低于主动脉压时，可能会出现左向右的分流，导致左心容量负荷增加，加重左侧房室瓣反流，加重肺血管病变。2019 年 Rosenzweig 等率先在临床上报道单向活瓣型 Potts 分流术，优化了右向左分流，避免了双向分流的潜在并发症。

终末期 PAH 患儿心功能状态极差，很难承受外科手术的打击。目前一种新型的基于心导管技术的 Potts 分流术正在临床转化中。它包括：射频打孔技术、穿刺针技术及动脉导管支架置入法。

目前 Potts 分流手术的死亡率仍高达 15%～20%。在最大的、有关 IPAP 行 Potts 分流术的儿科队列研究中，24 名儿童中有 3 名死亡，其中 1 例在手术中死亡，2 例术后停止 PAH 血管扩张剂治疗的儿童死于高血压危象。21 名幸存者都接受了的肺动脉高压治疗，心功能得到改善，并维持在 NYHA Ⅰ～Ⅱ级。在平均 2 年（3 个月～14 年）的随访中，所有幸存者的功能状况都有显著改善。

讨 论

1. 术前评估与处理

与一般人群相比，PAH 的儿童围术期发生心脏骤停和死亡的风险增加，围术期死亡率与 PAH 程度呈正相关。本例患儿存在多项与高死亡率相关的风险因素，包括症状快速进展且无法恢复、WHO 肺高压分级中Ⅲ或Ⅳ级、脑利钠肽水平升高、右心室严重增大或功能障碍，以及肺动脉平均压力超过体循环血压的 3/4 等，所以本患儿的麻醉风险极高。本病例虽然选择在体外循环下手术，避免了手术操作导致肺动脉压力骤增和压迫肺叶而影响肺氧合，但体外循环前、后期，特别是麻醉诱导期风险依然很高。

Potts 分流术在体肺循环间构建了一个通道，它的分流方向由两侧的阻力差决定。为了避免 Potts 分流术后血液由主动脉向肺动脉"倒流"，有学者认为术前肺动脉和体循环压力之比至少要在 70% 以上。因此术前对肺动脉压力的评估十分重要。本例患儿在麻醉前提下，心导管检查提示肺动脉体循环压力比值 0.81。在肺动脉压力监测中，肺动脉压最高达体循环压力的 1.34 倍，因此本患儿具有 Potts 分流术指征。

对于重症 IPAP 患儿，控制肺动脉高压的药物一旦突然停用，会导致肺动脉压力急剧上升，导致肺动脉高压危象。本例患儿术前已接受口服波生坦和西地那非靶向药物治疗，并静脉泵注米力农 0.5 $\mu g/(kg \cdot min)$、曲前列尼尔 30 $ng/(kg \cdot min)$。术前继续口服药物应用至手术当天、静脉泵注米力农和曲前列尼尔至体外循环建立。

PAH 患儿术前应充分镇静，避免交感神经兴奋导致的肺动脉压力增高，避免肺动脉高压危象的发生。

2. 术中麻醉管理

（1）围术期肺动脉高压管理是 Potts 分流手术成功的关键。

围术期应避免一切可以增加肺动脉压力、诱发肺动脉高压危象的因素，包括：缺氧、酸中毒、交感兴奋、低体温等。

对于此类患儿，麻醉深度要控制得恰到好处。充分的镇静镇痛，避免交感兴奋所致的血流动力学反应和肺动脉压力升高；同时避免心肌抑制、血管扩张和低血压。联合使用依托咪酯和麻醉性镇痛药，如：芬太尼或舒芬太尼，并仔细滴定给药，对心率、心肌收缩力、外周血管阻力或静脉容量的直接影响最小，可提供较好的血流动力学稳定性，大剂量麻醉性镇痛药能有效减轻手术刺激引起的 PVR 升高。

术中通过控制通气降低肺血管助力，以降低右心室后负荷。具体措施包括：吸入高浓度的氧；过度通气维持 PaCO$_2$ 35～35 mmHg；维持低平均气道压。

重度 PAH 患儿可使用肺血管扩张剂控制肺动脉压力，如：吸入一氧化氮、依诺前列素等。本病例围术期延续应用曲前列尼尔。

（2）给予心功能支持，维持循环稳定。

重度 PAH 患儿因心肌氧供需失衡而发生右心室心内膜下心肌缺血很常见，低血压将导致冠状动脉灌注压降低，将使本已处于缺血状态的右心室有急性衰竭的风险。左心室后负荷降低可能导致室间隔左偏，进一步限制左心室功能和冠脉灌注。术中应维持适度的窦性心律，避免心动过速，以最大限度地增加心室充盈，以维持心输出量。同时维持正常偏高的血压，以保证冠脉灌注压。此类患儿对轻度高血压通常耐受良好。本病例术后采用了小剂量多巴胺联合去甲肾上腺素，以增加心肌收缩力、提升血压、改善心肌灌注压。

Potts 分流通常是双向分流，左向右分流难以避免。稳定的分流可能在术后 3～4 天。本病例在 Potts 分流开放后，经食管超声提示 Potts 通道双向分流，以左向右为主。下调了曲前列尼尔剂量，以避免左向右分流增加。经上述处理后，患儿血流动力学平稳，顺利脱离体外循环辅助。

（3）麻醉中监测。

Potts 分流为肺动脉（通常为左肺动脉）至降主动脉之间的分流，分流的方向与分流量由体循环和肺循环助力比决定。当肺动脉压力高于体循环力时，肺血流通过 Potts 管道右向左分流至主动脉，起到快速"泄压"作用。由于分流是建立在降主动脉水平，因此分流口上游的循环灌注（上半身，包括脑和冠状动脉灌注）为氧合血，而分流口下游的腹腔脏器和下肢灌注则为混合血。而当肺动脉压力低于主动脉压时，可能会出现左向右的分流，其上、下肢的血氧含量相同。基于 Potts 分流的生理，可以通过最简单的上、下肢 SpO$_2$ 对比来大致评估 Potts 分流状态。文献报道合适的 Potts 分流上、下肢 SpO$_2$ 阶差在 10%～15%。

本病例中进行上、下肢 ABP 和上、下肢 SpO$_2$ 的监测，目的在于评估 potts 分流方向和状况。术后上、下肢血气分析显示下肢 PaO$_2$ 显著低于上肢 PaO$_2$，提示存在未氧合的肺动脉血流经 Potts 管道向降主动脉分流。但此时上、下肢的 SpO$_2$ 均为 100%，并未显现差异，这可能和术中吸入纯氧有关。

肾区或肠组织氧饱和度值监测，可评估 Potts 分流术后腹腔重要脏器氧供需平衡状况。另外文献报道 Potts 术后脑组织和肾区组织之间的氧饱和度差异也可以反应 Potts 分流状况。本病例围术期肾区组织氧饱和度值均在正常范围，无缺血缺氧表现。而术前、术后肾区组织氧饱和度值相似，可能与 Potts 通道双向分流，且以左向右分流为主有关。

术中经食道超声心动图可以快速评估 Potts 分流状况，评估肺动脉压力和心功能。

● 总 结 ●

应用 Potts 分流术治疗儿童重度 PAP 在国内尚未见报道，在笔者医院是首列。因此笔者团队在手术、麻醉管理中缺乏经验，尚存有许多不足之处，如：Potts 分流的评估，肺血管扩张药物和血管活性药物的合理应用方面。

在重度 PAP 患儿中放置肺动脉导管一直存有争议。放置肺动脉可以进行实时肺动脉压力监测，及时发现和处理肺动脉高压危象，但在放置过程中有诱发肺动脉高压危象的风险。本病例在术前放置了肺动脉导管，但因为术中需要经右颈内动、静脉插管建立体外循环，所以拔出了肺动脉导管。给术后肺动脉压力监测带来了不便。在体外循环下行 Potts 分流术可以很好地控制肺动脉压，手术更为安全，但体外循环往往需要血液预充，而且非生理的循环本身会导致肺损伤。因此，希望随着手术和麻醉管理经验的积累，尝试在非体外循环下实施手术。

Potts 分流术的目的是在不影响中枢神经系统氧供的前提下，使右心室后负荷从体循环压力之上降至体循环压力水平，缓解危及生命的右心衰竭。Potts 分流术的麻醉管理重点是基于 PAP 的病理生理和 Potts 分流术机制上的 PAP 管理。

（金立红）

参考文献

[1] Potts WJ, Smith S, Gibson S. Anastomosis of the aorta to a

pulmonary artery: certain types in congenital heart disease. J Am Med Assoc, 1946, 132: 627-631.
[2] Ronald Mark Grady. Beyond transplant: Roles of atrial septostomy and Potts shunt in pediatric pulmonary hypertension. Pediatr Pulmonol, 2021, 56(3): 656-660.
[3] Baruteau AE, Belli E, Boudjemline Y, et al. Palliative Potts shunt for the treatment of children with drug-refractory pulmonary arterial hypertension: updated data from the first 24 patients. Eur J Cardiothorac Surg, 2015, 47: e105-e110.
[4] Omar A Minai, Jean-Pierre Yared, Roop Kaw. Perioperative risk and management in patients with pulmonary hypertension. Chest, 2013, 144(1): 329-340.
[5] Hickey PR, Hansen DD, Wessel DL et al. Blunting of stress responses in the pulmonary circulation of infants by fentanyl. Anesth Analg, 1985, 64: 1137-1142.
[6] Ashley Eggers, Gregory J Latham, Jeremy Geiduschek, et al. Anesthesia for Potts Shunt in a Child with Severe Refractory Idiopathic Pulmonary Arterial Hypertension. A A Case Rep, 2016, 6(3): 56-60.

52 暴发性心肌炎儿童行心脏移植术的麻醉管理

> **摘要**
>
> 10岁的女孩,因暴发性心肌炎收治入院。入院后2天病情恶化,频发室颤并出现心搏骤停,紧急启动体外膜肺氧合(extracorporeal membrane oxygenation,ECMO)支持治疗。在ECMO辅助支持中患儿一直未恢复自主心跳,计划行心脏移植术。ECMO辅助第7天,患儿获得相匹配的供心,急诊行心脏移植手术。手术顺利,术毕带管回心胸外科监护室。

爆发性心肌炎较罕见,发病急、进展快且死亡率高,常需要ECMO支持和(或)心脏移植。本文报道1例暴发性心肌炎儿童行心脏移植术的麻醉管理,术后如何管理去神经移植心脏的血流动力学和预防急性右心功能不全是心脏移植术麻醉管理的关键所在。

● 病例描述 ●

10岁9个月女患儿,体重37.7 kg,身高148 cm。足月顺产,产时无窒息。患儿因"胸闷气促、呕吐伴发热半天"就诊,心电图检查提示高侧壁心肌梗死,心肌酶、肌钙蛋白指标显著升高,以"暴发性心肌炎"收治入院。入院第2天患儿病情恶化,心肌酶谱指标进行性升高,出现频发室颤和心搏骤停,紧急气管插管给予机械辅助通气,并启动体外膜肺氧合(extracorporeal membrane oxygenation,ECMO)支持治疗。ECMO术后12小时内出现尿量少,血乳酸和血钾持续上升,予以连续肾脏替代治疗(continuous renal replacement therapy,CRRT)治疗,此后在ECMO辅助支持中患儿内环境趋于稳定,但自主心跳一直未恢复。

实验室检查(异常指标和有意义的阴性指标):

C反应蛋白7 mg/L,白细胞计数18.86×10^9/L,血小板计数112×10^9/L,血红蛋白测定101 g/L,中性粒细胞14.98×10^9/L,降钙素原0.73 ng/ml。

cTNI定量>50 μg/L;URIC ACID 33.9 μmol/L,CREA 69 μmol/L,TP 86.8 g/l,TBIL 34.6 μmol/L,AST 1 713 U/L,GGT 36 U/L,ALB 44.6 g/L,ALT 666 U/L,Na^+ 148.6 mmol/L,K^+ 4.36 mmol/L,P^{3+} 0.86 mmol/L,Mg^{2+} 0.55 mmol/L。NT-proBNP 695 pg/ml。

心电图:高侧壁心肌梗死。

心脏CT:前降支中断心肌桥可能。

心脏MRI:左心室底部室间隔前段及下段、中间部室间隔下段及前外侧段游离壁异常信号。左、右心室扩大,左心室收缩功能可,右心室收缩及舒张功能不全。

术前诊断:暴发性心肌炎,心力衰竭,心源性休克,急性肾功能不全,ECMO术后。患儿在ECMO辅助循环7天后获得供心,拟急诊行心脏移植术。

● 麻醉经过 ●

患儿在ECMO维持下转运入室,有创动脉血压(ambulatory blood pressure,ABP)73/68 mmHg,

无自主心律。入室后连接呼吸机,延续儿童重症监护室(pediatric intensive care unit, PICU)中的通气模式和呼吸机参数:PCV-VG 模式,氧流量 1 L/min,FiO₂ 35%,VT 125 ml,RR 15 次/分,Peak 17 mmHg,I∶E 为 1∶2,PEEP 10 cmH₂O。建立有创动脉压和中心静脉压监测,经右颈内静脉放置 5F 肺动脉漂浮导管。麻醉诱导依次静注依托咪酯 4.0 mg,舒芬太尼 40 μg,随后采用舒芬太尼 2.0 μg/(kg·h)、异丙酚 4.0 mg/(kg·h)和罗库溴铵 0.5 mg/(kg·h)静脉输注维持麻醉。诱导后给予甲泼尼龙 500 mg,巴利昔单抗 20 mg,并给予奥美拉唑 40 mg、乌司他丁 10 万单位。

供心到达前 30 分钟开始消毒铺巾,胸骨正中切口,术中见病变心脏无收缩跳动。全身肝素化后升主动脉和上、下腔静脉分别插管,停止 ECMO 运行,转换为体外循环。升主动脉阻断后切除病变心脏,供心修剪后置入受体心包腔内,采用双心房技术依次吻合左心房、右心房、主动脉、肺动脉,完成原位心脏移植。术毕心内排气,主动脉开放前再次给予甲泼尼龙,开放主动脉阻断钳夹后心电图显示室颤,20 J 除颤 3 次后恢复自主窦性心律,ST 段经短时间抬高后恢复正常。给予多巴胺 5.0 μg/(kg·min)、多巴酚丁胺 5.0 μg/(kg·min)及肾上腺素 0.02 μg/(kg·min)持续泵注。术后食道超声心腔内结构无异常,心脏收缩功能基本正常,递减灌注流量,逐步撤离体外循环。体外循环撤离后送入漂浮导管。停体外循环心率(HR)94 次/分,ABP 73/68 mmHg,CVP 13 cmH₂O,平均肺动脉压 18 mmHg,血流动力学稳定。改良超滤后静脉滴注鱼精蛋白 1.2∶1 拮抗肝素,输注血小板 1U、自体回收血 50 ml,复查血气分析(表 2-33)。经仔细检查各切口无明显出血点后,留置临时起搏导线,置入纵隔、右胸引流管,分层关胸。在心电图、持续有创动脉压监测下,机械辅助通气下转运至 CICU。

表 2-33 术中血气检测结果

时间点	Hb (g/dL)	Hct (%)	pH	PaO₂ (mmHg)	PaCO₂ (mmHg)	BE (mmol/L)	Na⁺ (mmol/L)	K⁺ (mmol/L)	Cl⁻ (mmol/L)	Ca²⁺ (mmol/L)	Lac (mmol/L)
入室	8.1	29	7.38	434	28	-7.0	136	2.8	102	1.2	1.8
停体外循环	10.1	26	7.46	450	32	-1.6	135	3.5	103	1.1	3.7
出室	10.9	23	7.47	405	31	-0.5	134	3.5	103	1.13	2.7

● 术后转归 ●

手术时间共 395 分钟,转流 300 分钟,主动脉阻断 177 分钟,估计出血量约为 20 ml,尿量 100 ml。术中输注血小板 1U,自体回收血 50 ml。术毕 ABP 108/68 mmHg、HR 82 次/分、SpO₂ 100%、CVP 8 cmH₂O、肛温 36.0℃。术后第 2 天拔除气管导管,术后第 14 天出监护室,术后第 45 天出院。切除心脏标本病理结果提示:心肌纤维弥漫水肿、断裂、变性、坏死,心尖、左心室、右心外膜脂肪组织增生,炎性细胞浸润。

● 知识点回顾 ●

▶ **1. 暴发性心肌炎**

暴发性心肌炎较罕见,是一种会引起血流动力学紊乱和心律失常的急性心脏病,可快速发展为心力衰竭,尽管进行了药物治疗仍有持续性的乳酸酸中毒和终末器官的灌注不良,常需要心泵功能的支持和(或)心脏移植,死亡率高。据文献报道,美国近 20% 的暴发性心肌炎患儿接受了 ECMO 治疗,但 40% 的患儿无法成功脱机,可能需要心脏移植。ECMO 不是治疗急性暴发性心肌炎的根治性疗法,而是支持心肺功能,以便有时间恢复心功能或作为移植的桥梁。及时进行 ECMO 支持可将急性暴发型心肌炎患儿的存活率提高到 80%,而未接受 ECMO 支持的患儿存活率仅为 50%。因此,在适当的时候对这些患儿进行 ECMO 支持是很重要的。对于 ECMO 术后左心功能没有改善的患儿,应该考虑使用左心室辅助装置(left ventricular assist device, LVAD)或紧急心脏移植。

2. 手术方式

心脏移植有3种外科手术技术：双心房技术、双腔静脉技术和整体移植技术。这些术式都需要经胸骨正中切口、低温体外循环、双腔静脉插管和主动脉阻断来实施。手术的关键在于确保吻合口对位正确，避免吻合口漏血，尽量缩短手术时间。对于先天性心脏病患儿而言，心脏移植时的外科操作技术更具挑战性。这些患儿可能需要实施大范围的主动脉、肺动脉和腔静脉重建，以便与供体心脏构建起无梗阻的解剖学连接。

讨 论

儿童心脏移植主要用于治疗晚期心肌病、无法常规矫治伴严重心力衰竭/缺氧的复杂先天性心脏病以及经姑息或常规矫治仍不能改善症状的不可逆心脏病。近年来，随着外科技术、器官获取及保存策略、免疫抑制药物和更复杂的监测策略的改进，移植后的存活率不断提高，2015—2016年度我国儿童心脏移植院内存活率高达94.6%。

1. 术前评估与准备

麻醉医生应熟悉患儿原发疾病的病理生理和移植心脏的生理特点，对心脏移植患儿进行全面的术前评估。右心衰造成外周容量超负荷，肝脏瘀血及门脉高压，患儿多有凝血功能减退。长期的低心排会导致肾前性肾功能不全。慢性左心衰会导致左心室舒张末压升高，发生阻塞性肺瘀血，进而出现肺动脉高压。接受心脏移植的患儿可能正在接受多种心力衰竭治疗，包括药物干预和循环支持，部分患儿已经安装了ECMO。术前访视应详细了解患儿情况及心功能状况、实验室检查及心脏特殊检查结果；已接受辅助通气或机械心室辅助及静脉持续输注的正性血管活性药物，应持续应用至手术室。诱导前应做好各种药品和仪器设备的准备。常用药品包括：心血管活性药物、扩血管药物、抗心律失常药物、抗排异药物、利尿药、止血药、抗凝剂等，肺动脉高压者备好米力农和瑞莫杜林及NO。还应准备足够的血制品。除颤仪和起搏器也是必备的设备。

2. 麻醉诱导

麻醉诱导前应开放粗大的静脉，诱导时须小心保持心肌收缩力，并避免前、后负荷剧烈波动。采用小剂量叠加方式给药，咪达唑仑、氯胺酮、依托咪酯、芬太尼或舒芬太尼均可作为麻醉诱导药物。术前循环状态不稳定、依赖内源性交感张力者，可使用小剂量氯胺酮诱导，麻醉诱导尽可能在持续有创动脉压监测下进行，麻醉诱导后再行中心静脉和肺动脉导管置入，所有有创操作应注意严格无菌操作。

3. 麻醉管理

术中监测包括呼吸功能监测（潮气量、通气频率、气道压力以及呼气末CO_2、SpO_2和血气分析）和心血管功能监测（心电图、有创动脉压、中心静脉压等），术前肺动脉高压者可放置肺动脉漂浮导管，经食管超声心动图（trans esophageal echocardiography，TEE）目前已成为儿科心脏手术的标准监测，TEE可实时评估心室收缩状况，指导血管活性药物的应用和容量补充。局部脑组织氧饱和度监测有助于防止因缺氧、缺血、栓子和电生理紊乱引起的继发性脑损伤。此外，术中凝血功能监测可以指导血制品的应用。其他监测如：尿量、体温等，记录体外循环转前、转中、转后的尿量有助于评价肾脏功能、维持出入量平衡和有效血容量；体外循环中，心、脑功能保护的主要措施是低温，准确监测不同部位体温的连续变化，才能精准实施降温与复温。

移植后心血管功能的维持应以移植心的生理特点为基础，移植心有以下特点：

（1）移植后的心脏无神经支配，移植心对低血容量和低血压缺乏应激反应能力，对儿茶酚胺的敏感性增高。移植心不能通过反射性增加心率来维持心输出量，心输出量的增加主要依赖于每搏量的增加。心率90～120次/分时，心输出量基本正常。

（2）直接作用于心脏受体的药物，如肾上腺素、异丙肾上腺素，可产生正常效应，而间接通过交感神经系统和副交感神经系统作用的药物，如麻黄碱、阿托品对移植心无效。

（3）移植心脏容易发生房性、结性、室性心律失常，心电图可出现两个P波和各自的心律。心律失常的心电图识别较为困难，须认真分析，以免误诊。移植心脏应常规放置起搏导联线。

(4) 移植心对 K⁺ 特别敏感，血清 K⁺ 应保持偏低水平，≤3.5 mmol。

急性右心衰是心脏移植术后最常见的早期并发症，处理要点包括：纠正外科因素造成的机械性梗阻（如肺动脉吻合口的狭窄）；维持体循环阻力和冠状动脉灌注压；保持正性肌力，可选用多巴酚丁胺、米力农、肾上腺素等；给予较高的吸入氧浓度，并保持轻度低碳酸血症（$PaCO_2$ 32～35 mmHg），避免过高的呼末正压通气（PEEP）；肺动脉高压患儿可吸入 NO 或静脉输注瑞莫杜林；避免麻醉过浅；对于难以控制的右心衰，应及早使用右心辅助装置，如 ECMO。

本例患儿诊断为暴发性心肌炎，病情发展迅速，在 ECMO 支持治疗后心脏跳动一直未恢复。符合心脏移植的适应证。患儿麻醉诱导时是在持续有创动脉压监测、ECMO 辅助下进行，选用了对心肌抑制和血流动力学影响小的药物（依托咪酯、舒芬太尼），采用了叠加滴定的给药方式，较好地维持了血流动力学的平稳。心脏移植完成后笔者团队综合血流动力学指标及 TEE 检查结果，对供体心脏收缩功能、右心室后负荷、窦房结和房室功能及容量状态进行了全面评估。同时我们结合移植心脏的生理特点选用合适的血管活性药物、进行目标导向性容量补充，将心率、血压、前负荷控制在理想范围内。此外，通过调整呼吸参数来控制肺血管阻力，维护右心室功能，预防了急性右心功能不全的发生。术中我们积极地进行血气和电解质的检测，维持内环境的稳定，维持血清 K⁺ 在低水平。通过上述精细化麻醉和管理，帮助患儿顺利地度过了最危险的手术阶段。

▶ **4. 不足之处**

本例患儿未进行脑、肾 NIRS 监测，缺乏对脑、肾灌注进行持续的评估，实属遗憾。

● **总　结** ●

总之，心脏移植是治疗儿童心肌病终末期的有效手段，较成人更具有挑战性。全面的监测和评估，同时与外科医生密切沟通，尽可能维持循环稳定，谨防并发症的发生是心脏移植术麻醉管理的要点。

（孙莉萍）

参考文献

[1] Butts RJ, Boyle GJ, Deshpande SR, et al. Characteristics of clinically diagnosed pediatric myocarditis in a contemporary multi-center cohort.Pediatr Cardiol, 2017, 38(6)：1175 - 1182.
[2] Ghelani SJ, Spaeder MC, Pastor W, et al. Demographics, trends, and outcomes in pediatric acute myocarditis in the United States, 2006 to 2011. Circ Cardiovasc Qual Outcomes, 2012, 5(5)：622 - 627.
[3] Sharma AN, Stultz JR, Bellamkonda N, et al. Fulminant Myocarditis：Epidemiology, Pathogenesis, Diagnosis, and Management. Am J Cardiol, 2019, 124(12)：1954 - 1960.
[4] Schubert S, Opgen-Rhein B, Boehne M, et al. Severe heart failure and the need for mechanical circulatory support and heart transplantation in pediatric patients with myocarditis：Results from the prospective multicenter registry "MYKKE". Pediatr Transplant, 2019, 23(7)：e13548.
[5] Canter CE, Simpson KE. Diagnosis and treatment of myocarditis in children in the current era. Circulation, 2014, 129：115 - 128.
[6] Fung RCM, Hon KL, Leung AKC. Acute Myocarditis in Children：An Overview of Treatment and Recent Patents. Recent Pat Inflamm Allergy Drug Discov, 2020, 14(2)：106 - 116.
[7] Lee EP, Chu SC, Huang WY, et al. Factors Associated with In-hospital Mortality of Children With Acute Fulminant Myocarditis on Extracorporeal Membrane Oxygenation. Front Pediatr, 2020, 8：488.
[8] Reinhardt Z. Paediatric heart transplantation：an update. Arch Dis Child, 2019, 104(12)：1216 - 1222.
[9] 中华医学会器官移植学分会.中国心脏移植麻醉技术操作规范（2019 版）[J/CD].中华移植杂志,电子版,2020,14(2)：72 - 74.

53 先天性心脏病患儿术后器官捐献(供体)的麻醉管理

摘要

9个月的女婴,母亲孕期经胎儿心脏超声提示先天性心脏病,二期开胸心脏术后发生了顽固性室颤,给予药物治疗和体外膜肺氧合辅助后并发血小板减少症和多脏器功能衰竭,家属考虑患儿预后不佳,最终放弃治疗并决定捐献患儿器官。在器官获取过程中,麻醉医师参与患儿器官功能的评估、转运和临床管理,同样需要遵守标准流程和技术规范以确保获取器官的质量,并且还需知晓人体器官获取和分配体系,有责任共同推进人体器官捐献与移植事业健康和可持续发展。

器官捐献通常分为脑死亡后器官捐献和心脏死亡后器官捐献。有研究表明,麻醉医生对捐献者的术前评估和麻醉用药会对可移植器官的数量和移植后器官的功能产生重要影响。本文报道1例9月龄先天性心脏病患儿作为供体行器官捐献手术的围术期麻醉管理。

病史描述

患儿,女,9个月,体重5.6 kg,身长65 cm。因母孕期发现胎儿心脏疾患就诊。心超提示"过渡型房室间隔缺损、功能性单心房、共同房室瓣中度反流、左心室流出道和主动脉瓣瓣环小、左心室和左心房发育小、主动脉缩窄、降主动脉发育不良、左上腔静脉残存、肺动脉高压"。心脏大血管CT检查提示房室间隔缺损、功能性单心房、主动脉缩窄、左上腔静脉近端狭窄、迷走右锁骨下动脉和两肺局限性肺气肿。患儿在出生后2个月行房室间隔缺损修补术(单片法)、主动脉缩窄纠治术(端侧吻合术)和动脉导管结扎术。出院随访7个月后发现心室残余分流、二尖瓣上狭窄、二尖瓣和三尖瓣中度反流、降主动脉狭窄合并重度肺动脉高压,

遂再次入院治疗。患儿行二尖瓣上狭窄扩大术和房间隔重建术后,出现顽固性室颤予体外膜肺氧合(extracorporeal membrane oxygenation, ECMO)治疗,多种血管活性药物维持但病情仍然恶化,并发血小板减少症和多脏器功能衰竭,家属考虑患儿预后不佳,决定放弃一切医学治疗并提出器官捐献。

麻醉经过

患儿在ECMO辅助下转运至手术室,麻醉诱导静注咪达唑仑0.1 mg/kg、舒芬太尼1.0 μg/kg和罗库溴铵0.6 mg/kg,并连续静脉输注舒芬太尼2.0 μg/(kg·h)维持麻醉。手术团队准备完毕后,患儿停止ECMO支持并关闭呼吸机,患儿无自主呼吸且心率逐渐减慢,10分钟后心电图呈一直线,待患儿无瞳孔对光反射,大动脉搏动消失,宣告临床死亡后,遂进行器官捐献手术。

知识点回顾

1. 人体器官移植相关法律和法规

2007年,我国颁布了首部器官移植法律《人

体器官移植条例》，标志着我国器官捐献与移植工作进入到全新的法制时代。我国器官来源唯一合法的途径是公民自愿捐献，截止到目前，我国器官捐献的数量已达全球第二，但供需差距仍很严重。2018年，为了深入贯彻落实《人体器官移植条例》，进一步完善人体器官分配与共享政策，保障人体器官科学公正分配，国家卫生健康委员会制订了心脏、肺脏分配与共享核心政策，印发《中国人体器官分配与共享基本原则和核心政策》。2019年，国家卫生健康委员会印发了《人体捐献器官获取与分配管理规定》。将潜在捐献者、捐献者及其捐献器官的临床数据和合法性文件上传至中国人体器官分配与共享计算机系统（网址：www.cot.org.cn）。使用器官分配系统启动捐献器官的自动分配。中国人体器官分配与共享计算机系统由"潜在人体器官捐献人识别系统""人体器官捐献人登记及器官匹配系统"和"人体器官移植等待者预约名单系统"三个子系统组成。分别用于发现、识别和转介可能的器官捐献者，登记人体器官捐献者的信息和登记人体器官移植等待者信息。第一个系统的作用是为了确保器官的溯源性，加强监管，提高捐献效率；在出现新的供者信息时，后两个系统会依据国家分配政策自动为器官匹配合适受者，生成有序的"匹配名单"。

2. 脑死亡后供体的麻醉

脑死亡患儿的临床表现为血流动力学紊乱和全身组织器官灌注不足。脑死亡早期可能因儿茶酚胺释放而发生高血压，但严重的高血压并不多见，随之而来可能出现持续性低血压，持续性低血压的病因包括中枢性交感功能减退、心输出量减少、严重的外周血管扩张和尿崩症所致的容量不足。发生低血压时首先需进行液体复苏，通常选择生理盐水或平衡盐溶液，羟乙基淀粉与移植后肾功能障碍有关，因此并不推荐常规使用。液体复苏后仍不能纠正的低血压需要使用血管活性药物，多巴胺一直都是首选药物，心动过速时则限制使用。垂体后叶素既能改善血管舒张，还能减少使用儿茶酚胺类药物，控制尿崩症，近年使用渐趋频繁，已成为治疗捐献者血流动力学不稳定的一线用药。去甲肾上腺素也是常用的血管活性药物，但大剂量使用则可能引起心肌损害，继而降低移植后器官的存活率。另外根据捐献器官的种类，液体管理和使用血管活性药物也各有侧重，需要谨慎权衡与评估。例如大量补液对移植的肝和肾脏有利，但会对移植的肺产生有害影响，脑死亡患儿肺部毛细血管通透性异常增加，容量过多时血管内液体进入肺间质和肺泡，损害肺换气功能，加重移植的肺水肿，避免补液过多和使用大剂量血管活性药物有利于减少肺移植后的不良事件。捐献肺脏时推荐使用胶体液，可减轻肺水肿并改善气体交换。

脑死亡患儿下丘脑垂体肾上腺素轴的分泌功能通常也会受到干扰，表现为皮质醇、甲状腺素、促甲状腺激素、抗利尿激素和胰岛素缺乏，容易发生尿崩症及其他内环境紊乱。尿崩症会引起电解质紊乱（例如高钠、低钙和低镁血症）进而诱发心律失常。高钠血症与肝移植（＞155 mmol/L）和心脏移植（＞170 mmol/L）术后的不良事件相关。持续性高钠血症在应用垂体后叶素治疗尿崩症的同时可输注低渗液体来纠正，将血钠维持在155 mmol/L以下。脑死亡患儿由于胰岛素分泌减少和胰岛素抵抗常会出现高血糖，应用皮质醇激素后会继续加重高血糖。血糖控制不佳是影响移植后肾功能的重要因素，血糖过高时建议使用胰岛素将血糖控制在6.6～8.3 mmol/L。

有关脑死亡器官捐献者最佳呼吸管理策略目前尚无定论，通常将呼吸机预先设置潮气量6～8 ml/kg、PEEP 5 cmH$_2$O，根据血气分析结果调整呼吸机参数和吸入氧浓度，以维持PaO$_2$＞100 mmHg、PaCO$_2$ 35～45 mmHg和SpO$_2$＞95%。一直以来肺被认为是脆弱的脏器，潜在肺捐献者的呼吸管理甚为重要且应尽可能避免捐献者发生肺水肿和肺损伤，肺水肿和肺损伤会减少符合标准的肺供体数量。脑死亡后引起肺水肿的原因多样，包括全身血管阻力增加导致静脉血容量和肺负荷增加、液体复苏时输注过多的晶体液、早期儿茶酚胺释放引起的肺内皮细胞损伤和毛细血管破裂都可能引起和加重肺水肿。针对肺部捐献的保护性呼吸管理措施包括小潮气量VT 6～8 ml/kg，低吸入氧浓度FiO$_2$＜40%，正压通气PEEP 8～10 cmH$_2$O和使用肺复张技术以防发生肺型氧中毒和使肺泡处于膨胀状态。一旦胸腔打开，应调整呼吸机参数,以防肺泡过度扩张。当肺脏获取时需进行持续性手动通气。

随着脑死亡患儿下丘脑功能下降,其体温调节功能逐步丧失。代谢率降低,肌肉活动减少,外周血管舒张都可能导致持续性低体温。有研究表明,维持捐献者34~35℃轻度低体温相较于维持正常体温(36.5~37.5℃)能改善肾移植术后的器官功能和存活率。体温过高时则需进行物理降温治疗,尽量使供者体温维持在34~35℃。

脑死亡捐献者脑干水平以下的脊髓反射仍然存在,术中仍有可能发生脊髓反射介导的体动,因此必须使用肌松药。脑死亡患儿在手术操作的刺激下仍有可能存在疼痛反应,引起血压升高,儿茶酚胺大量释放,为了防止引起潜在捐献器官的损伤,需要应用阿片类药物。吸入麻醉药物(如七氟烷、异氟烷和地氟烷等)具有预防缺血再灌注损伤功能,而缺血再灌注损伤会影响移植后的器官功能,因此器官移植手术通常会使用吸入麻醉药物。

讨 论

▶ **1. 麻醉前转运和准备**

麻醉前需要对捐献者的病史、实验室检查结果和所用药物进行评估。通过血气分析、影像学检查和气管镜了解患儿气体交换情况。通过实验室检查和尿量了解患儿的肝肾功能。供体若已使用机械通气和血管活性药物,麻醉医师在转运患儿途中必须持续监测心率、血压和脉搏血氧饱和度。因此,在器官捐献术前麻醉医生的主要任务是接受从重症监护室转运至手术室的捐献者,并维持其血流动力学稳定和其他生理参数达标。

▶ **2. 心脏死亡后供体的麻醉**

在患儿断开呼吸机前酌情给予阿片类药物和苯二氮䓬类药物。心脏停搏在器官获取组织监督下进行,观察5分钟后患儿无自动复跳并宣布其死亡后方可进行器官摘取。在宣布死亡后,严格避免恢复脑血流的干预措施。器官摘取的顺序为肺、肝、胰腺和肾。在获取肺脏时,应在主动脉钳夹后进行肺复张,重启呼吸机,设置潮气量6~8 ml/kg,PEEP 8~10 cmH₂O。在摘取肾脏时应避免体液负平衡。

器官捐献手术的麻醉管理目标不是镇痛,而是维持器官的氧供与灌注。为了尽可能捐献多的器官,最大限度地保留器官功能,美国器官获取组织联合制订了捐献者的器官维护目标(表2-34)。根据捐献的器官数量与种类,在术前与手术团队沟通制订相应的麻醉管理方案。

表2-34 美国器官获取组织联合制订的捐献者器官维护目标

临床指标	目 标 值
平均动脉压	>60 mmHg
中心静脉压	5~13 cmH₂O
左心室射血分数	>45%
血管升压药物	尽量只使用一种和低剂量药物,如多巴胺≤10 μg/(kg·min)
氧合指数(PEEP=5 cmH₂O 时测定)	>300 mmHg
动脉血气分析	pH 7.3~7.45
血钠	<155 mmol/L
血糖	<8.3 mmol/L
尿量(累计4小时)	>1 ml/(kg·h)

总 结

器官捐献是以医学为核心,同时涉及社会、人文、伦理及法律的特殊医疗行为。麻醉医师在捐献工作中主要参与患儿器官功能的评估、转运和器官获取过程中的临床管理。术前与家属谈话时不仅要考虑患儿的病情,也应该充分理解和关怀患儿家属的心情。器官获取必须在脑死亡捐献者心跳停止后才能开始,只有具备专业的水平和合法合规的工作流程,关注人文关怀才能切实保障供者和家属的利益,推动我国移植事业的进一步发展。

(张瑞冬)

参考文献

[1] Souter MJ, Eidbo E, Findlay JY, et al. Organ Donor Management: Part 1. Toward a Consensus to Guide Anesthesia Services During Donation After Brain Death.

Semin Cardiothorac Vasc Anesth, 2018, 22(2): 211-222.

[2] Ream RS, Clark MG, Armbrecht ES. Pediatric Donor Management Goals in Use by US Organ Procurement Organizations. Prog Transplant, 2019, 29(2): 150-156.

[3] Gelbart B. Challenges of paediatric organ donation. J Paediatr Child Health, 2017, 53(6): 534-539.

[4] Atik B, Kılınç G, Atsal AÖ, et al. Our Brain Death and Organ Donation Experience: Over 12 Years. Transplant Proc, 2019, 51(7): 2183-2185.

[5] Brierley J. Paediatric organ donation in the UK. Arch Dis Child, 2010, 95(2): 83-88.

[6] Siebelink MJ, Albers MJ, Roodbol PF, et al. Key factors in paediatric organ and tissue donation: an overview of literature in a chronological working model. Transpl Int, 2012, 25(3): 265-271.

[7] Nakagawa TA, Shemie SD, Dryden-Palmer K, et al. Organ Donation Following Neurologic and Circulatory Determination of Death. Pediatr Crit Care Med, 2018, 19 (8S Suppl 2): S26-S32.

[8] Janssen H, Janssen PH, Broelsch CE. Celsior solution compared with University of Wisconsin solution(UW) and histidine-tryptophan-ketoglutarate solution(HTK) in the protection of human hepatocytes against ischemia-reperfusion injury. Transpl Int, 2003, 16(7): 515-522.

54 房性心动过速患儿行左心耳切除术的麻醉管理

> **摘要**
>
> 7岁的男孩,因房性心动过速(简称房速)经心脏导管射频消融术治疗后复发,此次拟在胸腔镜下行左心耳切除术。术中采用支气管封堵器行右侧单肺通气,左肺塌陷效果良好。麻醉诱导后至手术开始前患儿房速反复发作并伴血压下降,同步电复律效果欠佳,静脉给予胺碘酮和普罗帕酮后转为窦性心律,手术顺利进行。

儿童房速可发生于各年龄期,临床症状不典型。对于房速呈持续无休止性发作、药物治疗不理想,可能合并心功能损害的患儿应行射频消融治疗,射频消融复发后心房异位兴奋灶源于心耳位置,可行胸腔镜下心耳切除治疗。

● **病例描述** ●

患儿,男,7岁11个月,体重27.5 kg。足月剖宫产,产时无窒息史。患儿1月前发现心率增快,外院心电图提示房性心动过速。Holter提示平均心率82次/分,最慢心率71次/分,最快188次/分;全程房性心动过速发作图形,伴心房律不同比例下传心室,心室内差异传导。给予三磷腺苷(ATP),普罗帕酮,转律失败后给予西地兰控制心率。经心导管行射频消融术,术中构建左心房电生理解剖图,左心耳前部区域标得最早激动点,此处试放电可即刻终止房速转为窦性心律,巩固消融600 s(43℃,35 W,12 ml/min),术后加或不加异丙肾上腺素,心房程序刺激,均不能诱发房速。术毕1周后开始规律服用普罗帕酮、阿司匹林、呋塞米、螺内酯,出院1个月余复查心电图提示窦性心律+异位心律短阵房速,短阵房扑。遂停用阿司匹林、呋塞米、螺内酯后入院拟择期行左心耳切除术。

体格检查:心率110次/分,无创血压(BP)95/70 mmHg,心律不齐,心音有力,未闻及杂音。

实验室检查结果:血常规、凝血功能、肝、肾功能无明显异常。

心电图:窦性心律+异位心律短阵房速,短阵房扑。

心脏超声:心律不齐,左心室稍增大(左心室舒张末期内径4.22 cm,7岁正常值3.99 cm),左心室壁收缩活动可,左心收缩功能正常范围;主动脉瓣开放活动可,左右冠状动脉开口可见,无明显增宽;肺动脉无增宽,瓣膜开放活动可;三尖瓣轻度反流,反流速度2.14 m/s。

胸片:心影增大,心胸比例0.6,双肺纹理增多。

术前诊断:房性心动过速,拟择期行左心耳切除术。

● **麻醉经过** ●

患儿无术前用药,入手术室后予心电图、无创血压(BP)、脉搏氧饱和度监测(SpO_2):BP 105/65 mmHg,HR 78次/分,SpO_2 100%。开放外周静脉,给予咪达唑仑 0.5 mg、依托咪酯 6.0 mg、舒芬太尼 50 μg、罗库溴铵 15 mg 静注诱导后待睫毛反射消失在可视喉镜辅助下置入 ID 5.5 带囊气管内导管,插管深度 16 cm。气管插管后进行桡动脉穿刺建立持续有创血压(ABP)监测,右侧颈内静脉建立中心静脉压(CVP)监测,并建立股静脉通路。随后纤支镜引导下左支气管置入 7F 坦帕封堵器,右侧卧位后,纤支镜再次确认封堵器位置良好,低负压吸引加速患肺塌陷。单肺期间采用 PCV-VG 模式控制通气,氧流量 1.6 L/min,F_iO_2 50%,VT 120 ml(4 ml/kg),RR 20 次/分,PEEP 6 cmH_2O,I:E 为 1:2,依据血气分析结果调整潮气量及频率维持 SpO_2≥90%,$ETCO_2$≤60 mmHg,血气分析结果见表 2-35。术中维持舒芬太尼 1.5 μg/(kg·h),罗库溴铵 0.6 mg/(kg·h),异丙酚 5.0 mg/(kg·h)静脉泵注,调整七氟烷吸入浓度维持麻醉深度。

麻醉诱导后患儿突发房速,心率 192 次/分,ABP 降至 51/32 mmHg,立刻经外周静脉缓慢推注普罗帕酮 13 mg,成功复律,心率、血压恢复正常,随后持续泵注胺碘酮 5.0 μg/(kg·min)。手术开始前患儿房速再次发作,给予 30 J 同步电复律不成功,再次缓慢静注普罗帕酮 17 mg 后转为窦性心律。心律恢复后,患儿血压仍偏低 60/48 mmHg,给予多巴胺 5.0 μg/(kg·min),去甲肾上腺素 0.05 μg/(kg·min)提升血压。

手术在胸腔镜下进行,使用 45 mm 切割缝合器钳夹左心耳后,心律由 162 次/分下降至 82 次/分,遂予以切割完整左心耳(图 2-24)。左心耳切除后患儿血流动力学稳定,遂停用胺碘酮,复查血气后,调整呼吸参数,纠正酸碱平衡。手术结束后关胸前,胸腔镜直视下进行手法肺复张,以 20～30 cmH_2O 的气道正压持续膨胀肺 10～15 秒促进肺复张。充分止血后关闭胸腔。

表 2-35 术中血气检测结果

时间点	Hb (g/dL)	Hct (%)	pH	PaO_2 (mmHg)	$PaCO_2$ (mmHg)	BE (mmol/L)	Na^+ (mmol/L)	K^+ (mmol/L)	Cl^- (mmol/L)	Ca^{2+} (mmol/L)	Lac (mmol/L)
诱导后	11.2	33.1	7.3	87.3	52.6	3.9	136	3.5	106	1.1	1.2
关胸前	11.9	34.3	7.2	178.4	65.2	4.7	137	4.1	108	1.2	1.1

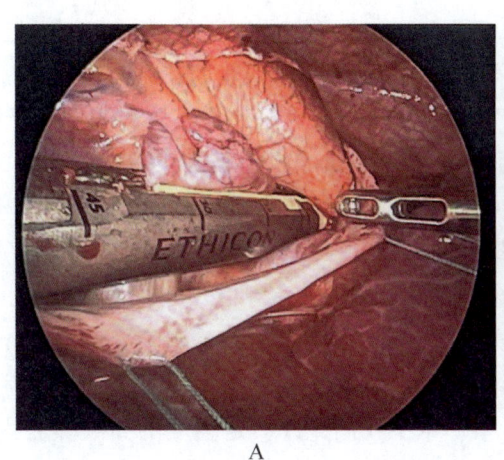

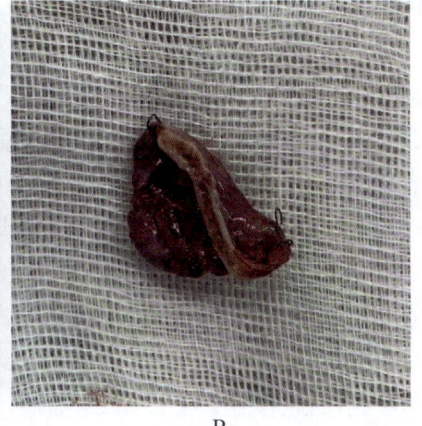

图 2-24 手术图
A. 胸腔镜下钳夹左心耳。B. 切除的左心耳。

● 术后转归 ●

手术时长共 75 分钟,在 ABP、心电图、SpO_2 监测下,将带气管导管的患儿转运至儿科心脏重症监护室。1 天后拔管转入心内科继续治疗。术后 9 天复查心电图窦性心律,Holter:窦性心律+异位心律,窦房结到心房下游走心律,时呈非阵发性房室连接处心动过速/房室连接处心律,部分时段窦速,房性早搏有4个,占总心搏小于1%。心脏超声:左心房、左心室较术前减小未见残留左心耳组织,左心室收缩功能正常范围。带药出院。

知识点回顾

1. 房速的临床表现

欧洲关于成人房速发病率的流行病学研究显示,无症状人群发病率为0.34%,有症状人群发病率为0.46%,多数研究认为儿童房速的发病率更高,因此房速在儿童临床诊治中有重要意义。儿童房速的临床表现不典型,可表现为无症状因体检或其他疾病检查发现,也可表现为自觉心跳快、腹痛、呕吐、食欲差、面色苍白、心悸、胸闷等。

2. 房速的治疗

目前儿童房速的治疗主要为抗心律失常药物和射频消融。儿童抗心律失常的首选药物与成人略有不同,有效率仅54%～75%,但目前缺乏规范公认的治疗指南,钙离子阻滞剂及Ia类药物对儿童房速疗效不理想,Ic类药物相对有效,Ⅲ类药物胺碘酮效果最佳。对于房速呈持续无休止性发作、药物治疗不理想、可能合并心功能损害的患儿应行射频消融治疗,射频后复发的患儿多源于左心耳位置,行左心耳切除术。

3. 单肺通气的管理

为提供更清晰的手术视野,选择右肺单肺通气(左侧封堵器封堵)。侧卧位单肺通气时,患侧肺压缩,肺不张,以及缺氧性肺血管收缩,共同导致肺血流至健侧肺。缺氧性肺血管收缩在缺氧的数秒内即可发生,15～20分钟达到高峰,由于幼儿肋软骨硬度无法支撑健侧肺,小儿功能残气量接近闭合量,潮气量呼吸下更易发生气道闭合,两肺静水压力差小,加上小儿高代谢状态等多种因素共同导致这种代偿大打折扣,因此容易出现术中低氧血症。

讨 论

1. 术前评估与准备

本病例患儿长期持续心动过速,普罗帕酮控制不佳,心超提示左心室稍大,左心收缩功能正常,因此麻醉管理应该以维持窦性心律,有效控制心室率,避免诱发心动过速为目标。患儿术前Holter提示全程房性心动过速发作图形,伴心房律不同比例下传心室,心室内差异传导,长期持续心动过速可导致左心室功能不全和左心室扩大,即心动过速性心肌病,心动过速改善后,心功能可明显改善并恢复正常,但心肌细胞的结构异常、舒张功能障碍仍可能持续存在,心律失常反复,心功能可短期内恶化,有猝死风险。术前超声可充分评估患儿的心功能及左心室腔舒张末期容积。围手术期麻醉医生应详细了解患儿的病史及用药史,避免术中持续的房速发作,进一步加剧心功能的损害。

针对本患儿笔者团队在手术前预置了可除颤电极片,以备房速发作时同步电复律,同时准备胺碘酮,普罗帕酮等抗心律失常药物。为创造更好的手术视野,我们采用单肺通气技术,由于患儿年龄较小,无合适的双腔气管插管,因此选择支气管封堵器。

2. 术中麻醉管理

本患儿的麻醉诱导和维持参考了小儿心脏手术的用药方法,选择了对心脏功能影响小的药物。静脉注射咪达唑仑、依托咪酯、舒芬太尼和罗库溴铵进行麻醉诱导,诱导时采用滴定式给药,避免血压大幅下降同时气管插管时动作轻柔以免刺激诱发房速。患儿诱导时房速发作同步电复律效果不佳遂采用10分钟内缓慢静推普罗帕酮,不宜超过1 mg/kg,复律成功。胺碘酮具有甲状腺、肝脏及神经系统等毒性,半衰期长,且需要负荷剂量,因此房速发作导致血压明显下降时我们选择先使用普罗帕酮,复律成功后再使用胺碘酮维持。术中密切关注心电图的变化,维持窦性心律和血流动力学稳定。

术中单肺通气管理时可行小潮气量肺通气策略,有研究显示和6 ml/kg潮气量无PEEP的通气策略比较,4 ml/kg潮气量联合6 cmH$_2$O PEEP的通气策略能够减少术后肺部并发症的发生率。术中我们允许一定程度的高碳酸血症,因为手术时间较短,一旦双肺通气可很快降至正常范围,但仍然要监测血气。单肺通气期间应尽可能维持SpO$_2$≥90%,同时尽量降低吸入氧浓度至30%～50%,当SpO$_2$<90%时应积极处理,提升吸入氧浓度,增加潮气量,增加PEEP等,如果仍然持续低氧需告知手术医生行双肺通气。本病例单肺通气过程中吸入氧浓度50%能够良好地维持氧合。

● 总　结 ●

从上述病例的麻醉管理中可知单肺通气下行胸腔镜左心耳切除术患儿的麻醉管理应基于该病本身的病理生理,合理选择抗心律失常药物,控制房速的发作和心室率;单肺通气期间采用肺保护通气和允许性高碳酸血症策略,降低术后呼吸系统并发症的发生率。

（季莹莹）

参考文献

[1] Gopinathannair R, Etheridge SP, Marchlinski FE, et al. Arrhythmia-Induced Cardiomyo-pathies: Mechanisms, Recognition, and Management[J]. J Am Coll Cardiol, 2015, 66(15): 1714-1728.

[2] Salerno JC, Kertesz NJ, Friedman RA, et al. Clinical course of atrial ectopic tachycardia is age-dependent: results and treatment in children<3 or ≥3 years of age[J]. J Am Coll Cardiol, 2004, 43(3): 438-444.

[3] 杨倩,李小梅,李延辉,等.儿童局灶性房性心动过速的射频消融疗效探讨[J].中华心律失常学杂志,2014,18(1): 22-27.

[4] Lumb AB, Slinger P. Hypoxic pulmonary vasoconstriction: physiology and anesthetic implications. Anesthesiology, 2015, 122: 932-946.

[5] Lee JH, Bae JI, Jang YE, et al. Lung protective ventilation during pulmonary resection in children: a prospective, single-centre, randomised controlled trial. Br J Anaesth, 2019, 122: 692-701.

[6] Templeton TW, Piccioni F, Chatterjee D. An Update on One-Lung Ventilation in Children[J]. Anesth Analg, 2021, 132(5): 1389-1399.

55 短链酰基辅酶A脱氢酶缺乏症患儿行房间隔缺损修补术的麻醉管理

> **摘要**
>
> 19个月的男童,患有短链酰基辅酶A脱氢酶缺乏症,因房间隔缺损在全身麻醉下行房缺修补术。此类患儿的麻醉管理需关注术前禁食和围术期血糖的控制。静脉麻醉药物丙泊酚的脂质含量高,此类患儿不能完全代谢这些药物,因此在这一患儿人群中禁用丙泊酚,肌松药选择以中短效非去极化肌松药为主。此外,需对相应的并发症进行对症处理。

短链酰基辅酶A脱氢酶缺乏症(short-chain acyl-coenzyme A dehydrogenase deficiency, SCADD)是一种常染色体隐性遗传病。据估新生儿发生率约为1/40 000~1/100 000,已经列入我国罕见病目录。短链酰基辅酶A脱氢酶缺乏症为位于第12对长臂(12q24.31)染色体上之编码短链酰基辅酶A基因突变导致的常染色体隐性遗传疾病,短链酰基辅酶A脱氢酶(short-chain acyl-coenzyme A dehydrogenase, SCAD)代谢紊乱表现为不能使用短链脂肪酸,由于基因突变致使相应的酰基辅酶A脱氢酶功能发生缺陷,引起短链脂肪酸β氧化障碍,从而导致能量生成减少和代谢中间产物在体内大量积蓄。临床上常伴有如低血糖、低肌张力、代谢性酸中毒、中枢神经系统缺陷、癫痫发作和胃食管反流等。

● 病例描述 ●

患儿,男,19个月,体重10 kg,身高85 cm。

术前诊断:房间隔缺损。拟在全身麻醉下行侧进胸房间隔缺损修补术。患儿在新生儿出生质谱筛查中(足底血)被诊断为短链酰基辅酶A脱氢酶缺乏症。家长主诉患儿无显著的肌力影响症状,生长发育基本正常。

术前实验室检查基本正常,心超报告显示房间隔缺损(继发孔型)。

● 麻醉经过 ●

考虑到患儿的疾病特征,术前访视后嘱家长术前6小时禁食,术前2小时喂糖水后禁饮。入室后开放静脉,给予咪达唑仑1.0 mg,艾司氯胺酮10 mg,舒芬太尼20 μg,罗库溴铵6.0 mg,静脉诱导后顺利插入4.0带囊气管导管。行动静脉穿刺顺利。术中给予舒芬太尼2.0 μg/(kg·h)、右美托咪定1.0 μg/(kg·h)和罗库溴铵0.6 mg/(kg·h)静脉泵注维持,辅以七氟烷1%~2%吸入。手术顺利,停体外循环后改良超滤,常规鱼精蛋白中和。术毕带管回CICU。在诱导后做基础血气分析后(表2-36),给予10%的葡萄糖注射液微泵输注20 ml/h,之后每隔1小时进行血气分析,密切关注血糖和血钾值。围术期血糖值和血钾见表2-36。

● 术后转归 ●

术后5小时在CICU拔除气管导管,拔管后在

表 2-36 术中血气检测结果

时间点	pH	GLU (mmol/L)	LAC (mmol/L)	K+ (mmol/L)	Na+ (mmol/L)	CL− (mmol/L)	Ca2+ (mmol/L)	BE (mmol/L)	AG	Hct (%)
诱导后	7.37	4.8	1.4	3.8	133	106	1.18	−3.55	9.6	34.7
诱导后1小时	7.46	4.2	1.6	3.5	137	103	1.21	−2.73	11.7	32.4
主动脉阻断	7.32	6.8	1.2	3.3	143	105	1.01	−1.1	16.3	26.5
停体外前	7.37	5.7	2.1	4	141	106	1.4	0	15.1	26.3
体外结束	7.37	6.1	2.5	4.1	138	103	1.11	−1.06	14.8	32.2
入CICU	7.45	7.8	2.8	3.6	141	101	1.08	−1.6	13.5	37.9

CICU中通过胃管泵注配方奶，血糖维持在正常水平。术后第1天出监护室。术后第4天后出院。

知识点回顾

短链酰基辅酶A脱氢酶（SCAD）是一种线粒体酶，催化短链脂肪酸（长度为4～6个碳）脱氢，从而启动β氧化循环。SCAD缺陷是一种常染色体隐性遗传病，具有复杂的遗传模式。患儿可能表现出各种各样的临床表现，SCADD患儿的术前、手术和术后处理都是复杂的，特别是它伴有常规麻醉药物禁忌证。

1. SCADD的异常代谢路径

在禁食和应激期间，脂肪酸代谢是一种重要的替代能量来源。脂肪酸代谢的第一步是线粒体氧化；它涉及脂肪酸的长碳链分裂成乙酰辅酶A，然后进入三羧酸循环。线粒体氧化涉及3种酰基辅酶A(CoA)脱氢酶：长链，中链，短链。每一种都有特定的链长，长链作用于C20 C12，中链作用于C12 C4，短链作用于C6 C4脂肪酸辅酶。许多遗传疾病是由脂肪酸代谢的错误引起的，包括长、中、短酰基辅酶A脱氢酶的缺乏。在患儿中，长链和中链酰基辅酶A脱氢酶缺陷的报道比短链突变的报道要频繁得多。短链酰基CoA脱氢酶是短链脂肪酸β氧化的第一催化剂。这种酶的缺乏会导致有毒的中间产物的产生，主要是丁基辅酶A。中间产物的积累随后被其他途径分解，导致乙基丙二酸、甲基琥珀酰辅酶A和丁基肉碱2,5,6的蓄积，从而形成酸尿（图2-25）。

2. SCADD常见并发症

SCAD代谢紊乱表现为不能使用短链脂肪酸，临床上常伴有一些临床症状，如低血糖、低张力、代谢性酸中毒、中枢神经系统缺陷、癫痫发作和胃食管反流（表2-37），引起外科医生和麻醉团队的重视。既往人们对于长链和中链酰基CoA脱氢酶缺陷病的研究比较充分，而在本例中遇到的短链酰基辅酶A脱氢酶缺乏症较为罕见。

3. SCADD与麻醉相关的问题

这些多余的代谢物对SCADD患儿骨骼肌和中枢神经系统的影响通过一些临床征象表现出来。

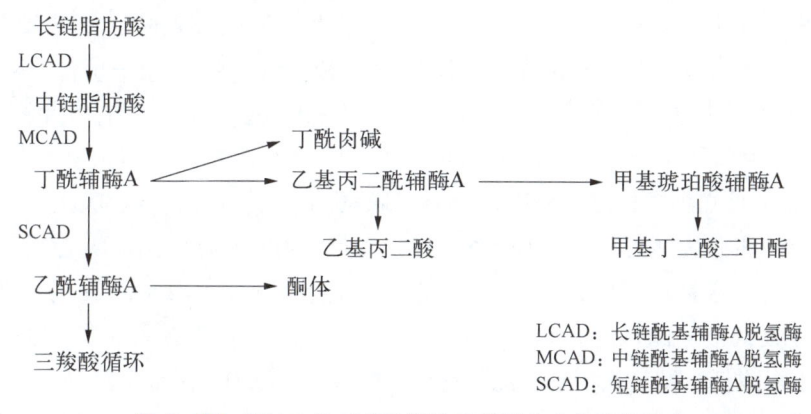

图 2-25 SCAD缺乏症的脂肪酸代谢和有机酸的形成

表 2-37 SCAD 缺乏症的体征和症状（从最常见到最不常见的）

常见的	罕见的
酸性尿	颅面畸形特征
代谢性酸中毒	低血糖
发育迟缓	惊厥
	脊柱侧凸
	肌张力亢进和反射亢进
	周期性呕吐
	心肌功能障碍

这些临床症状的跨度相当大，可以从几乎无临床表现到严重脏器功能衰竭不等。这类患儿尤其需要注意禁食期间的血糖以及术前足够的补液。有些患儿甚至需要术前一天入院，预防禁食期严重的低血糖。由于常用的静脉诱导药物丙泊酚的脂质含量高且不能完全代谢这些药物，因此在这一患儿人群中禁用丙泊酚，而依托咪酯由于起效迅速且心血管风险低而被选择。如果该患儿没有巴比妥类药物过敏事件，硫喷妥或甲氧己妥也可考虑。SCAD 缺陷最常见的症状是张力过低。迄今为止，文献中超过一半的患儿表现为张力减退，范围从轻度无力到严重肌肉萎缩患儿可能导致肌肉功能的改变。在围手术期，一些潜在的影响因素存在于任何肌病疾病的患儿。尤其需要避免使用去极化肌松剂，如琥珀酰胆碱，因为它与一些肌病患儿横纹肌溶解和高钾血症有关。另外，对非去极化神经肌肉阻断剂（NMBAs）的敏感性可能会增加。因此，此类患儿临床推荐使用起效短、作用时间短的非去极化肌松剂。

SCAD 作为两个碳片段进入三羧酸循环的关键酶，在短链脂肪酸的能量生产和糖异生利用中发挥着关键作用。对麻醉医生来说此类患儿最重要的是代谢紊乱，包括低血糖和代谢性酸中毒；有可能涉及呼吸系统的肌张力减退；中枢神经系统受累，包括癫痫发作、气道管理问题、胃食管反流以及长时间禁食导致低血糖的风险。此外，对于围手术期出现酸中毒或低血糖等无法解释的问题的患儿，应考虑筛查 SCAD 缺陷。

讨 论

1. 术前评估与准备

SCADD 在临床并不多见，近年来随着新生儿出生质谱筛查的普及逐步为我们所认识。本例患儿 19 个月大，新生儿期经过质谱筛查确诊为 SCADD。在术前随访中，家长告知麻醉医生患儿为 SCADD 患儿，平日饮食无特殊。生长发育基本正常，无癫痫病史和肌张力改变等其他疾病相关的临床表现。

制订术前禁食方案以及预防术前严重的低血糖。术前外科医生作为整个手术团队的主角，通知麻醉以及术后心脏监护室，对患儿疾病相关的问题制订方案。医疗团队在术前 6 小时禁食的基础上，强调了术前 2 小时糖水的喂食，糖水喂食完毕后禁饮。为了便于禁食禁饮方案的严格实施，特意将手术安排于上午第一台。在诱导后动脉穿刺后的第一个血气中，患儿血糖值在 4.8 mmol/L。

有文献报道此类患儿术前可以口服肉碱。肉碱能促进脂肪酸通过线粒体膜的运输，从而增加用于 β 氧化的线粒体内底物的浓度。此外，肉碱与脂肪酸氧化紊乱产生的过量代谢物结合，促进其排泄。虽然目前尚无文献充分支持肉碱的使用对 SCAD 缺陷有益，但基于肉碱的应用少有系统不良反应以及肉碱在其他 β 氧化障碍中应用的有效性，肉碱用于 SCADD 患儿还是有理论支持的。但在此病例中未使用肉碱。

2. 术中麻醉管理

麻醉药物的选择中，该患儿在诱导和维持中都回避了丙泊酚的应用，丙泊酚脂质含量高，SCADD 患儿对这类药物不能完全代谢。术中选用咪达唑仑、艾司氯胺酮、舒芬太尼和罗库溴铵诱导完成插管。肌松药的选择上还是以中短效的非去极化肌松药为首选。有条件的医院可以行肌松监测。术中麻醉维持以舒芬太尼、右美托咪定静脉泵注维持，辅以七氟烷吸入。

术中的血糖控制。笔者团队在手术开始以 10% 葡萄糖溶液，20 ml/h 的速率持续输注。在输注后 1 小时，笔者团队继续血糖监测，发现血糖为 4.2 mmol/L，在正常范围。另外，有文献提示，此类患儿葡萄糖的输注速率应该维持在 6~8 mg/

(kg·min)而保持血糖在 5.3 mmol/L 以上以抑制脂肪分解代谢。整个手术过程中（继续以 20 ml/h 的速率维持输注 10%的葡萄糖），体外循环中以及术后的血糖控制较为理想。此外，为避免低钾适当的补钾也是需要的。

总　结

虽然本例患儿并没有出现肌张力的改变、癫痫以及胃食管反流等并发症，因此也没有相应的对症处理。但对于 SCADD 患儿麻醉医生仍需十分警惕上述并发症的发生。随着人们对罕见病和代谢性疾病认识逐步深入，麻醉医生也要与时俱进，了解与麻醉和手术相关的病理生理，更精准地指导临床麻醉的实施。

（孙　瑛）

参考文献

[1] Ames WA, de la Roza KJ, Hanson NA. Perioperative management of a pediatric patient with short-chain acyl-CoA dehydrogenase deficiency. J Clin Anesth, 2012, 24: 349.

[2] Kraus J, Oreadi D, Shastri K et al. Perioperative management of a patient with short chain acyl-CoA dehydrogenase deficiency: a case report. J Oral Maxillofac Surg, 2008, 66: 2164-2165.

[3] Bok LA, Vreken P, Wijburg FA et al. Short-chain Acyl-CoAdehydrogenase deficiency: studies in a large family adding to the complexity of the disorder. Pediatrics, 2003, 112: 1152-1155.

[4] Turpin B, Tobias JD. Perioperative management of a child with short-chain acyl-CoA dehydrogenase deficiency. Paediatr Anaesth, 2005, 15: 771-777.

[5] Sullivan M, Thompson WK, Hill GD. Succinylcholine-induced cardiac arrest in children with undiagnosed myopathy. Can J Anaesth, 1994, 41: 497-501.

[6] Frankowski GA, Johnson JO, Tobias JD. Rapacuronium administration to two children with Duchenne's muscular dystrophy. Anesth Analg, 2000, 91: 27-28.

56 心脏肿瘤患儿手术后发生生物蛋白胶致过敏性休克的处理

> **摘要**
>
> 2岁的男童,因体检发现心脏杂音行心脏超声发现左心室肿瘤,在全身麻醉、体外循环下顺利完成肿瘤切除术,止血时给予生物蛋白胶(倍绣胶)涂抹手术缝合处。关闭胸壁时患儿突现血压骤降,最低降至50/30 mmHg,伴气道峰压上升和脉搏血氧饱和度下降,考虑为生物蛋白胶诱发急性过敏性休克。该病例处理原则包括呼吸治疗、输液扩容、使用正性肌力药物,避免休克对心脏和其他重要脏器功能的影响。

过敏性休克是一种急性发生、累及多系统的具有潜在致命性的超敏反应。可因肥大细胞及嗜碱性粒细胞突然释放多种免疫介质进入循环,引起皮肤黏膜组织发生广泛性荨麻疹、呼吸道症状及血压下降等。生物蛋白胶是一种人工合成的生物制剂,具有止血、封闭伤口、防止组织粘连及促进创伤愈合等作用,但其作为一种异体蛋白,具有一定的抗原性,可引起过敏反应,严重者会出现心律失常甚至休克。本文报道1例心脏肿瘤患儿术后因使用生物蛋白胶诱发过敏性休克的处理。

● 病例描述 ●

患儿,男,2岁2个月,身高90 cm,体重11.5 kg,血压95/55 mmHg,心率125次/分,呼吸频率25次/分,足月顺产,胎儿超声即显示心室内占位。患儿2岁时心脏超声检查提示左心室侧壁内可见中等回声团块,大小6.8 cm×3.42 cm,血流信号不明显,见分叶,局部压迫二尖瓣环及左心室。左心房、左心室无明显增大,左心室壁收缩活动可。二尖瓣轻、中度反流。

● 麻醉经过 ●

患儿术前口服咪达唑仑5.0 mg,平静与父母分离后被抱入手术室,建立常规监测,经外周静脉注射依托咪酯2.0 mg,舒芬太尼20 μg,罗库溴铵6.0 mg后气管插管行机械通气,术中监测动脉血压(ABP)88/56 mmHg,中心静脉压(CVP)10 cmH$_2$O,心率(HR)120次/分,呼吸频率(RR)20次/分,呼气末二氧化碳(ETCO$_2$)38 mmHg,生命体征平稳。

手术在体外循环下进行,术中见左心室游离壁巨大肿瘤,直径9 cm×5 cm,质地偏硬,固定。切开心外膜,予以完整剥除。主动脉钳夹开放后自动复跳,窦性心律。食管超声无残余肿瘤,二尖瓣轻度反流。停体外循环后多巴胺5.0 μg/(kg·min),维持血压稳定92/56 mmHg,静脉滴注鱼精蛋白中和肝素。止血采用生物蛋白胶(倍绣胶)涂抹心脏切口缝合处。当逐层缝合胸壁切口时患儿突然出现血压下降,最低至50/30 mmHg左右,HR 150次/分,SpO$_2$ 90%,CVP 5 cmH$_2$O,气道峰压增高至20 cmH$_2$O的情况下潮气量为60 ml,初步判断本病例可能发生过敏反应,立即再次开胸移除生物蛋白胶,改手控呼吸增加每分通气量,单次推注肾上腺素 0.1 mg 和葡酸钙 300 mg,血压无明显回升,泵注肾上腺素 0.05～0.3 μg/(kg·min)复合去甲肾上腺素 0.02～0.3 μg/(kg·min),并静脉滴注甲泼尼龙 40 mg,快速输注醋酸林格液 200 ml。20 分钟后 ABP 恢复至 82/51 mmHg,HR 130 次/分,CVP 8 cmH₂O,患儿气道阻力下降,遂下调肾上腺素及去甲肾上腺素用量,经食管超声评估容量水平并指导容量补充,复查动脉血气,此时尿量共计 30 ml。待生命体征平稳后逐层关胸。术毕揭开手术巾后发现患儿全身分布大小不匀的红色皮疹,在生命体征监测下将患儿转运至 CICU 继续治疗。

● 术后转归 ●

监护室内患儿继续泵注肾上腺素 0.05 μg/(kg·min)和多巴胺 5.0 μg/(kg·min),生命体征平稳。患儿术后第 1 天拔除气管插管,术后第 2 天后出监护室,1 周后出院。

● 知识点回顾 ●

▶ 1. 过敏性休克

过敏性休克的临床诊断标准主要包括皮肤及黏膜组织的广泛性皮疹、呼吸道反应及血流动力学或终末器官功能不全。但在麻醉过程中有时难以判断是否发生过敏反应,主要原因有:

(1) 无法发现临床征象,如呼吸困难、腹部疼痛及焦虑等;

(2) 外科手术铺巾妨碍观察过敏反应的皮肤改变,如红斑、红疹等;

(3) 过敏性休克所致低血压或心动过速有时难以与麻醉中其他相关因素相鉴别;

(4) 麻醉改变了清醒个体在过敏反应中的代偿动员机制。

麻醉过程中的过敏反应发生率为 1/10 000～1/20 000。其中麻醉过程中引起过敏的介质主要包括肌肉松弛药(40%～60%)、乳胶(20%)、抗生素(18%)、阿片类药物(2%～3%)及镇静催眠药物(1%)。

▶ 2. 生物蛋白胶免疫反应

生物蛋白胶的主体成分为纤维蛋白原、凝血酶、活化的XIII因子、钙离子与纤溶抑制剂等,由健康猪的血浆中分离、提纯,并经病毒灭活处理制成。为了减缓纤维蛋白凝块的降解,生物蛋白中添加了纤溶抑制剂,使得胶蛋白凝块平均生存周期可提高 10～14 天。目前所使用的是广州倍绣生物技术有限公司出品的猪原纤维蛋白黏合剂,由于其主要成分为猪血浆来源的纤维蛋白原,属于异体蛋白,可能会刺激机体产生免疫应答。

● 讨 论 ●

▶ 1. 过敏性休克诊断

早期及时察觉术中发生过敏反应是非常重要的。相对来说,肌肉松弛药引起的过敏反应比乳胶引起的过敏反应更严重。麻醉医师可以观察到的过敏早期临床表现包括:脉搏下降或消失、血压下降、潮气量减少及广泛性皮肤红斑。其中以皮肤表现最为多见(占 66%～70%),其次是心血管功能衰竭和支气管痉挛。严重时即使没有任何其他症状也可能发生心脏停搏。有时气道痉挛非常严重,而且难以纠正,存在发生脑缺氧及死亡的风险。以往有支气管哮喘的患儿需要警惕过敏性反应。一项回顾性研究发现,儿童过敏性休克的症状更为严重,其中以心血管症状更明显,而支气管痉挛发生率更高。严重过敏反应大多发生在用药 30 分钟内。本例患儿在使用生物蛋白胶后 10 分钟左右出现过敏性休克的早期表现,由于判断及时而得到有效处理。因此,这类过敏性反应的发现有时也依赖于麻醉医师丰富的经验和及时判断。

严重过敏反应的诊断标准见表 2-38,并注意其他可能出现的非典型症状。

表 2-38 严重过敏反应诊断标准

当症状满足以下 3 个标准的任意一个时,患儿极可能发生了急性严重过敏反应

1. 疾病呈急性发作(几分钟至数小时内),有皮肤或黏膜系统症状,如皮疹、瘙痒或潮红,唇舌红肿和(或)麻木等,以及以下任一系统症状(不考虑过敏原接触史)
   A. 呼吸系统症状,如音哑、咳嗽、胸闷、气短、呼吸困难、喘鸣、支气管痉挛、发绀、呼气流量峰值下降、血氧不足等。
   B. 血压下降(见标准 3)或其相关的终末器官功能障碍,如麻木、肌张力减退、晕厥、大小便失禁等。

续 表

当症状满足以下3个标准的任意一个时,患儿极可能发生了急性严重过敏反应

2. 患儿接触可疑过敏原后几分钟至数小时内有下列2项及以上的症状快速发作
  A. 皮肤黏膜组织症状,如各种皮疹瘙痒或潮红、唇舌红肿和(或)麻木等
  B. 呼吸系统症状,如胸闷气短、呼吸困难、喘鸣、支气管痉挛、发绀、呼气流量峰值下降、血氧不足等。
  C. 血压下降或终末器官功能受累,如肌张力减退、晕厥、大小便失禁等
  D. 持续的胃肠系统症状,如腹痛、恶心、呕吐等

3. 患儿接触已知过敏原几分钟至数小时内血压下降
  A. 婴儿与儿童:收缩压低于相应年龄的正常值,
    • <1岁,收缩压<70 mmHg
    • 1～10岁,收缩压<(70 mmHg +2×年龄)
    • 11～17岁,收缩压<90 mmHg或比基础值下降>30%
  B. 成人:收缩压低于90 mmHg或比基础值下降30%

严重过敏反应的分级标准见表2-39。

表2-39 严重过敏反应的分级标准

分级	临 床 表 现
Ⅰ级	只有皮肤黏膜系统症状和胃肠系统症状,血流动力学稳定,呼吸系统功能稳定。 皮肤黏膜系统症状:皮疹、瘙痒或潮红,唇舌红肿和(或)麻木等 胃肠系统症状:腹痛、恶心呕吐等

Ⅱ级	出现明显呼吸系统症状或血压下降
	呼吸系统症状:胸闷气短、呼吸困难、喘鸣、支气管痉挛、发绀、呼气流量峰值下降,血氧不足等
	血压下降:
	A. 婴儿与儿童:收缩压低于相应年龄的正常值,
	  • <1岁,收缩压<70 mmHg
	  • 1～10岁,收缩压<(70 mmHg+2×年龄)
	  • 11～17岁,收缩压<90 mmHg或比基础值下降>30%～40%
	B. 成人:收缩压80～90 mmHg或比基础值下降30%～40%

Ⅲ级	出现以下任一症状:神志不清,意识丧失,嗜睡,严重的支气管痉挛和(或)喉头水肿,发绀,重度血压下降(收缩压<80 mmHg或比基础值下降>40%),大小便失禁等
Ⅳ级	发生心跳和(或)呼吸骤停

▶ 2. 过敏性休克处理

在患儿被确诊为Ⅱ级及以上的严重过敏反应后应尽早使用肾上腺素。通过回顾性研究发现肾上腺素和液体复苏能有效治疗术中过敏性休克,并被推荐为一线治疗。其他治疗过敏性休克的措施见表2-40。本病例除了常规用药外,还有重要的处理措施是及时开胸,去除过敏源生物蛋白胶,这一点与其他静脉过敏源有所区别。经过以上处理后,患儿的循环及呼吸气道功能逐渐恢复,同时也证明了过敏性休克的诊断。

表2-40 过敏性休克的治疗方案

治疗方法	治 疗 措 施
一线治疗	(1) 气道管理和给氧 (2) 肾上腺素(1:100 000,10 μg/ml):0.75～1.5 μg/kg iv (3) 胶体10～20 ml/kg iv
二线治疗	(1) 苯海拉明25 mg iv.西咪替丁300 mg iv.(缓慢3～5分钟)q6h (2) 氢化可的松200 mg iv.q6h (3) 胰高血糖素1.0 mg iv.必要时5分钟后可以重复;以后5.0～15 μg/min iv. (4) 缩血管药物:去甲肾上腺素2.0～10 μg/min,多巴胺5.0～20 μg/(kg·min)
经验治疗	(1) 纳洛酮 (2) 抗休克裤 (3) 促甲状腺素释放激素

● 总 结 ●

过敏反应的处理关键在于早期发现和及时处理。术中一旦怀疑发生过敏反应或过敏性休克,应立即停止输注任何可疑药物。肾上腺素是过敏性休克首选抢救药物,快速输注晶体液可有效维持循环容量。术中使用生物蛋白胶可能发生严重的过敏反应,因此使用时应保持足够的警惕,特别是高危人群术前应提前做好准备。

(朱 明)

参考文献

[1] 杨子彬.生物医学工程学[M].哈尔滨:黑龙江科学技术出版社,2002,506-515.
[2] 张建智,郭飞,夏平.纤维蛋白封闭剂在肝脾手术中止血的临床应用[J].临床外科杂志,2006,14(4):256-257.
[3] 刘峰,刘锐峰.191 药物致过敏性休克不良反应文献分析[J].中国药房,2013,24(30):2854-2856.

57 房间隔缺损修补术患儿体外循环期间严重过敏反应的处理

> **摘要**
>
> 2岁的女童,在房间隔缺损修补术体外循环后平行期间突发氧合器血平面无法维持,血压下降,排除其他原因后高度怀疑发生严重过敏反应,给予大量输液、肾上腺素、甲强龙等处理后缓解。对于此种特殊的过敏反应,需要依据过敏反应的病理生理进行常规处理,并结合体外循环的特殊状态采取综合治疗。

过敏反应是围术期常见并发症,体外循环心脏手术所用的阿片类药物、肌松药、鱼精蛋白、抗生素、血制品及止血药物均可能诱发患儿过敏反应,严重情况下可导致呼吸和循环功能衰竭,本文报道1例房间隔缺损修补术患儿在体外循环(cardiopulmonary bypass, CPB)后平行期间发生严重过敏反应及其处理。

● 病例描述 ●

患儿,女,2岁6个月,体重10.5 kg,身高92 cm。外院心脏超声提示"房间隔缺损(Ⅱ型)"。患儿平时无明显活动耐力降低,无心悸、乏力等症状,无药物和食物过敏史。

体格检查:患儿神志清,未见明显青紫。听诊双肺呼吸音稍粗,未闻及啰音,心音有力,心律齐,在胸骨左缘第2~3肋间可闻及Ⅱ/Ⅵ级收缩期杂音。肝脾无明显肿大,四肢末梢暖,无水肿。

实验室检查:血常规和肝、肾功能未见异常。

心脏超声:房间隔缺损0.60 cm,左向右分流;右心房、右心室增大。

胸片:心影饱满,左下肺渗出。

心电图:窦性心律,窦性心动过速,不完全性右束支传导阻滞。

术前诊断:房间隔缺损,拟择期在全身麻醉下行侧开胸房间隔缺损修补术。

● 麻醉经过 ●

术前30分钟患儿口服咪达唑仑0.5 mg/kg,入手术室后予心电图、无创血压(BP)、脉搏氧饱和度监测示BP 85/42 mmHg,心率(HR)133次/分,SpO$_2$ 96%。经外周静脉注射咪达唑仑1.0 mg,依托咪酯2.5 mg、舒芬太尼20 μg、罗库溴铵7.5 mg诱导,待睫毛反射消失后在可视喉镜辅助下置入ID 4.5带囊气管内导管,插管深度为13 cm。采用压力控制(PCV)模式通气,设氧流量2 L/min,FiO$_2$ 60%,气道压18 cmH$_2$O,潮气量90~100 ml,吸呼比1:2,调整呼吸频率,维持呼气末二氧化碳分压(ETCO$_2$)在35~40 mmHg。

建立左桡动脉有创动脉压(ABP)、中心静脉压(CVP)、脑电双频指数(BIS)、脑组织氧饱和度(rSO$_2$)监测。术中静脉泵注丙泊酚4.0 mg/(kg·h),舒芬太尼2.0 μg/(kg·h)和罗库溴铵0.5 mg/(kg·h),复合吸入1.0~2.0 MAC七氟烷维持BIS值在40~60。术中动脉血气分析见表2-41。

表 2-41 术中血气检测结果

时间点	FiO₂ (%)	pH	PaO₂ (mmHg)	PaCO₂ (mmHg)	BE (mmol/L)	Hct (%)	K⁺ (mmol/L)	Ca²⁺ (mmol/L)	Lac (mmol/L)	Cl⁻ (mmol/L)	HCO₃⁻ (mmol/L)
插管后	60	7.35	223.7	42.8	−2.53	32.3	3.50	1.17	1.6	103	28.1
超滤后	60	7.36	70.2	46.2	1.46	33.2	3.51	1.12	1.7	102	24.2

术中主动脉开放后,心脏自动复跳,心电图呈窦性心律,静脉泵注多巴胺 5.0 μg/(kg·min) 维持血压 74/51 mmHg,HR 132 次/分和 CVP 10 cmH₂O。待后平行辅助循环末期准备停体外循环时发现氧合器储血室液平面不能维持,血压降至 40~45/32~38 mmHg、HR 150~164 次/分、SpO₂ 短时间降低至 89%、气道压 26 cmH₂O、潮气量(TV)80 ml,心电图未见变化。外科医生行胸腔内吸引未有胸腔积血,反复调整各插管位置并确认无手术出血且静脉引流管道通畅。直视下见心脏体积明显缩小,经食道心脏超声提示左心室高动力状态且容量不足。体外循环医师尝试向氧合器储血瓶内注入 50 ml 晶体液后仍无法维持正常的液平面。此时查看患儿头部可见双侧面部皮肤有大片潮红且双侧颈肩部有大片荨麻疹,遂考虑发生严重过敏反应。经股静脉快速输注醋酸林格液 100 ml,经颈内静脉注射去氧肾上腺素 10 μg、泵注肾上腺素 0.1 μg/(kg·min)和多巴胺 10 μg/(kg·min),经外周静脉滴注甲泼尼龙 40 mg。间断性静脉推注葡萄糖酸钙,共计 500 mg。经上述处理后,患儿血压逐渐上升至 60~78/42~59 mmHg、HR 145~155 次/分、SpO₂ 回升至 95%~98%,气道压下降至 18 cmH₂O,心电图未见异常。因怀疑体外循环含血预充液中的血制品为过敏原,待患儿生命体征平稳后即刻停止体外循环并放弃体外自体血回收。缓慢静脉滴注鱼精蛋白 60 mg 中和肝素,复查动脉血气(表 2-41),结果显示氧分压为 70.2 mmHg,考虑为过敏反应致气道水肿和渗出所引起,遂提高吸入氧浓度,给予呼气末正压 6.0 cmH₂O。充分止血后关胸,静脉泵注肾上腺素 0.1 μg/(kg·min)和多巴胺 10 μg/(kg·min)转运至监护室,患儿途中生命体征平稳。

● 术后转归 ●

手术时间共 150 分钟,体外循环时间 33 分钟,主动脉阻断时间 4 分钟。估计出血量约为 150 ml,尿量 120 ml。共输注醋酸林格液 350 ml,红细胞悬液 150 ml,新鲜冰冻血浆 100 ml。术毕患儿 ABP 75/41 mmHg、HR 152 次/分、SpO₂ 96%、CVP 11 cmH₂O、肛温 36.3℃。入监护室后仍以输入晶体液为主,避免输入任何血制品,患儿血压平稳,尿量正常,未再次出现过皮肤潮红或荨麻疹等症状。患儿术后第 1 天顺利拔管,术后第 3 天转入普通病房,术后第 5 天治愈出院。

● 知识点回顾 ●

▶ 1. 过敏反应

过敏反应是指由某种物质触发的全身性高敏反应,多为突发和偶发,难以预测,严重者可危及患儿生命安全。国外报道过敏反应的发生率为 1:10 000~1:20 000,儿童围术期过敏反应的发生率低于成人,约为 1:37 000。过敏反应的机制为对变应原的免疫耐受被打破,引发由 IgE 和(或)非 IgE 介导的一系列后续免疫反应。IgE 介导的过敏机制是机体在初次接触一种变应原时,激活 B 细胞产生 IgE 抗体 sIgE,后者结合于肥大细胞和嗜碱性粒细胞表面,造成机体"致敏";当机体再次接触同种变应原时,变应原与致敏的肥大细胞和嗜碱性粒细胞表面的 sIgE 结合并激活效应细胞,使其"脱颗粒"释放组胺等炎症介质从而引起包括荨麻疹、血管性水肿、支气管痉挛、喉痉挛等在内的各种过敏症状。目前关于非 IgE 介导的过敏机制尚不完全清楚。

围术期过敏反应的临床表现主要涉及心血管系统、呼吸系统和皮肤。急性心肺功能障碍是严重过敏反应的特征,可表现为支气管痉挛、上气道水肿(血管性水肿)、低血压,甚至心跳骤搏。一旦发生严重过敏反应,应立即切断疑似过敏源、补充容量和血管活性药稳定循环、缓解支气管痉挛和给予有效通气、静注肾上腺皮质激素及联合应用抗组胺药物。

▶ 2. 围体外循环期过敏反应

Levy 等报道体外循环手术患儿过敏反应的发生率约为 0.46%,明显高于非心脏手术患儿。体外循环心脏手术中的过敏原按过敏反应发生率从高到低依次为抗生素、胶体液、肌松药、鱼精蛋白,血制品和吗啡。Ford 等报道体外循环手术患儿发生过敏反应时,皮肤表现占 70%,支气管痉挛占 21%,所有患儿均出现严重低血压,9% 的患儿因心搏骤停行心脏按压和电除颤,并紧急建立体外循环。当体外循环发生过敏时,氧合器的储血瓶平面会在短时间内快速下降,应注意与静脉途径引流障碍相鉴别;平均动脉压下降时,即便提高灌注流量效果也不好,血细胞比容呈动态升高,这些表现与过敏导致的毛细血管扩张和通透性增高使得液体进入组织间隙有关。术前就存在心功能衰竭,心肺功能储备受损的患儿,心脏手术过程中出现过敏反应导致的心肺衰竭时,临床上往往难以与患儿本身基础疾病所具症状进行鉴别,增加了围术期过敏反应诊断的难度。

● 讨 论 ●

▶ 1. 术前评估与准备

术前了解过敏史具有重要意义,既往有青霉素、巴比妥类药物、蛋白类药物、鱼类及海鲜过敏史的患儿在围术期发生过敏反应的概率增加。在术前访视本例患儿时,其父母否认药物和食物过敏史,但由于体外循环手术应用药物种类较多,无法避免使用一些容易诱发过敏反应的药物,因此仍应做好相关准备工作。

▶ 2. 围体外循环期过敏反应的诊断和处理

体外循环手术过程中发生氧合器储血瓶液平面下降比较容易发现,且本例患儿同时伴有血压下降,表明存在绝对容量不足、排出血液量不足及血管扩张或液体渗漏(相对容量不足)。首先,外科医师排除了失血导致的绝对容量不足和静脉回流不畅引起的储血室液平面下降;其次,体外循环医师排除了回流不畅和机械灌注流量不足;再者,超声医师提示心脏充盈不足,心脏排血功能并未下降,因此判断血管扩张或液体渗漏是造成低血压的主要原因。结合患儿头颈部的皮肤表现、气道压升高及氧饱和度下降,发生过敏反应的可能性较高。由于怀疑预充液中血制品导致过敏反应,因此立即停止体外循环和放弃超滤,切断了疑似过敏原。为了避免发生体外循环氧合器的储血室平面不足导致主动脉进气的巨大风险,体外循环医师及时添加晶体液,提高液平面,补充了患儿容量。同时静脉泵注肾上腺素,通过肾上腺素 $β_2$ 受体激动作用缓解支气管平滑肌痉挛。肾上腺素 α 受体激动作用可收缩血管、兴奋心肌从而增加心输出量和抑制释放炎性介质。肾上腺皮质激素抗炎作用强,虽然体外循环预充液中已使用了较大剂量地塞米松,但地塞米松起效较慢,因此,术中给予起效较快的甲强龙。因抗组胺药物的应用存在争议,故术中未使用。使用去氧肾上腺素和多巴胺目的在于快速提高患儿血压并减少低灌注的时间。葡萄糖酸钙则为经验性用药,目的是抗过敏的同时提高血压。

▶ 3. 不足之处

由于条件所限,此病例未留存血样进一步检查以确诊过敏反应及判定具体过敏原。通常在过敏反应出现的 1 小时内、2 小时和 24 小时采血测定类胰蛋白酶以判断是否发生过敏反应。当过敏反应发生 4~6 周,待机体恢复正常后应完成皮肤试验以确定具体的过敏原。因此,术中只能依据经验对术中所用药物逐一排除后,推测过敏原为血制品。

● 总 结 ●

综上所述,若 CPB 期间发生氧合器储血瓶液平面短时间内迅速下降伴有血压下降和气道压升高,在排除出血等原因后应警惕可能发生严重过敏反应。切断过敏原、补充容量、使用肾上腺素、气管解痉药物及肾上腺皮质激素均是治疗 CPB 期间严重过敏反应的主要手段。

(王 璐)

参考文献

[1] Ford SA, Kam PC, Baldo BA, et al. Anaphylactic or anaphylactoid reactions in patients undergoing cardiac surgery. J Cardiothorac Vasc Anesth, 2001, 15(6): 684-688.

[2] Levy JH, Adkinson NF Jr. Anaphylaxis during cardiac surgery: implications for clinicians. Anesth Analg, 2008, 106(2): 392-403.

[3] Clarke R, Sadleir P, Van Niekerk AW, et al. Quantification of volume loss and haemodynamic changes of Gelofusine-induced anaphylaxis during cardiopulmonary bypass. Anaesth Intensive Care, 2011, 39(3): 492-495.

[4] Stepanovic B, Sommerfield D, Lucas M, et al. An update on allergy and anaphylaxis in pediatric anesthesia. Paediatr Anaesth, 2019, 29(9): 892-900.

[5] 宗雨,胡利国.围手术期过敏反应.国际麻醉学与复苏杂志,2018,39(10): 982-986.

[6] 朱揽月,纪木火,夏江燕,等.围术期过敏反应的研究进展.临床麻醉学杂志,2018,34(6): 620-623.

第 3 篇

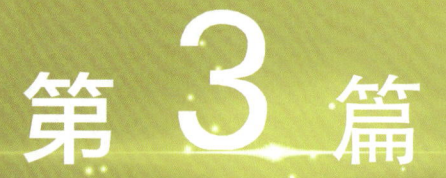

先天性心脏病行非心脏手术麻醉病例讨论

法洛四联症婴儿行胆道探查术的麻醉管理

> **摘要**
>
> 2个月的男婴,因黄疸待查拟在全身麻醉下行胆道探查术。患儿还合并法洛四联症,术前肝功能示谷丙转氨酶、谷草转氨酶及直接胆红素增高,凝血功能异常。由于存在心内分流和右心室流出道部分性梗阻,此类患儿麻醉时注意预防缺氧发作,同时关注肝功能损害与黄疸对药物代谢的影响。

法洛四联症(Tetralogy of Fallot,TOF)是以室间隔缺损、右心室流出道梗阻、主动脉骑跨和右心室肥厚为主要病变的先天性心脏病,患儿同时存在心内分流和右心室流出道部分性梗阻。目前TOF手术治疗技术已较为成熟,但新生儿和低龄患儿的心脏手术时机仍存有争议。TOF患儿可能合并心外畸形,本文报道1例TOF婴儿行胆道探查术的麻醉管理。

病例描述

患儿男,2个月19天,体重6.1 kg。足月剖宫产,无窒息史。生后逐渐出现皮肤黄染并呈进行性加重,伴白陶土样便,至医院就诊,磁共振检查示胆总管显示欠清,胆囊未见明确显示,胆道闭锁不能排除,予激素冲击、抗感染、保肝利胆等治疗,白陶土便较前稍有好转。心脏彩超提示:① 室间隔缺损;② 肺动脉狭窄;③ 卵圆孔未闭。为进一步诊治现来笔者医院,门诊拟诊"黄疸,先天性心脏病"收治入院,并予保肝利胆等对症治疗。

体格检查: 患儿神志清,反应正常,营养良好,口唇青紫,皮肤巩膜黄染。心前区听诊可闻及Ⅲ/Ⅵ级收缩期杂音。

实验室检查: 血红蛋白164 g/L,血细胞比容51.3%;肝功能示前白蛋白0.17 g/L,总蛋白62.3 g/L,TBIL 287.1 μmol/L,DBIL 167.8 μmol/L,ALT 224 IU/L,AST 542 IU/L,GGT 37 U/L,ALKP 742 IU/L;PT 12.3 s,APTT 65.4 s,INR 1.14;肾功能无明显异常。

心电图: 电轴右偏,右心房肥大,右心室肥厚。

超声心动图: 右心房、右心室增大,右心室壁肥厚,左心室收缩活动良好(LVEF 74.3%、LVFS 40.7%)。室间隔缺损0.63 cm,对位不良型,双向分流并以右向左分流为主;主动脉增宽,瓣环1.1 cm,骑跨于室间隔上(小于50%);肺动脉瓣狭窄,总干内径0.58 cm,流速4.71 m/s,压差89 mmHg;左肺动脉内径0.45 cm,右肺动脉内径0.62 cm。房室瓣开放活动可。动脉导管未闭,肺动脉端约0.18 cm,左向右分流速2.75 m/s。

腹部超声: 胆囊偏小,肝大,实质回声致密。

肝胆动态显像: 肝脏放射性摄取一般,胆囊、肠道未见明显显影(至示踪剂注射后24小时)。

术前诊断: 黄疸待查、法洛四联症,择期拟行胆道探查术。

麻醉经过

患儿无术前用药,入室后予常规监测,无创血压(BP)96/55 mmHg,心率(HR)146次/分,脉搏氧饱和度(SpO₂)89%。经外周静脉给予依托咪酯2.0 mg,芬太尼10 μg和顺式阿曲库铵0.6 mg静注诱导,睫毛反射消失后在可视喉镜下置入ID 3.5带囊气管导管,插管深度11 cm。机械通气采用压力控制容量保证(PCV-VG)模式,氧流量1 L/min,吸入氧浓度(FiO₂)50%,潮气量(VT)60 ml,呼吸频率(RR)24次/分,吸呼比(I:E)为1:2,呼气末二氧化碳分压(ETCO₂)35 mmHg左右。

穿刺左桡动脉并建立有创动脉监测,行动脉血气分析,依据血气检测结果(表3-1)静脉滴注5%NaHCO₃ 12 ml纠正酸中毒,开放左侧颈外静脉以备快速补液用。术中吸入七氟烷1~2 MAC并维持脑电双频谱指数(BIS)为40~60。患儿初始BP 91/52 mmHg,HR 133次/分,SpO₂ 97%。术中生命体征平稳,术毕复查动脉血气(表3-1),评估患儿内环境。

表3-1 术中血气检测结果

时间点	pH	PaO₂ (mmHg)	PaCO₂ (mmHg)	BE (mmol/L)	Hct (%)	K⁺ (mmol/L)	Ca²⁺ (mmol/L)	Cl⁻ (mmol/L)	Lac (mmol/L)	HCO₃⁻ (mmol/L)
入室	7.35	98	35.2	-4.2	43.2	3.9	1.15	108	0.4	22.3
出室	7.42	94	32.1	-2.2	39.3	3.6	1.11	112	1.0	24.7

● 术后转归 ●

手术时间共计30分钟,术中见肝脏淤胆明显,有细小结节,取肝活检。胆囊萎瘪,有少量淡黄色胆汁,胆道造影,见造影剂可进入十二指肠,但肝总管、左右肝管不显影,证实胆道闭锁。术中出血量少,共计输注醋酸林格液50 ml,术毕清理患儿气管内及口腔分泌物,转换通气模式为同步压力控制+容量保证(SIMV PCV-VG)模式,并逐步撤减呼吸频率至4次/分,患儿吸入空气时SpO₂大于92%,ETCO₂ 42 mmHg,呼之可睁眼,遂拔除气管内导管,转运至麻醉复苏室。1小时后患儿Aldrete评分达9分,转运回病房,术后3日顺利出院。

● 知识点回顾 ●

▶ 1. 先天性胆道闭锁

先天性胆道闭锁为新生儿长期阻塞性黄疸的主要病因,引起淤胆性肝硬化并最终导致肝功能衰竭,是小儿肝移植最常见的适应证。典型的胆道闭锁病例多为足月儿,出生时并无异常,粪便色泽正常,黄疸一般在生后2~3周逐渐显露。黄疸出现后,通常不消退且日益加深,个别病例可发生杵状指或伴有发绀。患儿肝脏肿大,但在早期很少扪及质地坚硬的脾脏,如在最初几周内扪及患儿脾脏肿大,可能是肝内疾病进展所致的门静脉高压症。在疾病初期婴儿全身情况尚属良好,但有不同程度的营养不良,当身长和体重不足时,母亲常会叙述婴儿显得兴奋和不安。先天性胆道闭锁患儿,因胆汁完全不能排出,故出生后病情发展迅速,出现进行性肝脏损害,一般3个月后就发展成不可逆的胆汁性肝硬化,因此患儿出生后应尽早手术,引流胆汁。

▶ 2. TOF的病理生理

TOF是常见的发绀型先天性心脏病,发病率在新生儿先天性心脏病中占10%,在发绀型先天性心脏病中占30%。TOF主要病变为室间隔缺损、右心室流出道梗阻、主动脉骑跨和右心室肥厚。缺氧是TOF病理生理变化的主要基础。出生后不久便出现严重发绀的TOF病例可能是由于肺动脉瓣环发育不良而引起流出道梗阻。体循环低氧血症越早发生,存在右心室流出道阻塞或闭锁的可能性就越大。决定能否实施TOF根治手术的关键因素是患儿右心室流出道解剖情况和肺动脉发育状况,而非其患儿的年龄和体重。

● 讨 论 ●

▶ 1. 术前评估和准备

对于TOF患儿行非心脏手术,术前应充分了解病史,评估手术麻醉风险,调整重要脏器功能。本例患儿疑似存在梗阻性黄疸,术前检验肝功能指标严重异常,凝血指标延长,存在出血风险,故外科医生在术前对患儿进行了利胆保肝的对症治疗。由于平时患儿吸空气可维持氧饱和度在85%以上,暂未对其心脏疾患给予特殊处理。手术当日禁食后给予患儿静脉补液,以免因代谢性酸中毒加重发绀。

2. 麻醉药物选择

患儿术前检验提示肝功能损害,故麻醉方法及药物的选择以不加重肝脏负担及肝损害为原则。肝脏是药物生物转化的主要场所,肝功能不全时将影响药物的分布和消除,肝功能损害程度和药物的血浆蛋白结合力是决定肝病患儿药代动力学参数的主要因素。麻醉方法的选择既要考虑对循环、呼吸影响小,不引起肝脏缺血缺氧而致肝损害加重,又要兼顾应用较少种类的麻醉药就能达到良好的镇静、镇痛效果。肝损害患儿容易发生药物蓄积,尽量选择在体内较少或不经过肝脏代谢、容易排出、对循环影响小的药物。顺式阿曲库铵代谢为非器官依赖型,主要通过 Hofmann 消除,适用于该患儿。七氟烷是小儿首选的吸入麻醉药,其血/气分配系数低,麻醉诱导迅速平稳,麻醉深度易于调节,绝大部分经呼吸道排出体外,体内经肝代谢率仅为3%左右,对肝功能的依赖小。需要指出的是,以往有学者指出梗阻性黄疸患儿 P450 酶的表达和功能可能受到影响,CYP3A4 同工酶活性下降,清醒最低肺泡有效浓度(MAC)亦降低;而又有研究提示单纯七氟烷吸入麻醉时,阻塞性黄疸患儿尽管麻醉恢复时间延长,但并无临床意义。

3. 术中麻醉管理

TOF 麻醉管理原则是维持血管内容量,避免 SVR 降低和 PVR 增高(如酸中毒或气道压力过高),任何原因导致 PVR/SVR 比值升高均能增加右向左分流,使得肺血流减少而加重发绀。对于 TOF 分流量较小的患儿,可耐受吸入麻醉诱导,但吸入麻醉的摄取时间相对较慢,而静脉麻醉药的起效相对较快,但应避免一过性血药浓度过高。可通过静脉输液扩容防止血液浓缩。术中如有缺氧发作,可使用相对大剂量的去氧肾上腺素 5.0~10 μg/kg 静脉推注或静脉泵注 2.0~5.0 μg/(kg·min)去氧肾上腺素以提高体循环阻力,减少右向左分流;静脉注射吗啡 0.1 mg/kg 可有效解除漏斗部痉挛,改善低氧血症;碳酸氢钠可纠正代谢性酸中毒,以恢复正常的 SVR,并有助于减轻低氧血症的严重程度和持续时间;呼吸管理也有助于控制 PVR,吸入 100% 氧、降低吸气峰压、适当减慢呼吸频率、降低胸膜腔内压等均可增加腔静脉回流血量。

总　结

综上所述,TOF 患儿合并心外畸形的麻醉管理应基于 TOF 本身的病理生理。选择对心功能影响最小的麻醉药物,尽量减少右向左分流,预防缺氧发作;用药时尽量遵循脏器保护原则,并以术中监测为导向,实施精准管理。

(彭哲哲)

参考文献

[1] 夏强,李齐根.先天性胆道闭锁的外科治疗[J].临床外科杂志,2007,15(4): 222-223.

[2] Dübbers M. Biliary tract surgery in childhood[J]. Der Chirurg; Zeitschrift fur Alle Gebiete der Operativen Medizen, 2020, 91(1): 23-28.

[3] Guttman O R, Roberts E A, Schreiber R A, et al. Biliary atresia with associated structural malformations in Canadian infants[J]. Liver International, 2011, 31(10): 1485-1493.

[4] Bezerra J A, Wells R G, Mack C L, et al. Biliary atresia: clinical and research challenges for the twenty-first century [J]. Hepatology, 2018, 68(3): 1163-1173.

[5] 丁文祥,苏肇伉.小儿心脏外科学[J].济南: 山东科学技术出版社,2000,269-273.

[6] Nasr V G, DiNardo J A. The pediatric cardiac anesthesia handbook[M]. Wiley Blackwell, 2017.

[7] Bové T, François K, Van De Kerckhove K, et al. Assessment of a right-ventricular infundibulum-sparing approach in transatrialtranspulmonary repair of tetralogy of Fallot. Eur J Cardiothorac Surg. 2012, 41(1): 126-133.

[8] 胡璟,张建敏,吕红,等.阻塞性黄疸因素对患儿七氟烷麻醉恢复的影响[J].中华麻醉学杂志,2015,35(005): 584-586.

[9] Yang L Q, Li S J, Cao Y F, et al. Different alterations of cytochrome P450 3A4 isoform and its gene expression in livers of patients with chronic liver diseases[J]. World journal of gastroenterology: WJG, 2003, 9(2): 359.

59

室间隔缺损患儿行腭裂修补术的麻醉管理

> **摘要**
>
> 1岁的男童,因生后发现上颚开裂合并室间隔缺损,现拟在全身麻醉下行腭裂修补术。患儿还伴有小耳畸形,下颌后缩。困难气道处理和先天性心脏病心内分流相关的血流动力学改变是该病例围术期麻醉管理的重点。

腭裂是一种常见的婴幼儿颌面部畸形,在活产婴儿中其发病率为1/2 000,其中腭裂畸形伴有先天性心脏病的发生率高达3%~5%。室间隔缺损(ventricle septal defect,VSD)因在心室水平存在左向右分流,造成右心室容量超负荷和肺血流增加。本文报道1例室间隔缺损患儿行腭裂修补术的麻醉管理。

● 病例描述 ●

患儿,男,1岁4天,体重9.18 kg。36周剖宫产,无窒息史。患儿生后即发现上颚开裂合并室间隔缺损,随访至今。现患儿的体重和年龄已符合手术要求,遂收治入院,择期行腭裂修补术。

体格检查:患儿神志清、精神正常,营养状况中等。外观见小耳畸形,上唇、外鼻无明显异常,口腔可见上腭开裂,裂隙最宽处有1.5 cm左右。颈部活动度正常,甲颏距离短,下颌后缩,张口度三指。听诊闻及胸骨左缘3~4肋间收缩期杂音。

实验室检查:血常规中血红蛋白127 g/L,白细胞计数$12.87×10^9$/L,淋巴细胞50.8%。肝、肾功能未有异常,凝血功能正常。

心电图:窦性心动过速,T波顶部切迹。

超声心动图:LVEF 66.51%,肺动脉增宽,总干内径1.54 cm,瓣膜活动可,三尖瓣轻度反流,最大反流压差32 mmHg,肺动脉收缩压37 mmHg,室间隔缺损0.5 cm(肌部流出道、近室上嵴处),左向右分流,分流速4.37 m/s,左位主动脉弓。

胸片:两肺纹增多、模糊。

颈部CT:软腭、硬腭正中处见裂隙样改变,气管形态正常,颈椎各附件未见明显异常,两侧乳突积液,鼻窦黏膜增厚。

术前诊断:腭裂,室间隔缺损。拟择期行腭咽成形术。

● 麻醉经过 ●

患儿无术前用药,入室后常规监测生命体征,无创血压(BP) 108/68 mmHg,心率(HR) 148次/分,脉搏氧饱和度(SpO_2)98%。经外周静脉注射咪达唑仑0.5 mg,依托咪酯2.5 mg,待患儿入睡后予面罩通气,确认其无面罩通气困难,继续静脉注射芬太尼20 μg和罗库溴铵5.5 mg,待患儿睫毛反射消失后置入普通喉镜,声门暴露困难,Cormach - Lehane 分级Ⅳ级,改用可视喉镜尝试暴露声门,辅以手法按压,可见会厌及声门处枸间切迹,尝试两次后插入ID 4.0加强带囊气管内导管,插管深度13 cm。采用压力控制容量保证(PCV - VG)模式机械通气，氧流量 1 L/min，吸入氧浓度（FiO$_2$）50%，潮气量（VT）90 ml，呼吸频率（RR）20 次/分，吸呼比（I∶E）为 1∶2，呼气末正压（PEEP）4 cmH$_2$O，呼气末二氧化碳分压（ETCO$_2$）35~40 mmHg。

穿刺左桡动脉后建立有创动脉压（ABP）和动脉血气分析（表 3-2），穿刺大隐静脉置管以备快速补液。术中静脉泵注丙泊酚 4.0 mg/（kg·h），瑞芬太尼 0.3 μg/（kg·min）复合七氟烷吸入维持麻醉。患儿初始 ABP 86/52 mmHg，HR 117 次/分，SpO$_2$ 99%。术前静脉注射氨甲环酸 10 mg/kg，手术医生应用利多卡因复合肾上腺素行腭板分离阻滞后，剥离松解腭大血管、神经束，分离肌层及分层缝合。在腭咽成形过程中，严密监测出血量。术中复查动脉血气（表 3-2），并根据结果进行纠正。

表 3-2　术中血气检测结果

时间点	pH	PaO$_2$(mmHg)	PaCO$_2$(mmHg)	BE(mmol/L)	Hct(%)	K$^+$(mmol/L)	Ca^{2+}(mmol/L)	Cl$^-$(mmol/L)	Lac(mmol/L)	HCO$_3^-$(mmol/L)
插管后	7.38	226	37.3	-3.6	35.6	3.7	1.15	105	0.6	23.2
术　中	7.37	194	38.1	-3.9	33.5	3.6	1.10	110	0.9	22.6

● 术后转归 ●

手术耗时 50 分钟，术中出血量约 20 ml，尿量 30 ml，共计输注醋酸林格液 150 ml。术毕清理患儿分泌物和血液，通气模式转换为同步压力控制＋容量保证（SIMV PCV-VG），呼吸频率逐渐下调至 4 次/分，患儿吸入空气时 SpO$_2$ 大于 95%，ETCO$_2$ 42 mmHg，呼之可睁眼，遂拔除气管内导管，转运至麻醉复苏室。70 分钟后患儿完全清醒，Aldrete 评分达 10 分，护送其回病房。患儿恢复良好，术后第 3 天出院。

● 知识点回顾 ●

▶ **1. 腭裂**

腭裂是婴幼儿最常见的颌面部畸形之一，目前多建议手术修复时间为 9~18 月龄，即在语言功能发育至正常前进行。据报道，腭裂畸形与近 150 种综合征相关，其中以颅颌面部综合征较多见，患儿可有困难气道表现。唇腭裂可能伴有先天性心脏病，以房间隔和室间隔缺损最为常见。若患儿无发绀表现，心脏畸形多不会被察觉。因腭裂患儿常存在喂养困难，整体营养状况和生长发育较同龄人落后，并且由于喂食后易反流，患儿常有慢性鼻溢液，有时难以与呼吸道感染症状区分开。

▶ **2. 室间隔缺损**

室间隔缺损由胚胎期室间隔（流入道、小梁部和流出道）发育不全所致，是最常见的先天性心脏病。VSD 患儿的临床表现与缺损大小、左向右分流量和肺血管阻力等有关。对于分流指数（Q$_p$/Q$_s$）小于 1.5 且肺动脉压力正常的患儿来说，通常不会有症状，活动量和生长发育正常，并发细菌性心内膜炎的可能性极低，可适当延缓手术并随访。对于有伴随症状的 VSD 患儿，如 Q$_p$/Q$_s$ 大于 2、肺动脉压力增高和肺血管阻力轻度增高者，则应考虑早期手术，以防肺血管发生不可逆性病变。

● 讨　论 ●

▶ **1. 术前评估与准备**

腭裂合并 VSD 患儿术前评估时应充分了解病史及体格检查，评估患儿心功能状态。病史应关注心血管疾病类型和并发症、药物治疗史、以往住院史、外科手术或其他干预措施、过敏史、麻醉经历及并发症等。麻醉医生应观察患儿是否存在呼吸急促、心动过速、易疲劳等症状。婴儿以喂养困难和出汗症状显著，而年龄较大的儿童以活动水平下降或运动不耐受为主要表现。患儿近期如并发呼吸道感染或肺部疾病会增加围手术期并发症的可能性。通过超声心动图、心电图和颈部 CT 等检查，有助于了解患儿心内缺损大小与部位、分流程度、肺动脉压力及气道发育情况。术前访视见该患儿小下颌，小耳畸形，提示可能存在困难气道，因患儿不配合，无法评估 Mallampati 气道分级。

2. 困难气管插管

术前准确预测患儿是否存在气管插管困难是确保患儿安全的首要问题。腭裂患儿插管时，喉镜凸缘叶常会嵌入裂缝中，使喉镜在喉部移动困难，并可能对咽喉组织造成损伤、出血。采用低凸缘的弯镜片如 Robert-Shaw 或 Oxford 镜片有助于解决这一问题。但多数情况下，在口咽腔有足够空间的患儿中，使用标准的直型 Miller 镜片已能满足需要，也可以通过垫纱布来解决。术前评估时发现该患儿可能存在插管困难，麻醉医生决定采用可视喉镜下插管，尝试2次后辅以手法按压，最终插管成功并予妥善固定。手术中患儿头部被手术巾覆盖，通过监测呼气末二氧化碳波形及时发现气管导管的扭曲、弯折及滑脱等。

3. 术中麻醉管理

由于 VSD 患儿存在左向右分流，右心室容量超负荷和肺血流增加，麻醉处理时需避免 SVR 升高和 PVR 降低，以免减少有效体循环血量和增加肺血流量，加剧右心室的前、后负荷。芬太尼等阿片类药物静脉诱导能较好地维持血流动力学稳定性。控制通气亦是调控肺血管阻力的重要方式，术中我们通过监测动脉血气和呼气末二氧化碳，调节呼吸机参数，避免过度通气，以防增加左向右分流。

手术结束清理患儿分泌物和血液时，应避免经鼻做口咽部吸引，拔管后也不主张留置口咽通气道，以免损伤缝合修补部位。对于术前已有中重度气道阻塞症状患儿，可考虑做舌体悬吊术预防术后呼吸道梗阻。

总 结

综上所述，VSD 合并腭裂患儿的麻醉管理应基于 VSD 的病理生理，选择对心功能影响最小的麻醉药物，维持心率、心肌收缩力和前负荷，以保证心输出量，避免 PVR∶SVR 比值降低，以维持有效体循环血流量；应以术中监测指标为导向进行容量管理；充分评估患儿气道状况，制订有效的气道管理方案以确保患儿安全。

（彭哲哲）

参考文献

[1] Law RC, de Klerk C. Anesthesia for cleft lip and palate surgery[J]. Update Anesth, 2002, 14: 27-30.

[2] Davis PJ, Cladis FP, Motoyama EK. Anesthesia for plastic surgery. Smith's Anesthesia for Infants and Children[M]. 8th ed. Philadelphia, PA: Elsevier Mosby, 2011, 831.

[3] Hatch DJ. Airway management in cleft lip and palate surgery[J]. British journal of anaesthesia, 1996, 76(6): 755-756.

[4] Kasatwar A, Borle R, Bhola N, et al. Prevalence of congenital cardiac anomalies in patients with cleft lip and palate — Its implications in surgical management[J]. Journal of oral biology and craniofacial research, 2018, 8(3): 241-244.

[5] Penny DJ, Vick III GW. Ventricular septal defect[J]. The Lancet, 2011, 377(9771): 1103-1112.

[6] 丁文祥, 苏肇伉. 小儿心脏外科学[J]. 济南: 山东科学技术出版社, 2000, 269-273.

[7] Tait AR. Anesthetic management of the child with an upper respiratory tract infection. Curr Opin Anaesthesiol, 2005, 18(6): 603-607.

[8] Tait AR, Malviya S. Anesthesia for the child with an upper respiratory tract infection: still a dilemma. Anesth Analg, 2005, 100(1): 59-65.

[9] 连庆泉, 张马忠. 小儿麻醉手册[J]. 上海: 世界图书出版有限公司, 2007, 347-348.

[10] Nasr V G, DiNardo J A. The Pediatric Cardiac Anesthesia Handbook[M]. John Wiley & Sons, 2017, 88-89.

永存动脉干并发肠穿孔患儿行剖腹探查手术的麻醉管理

摘要

4个月的男婴,因肺部反复感染及发热入院,心脏超声提示"永存动脉干(AⅢ型)",诊断为"永存动脉干合并肺部感染"。抗感染治疗过程中腹腔引流出现胆汁样液体及粪汁,考虑腹腔感染导致肠梗阻及肠道穿孔,在全身麻醉下急诊行剖腹探查术。永存动脉干患儿外科急诊手术时发生心力衰竭和多器官功能障碍的风险增加,维持体肺循环比、积极液体复苏及使用正性肌力药物以避免全身性感染诱发脓毒性休克是此类患儿治疗的关键。

永存动脉干(truncus arteriosus,TA)是一种少见的先天性心脏病,其病理特征为心脏基底部的单根动脉干供应体、肺循环及冠状动脉的系列心脏解剖畸形。这类患儿出生后解剖问题未及时得到纠治,其一年死亡率可高达90%。由于肺血流大量增加,TA患儿早期发生重症肺炎的概率很高,其中还有小部分甚至会发展为脓毒性休克。休克伴发肠道坏死和肠穿孔是非常严重的并发症,一旦发生就需要急诊手术。本文报道1例永存动脉干患儿并发肠穿孔行剖腹探查术的麻醉管理。

● **病例描述** ●

患儿,男,4个月26天,体重6.0 kg。足月剖宫产,无窒息史。患儿在1月余前因肺炎于当地医院就诊时发现心脏杂音。心脏超声提示"永存动脉干(AⅢ型)、房间隔缺损(Ⅱ)、动脉导管未闭(左侧)、右位主动脉弓、左肺动脉流速增快",CT检查示存动脉干(AⅢ型)、室间隔缺损、房间隔缺损、动脉导管未闭,左肺动脉起始部狭窄,右弓,右肺感染。

体格检查: 听诊右中下肺湿啰音,闻及2~3肋间Ⅱ/Ⅵ收缩期杂音,肺动脉瓣第二心音亢进。

辅助检查: 胸片显示肺血增多。心电图示窦性心律,双房肥大,Ⅰ度房室传导阻滞,T波顶部切迹。

患儿入院后因肺部感染反复高热,查白细胞计数$17.13×10^9$/L、中性粒细胞29.0%、C反应蛋白29.8 mg/L。呼吸道合胞V-RNA阳性。血培养示G^+球菌感染。予头孢噻肟钠和万古霉素抗感染治疗后效果不佳,且出现感染性皮疹,气促加剧,遂转入重症监护室。当晚患儿病情加重,未吸氧时脉搏氧饱和度85%左右,呼吸快,颜面、四肢末梢发绀,尿少,有创动脉血压降至52/25 mmHg。考虑患儿并发脓毒性休克,给予气管插管和正压通气治疗。设置压力控制辅助通气(PC-AC),吸入氧浓度(FiO_2)60%,气道峰压(PIP)25 cmH_2O,呼气终末正压(positive end-expiratory pressure,PEEP)6 cmH_2O,呼吸频率(RR)35次/分。泵注去甲肾上腺素0.1 μg/(kg·min)和肾上腺素0.1 μg/(kg·min),并纠正水、电解质紊乱,维持有创动脉血压在100/40 mmHg,氧饱和度为79%~90%。入监护室后第7天发现患儿腹部膨隆,腹部B超提示腹盆腔积液，肠间隙至盆腔见游离无回声区，较深处约 50 mm。对症处理后引流出胆汁样液体及粪汁，考虑腹腔感染导致肠梗阻及肠道穿孔，遂急诊行剖腹探查术。检验发现 PT 71.0 秒，APTT 82.6 秒，FDP 42.3 μg/ml，给予术前输注凝血酶原 300 IU、纤维蛋白原 500 mg 和冰冻血浆 1 U。

麻醉经过

患儿带气管插管和强心药物去甲肾上腺素 0.05 μg/(kg·min)、肾上腺素 0.05 μg/(kg·min) 转运至手术室。入室后常规监测心电图、脉搏氧饱和度、有创动脉血压、体温及脑双频指数（bispectral index，BIS）监测，入室时 ABP 100/42 mmHg，HR 138 次/分，SpO_2 90%。为了保证重要脏器灌注，还监测 INVOS 局部（肾区）组织氧饱和度。入室后静注咪达唑仑 0.5 mg、依托咪酯 1.5 mg、舒芬太尼 6.0 μg、罗库溴铵 4.0 mg 麻醉诱导，术中泵注异丙酚 4.0 mg/(kg·h) 复合吸入七氟烷麻醉，BIS 值维持在 40～60。术中压力控制-容量保证通气模式（pressure controlled ventilation-volume guarantee，PCV-VG）下控制通气，氧流量 1 L/min，FiO_2 50%，潮气量（volume tidal，VT）50 ml，RR 24 次/分，吸呼比（inspiratory-to-expiratory ratio，I∶E）1∶2，呼气终末正压（positive end-expiratory pressure，PEEP）4 cmH_2O，术中每 30 分钟至 1 小时复查血气（表 3-3），根据结果调整呼吸参数以维持 SpO_2 85%～90%，呼气末二氧化碳分压（partial pressure of end-tidal carbon dioxide，$ETCO_2$）40～45 mmHg。

行颈内静脉穿刺置管以备术中补液、监测中心静脉压（central venous pressure，CVP）及术后肠外营养需求。术中输注 5% 白蛋白和红细胞悬液、5% 碳酸氢钠及输注血管活性药物等措施，维持中心静脉压 6～12 cmH_2O、局部（肾区）组织氧饱和度为 55%～75%。

术中见降结肠、乙状结肠及直肠肠壁菲薄坏死，系膜缘巨大穿孔，术者切除坏死肠管，并将结肠脾区从切口左侧端拖出行单腔造口。整个手术过程平稳。

表 3-3 术中血气检测结果

时间点	pH	Hb (g/dL)	Hct (%)	PaO_2 (mmHg)	$PaCO_2$ (mmHg)	BE (mmol/L)	Na^+ (mmol/L)	K^+ (mmol/L)	Cl^- (mmol/L)	Ca^{2+} (mmol/L)	Lac (mmol/L)
入室	7.264	8.5	26.4	47	51.2	-3.9	133	3.9	103	1.32	0.9
入室后 30 分钟	7.327	8.4	26.2	46.8	53.6	-5.4	134	4.2	107	1.28	1
入室后 60 分钟	7.314	14	41	56.1	45.1	-2.9	131	4.4	104	1.27	1.4
入室后 90 分钟	7.396	13.8	39.2	57.4	44.4	-3.4	130	3.9	105	1.23	2.9

术后转归

手术过程持续 110 分钟，术中出血量 20 ml，共计输注醋酸林格氏液 60 ml，红细胞悬液 50 ml，尿量 10 ml，术毕患儿 BP 98/42 mmHg，HR 125 次/分，SpO_2 88%，肛温 36.5℃，CVP 9 cmH_2O，BIS 48，局部（肾区）组织氧饱和度 55%。术毕患儿带气管插管转入重症监护室。予以抗感染和营养支持，术后 14 天患儿拔除气管导管。术后第 28 天患儿行永存动脉干根治术。患儿心脏手术手术顺利，术后恢复好并于心脏手术后第 27 日出院。

知识点回顾

1. 永存动脉干

永存动脉干的解剖基础是单根大动脉起源于心脏底部，并发出肺动脉及其分支、冠状动脉和主动脉。同时单个动脉干还表现为单个的半月瓣及相应的圆锥隔部分的室间隔缺损。其中半月瓣的发育不良可以导致瓣膜的反流和狭窄。由于动脉干瓣膜的畸形，有时可导致冠状动脉的解剖异常。而动脉干分隔不完全及瓣膜病变与永存动脉干后期肺血增多及心室功能不全有重要关系。另外，永存动脉干有 30%～40% 病例的染色体 22q11

缺失,与这一染色体有关的器官如胸腺、甲状旁腺、颌面部等也会出现异常。这一染色体的异常还会增加主动脉弓发育不良的发生率,从而使共干肺血增多导致这类儿童肺循环超负荷进一步加重。

永存动脉干患儿出生后肺循环阻力下降,大量的动脉干血流进入肺循环,从而引起肺循环超负荷及心力衰竭,并伴有心室水平的双向分流导致不同程度的缺氧。另外由于肺循环负荷增加使心室舒张末期压力及房内压增加,使伴有动脉瓣发育不良的永存动脉干患儿更容易在早期出现充血性心力衰竭。通常脉搏触诊为洪脉,这是由于主动脉血流在舒张期流入肺动脉引起的体循环脉压增加。这类患儿脉搏氧饱和度过高常预示着发生心力衰竭的可能。值得注意的是,即使伴随主动脉弓狭窄或中断的病例,也不一定会有明显的导管前或导管后脉搏氧饱和度的差异,原因在于这类患儿由动脉共干同时供应体肺循环。所以,临床上有时并不表现为上下肢脉搏氧饱和度存在明显差异。

▶ 2. 脓毒性休克

2005年国际儿科共识会议将脓毒性休克定义为存在败血症的患儿出现急性循环衰竭,以持续的低血压(特定年龄<2个标准差)而难以充分地容量复苏为特征,并且无法用其他原因来解释。严重脓毒性休克可能发生肠道并发症,如坏死性小肠结肠炎、慢性小肠假性梗阻、肠瘘及急性麻痹性肠梗阻等。但有时由于合并其他疾病,临床表现呈现多样性。主要表现有神志淡漠、外周循环不佳,早期表现为热休克、晚期则表现为冷休克。可伴有心动过速,高热或低热。儿童感染性休克有别于成人,通常表现为心输出量下降,外周阻力增加;成人休克表现为氧耗增加,而儿童则表现为氧摄取障碍和影响外周灌注。而这对于伴永存动脉干患儿是致命的,因其本身就存在组织缺氧及乳酸水平增高等不利因素,若出现氧摄取障碍则可能使病情急剧加重。治疗原则包括液体复苏(>20 ml/kg)、积极抗感染及血管活性药物及使用激素。血管活性药物的使用原则为热休克推荐去甲肾上腺素、冷休克或难以鉴别的休克推荐肾上腺素。永存动脉干与感染性休克病理生理相互关系见图3-1。

● 讨 论 ●

▶ 1. 术前评估与准备

术前患儿进行强心、利尿及机械通气改善体肺循环比以减少肺循环超负荷和心功能不全。调整体肺循环比($Q_p:Q_s$)是此类患儿存活的关键,为了平衡体肺循环比,调整呼吸参数并使脉搏氧饱和度维持80%～90%。注意避免过度通气及氧浓度过高,否则有可能加重肺高压及冠状动脉缺血。该患儿术前检查未发现瓣膜反流及关闭不全,故有利于冠脉血供,这点也解释了患儿诊疗过程中未出现难治性心律失常及心肌缺血等。本例患儿还通过液体复苏、广谱抗生素及白蛋白等手

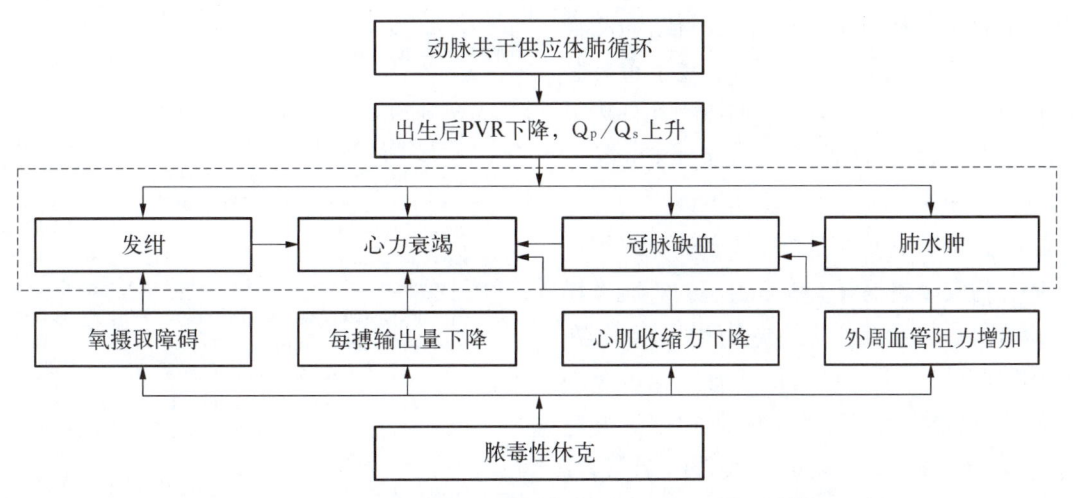

图3-1 永存动脉干与脓毒性休克病理生理相互影响

段治疗脓毒性休克。另外,患儿术前存在凝血功能障碍,可能与脓毒性休克本身组织氧摄取障碍、乳酸增高及蛋白质丢失所造成的肝脏功能受损、永存动脉干加重组织缺氧有关。

▶ 2. 术中麻醉管理

永存动脉干合并脓毒性休克术中麻醉管理的重点在于保持体循环灌注压,减少肺循环超负荷,同时积极治疗顽固性低血压。脓毒性休克早期由于外周血管扩张,可呈现短暂暖休克表现(四肢末梢暖、血压下降及外周血管阻力下降等),故指南中推荐使用去甲肾上腺素以增加外周阻力,减少血管内容量的丢失以改善循环及减少器官损伤。但对于永存动脉干患儿而言,大剂量去甲肾上腺素有可能增加动脉干的肺动脉分流,加重肺动脉高压,从而诱发心力衰竭。有文献表明,去甲肾上腺素可同时收缩体循环和肺循环动脉,但对主动脉系统的收缩能力大于对肺动脉的作用,故不能排除肺血相对增加的可能性。故本病例使用去甲肾上腺素等正性肌力药物时采取滴定式给药。有条件的话可以根据脉搏氧饱和度、动脉氧分压、混合静脉氧饱和度($ScvO_2$)及床边超声技术(包括心脏及肺超声)等间接地评估体肺循环比,指导使用正性肌力药物。由于儿童脓毒性性休克晚期外周阻力上升,容量丢失于第三间隙及毛细血管漏出综合征等,表现为顽固性低血压及多脏器功能衰竭。对于本身循环不稳定的永存动脉干患儿来说,则可能进一步加重心脏缺血缺氧及影响冠状动脉循环。本例患儿出现了少尿、凝血功能异常等反映重要脏器功能不全的症状;其次,TA 患儿由于存在混合动静脉血本身氧合就不佳,而脓毒性休克存在组织利用氧能力下降,加重了重要脏器的损伤;再者,在脓毒性休克晚期体循环外周阻力增加的情况下,肺血可能增多,从而加重心功能不全的进程。使用了肾上腺素虽然可以维持心功能,保证了心、肾等重要脏器的灌注以避免组织进一步缺氧。但需要警惕肾上腺素引起的心肌氧耗增加、心率增快,加重冠状动脉缺血的可能。故在积极液体复苏的基础上,联合应用肾上腺素及去甲肾上腺素,既能有效保证体循环灌注压,又能避免心率过快,帮助改善心功能及改善组织氧合。但不可否认的是由于手术切除坏死肠腔过程存在梗阻段炎性因子及毒素再次入血,可能加重脓毒性休克的症状及组织缺氧,本例患儿术中血气结果提示乳酸水平逐步增高也表明脓毒性休克影响巨大。

▶ 3. 术后麻醉管理

肠穿孔修补术后常规处理包括使用广谱抗生素、营养支持、血管活性药物及输液治疗。而永存动脉干的处理重点仍然是维持体肺循环平衡及冠状动脉灌注,避免 PVR/SVR 下降,从而保证有效的体循环灌注。

▶ 4. 不足之处

以往的研究表明,每搏输出量变异度(stroke volume variation, SVV)可以作为脓毒症患儿液体反应性的判断指标。虽然不同年龄儿童的 SVV 还没有统一的参考值,但通过 SVV 动态改变以评估儿童的容量反应性及液体复苏质量具有一定价值。遗憾的是,本病例没有使用 SVV 监测设备,未对这例特殊病例进行有效容量复苏的判断。

● 总 结 ●

永存动脉干伴发脓毒性休克导致肠坏死的基本处理原则是维持永存动脉干体肺循环比稳定、积极液体复苏及使用正性肌力药物以延缓脓毒性休克的进展。有条件的话,可使用混合静脉氧饱和度、SVV 有创监测等方法,动态监测组织氧供需平衡及液体复苏效果。

(卞 勇)

参考文献

[1] Williams JM, de Leeuw M, Black MD, et al. Factors associated with outcomes of persistent truncus arteriosus. Journal of the American College of Cardiology, 1999, 34(2): 545–553.

[2] Walker A, Stokes M, Moriarty A: Anesthesia for major general surgery in neonates with complex cardiac defects. Paediatr Anaesth, 2009, 19(2): 119–125.

[3] Marcelletti C, McGoon DC, Mair DD: The natural history of truncus arteriosus. Circulation, 1976, 54(1): 108–111.

[4] Restivo A, Piacentini G, Placidi S, et al. Cardiac outflow tract: a review of some embryogenetic aspects of the conotruncal region of the heart. The anatomical record Part A, Discoveries in molecular, cellular, and evolutionary biology, 2006, 288(9): 936–943.

[5] Gittenberger-de Groot AC, Bartelings MM, Poelmann RE, et al. Embryology of the heart and its impact on

understanding fetal and neonatal heart disease. Seminars in fetal & neonatal medicine, 2013, 18(5): 237-244.

[6] McDonald-McGinn DM, Sullivan KE, Marino B, et al. 22q11.2 deletion syndrome. Nature reviews Disease primers, 2015, 1: 15071.

[7] Van Praagh R, Van Praagh S: The anatomy of common aorticopulmonary trunk(truncus arteriosus communis) and its embryologic implications. A study of 57 necropsy cases. The American journal of cardiology, 1965, 16(3): 406-425.

[8] Swanson TM, Selamet Tierney ES, Tworetzky W, et al. Truncus arteriosus: diagnostic accuracy, outcomes, and impact of prenatal diagnosis. Pediatric cardiology, 2009, 30(3): 256-261.

[9] Morgan CT, Tang A, Fan CP, et al. Contemporary Outcomes and Factors Associated With Mortality After a Fetal or Postnatal Diagnosis of Common Arterial Trunk. The Canadian journal of cardiology, 2019, 35(4): 446-452.

[10] Calder L, Van Praagh R, Van Praagh S, et al. Truncus arteriosus communis. Clinical, angiocardiographic, and pathologic findings in 100 patients. American heart journal, 1976, 92(1): 23-38.

[11] Tlaskal T, Hucin B, Kucera V, et al. Repair of persistent truncus arteriosus with interrupted aortic arch. European journal of cardio-thoracic surgery: official journal of the European Association for Cardio-thoracic Surgery, 2005, 28(5): 736-741.

[12] Kissoon N, Carcillo JA, Espinosa V, et al. World Federation of Pediatric Intensive Care and Critical Care Societies: Global Sepsis Initiative. Pediatric critical care medicine: a journal of the Society of Critical Care Medicine and the World Federation of Pediatric Intensive and Critical Care Societies, 2011, 12(5): 494-503.

[13] Goldstein B, Giroir B, Randolph A. International pediatric sepsis consensus conference: definitions for sepsis and organ dysfunction in pediatrics. Pediatric critical care medicine: a journal of the Society of Critical Care Medicine and the World Federation of Pediatric Intensive and Critical Care Societies, 2005, 6(1): 2-8.

[14] Momma K, Ando M, Matsuoka R. Truncus arteriosus communis associated with chromosome 22q11 deletion. Journal of the American College of Cardiology, 1997, 30(4): 1067-1071.

[15] Tourneux P, Rakza T, Bouissou A, et al. Pulmonary circulatory effects of norepinephrine in newborn infants with persistent pulmonary hypertension. The Journal of pediatrics, 2008, 153(3): 345-349.

61 大动脉转位新生儿行急诊剖腹探查术的麻醉管理

摘要

出生7天的大动脉转位女婴因并发肠穿孔和感染性休克,在全身麻醉下行急诊剖腹探查术。本例患儿的麻醉极具挑战,应根据新生儿期生理特点、大动脉转位的病理生理、感染性休克处理原则制订适当的麻醉方案。其中调节体肺循环阻力以改善组织器官灌注、使用血管活性药物以及优化液体管理均是围术期麻醉管理的重点。

大动脉转位(transposition of the great arteries,TGA)是由于胚胎期圆锥干扭转、分隔和吸收异常引起主、肺动脉换位所致的先天性心脏病。TGA新生儿因肠黏膜长期处于缺氧、缺血、低灌注状态,易诱发新生儿坏死性小肠结肠炎(necrotizing enterocolitis,NEC)。一旦发生NEC,很容易发生肠道穿孔和感染性休克,必须急诊手术。本文报道1例TGA新生儿因肠穿孔,感染性休克急诊行剖腹探查术的麻醉管理。

病例描述

患儿,女,7天,身长50 cm,体重3.8 kg,足月剖宫产,产时无窒息。出生后体检发现心脏杂音入院。入院后积极完善相关检查(心脏超声、胸片、血常规等)。心脏超声提示完全性大动脉转位,室间隔缺损,房间隔缺损,动脉导管未闭,左心收缩功能稍低,肺动脉高压,主动脉发育稍小。患儿被严禁吸氧,并接受前列地尔静脉泵注。手术前患儿开始腹胀,腹壁张力增高,大便黄绿色,未见血便,考虑新生儿坏死性小肠结肠炎可能,暂停肠内营养,给予肠外营养,头孢他啶抗感染治疗。患儿腋温37.8℃,心率(HR)145次/分,呼吸(RR)35次/分,经皮脉搏氧饱和度(SpO_2)75%～80%,血压(BP)64/37 mmHg。患儿SpO_2及腹部氧饱和度(SO_2)下降,皮肤花斑,呼吸费力,给予呼吸机支持。考虑新生儿肠穿孔,感染性休克,行急诊剖腹探查术。

体格检查:患儿处于基础镇静和气管插管机械通气状态,听诊双肺呼吸音对称,无啰音,SpO_2 81%,HR 180～190次/分,心律齐,胸骨左缘2～3肋间收缩期杂音,第二心音亢进,腹部蓬隆,腹壁张力增高,肝脏肋下未及四肢末梢暖,无浮肿。

实验室检查:白细胞计数$8.03×10^9$/L,血小板计数$165×10^9$/L,血红蛋白测定113.0 g/L,淋巴细胞7.7%,单核细胞10.3%,中性粒细胞80.7%;C反应蛋白112.0 mg/L。N端前脑钠肽(NT-proBNP)29 992 pg/ml,降钙素原(PCT)23.48 ng/ml。动脉血气:pH 7.5,$PaCO_2$ 40.6 mmHg,PaO_2 37.8 mmHg,Na^+ 135 mmol/L,K^+ 3.9 mmol/L,Ca^{2+} 1.0 mmol/L,GLU 74.0 mg/dL,Lac 1.9 mmol/L,Hct 33.8%,SO_2 79.3%,THb 10.9 g/dL。腹部平片:气腹,肠管充气欠均匀,肠间隙较模糊。

麻醉经过

患儿静脉泵注去甲肾上腺素0.03 μg/(kg·min)

在心电监护下转运至手术室。其在新生儿监护室(NICU)中已完成股动脉、股静脉以及右颈内静脉置管,入室后迅速连接心电图、脉搏氧饱和度、有创动脉压、中心静脉压(CVP)、肠区 SO_2 以及体温进行监测,HR 141～158 次/分,ABP 58/32 mmHg,CVP 9 cmH_2O,SpO_2 85%,肠区 SO_2 47%。连接呼吸机,压力控制模式通气,吸入氧浓度(FiO_2)21%,吸气压力 16 cmH_2O,RR 30次/分,吸呼比(I∶E)为 1∶1.5,PEEP 4 cmH_2O。

静脉注射依托咪酯 1.2 mg,舒芬太尼 5.0 μg,罗库溴铵 2.5 mg 麻醉诱导。术中静脉泵注舒芬太尼 2.0 μg/(kg·h),罗库溴铵 0.5 mg/(kg·h)复合吸入 1%～2%七氟烷维持麻醉。依据血气检查结果补充电解质(葡萄糖酸钙 100 mg),并给予红细胞悬液输注。术中 ABP 一度下降至 43/26 mmHg,HR 149 次/分,CVP 7 cmH_2O,肠区 SO_2 35%,补充醋酸林格氏液并输血后,ABP 恢复至 60/38 mmHg,HR 135 次/分,CVP 10 cmH_2O。考虑到去甲肾上腺素可能加重肠道缺血缺氧,术中未继续提高去甲肾上腺素用量。术中体温监测并给予暖风毯和液体加温等主动保温措施,体温 36.4～36.7℃(表 3-4)。

表 3-4 术中血气检测结果

时间点	pH	PaO_2 (mmHg)	$PaCO_2$ (mmHg)	BE (mmol/L)	Hct (%)	Hb (g/dL)	K^+ (mmol/L)	Ca^{2+} (mmol/L)	Cl^- (mmol/L)	Lac (mmol/L)
入 室	7.4	49.4	46.3	5.5	26.8	8.7	4.0	0.98	103	1.9
出 室	7.4	48.4	45.1	5.6	30.8	9.5	4.3	1.2	103	2.1

● 术后转归 ●

手术时间共 65 分钟,估计出血量约 10 ml,尿量约 5 ml。输注醋酸林格液 80 ml,红细胞悬液 40 ml。肠区 SO_2 维持在 50%左右,术毕 ABP 66/39 mmHg,HR 141 次/分,SpO_2 79%、CVP 10 cmH_2O、肛温 36.5℃。术毕在有创血压监测、简易呼吸囊手控通气下转运至儿科心脏重症监护室。术后第 6 天拔除气管导管;2 周后行大动脉调转术,1 个月后准予出院。

● 知识点回顾 ●

▶ 1. TGA 的病理生理

TGA 是一种较为常见的发绀型先天性心脏病,其发病率仅次于法洛四联症,占先天性心脏病的 5%～7%。TGA 的定义为心房与心室连接一致,而心室与大动脉连接不一致,其含义指主动脉发自右心室,而肺动脉发自左心室,主动脉内接受的是体循环的静脉血,而肺动脉接受的是肺循环的动脉血。患儿出生后即有青紫和严重低氧血症。患儿能否存活取决于两个循环间是否存在一处或多处允许循环间血流混合的交通。

▶ 2. 坏死性小肠结肠炎

坏死性小肠结肠炎是新生儿最常见的消化道急症。肠壁缺氧缺血是导致新生儿坏死性小肠结肠炎的主要因素,新生儿缺氧,体内血液会重新分布,胃肠道供血减少,肠黏膜处于缺氧缺血低灌注状态,肠黏膜代谢活动较为活跃,如果出现缺氧缺血,导致酸中毒,就会使肠壁细胞代谢出现障碍,以此损伤到肠黏膜组织。另外,缺氧后的肠系膜血流速度就会降低,从而降低耗氧量,提高肠壁通透性。

● 讨 论 ●

▶ 1. 术前评估与准备

患儿术前已放置胃管进行胃肠减压,麻醉开始前备好负压吸引装置。由于新生儿在麻醉期间易发生体温下降,应准备各种保温措施(暖风毯,血液加温仪),使用温箱进行转运并在转运期间注意覆盖保暖;手术间的温度应该维持在 26～30℃。患儿体重低,体内总血容量少,术前应充分估计术中可能的出血情况,预先备血,以便术中及时补充失血。患儿术前已行机械辅助通气和泵注去甲肾上腺素 0.03 μg/(kg·min),血压维持在年龄相应的可接受范围内,乳酸值略有上升。为预防循环进一步恶化,应准备好肾上腺素、去甲肾上腺素、多巴胺、利多卡因、阿托品等药物。

2. 麻醉诱导与维持

TGA患儿麻醉管理时需注意维持心率、心肌收缩力、前负荷以保持心输出量。新生儿心肌发育尚未成熟,对麻醉药物引起的心肌抑制比较敏感。而对于TGA患儿,心输出量下降将降低体循环静脉血的氧饱和度,最终导致动脉血氧饱和度的下降;肺循环阻力(PVR)的增高将减少肺血流及体-肺循环间的血流混合;体循环阻力(SVR)的降低会造成体静脉血的再循环量增大和动脉血氧饱和度的降低。因此在TGA患儿的麻醉诱导和维持的药物选择上,应选择对心肌抑制小、对肺循环阻力和体循环阻力影响小的药物,依托咪酯和舒芬太尼能够满足这方面的要求。故本例麻醉诱导选用了依托咪酯和舒芬太尼,术中以舒芬太尼复合低剂量的七氟烷吸入维持合适的镇静镇痛,开腹手术需保证充足的肌松,且患儿术后仍需机械通气维持,故术中罗库溴铵静脉泵注维持。

动脉导管依赖型TGA患儿,输注前列地尔0.01～0.05 μg/(kg·min)保持导管开放,以确保足够的体-肺循环间的血流混合。本例患儿TGA合并较大的室间隔缺损,故术中并未给予前列地尔。

3. 术中麻醉管理

(1) 通气管理。新生儿一般选择压力控制通气模式,调整通气压力、呼吸频率和氧浓度。采用肺保护通气策略,气道峰压(PIP)14～18 cmH$_2$O,保持相对快的呼吸频率,控制呼气末二氧化碳(ETCO$_2$)为35～40 mmHg。这样可以避免单位时间内气道压过高引起肺损伤(肺气压伤),也可避免容量控制模式时因机器的压缩容积过大而使有效通气量不足。对于TGA患儿,应避免肺血管阻力增高,特别是合并肺动脉高压的患儿。通气干预措施可有效地降低PVR。新生儿尤其早产儿由于潮气量很小,流量传感器测不出呼气末二氧化碳分压,所以数据不一定准确,通常需查血气进行对照。本患儿术中延续采用了术前PCV通气模式,将pH,PaO$_2$,PaCO$_2$控制满意的范围内,避免了高碳酸血症、酸中毒和不能接受的低氧血症。为了维持动脉导管的开放,术中采用了空气通气。

(2) 液体管理。新生儿和低体重新生儿易发生体液丢失和体液过量,术前应尽量纠正电解质紊乱,术中合理补充丢失液量及生理维持量。新生儿输液要精确控制,可使用输液泵控制输注液体量。术中控制晶体液输注速度在10～20 ml/(kg·h),并根据HR、平均动脉压和尿量[不低于0.5～1.0 ml/(kg·h)]等情况进行调节。新生儿糖原储备少,禁食与应激状态下的小儿易发生低糖血症。新生儿手术中应常规监测血糖。输血量应根据出血量的多少给予补充,新生儿可耐受全血量10%的丢失,此时只需补充乳酸林格液。术中失血超过血容量的10%及血细胞比容小于30%时应及时补充全血或红细胞。本患儿根据以上原则进行了液体管理,较好地维持了血流动力学的平稳。

(3) 局部组织氧监测。患儿术中出现血压下降和肠区SO$_2$下降,这可能与术中出血导致容量不足有关。如果术中失液、失血不能得到及时补充,将直接导致心输出量减少;相反,一旦容量超负荷,不仅不能提高心输出量,反而会加重心功能恶化。

感染增加了全身代谢水平,加重了该患儿的心脏负担;严重感染导致脓毒症休克,影响心肌灌注,进一步降低心功能;感染释放的炎症介质直接作用于心脏,使心肌收缩力下降。休克早期,局部组织器官即出现低灌注表现,组织氧饱和度(StO$_2$)是反映局部组织灌注的重要指标。监测StO$_2$,了解局部组织灌注情况,可指导休克复苏。近红外线光谱分析(NIRS)是一种无创的评估组织氧代谢的方法,可无损伤地监测局部组织的氧合参数。乳酸作为机体重要的代谢指标也可用于评估机体组织灌注和氧代谢情况。

(4) 术后管理。该患儿术后保留气管导管转运至心脏重症监护室,继续呼吸机支持治疗。手术恢复期易出现高血糖,高血糖新生儿的死亡率和颅内出血发生率较高,需严密监测。

4. 不足之处

对于合并先天性心脏病的新生儿,术中血流动力学监测至关重要,但尚缺少有效手段。直接脉搏轮廓记录分析法(Mostcare监护仪)可对每搏输出量、外周血管阻力、心脏循环效率等血流动力学指标进行监测。有研究证明其在儿童先天性心脏病术中所测得的数据具有很好的可靠性。综合分析有创血压、中心静脉压、血流动力学参数变化趋势,对于指导此类患儿术中精准地实施循环管理和液体治疗具有重大意义。

● 总 结 ●

对于先心患儿实施非心脏手术的麻醉管理,应建立在对相关疾病的解剖结构和病理生理的认识基础上,围术期加强血流动力学监测,合理应用血管活性药物,优化机体组织的灌注,才能有效地降低围术期死亡率和并发症的发生率。

(沈 杨)

参考文献

[1] Lemson J, Nusmeier A, van der Hoeven JG. Advanced hemodynamic monitoring in critically ill children [J]. Pediatrics, 2011, 128(3): 560-571.

[2] 吴超,孙明.感染性休克患儿的氧代谢监测及临床应用进展.现代中西医结合杂志,2018,27(32):3644-3648.

[3] Latham GJ, Joffe DC, Eisses MJ, et al. Anesthetic Considerations and Management of Transposition of the Great Arteries. Semin Cardiothorac Vasc Anesth, 2015, 19(3): 233-242.

[4] Wernovsky G. Transposition of the Great Arteries and Common Variants. Pediatr Crit Care Med, 2016, 17(8 Suppl 1): S337-S343.

[5] Scott L Weiss, Susan C Nicolson, Maryam Y Naim. Clinical Update in Pediatric Sepsis: Focus on Children With Pre-Existing Heart Disease. J Cardiothorac Vasc Anesth, 2020, 34(5): 1324-1332.

62 努南综合征患儿行扁桃体腺样体切除术的麻醉管理

> **摘要**
>
> 9岁的男童,因容貌特殊,额头宽阔倾斜、眼距宽、上睑下垂、下颌后缩,经基因诊断为努南综合征。心脏超声发现其左心室肥厚,同时伴有凝血因子活性降低。患儿此次因夜间睡眠打鼾伴张口呼吸就诊,多导睡眠图提示为重度睡眠呼吸暂停低通气综合征,拟在全身麻醉下行扁桃体腺样体切除术。针对该患儿的麻醉管理要点包括困难气道、血流动力学与凝血异常的处理。

努南综合征(noonan syndrome,NS)是一种常染色体显性遗传病,常累及面容、循环及凝血等多个系统,其发病率为1/1 000~1/2 500。NS特殊面容可表现为额头宽阔倾斜,眼距宽,上睑下垂,双耳低位,蹼颈和斜颈。NS可合并各类先天性心脏病,如肺动脉狭窄、肥厚梗阻性心肌病、房间隔缺损和室间隔缺损。NS凝血功能异常则表现为凝血因子和血小板缺乏,可能伴有自发性出血倾向。本文报道1例努南综合征患儿行扁桃体腺样体切除术的麻醉管理。

病例描述

患儿,男,9岁,体重19.9 kg,身高118 cm。2013年因房间隔缺损(ASD)于外院行经导管ASD封堵术,2020年基因检测示努南综合征,应用生长激素治疗1年,无相关家族史。现因张口呼吸伴睡眠打鼾8年,半年来病情加重就诊。

体格检查: 患儿额头宽阔倾斜,眼距宽,上睑下垂,下颌后缩,蹼颈;张口呼吸,张口度2~3级,Mallampati困难气道分级2级,头后仰稍受限;活动量差,仅能爬一楼。

实验室检验: 血常规结果正常;NT-proBNP 494 pg/mL(0~125 pg/mL),外院凝血因子活性检查 IX 53.6%(70%~120%),XII 24.2%(70%~150%);术前补充新鲜冰浆100 ml后,PT、APTT正常。

心电图: 窦性心律不齐,部分T波高尖,左心室高电压。

胸片: 心影增大,两肺纹增多。

磁共振(MRI): 后颅窝小,小脑扁桃体位置低,增殖体增厚,气道受压。

心脏超声: 房间隔缺损(ASD)介入术后,无残余分流,心脏射血分数(EF)65%,左心室肥厚,左心室流出道梗阻(压差为39 mmHg)。

多导睡眠图(PSG): OAHI指数100次/h,夜间最低脉搏氧饱和度(SpO_2)59%,提示重度睡眠呼吸暂停低通气综合征。

术前诊断: 努南综合征伴重度阻塞性睡眠呼吸暂停低通气综合征和肥厚性梗阻型心肌病。

术前准备: 术前1周开始在夜间使用持续气道正压(CPAP)治疗纠正低氧血症;于术前2天补充新鲜冰浆100 ml并将PT、APTT值纠正至正常范围;术前2小时再次补充新鲜冰冻血浆100 ml以改善凝血功能并补充血容量。

麻醉经过

患儿入室后监测无创血压（BP）、心电图、SpO_2：血压（BP）107/82 mmHg，心率（HR）102次/分，SpO_2 97%。静脉给予咪达唑仑 1.5 mg、舒芬太尼 5.0 μg、依托咪酯 2.5 mg 缓慢滴定诱导，确认面罩通气良好后给予罗库溴铵 13 mg，可视喉镜下声门暴露清晰，遂置入 ID 5.0 带套囊加强型气管导管，插管深度 15 cm。压力控制容量保证模式（PCV-VG）通气：氧流量 2 L/min，吸入氧浓度 50%，潮气量（VT）150 ml，吸呼比 1:2，根据呼气末二氧化碳分压（$ETCO_2$）调整呼吸频率，维持 $ETCO_2$ 为 35～45 mmHg。插管后左桡动脉穿刺置管用于测量有创动脉压（ABP）。术中丙泊酚 4.0 mg/(kg·h)、瑞芬太尼 0.3～0.5 μg/(kg·min) 静脉泵注，七氟烷 0.5～1 MAC 吸入维持麻醉，使 BIS 值为 40～60。术中血气：pH 7.34，$PaCO_2$ 49 mmHg，PaO_2 485 mmHg，K^+ 3.40 mmol/L，BE -0.71，Hct 38.80%，增加呼吸频率和潮气量，维持 $ETCO_2$ 在正常范围。诱导后静脉输注氨甲环酸 190 mg。术中创面电凝止血效果不佳，检测凝血和血小板功能示激活凝血时间 ACT 129（100～155），凝血速率 CR 13.3（9～35），血小板功能 PF 0.4（>1.5），遂给予凝血酶原复合物 300 U 辅助止血，因术中未获得血小板制品故未输注。

术后转归

手术共耗时 70 分钟，术毕给予舒更葡糖钠 40 mg 拮抗残余肌松，待患儿自主呼吸恢复后，顺利拔除气管导管，转入监护病房。术后第 2 天患儿出监护室，一周后出院。

知识点回顾

1. 努南综合征

NS 与 12 号染色体上编码酪氨酸磷酸酶的 PTPN11 基因突变有关，由于酪氨酸磷酸酶在生理和智力发育过程的不同阶段参与许多酶促反应，因此，该综合征会累及多系统器官，与麻醉相关的问题主要包括面部发育异常、先天性心脏病、凝血功能异常。

由于 NS 患儿面部异常还会合并蹼颈、斜颈，这将影响颈部活动度引起气管插管困难。NS 相关心脏病中先天性心脏病（CHD）约占 80%，最常见为肺动脉瓣狭窄，其他还包括房间隔缺损、室间隔缺损、房室间隔缺损等，而肥厚性心肌病（HCM）约占 20%。25%的 NS 患儿在出生后第一年因心力衰竭而死亡。

NS 患儿合并的先天性凝血功能异常包括缺乏内源性凝血途径中的凝血因子 XI、FVIII 和 FXII 而导致 APTT 延长，部分患儿还存在血小板功能或 von Willebrand 因子异常。

2. 睡眠呼吸暂停低通气综合征

阻塞性睡眠呼吸暂停综合征（obstructive sleep apnea syndrome，OSAS）是以睡眠期间反复发作性呼吸暂停，每次持续时间≥10 s 为特征的疾病，其中扁桃体、腺样体肥大是引起儿童 OSAS 的主要原因。临床可表现为反复性夜间觉醒，交感紧张性增强，白天过度嗜睡，记忆缺失和精神运动功能障碍。儿童患儿还会因 OSAS 引起腺样体面容，发育迟缓以及肺动脉高压、高血压等严重心血管疾病。

3. 肥厚性心肌病

肥厚性心肌病（hypertrophic cardiomyopathy，HCM）特征为非对称性心肌肥厚，常累及室间隔，导致心室腔变小、左心室血液充盈受限，舒张期顺应性下降。麻醉和手术应激会加重 HCM 患儿左心室流出道梗阻，围术期易发生充血性心力衰竭、心肌缺血、舒张功能障碍等并发症，麻醉管理应基于 HCM 的病理生理特点，预防发生并发症。HCM 的病理生理特点见表 3-5。

表 3-5 肥厚性心肌病的病理生理特点

舒张功能和心房血液运转功能	左心室舒张功能不全 左心室顺应性下 左心房扩张 左心房压升高
心室收缩功能	左心室收缩力得以保全或增强 右心室收缩力正常
肺血管床	LAP 慢性升高导致 PVR 先发生可逆性升高，再发生不可逆性升高

续表

前负荷改变对血流动力学影响	LV 顺应性下降导致前负荷增大时 LAP 升高 梗阻型患儿 LV 容量降低会增加梗阻
心率改变	避免心动过速：LV 充盈受限、心内膜下灌注受损 能耐受心动过缓
后负荷改变	避免 SVR 降低，尤其是梗阻型患儿；左心室收缩末期容积减少将加重梗阻 能耐受 SVR 升高

讨 论

1. 术前评估与准备

（1）气道评估。NS 患儿可能存在困难气道，术前需仔细评估气道，包括头颈活动度、甲颌距离、张口度、Mallampati 分级等。本例患儿下颌后缩，张口度 2～3 级，Mallampati 分级 2 级，头后仰稍受限，由于患儿还合并重度阻塞性呼吸暂停低通气综合征，扁桃体重度肥大，还会导致面罩通气及气管插管困难。因此，术前准备了应急的气道管理工具，如视频喉镜、纤支镜、气管导管、喉罩、口咽通气道；同时也备好了罗库溴铵及其拮抗剂舒更葡糖钠等药物。

（2）凝血功能评估。20% 的 NS 患儿有自发性出血倾向。因此，术前应仔细询问患儿的出血病史和进行凝血、血小板功能测试，根据检验结果给予补充。本例患儿术前凝血因子Ⅸ、Ⅻ活性降低，输注新鲜冰冻血浆后复测凝血功能正常。

（3）心血管系统评估。肥厚性心肌病患儿应通过心功能评估来判断是否存在左心室流出道梗阻及其梗阻程度。左心室流出道梗阻不仅决定了肥厚性心肌病的血流动力学，并且是发生心力衰竭和导致心血管死亡的独立危险因素。有研究发现，左心室流出道梗阻（定义为至少 30 mmHg 的基础梯度）患儿死于肥厚性心肌病或进展为充血性心力衰竭的风险增加，且是无梗阻患儿的 4 倍以上。因此，对于这类患儿术前应仔细评估有无相关危险因素，如晕厥史、心肌缺血（呼吸困难、胸痛）和心律失常等。

该患儿术前活动量差，仅能爬一楼，NYHA 心功能分级 2～3 级，但无晕厥史、呼吸困难等症状且超声结果显示心功能正常，推测慢性低氧是导致患儿活动量降低的主要病因。术前一周对患儿进行夜间 CPAP 治疗后，患儿缺氧缓解且活动量增加，也证实了我们的推测。

为减少与麻醉药相关血管扩张引起的容量不足和前负荷降低所致与正压通气相关的左心室流出道梗阻风险，麻醉前应补充容量。本例患儿补充新鲜冰冻血浆，一方面考虑到扁桃体腺样体切除手术对创面止血要求高，补充新鲜冰冻血浆提升凝血因子后可减少围术期出血，另一方面可避免因禁食禁饮引起的容量不足。

2. 术中麻醉管理

（1）麻醉诱导。HCM 麻醉管理的目标是需要维持较高的前、后负荷，同时降低心率和心肌收缩力。因此，术中应维持恰当的麻醉深度，避免麻醉过深或过浅，选择对血流动力学影响小的麻醉药物，缓慢滴定给药以维持血压稳定。相比丙泊酚，依托咪酯较少引起血流动力学波动，更适用于 HCM 患儿。对于尚未建立有静脉通路的患儿可使用七氟烷诱导，但存在发生低血压的风险。采用脑电双频指数监测麻醉深度以便精准管理。诱导时滴定式给予镇静及镇痛药物，检查面罩通气情况并确保无障碍后，给予肌松药罗库溴铵，视频喉镜下声门暴露良好，顺利完成气管插管。

（2）血流动力学管理：

1）避免血压下降。监测有创动脉压以维持血压稳定，若发生低血压，在排除血容量不足和麻醉过深后，可考虑应用 α-受体激动剂去氧肾上腺素。

2）避免增加心率和心肌收缩力。增加心肌收缩力和心率会加重左心室流出道梗阻，在麻醉过程中酌情使用 β 受体阻滞剂（艾司洛尔）或非二氢吡啶类钙通道阻滞剂（地尔硫䓬）等负性肌力药物，可适度抑制心肌且不过分降低外周血管阻力及引起反射性心率加快。禁忌使用 β-肾上腺素能激动剂如麻黄碱、多巴胺、多巴酚丁胺和肾上腺素等。

3）维持足够的前负荷。保持充足的循环血量，以防容量不足加重左心室流出道梗阻和降低每搏输出量，术中通过监测中心静脉压和心脏超声指导容量治疗。本例患儿行扁桃体腺样体切除术因手术时间较短、出血量少,并没有开放中心静脉,而且术前已输注新鲜冰冻血浆补充了部分容量。

4) 保持合适的麻醉深度。在气管插管和拔除气管导管时要避免强刺激导致心率增快。术后应注重充分镇痛,由于扁桃体腺样体切除术后镇痛要求高,但这类患儿长期反复低氧引起μ受体增加,对阿片药物耐受性差,用药后易发生呼吸抑制等并发症。术后镇痛应减少长效阿片类药物的用量,可配合使用非甾体类药物及局部浸润等方法辅助。

▶ **3. 不足之处**

术前患儿补充新鲜冰冻血浆后凝血功能已暂时恢复正常,但未考虑其血小板功能也可能异常,因术中患儿止血效果欠佳才发现血小板功能低下,遗憾的是当天血小板储备量不足,故未给患儿补充血小板。

● 总 结 ●

NS患儿手术麻醉管理的重点主要涉及气道、心功能和凝血功能,其中,针对HCM在麻醉时要优化患儿液体容量;维持麻醉深度,抑制交感神经刺激,减少左心室流出道梗阻;术后应充分镇痛,避免疼痛引起的交感兴奋。

(姜 静)

参考文献

[1] Maekawa Y, Akita K, Takanashi S. Contemporary septal reduction therapy in drug-refractory hypertrophic obstructive cardiomyopathy. Circ J, 2018, 82(8): 1977-1984.

[2] Romano AA, Allanson JE, Dahlgren J, et al. Noonan syndrome: clinical features, diagnosis, and management guidelines. Pediatrics, 2010, 126(4): 746-759.

[3] Bertola DR, Carneiro JD, D'Amico EA, et al. Hematological findings in Noonan syndrome. Rev Hosp Clin Fac Med Sao Paulo, 2003, 58(1): 5-8.

[4] Massarano AA, Wood A, Tait RC, et al. Noonan syndrome: coagulation and clinical aspects. Acta Paediatr, 1996, 85(10): 1181-1185.

[5] Gill JC, Wilson AD, Endres-Brooks J, et al. Loss of the largest von Willebrand factor multimers from the plasma of patients with congenital cardiac defects. Blood, 1986, 67(3): 758-761.

[6] Mckenzie IM, Weintraub RG. Cardiomyopathies. In: Lake CL, Booker PD editors. Pediatric Cardiac Anaesthesia. 4th Ed. Philadelphia: Lippincott Williams and Williams, 2005, 530-536.

63 腹膜后巨大畸胎瘤伴左心功能不全患儿行畸胎瘤切除术的麻醉管理

摘要

4个月的女婴,因腹腔发现巨大肿物来院就诊,术前心脏超声提示左心室球样扩张,左心房增大,左心室心肌组织疏松,左心收缩功能低下,考虑合并扩张型心肌病,拟在全身麻醉下行后腹膜巨大肿瘤切除术。麻醉管理目标是保持稳定的血流动力学、改善心泵功能、维持每搏量及心输出量,并保证适当的容量负荷维护脏器功能。

畸胎瘤是儿童期腹膜后常见肿瘤,约占1岁以下儿童腹膜后肿瘤的1/3,仅次于肾母细胞瘤和神经母细胞瘤,位居小儿肿瘤第三位。该病病因不清,可能与胚胎期生殖细胞异常分化有关。儿童扩张型心肌病(dilated cardiomyopathy,DCM)是一类以左心室或双心室扩张、收缩功能减退,伴或不伴充血性心力衰竭为特征的心肌疾病。因此,DCM患儿行巨大肿瘤切除术的麻醉管理具有挑战性,本文报道1例DCM伴心衰患儿行腹膜后巨大畸胎瘤切除术的麻醉管理。

病例描述

患儿,女,4个月,体重4.88 kg。足月顺产,无窒息史。母孕晚期发现胎儿腹腔巨大肿瘤,出生后外院腹部CT提示腹腔畸胎瘤。超声心动图显示心脏射血分数27%,门诊以"腹腔肿瘤"收治。入院后给予营养支持,并且给予地高辛20 μg口服,q12小时,调整心功能,拟择期手术治疗。

体格检查:营养不良貌,气促、多汗。可见腹部明显膨隆,左侧腹部可及巨大肿块,上至横膈,下达盆腔,右侧过腹中线5 cm,质硬。

实验室检查:血红蛋白91 g/L,血细胞比容38.5%,白蛋白29.4 g/L,总蛋白44.3 g/L,肝、肾功能未见异常,凝血功能正常;癌胚抗原6.36 ng/ml、甲胎蛋白(AFP)1 970.16 ng/ml,人绒毛膜促性腺激素(HCG)正常。

氨基末端脑钠肽前体(NT-ProBNP)16 506 pg/ml,肌钙蛋白Ⅰ 0.13 ng/ml,乳酸脱氢酶696 μ/L,肌酸激酶正常。

心电图:电轴左偏,左心房肥大可能,不完全性右束支传导阻滞,Ⅰ、V5、V6导联T波倒置,avF导联T波低平。

心脏超声:左心室球样扩张,左心室舒张末期内径(LVDd)3.22 cm,左心室收缩末期内径(LVDs)2.65 cm,左心房稍增大,二尖瓣轻-中度反流,右心室流出道流速增快,左心室心肌组织稍疏松(疏松层/致密层=2.1),左心收缩功能低下,左心室射血分数(LVEF)37.97%、左心室短轴缩短率(LVFS)17.7%。

腹部CT:腹腔巨大占位,大小143.7 mm×122.8 mm×154.1 mm,边界尚清楚,以囊性成分为主,内见脂肪密度影及钙化灶。腹主动脉受压右移。左肾受压明显前移,右肾旋转,提示畸胎瘤可能。

术前诊断:腹膜后畸胎瘤,心肌病待查,心功能不全,重度营养不良。

● **麻醉经过** ●

患儿未予术前用药,入室后予常规监测,无创血压(BP)107/52 mmHg,心率(HR)158次/分,脉搏氧饱和度(SpO₂)98%。开放外周静脉,给予咪达唑仑 0.5 mg,依托咪酯 1 mg,舒芬太尼 2.5 μg和罗库溴铵 2.5 mg 静注诱导,睫毛反射消失后可视喉镜下置入 ID 4.0 带囊气管内导管,插管深度 10 cm。压力控制通气-容量保证(PCV-VG)模式控制通气,氧流量 1 L/min,吸入氧浓度(FiO₂)50%,潮气量(VT)35 ml,呼吸频率(RR)24次/分,吸呼比(I∶E)为 1∶2,呼气末正压(PEEP)4 cmH₂O,术中调节呼吸频率维持呼气末二氧化碳分压(ETCO₂)35~40 mmHg。

建立并监测有创动脉压(左桡动脉),MOSTCARE 血流动力学(左股动脉),中心静脉压(CVP,右颈内静脉)和 INVOS 局部(肾区)组织氧饱和度(rSO₂),同时开放颈外静脉以备快速补液用。术中丙泊酚 4.0 mg/(kg·h),舒芬太尼 2.0 μg/(kg·h)和罗库溴铵 0.5 mg/(kg·h)静脉泵注,复合七氟烷吸入维持麻醉。初始 BP 113/58 mmHg,HR 117次/分,CVP 7 cmH₂O,心脏指数(CI)3.10 L/(min·m²),等容收缩期左心室内压力上升的最大速率(dp/dt max)0.79,每搏变异度(SVV)10.8%,肾区 rSO₂ 82%。术中当 CI 下降至 2.08 L/(min·m²),dp/dt max 降至 0.27,BP 下降至 72/43 mmHg 时,启用多巴胺和多巴酚丁胺各 5.0 μg/(kg·min)静脉泵注;当 SVV 上升至 14.1% 伴 CVP 下降时,加速补液。术中每30分钟至1小时复查血气(表 3-6),当血红蛋白低于 8 g/dL 时予输注红细胞悬液。依据血气分析结果补充电解质(10% KCL 1 ml)、纠正酸中毒。术中监测体温,并给予暖风毯和液体加温等主动保温措施。术前静脉注射氨甲环酸 10 mg/kg,术中输注新鲜冰冻血浆 100 ml。

表 3-6 术中血气检测结果

时间点	Hb (g/dL)	Hct (%)	pH	PaO₂ (mmHg)	PaCO₂ (mmHg)	BE (mmol/L)	Na⁺ (mmol/L)	K⁺ (mmol/L)	Cl⁻ (mmol/L)	Ca²⁺ (mmol/L)	Lac (mmol/L)
入室	8.1	25.2	7.36	202	43.2	-0.9	136	2.9	104	1.31	0.6
出室	10.1	31.2	7.41	186	33.8	-2.4	134	3.3	103	1.24	0.7

● **术后转归** ●

手术时间共 125 分钟,估计出血量约为 250 ml,尿量 10 ml。共计输注醋酸林格液 150 ml,红细胞悬液 200 ml,新鲜冰冻血浆 100 ml。肾区 rSO₂ 维持在 73%~80%,乳酸值保持正常范围。术毕 BP 99/61 mmHg、HR 123次/分、SpO₂ 99%、CVP 8 cmH₂O、肛温 36.5℃。术毕带气管导管在有创血压、EKG、SpO₂ 监测下转运至重症监护室。术后第 2 天拔除气管导管;第 4 天出监护室;1 周后出院。肿瘤病理结果为未成熟畸胎瘤(恶性)。

术后 3 个月随访心超提示左心室球样扩张,扩张性心肌病可能,左心收缩力低下,LVEF 49.2%。术后 6 个月随访心超提示左心室稍增大,左心收缩功能正常范围,LVEF 68.1%。

● **知识点回顾** ●

▶ **1. 腹膜后畸胎瘤**

畸胎瘤为儿童期常见的腹膜后肿瘤,男女发生率无差异。畸胎瘤通常为良性,且体积比较大,仅 25%~30% 为恶性肿瘤。多数患儿临床症状不典型,常因查体时发现腹部包块而就诊。恶性畸胎瘤甲胎蛋白阳性率高达 80%,而良性畸胎瘤为 50%。AFP、HCG 可作为恶性畸胎瘤的生物学标记物。目前认为手术切除是唯一的有效治疗手段。术后病理检测瘤组织的成熟程度分级可作为判断预后的指标。

▶ **2. 扩张型心肌病**

儿童扩张型心肌病为一种不能用血流动力学原因解释的左心室扩张和收缩功能障碍,须排除生理(如败血症)或解剖原因(如主动脉缩窄等)引起的心脏异常负荷状态或冠状动脉异常引起的心肌缺血。可分为原发性和继发性，原发性 DCM 包括家族性/遗传性 DCM 以及特发性 DCM。引起继发性 DCM 的病因很多，包括炎症性心肌病，中毒性心肌病，以及代谢性疾病、结构性心脏病和营养障碍等所致的心肌病。

3. 儿童心功能不全

定义为多种原因导致的心脏结构和（或）功能异常改变，使得心室收缩和（或）舒张功能发生障碍，心输出量无法满足机体的需求，同时引起神经内分泌调节障碍，影响心脏及全身各器官功能的一组复杂临床综合征。儿童心功能不全的诊断和评估主要依据病因、病史、临床表现及辅助检查综合判断。在实验室检查中 B 型利钠肽（B-type natriuretic peptide，BNP）或 N 末端 B 型利钠肽原（NT-proBNP）是重要的心衰标志物，而肌钙蛋白 I 或 T 常被用于急性心衰的病因诊断（如判定急性心肌损伤）和预后评估。超声心动图中射血分数（ejection fraction，EF）及短轴缩短率（fractional shortening，FS）是反映心室收缩功能的常用指标。左心室 EF 低于 55% 和（或）FS 低于 25% 提示左心室收缩功能不全。

● 讨 论 ●

1. 术前评估和准备

术前我们重点关注患儿的超声心动图、心电图及相关的实验室检查，对患儿的心功能状态和麻醉风险进行了评估。波士顿儿童医院研发的预测儿童非心脏手术围术期死亡风险评估工具（儿童风险评估评分，PRAm）麻醉风险评分结果显示患儿处于极高风险麻醉（PRAm 评分≥9 分，围术期死亡率高达 35% 以上）。再者，术前请临床营养科和心内科医师分别调整了患儿的全身营养和心功能状态。患儿从术前一周开始每 12 小时口服地高辛 20 μg。地高辛药物浓度的安全范围较窄，麻醉前应进行血液药物浓度的测定，遗憾的是本患儿并未测定药物浓度，因此，我们对心率和心电图进行了密切监测，维持心率在 100 次/分以上，患儿也始终未出现早搏、传导阻滞或 ST 段的改变。

2. 术中麻醉管理

（1）本患儿的麻醉诱导和维持参考了小儿心脏手术的麻醉方案，选择应用对心脏功能影响小的药物，在满足麻醉深度的情况下，力求保持心率、血压等生命体征平稳。

（2）腹膜后巨大畸胎瘤会使膈肌上抬，限制胸廓的呼吸运动并可能导致气道压力升高，回心血量减少。此患儿气管插管后出现一过性气道压力和呼气末二氧化碳增高，潮气量下降，调整呼吸参数后方能维持患儿氧合。开腹后气道压力才有所下降，当肿瘤取下并解除压迫后，气道压力得以恢复至正常范围。

（3）DCM 患儿前负荷储备耗竭，增加前负荷并不能显著增加每搏量；同时前负荷储备的耗竭使每搏量相对固定，一旦发生心动过缓将使心输出量减少，而心动过速也不能减少左心室的充盈，反而可能使心内膜下灌注受损。适当增强心肌收缩力、降低体循环阻力可能有助于增加每搏量和心输出量。针对本患儿，除了基本监测外，术中还增加了有创血压、中心静脉压、肾区组织氧饱和度监测以及应用 Mostcare 监护仪对患儿的每搏量、外周血管阻力、心脏循环效率、最大压力梯度、每搏量变异度和脉压变异率等血流动力学指标进行了监测。由于肿瘤巨大并和大血管粘连、包绕，分离组织时可能因牵拉、压迫及出血，加重术中血流动力学波动。当术中出现血压下降，CI、dp/dt 指数下降等血流动力学波动时，应考虑患儿心功能状态以及手术操作造成腹主动脉、肾动脉牵拉压迫等情况，当心指数显著下降并伴血压下降时，可联合应用小剂量多巴胺和多巴酚丁胺，在不增加体循环阻力的情况下，增加心肌收缩力和提高心输出量。

（4）尽管小儿能较好地耐受低钾血症，但对于服用地高辛的患儿，低血钾可能导致心律失常。因此，术中仍应多次复查血气和电解质并及时地纠正低血钾和代谢性酸中毒。

● 总 结 ●

综上所述，腹膜后巨大畸胎瘤合并心功能不全病患儿的麻醉管理应基于疾病本身的病理生理,合理选择麻醉药物,以监测指标为导向,有效补充容量和使用正性肌力药物,持续监测和评估组织灌注,这些精准实施能有效地维护重要脏器功能,降低围术期死亡率。

(张剑蔚)

参考文献

[1] 沈刚,刘慧贤,张敬.外科手术治疗小儿腹膜后恶性实体肿瘤48例.中国肿瘤临床与康复,2017,24(2):191-193.

[2] 周维政,陈俞帆,潘静等.婴幼儿原发性腹膜后畸胎瘤36例的诊断与治疗.中华实用儿科临床杂志,2018,33(11):835-838.

[3] Pandit N, Awale L, Jaiswal LS. Giant Calcified Retroperitoneal Teratoma. Indian J Surg Oncol, 2018, 9(3): 436-437.

[4] Irie T, Watanabe H, Kawaoi A, et al. alpha-Fetoprotein (AFP), human chorionic gonadotropin (HCG), and carcinoembryonic antigen (CEA) demonstrated in the immature glands of mediastinal teratocarcinoma: a case report. Cancer, 1982, 50(6): 1160-1165.

[5] Lipshultz SE, Law YM, Asante-Korang A, et al. Cardiomyopathy in Children: Classification and Diagnosis: A Scientific Statement From the American Heart Association. Circulation, 2019, 140(1): e9-e68.

[6] Schranz D, Rupp S, Muller M, et al. Pulmonary artery banding in infants and young children with left ventricular dilated cardiomyopathy: a novel txherapeutic strategy before heart transplantation. J Heart Lung Transplant, 2013, 32(5): 475-481.

[7] Kenta H, Daiki O, Yosuke F, et al. Cardiosphere-derived exosomal microRNAs for myocardial repair in pediatric dilated cardiomyopathy. Sci Transl Med, 2020, 12(573): eabb3336.

[8] 田杰,李自普,韩玲,等.儿童心力衰竭诊断和治疗建议.中华儿科杂志,2021,59(02):84-94.

[9] Nasr VG, DiNardo JA, Faraoni D. Development of a Pediatric Risk Assessment Score to predict perioperative mortality in children undergoing noncardiac surgery. Anesthe Analg, 2017, 124(5): 1514-1519.

[10] Juneja R, Nambiar PM. Cardiomyopathies and anaesthesia. Indian J Anaesth, 2017, 61(9): 728-735.

[11] Gillies MA, Edwards MR. Performance of cardiac output monitoring in the peri-operative setting. Anaesthesia, 2018, 73(12): 1457-1459.

[12] Cook KA, MacIntyre PA, McAlpine JR. A retrospective observational study of patients with dilated cardiomyopathy undergoing non-cardiac surgery. Anaesthesia and intensive care, 2017, 45(5): 619-623.

第 4 篇

心血管疾病手术室外的镇静/麻醉病例讨论

64 过渡型房室间隔缺损患儿行心导管检查术的麻醉管理

> **摘要**
>
> 4岁的女童，因听诊闻及心脏杂音经心脏超声提示"过渡型房室间隔缺损、二尖瓣重度反流、三尖瓣中重度反流、肺动脉高压（中度）"，拟在全身麻醉下行心导管检查术。由于患儿左向右分流导致肺血流增多，并伴有反复上呼吸道感染和肺发育不良。该病例麻醉管理时需要关注二尖瓣反流和肺动脉高压引起的血流动力学改变，还要会识别和处理与心导管检查术相关的心律失常和低血压等并发症。

房室间隔缺损（artioventricular Septal Defect，AVSD）又称心内膜垫缺损，占所有先天性心脏病的4%～5%，可分为部分型、过渡型或完全型。过渡型房室间隔缺损病变的严重程度取决于伴发的左心房室瓣功能不全。对尚未出现明显充血性心力衰竭症状和发绀的年长儿，需要在术前进行心导管检查直接测定肺血管阻力，为后续诊断与治疗提供依据。本文报道1例过渡型房室间隔缺损患儿行心导管检查术的麻醉管理。

● 病例描述 ●

患儿，女，4岁8个月，身高110.5 cm，体重15 kg。因"咳嗽"至当地医院就诊，听诊发现心脏杂音。追问病史，患儿自幼多发上呼吸道感染，易出汗，活动后感气促、乏力。心脏超声提示"房室间隔缺损、肺动脉高压、二尖瓣重度反流、三尖瓣中重度反流"，拟择期行全麻下心导管检查术。

体格检查：患儿神志清，呼吸急促，呼吸频率30次/分。双肺湿性啰音，心前区可闻及Ⅲ/Ⅵ级收缩期杂音。吸空气下脉搏氧饱和度（SpO$_2$）98%。

实验室检查：血红蛋白98.0 g/L、肌钙蛋白0.06 μg/L、肌酸激酶-MB亚型5.6 μg/L，肝、肾功能未见异常，凝血功能正常。氨基端脑钠肽前体16 104 pg/ml。

心电图：窦性心律，不完全性右束支传导阻滞（IRBBB型），双房肥大。

胸片：心影增大伴两肺纹增多。

心脏超声：过渡型房室间隔缺损、卵圆孔未闭、二尖瓣重度反流、三尖瓣中重度反流、二尖瓣前向流速稍增快、肺动脉总干流速增快、肺动脉高压（压差54 mmHg）和少量心包积液。

术前诊断：过渡型房室间隔缺损；二尖瓣重度反流；三尖瓣中重度反流；肺动脉高压；上呼吸道感染。

● 麻醉经过 ●

患儿无术前用药，进入手术室后监测心电图、无创血压（BP）、脉搏氧饱和度（SpO$_2$）：心率（HR）110次/分，BP 82/45 mmHg，SpO$_2$ 98%。开放外周静脉后滴定式给予咪达唑仑1.5 mg、依托咪酯4.5 mg、舒芬太尼15 μg、罗库溴铵9.0 mg诱导。面罩加压充分预给氧，待睫毛反射消失在可视喉

313

镜下经口置入ID 5.0带囊气管内导管,插管深度14 cm(距门齿)。开放左颈外静脉,输注醋酸钠林格氏液。术中吸入七氟烷(MAC 1.0)维持麻醉。PCV-VG模式控制通气,氧流量1 L/min,FiO$_2$ 30%,VT 120 ml,I∶E为1∶2,调整通气频率,维持ETCO$_2$ 35～40 mmHg。常规消毒铺巾,穿刺右股动脉、右股静脉的过程中,血压有下降趋势,予泵注多巴胺5.0 μg/(kg·min)将血压维持于75/50(58) mmHg左右。穿刺成功后,静注肝素100 IU/kg抗凝,常规监测各部分心腔压力及血氧饱和度。在心导管进入右心房过程中患儿突发室上性心动过速,ST段压低,并伴有血压持续降至54/30 mmHg。遂停止手术刺激,调整呼吸机改为纯氧通气,加快补液速度,同时将多巴胺上调至10 μg/(kg·min)。患儿心律恢复正常,血流动力趋于平稳。手术结束后,停止吸入七氟烷,深麻醉状态下吸痰并给予舒更葡糖钠2.0 mg/kg拮抗残余肌松,2分钟后患儿自主呼吸恢复,转换通气模式为PSV-Pro模式,当压力支持递减至8.0 mmHg时能维持患儿VT 100 ml左右、SpO$_2$ 96%和ETCO$_2$ 50 mmHg,便拔除气管内导管。

● 术后转归 ●

患儿心导管检查结果显示为"过渡型房室间隔缺损、先天性二尖瓣关闭不全、先天性三尖瓣关闭不全、肺动脉高压中度",恢复后转入心胸外科行手术治疗。

● 知识点回顾 ●

▶ 1. 病理生理

患儿由于心内膜垫发育不良,导致房室瓣形态和功能异常以及房间隔缺损和室间隔缺损。过渡型房室间隔缺损有一个原发孔型房间隔缺损(ASD)、共同房室(AV)瓣口以及通过致密腱索附着到室间隔(IVS)嵴部的共同前上和后下桥瓣叶,形成在功能上彼此独立的二尖瓣和三尖瓣,可存在很小的流入道型室间隔缺损(VSD)或不合并流入道型室间隔缺损。过渡型AVSD患儿的心室水平分流较小,生理学与部分型AVSD相似,但AV瓣膜形态和功能异常的发生率更高。当无明显瓣膜功能不全时,患儿通常症状轻微。当患儿存在严重左心房室瓣功能不全时,通过ASD增加左向右分流会导致肺血流严重增多,此类患儿在婴儿期常有肺发育不良、呼吸急促和反复呼吸道感染的症状。左向右分流最终导致容量超负荷和心室扩张,而心脏扩张导致房室瓣功能不全和充血性心衰(congestive Cardiac Failure,CHF)的恶性循环。

▶ 2. 诊断及治疗

超声心动图评估侧重于描述房间隔和室间隔缺损以及AV瓣膜的形态特征,并能评估双心室的大小和功能。对于无明显充血性心力衰竭症状的AVSD年长儿,需通过术前心导管检查评估肺血管阻力(pulmonary Vascular Resistance,PVR),肺-体循环流量比等,从而确定手术治疗的可行性。患儿的手术时机取决于症状严重程度和对药物治疗的反应。房室间隔缺损修补手术治疗方案主要包括关闭房间隔缺损和室间隔缺损和将共同AV瓣组织分隔成两组彼此独立、无狭窄且功能完好的二尖瓣和三尖瓣。对于有明显肺循环过负荷且存在早期完全修复禁忌证的患儿,可先行肺动脉环缩术来预防发生不可逆性肺血管病变。

● 讨　论 ●

▶ 1. 术前评估与准备

由于AVSD患儿的病情复杂程度不同,术前评估包括回顾病史、并发症、当前用药、术前检查和对患儿进行详细的体格检查,特别注意对患儿CHF和肺动脉高压的体征和症状进行评估。CHF的术前表现包括呼吸急促、呼吸做功增加、啰音、生长落后、肝大、心动过速、四肢厥冷、脉搏微弱、毛细血管再充盈延迟和皮肤花斑。发绀型患儿需仔细寻找血氧饱和度降低的病因,如右心室流出道梗阻、肺动脉高压或充血性心力衰竭导致的右向左分流。术前检查应包括近期超声心动图评估心室功能、房室瓣反流的严重程度和心内分流方向;心电图评估是否有心律失常;胸片检查评估是否存在肺水肿或肺炎。常规术前实验室检查应包括血常规(继发于发绀的红细胞增多症或继发于营养不良的贫血)和血电解质(由于呕吐或利尿剂治疗导致低钾血症)。

2. 术中麻醉管理

尽管术前已行抗感染等治疗,本例患儿术前仍存在肺血管床反应性增高和肺顺应性差等表现。对于肺血管床高反应性的患儿,大剂量芬太尼可有效减轻手术刺激引起的 PVR 和 SVR 升高,而 SVR 升高将会加重二尖瓣反流。对于缺损小且无二尖瓣反流和肺动脉高压的患儿,可采用吸入诱导。但对分流量大和肺血流增多的患儿,其心脏储备功能受限或耗竭;二尖瓣反流造成左心室容量负荷增加,进一步限制心脏的储备功能,因此采用吸入麻醉复合阿片类药物更加合适。麻醉诱导采用滴定式给药,防止血流动力学出现较大波动。肺血流量高的患儿肺顺应性降低,面罩通气时可能需较高的气道压,应避免气体吹入胃部,待患儿充分肌松后再气管内插管。

PVR 受到通气模式、PaO_2、$PaCO_2$ 的影响。在诊断性心导管检查中,全身麻醉需使用正常水平的吸入氧浓度,避免过度通气,维持低的胸膜腔内压,可使其对血流动力学的影响降至最小。正压通气时,特别是胸膜腔内压增高时,左、右心房的前负荷将降低,右心室后负荷增加而使左心室后负荷下降。

3. 围术期相关不良事件及处理原则

有研究发现,心导管检查术中与呼吸和气道相关的不良事件是最常见的麻醉相关并发症,发生率为 3.88%,包括呼吸抑制、咳嗽、支气管痉挛、喉痉挛、呼吸道分泌物增多和气道阻塞等。本例患儿术前存在咳嗽咳痰、肺部啰音等呼吸道感染表现,采用深麻醉下吸痰,避免气道刺激,防止发生呼吸道不良事件。

在小儿心导管检查中,手术相关并发症的发生率为 12.14%,其中又以心律失常的发生率最高,其次是低血压。当手术医生准备穿刺股动脉或静脉时,应适当增加麻醉深度,建议在穿刺部位使用 1% 利多卡因进行局部麻醉。在心导管行进过程中,常发生一过性的心律失常,包括室性早搏、室性心动过速、室上性心动过速、房室传导阻滞和心动过缓。大多数心律失常与导管刺激心房或心室壁有关,立即拔出导管时,大多数可消失。如果心律失常仍未解决,应考虑应用抗心律失常药物,如利多卡因、阿托品、普罗帕酮等。

由于镇静麻醉药物常导致外周血管扩张,且股动静脉穿刺时的出血,可导致患儿术中低血压。全身性低血压或全身血管阻力降低可导致冠状动脉血流量减少,导致双心室缺血。代偿性右心室缺血心室肥大或扩张可压缩左心室间隔壁,导致左心室充盈不足和心输出量减少。与通气、肺部疾病或肺血流量减少相关的低氧血症可进一步损害心室功能。处理时需补充容量,必要时应用血管活性药物。另外,本例患儿还存在中度肺动脉高压,围术期应避免肺血管阻力增加的因素,如高碳酸血症、缺氧、酸中毒、疼痛、气道刺激等可导致 PVR 快速增加,甚至导致肺动脉高压危象和(或)右心衰。

总 结

综上所述,过渡型房室间隔缺损患儿行心导管检查手术时,麻醉医生应在术前充分评估患儿的严重程度,了解患儿病理生理学特点,做充足的术前准备。术中应维持患儿合适的心率、心肌收缩力、前负荷以保证心输出量,及时识别和处理心律失常和低血压等相关并发症。

(汲 玮)

参考文献

[1] Xie CM, Yao YT. Anesthesia Management for Pediatrics with Congenital Heart Diseases Who Undergo Cardiac Catheterization in China. J Interv Cardiol, 2021, 2021: 8861461.

[2] Lin CH, Desai S, Nicolas R, et al. Sedation and Anesthesia in Pediatric and Congenital Cardiac Catheterization: A Prospective Multicenter Experience. Pediatr Cardiol, 2015, 36(7): 1363-1375.

[3] Carmosino MJ, Friesen RH, Doran A, et al. Perioperative complications in children with pulmonary hypertension undergoing noncardiac surgery or cardiac catheterization. Anesth Analg, 2007, 104(3): 521-527.

[4] Deutsch N, Swink J, Matisoff AJ, et al. Anesthetic considerations for magnetic resonance imaging-guided right-heart catheterization in pediatric patients: A single institution experience. Paediatr Anaesth, 2019, 29(1): 8-15.

[5] Vaiyani D, Kelleman M, Downey LA, et al. Risk Factors for Adverse Events in Children with Pulmonary Hypertension Undergoing Cardiac Catheterization. Pediatr Cardiol, 2021, 42(4): 736-742.

[6] Ross FJ, Nasr VG, Joffe D, et al. Perioperative and Anesthetic Considerations in Atrioventricular Septal Defect. Semin Cardiothorac Vasc Anesth, 2017, 21(3): 221-228.

[7] Janai AR, Bellinghausen W, Turton E, et al. Retrospective study of complete atrioventricular canal defects: Anesthetic and perioperative challenges. Ann Card Anaesth, 2018, 21(1): 15-21.

[8] Chauhan JC, Deb R. Relationship Between Pulmonary-to-Systemic-Blood-Flow Ratio ($Q_p : Q_s$) Based on Cardiac Catheterization and Indices Derived from Simultaneously Measured End Tidal CO_2 ($EtCO_2$) in Children with Complex Congenital Heart Disease. Pediatr Cardiol, 2019, 40(1): 182-187.

[9] Taqatqa AS, Vettukattil JJ. Atrioventricular Septal Defects: Pathology, Imaging, and Treatment Options. Curr Cardiol Rep, 2021, 23(8): 93.

[10] Poldermans D, Bax JJ, Boersma E, et al. Guidelines for pre-operative cardiac risk assessment and perioperative cardiac management in non-cardiac surgery. Eur Heart J, 2009, 30(22): 2769-2812.

65 特发性肺动脉高压患儿行心导管检查术的麻醉管理

> **摘要**
>
> 5岁的男童,因活动耐量明显下降而疑似特发性肺动脉高压,拟在全麻下行心导管检查。低龄、全身麻醉、肺动脉压高于主动脉压以及心功能不全均会诱发术中肺动脉高压危象。术前充分评估、术中避免缺氧、酸中毒及低血压是心导管检查术麻醉管理的关键。

特发性肺动脉高压（idiopathic pulmonary arterial hypertension，IPAH）表现为不明原因的进行性肺血管重建,肺血管阻力（PVR）和肺动脉压力（PAP）均逐渐升高,最终导致右心衰竭甚至死亡,其病发病机制目前尚不完全清楚。右心导管检查是PAH血流动力学诊断的金标准。对于难以配合的低龄儿童,必须在全身麻醉下进行心导管术检查。本文报道1例特发性肺动脉高压患儿行心导管检查的麻醉管理。

● 病例描述

患儿,男,5岁11个月,体重22.8 kg。足月剖宫产,无窒息史。因发现活动耐量明显下降,心脏超声提示肺动脉高压（重度）,三尖瓣轻中度反流,肺动脉瓣轻度反流,右心室收缩功能低下,左心收缩功能正常范围。门诊以"肺动脉高压、心功能不全"收治入院。

体格检查：患儿神志清,精神反应无异常。口唇、四肢无青紫,眼睑无水肿,呼吸平稳,双肺呼吸音清,心音有力,心律齐,心前区未闻及明显杂音。肝脾肋下未及。

实验室检查：CRP 36.2,NT-proBNP 3 059 pg/mL。肝、肾功能,凝血功能未见明显异常。

心电图：右心室肥大可能,ST段Ⅱ、aVF导联压低0.05 mV,T波变化。

超声心动图：肺动脉高压（重度）,三尖瓣轻中度反流,反流速宽0.32 cm,三尖瓣流速5.13 m/s,压差105 mmHg,肺动脉瓣轻度反流,反流速宽3.84 cm,压差59 mmHg,右心室收缩功能低下,左心收缩功能正常范围。

心脏核磁共振：肺动脉扩大,右心室扩大、肥厚,三尖瓣反流（轻-中）,少量心包积液。

术前诊断：肺动脉高压、心功能不全。择期在全身麻醉下行心导管检查术。

● 麻醉经过

患儿无术前用药,入心导管室后监测心电图、无创血压（BP）、脉搏氧饱和度（SpO$_2$）：BP 98/65 mmHg,心率（HR）101次/分,SpO$_2$ 99%。开放外周静脉后给予咪达唑仑1.0 mg,芬太尼30 μg,丙泊酚60 mg诱导,待睫毛反射消失后置入2.5号喉罩,保留自主呼吸。氧流量3 L/min,吸入氧浓度21%,潮气量160 ml,呼吸频率28次/分。术中呼吸末二氧化碳分压（ETCO$_2$）为45～48 mmHg,SpO$_2$维持在98%以上。术中七氟烷1.0 MAC吸入维持麻醉深度。手术医生消毒、铺巾后穿刺右

317

股动、静脉,测量各腔室压力及血氧,并行肺血管扩张试验。吸入伊洛前列素前主肺动脉(MPA)压力89/57(71)mmHg,降主动脉(DAO)压力85/54(67)mmHg,计算肺循环血流量(Q_p)/体循环血流量(Q_s)为0.49,肺血管阻力指数(PVRI)为15 WOOD。给予伊洛前列素(PGI_2)雾化吸入15分钟后复测MPA 93/52(69)mmHg,DAO 87/55(69)mmHg,计算Q_p/Q_s为0.85,PVRI为20.8 WU·m^2。术中血压最低92/54 mmHg,最高105/69 mmHg。手术时间共55分钟,估计出血量约为3 ml。输注醋酸林格液200 ml。术毕BP 92/54 mmHg、HR 113次/分、SpO_2 99%。停止吸入七氟烷,待MAC值降至0.4时拔除喉罩,给予面罩吸氧观察5分钟,待Aldrete评分达9分后送返病房。出室时BP 102/68 mmHg,HR 105次/分,SpO_2 98%。

知识点回顾

1. 肺动脉高压定义和分类

肺动脉高压是一种临床综合征,与多种心血管和呼吸系统疾病相关。根据欧洲心脏病学会(ESC)和欧洲呼吸学会(ERS)于2022年公布的肺动脉高压诊断和治疗最新指南,PH定义为静息时,平均肺动脉压≥20 mmHg,PH是基于右心导管检查的血流动力学评估。

PH的临床分类包括:特发性肺动脉高压(IPAH);左心疾病相关PH;肺部疾病和(或)低氧相关PH;肺动脉阻塞性疾病相关PH;未名和(或)多因素所致PH。

2. 肺动脉高压危象

肺动脉高压危象(PHC)指在肺动脉高压的基础上因缺氧等多种因素引起肺血管剧烈收缩,肺动脉收缩压快速上升≥20 mmHg,肺血管阻力增加而导致右心后负荷突然增高,右心室排血障碍而引起急性右心衰,静脉系统瘀血;而左心室由于回心的氧合血骤然减少而出现低心排症状,全身灌注不足导致组织缺氧。

3. 肺血管扩张试验

试验时停止吸氧10分钟以上,待PAP等指标恢复至基础水平后,给予PGI_2雾化吸入。吸药的同时连续监测PAP、主动脉收缩压(SAP)和SpO_2。mPAP下降幅度超过10 mmHg并且绝对值≤40 mmHg,心输出量增加或至少不变。同时满足此二项标准则试验结果为阳性。其意义在于:① 可用于判断肺动脉高压患儿的预后,阳性反应者的预后往往更好;② 可以指导钙通道阻滞剂(calcium channel blockers,CCBs)的应用,阳性反应者口服CCBs的效果往往较好,从而节省治疗费用,而阴性反应者无法从CCBs的长期治疗中获益,甚至可能导致病情恶化。因此,在儿童IPAH的诊治中,所有可能长期服用CCBs的患儿,都必须进行急性肺血管扩张试验;而对于不可能长期服用CCBs的患儿,例如明显的右心衰竭或血流动力学不稳定的患儿,则无须进行急性肺血管扩张试验。

讨 论

1. 术前评估与准备

术前有必要通过超声心动图了解患儿的肺高压和心脏瓣膜的反流程度,借以评估心功能。对于肺动脉压超过体动脉压和尚未接受任何治疗的IPAH患儿,麻醉风险尤其大。特发性肺动脉高压患儿实施全身麻醉易诱发肺动脉高压危象,心脏骤停发生率和死亡率要高于其他类型PAH患儿。PHC起病急、进展快,如果没有适当的治疗,可迅速恶化并致死。低氧血症、酸中毒,低血压所致的冠脉灌注不足等增加肺血管阻力的因素都可诱发PHC。因此,应当提前准备全身性血管收缩药,如肾上腺素、去甲肾上腺素或苯肾上腺素;正性肌力药物,如肾上腺素或多巴胺。同时,为了避免发生紧急情况,应当备有吸入肺血管扩张药,例如伊洛前列素。如果发生心脏骤停,应遵循儿科心肺复苏高级生命支持指南及时抢救,必要时使用体外膜肺氧合(ECMO)。

2. 术中麻醉管理

(1) 麻醉用药。

肺动脉高压患儿理想的麻醉药物应具有肺血管扩张作用,不降低心脏收缩力,维持全身血管阻力和心输出量,且持续时间短、易于滴定。然而现有麻醉药物均无法满足上述要求。大多数麻醉药都会不同程度地改变心率或节律、心脏收缩力、全身血管阻力和肺血管阻力(取决于给药剂量和速度)。对于本例患儿,诱导时选用了对体、肺循环影响都很小的咪达唑仑和芬太尼,辅以小剂量具有降低肺动脉和肺血管阻力作用的丙泊酚,以避免血压剧烈波动。由于导管检查术中疼痛刺激并不大,只需维持一定的镇静深度,所以术中我们选择给患儿吸入约 1.0 MAC 的七氟烷来维持麻醉。

(2) 围术期管理。

通常情况下,麻醉医师位于导管室外,通过显示器来监测术中患儿的生命体征,但如果发生气道问题则很难及时发现,所以导管室最好配备完善的监控设备。心导管医师一般都会放置股动脉导管,但由于操作可能会导致压力监测中断或波形发生变化,因此可考虑额外测量上肢的无创血压。外周静脉通常留置于上肢便于给药。因为操作时导管医生需要穿戴防护衣服,导管室的温度设置往往都较低,此时需注意患儿的保暖,以免影响其苏醒。

喉罩置入对患儿刺激较小,该技术适用于短时间的心导管检查。由于本病例需要做肺血管扩张试验,我们采用了保留自主呼吸的通气模式,可以更接近患儿的生理状态。但自主呼吸模式下需密切观测 ETCO$_2$,否则较高的动脉血二氧化碳 PaCO$_2$ 会引起肺动脉压力增高,甚至诱发肺动脉高压危象。有研究表明,动脉 pH 高于 7.40,动脉血氧分压(PaO$_2$)大于 60 mm Hg 可以避免 PVR 增高。因此,术中应避免缺氧和呼吸性酸中毒。如出现 PHC,早期使用全身性血管收缩药或者正性肌力药物可改善冠状动脉灌注和心脏功能,并可避免心脏骤停。由于低血压可能与急性静脉注射血管扩张剂有关,因此在紧急情况下,最好通过吸入给予肺血管扩张药,例如一氧化氮、伊洛前列素等。然而,一旦 PVR 增加和心室功能下降的循环开始,心脏骤停可能难以避免,此时可考虑使用 ECMO 进行心脏辅助。

手术结束如无必要尽量不要吸痰或维持一定麻醉深度下吸除分泌物,同时应采取一切预防措施避免低氧血症、低血压和低血容量,控制术后疼痛。任何降低 PVR 的治疗,如一氧化氮,应谨慎停药,以避免 PVR 反跳。

总　结

特发性肺动脉高压患儿接受心导管治疗时,围手术期并发症的风险增加。虽然有许多因素会导致 PAH 进展,但其共同的病因是 PAP 升高。目前所用的麻醉药都会对心血管系统产生影响,麻醉医师必须学会合理配伍使用。还要避免 PHC 诱发因素,一旦发生了 PHC,则必须给予及时正确的处理。

(薛　彬)

参考文献

[1] Gregory JL, Delphine Y. Current understanding and perioperative management of pediatric pulmonary hypertension. Paediatr Anaesth, 2019, 29(5): 441-456.

[2] Wu DC, Zhang DH, Jing ZC. Pediatric pulmonary arterial hypertension. Curr Hypertens Rep, 2013, 15(6): 606-613.

[3] Byrne ML, Glatz AC, Hanna BD, et al. Predictors of catastrophic adverse outcomes in children with pulmonary hypertension undergoing cardiac catheterization: a multi-institutional analysis from the pediatric health information systems database. J Am Coll Cardiol, 2015, 66(11): 1261-1269.

[4] Twite MD, Friesen RH. The anesthetic management of children with pulmonary hypertension in the cardiac catheterization laboratory. Anesthesiology Clin, 2014, 32(1): 157-173.

[5] Mori Y, Nakazawa M, Yagihara T. Complications of pediatric cardiac catheterization and system of catheterization laboratories minimizing complications — a Japanese multicenter survey. J Cardiol, 2010, 56: 183-188.

[6] Hollinger I, Mittnacht A. Cardiac catheterization laboratory: catheterization, interventional cardiology, and ablation techniques for children. Int Anesthesiol Clin, 2009, 47: 63-99.

[7] Joe RR, Chen LQ. Anesthesia in the cardiac catheterization lab. Anesthesiol Clin North America, 2003, 21: 639-651.

[8] Hanouz JL, Massetti M, Guesne G, et al. In vitro effects of desflurane, sevoflurane, isoflurane, and halothane in isolated human right atria. Anesthesiology, 2000, 92: 116-124.

[9] Rivenes SM, Lewin MB, Stayer SA, et al. Cardiovascular effects of sevoflurane, isoflurane, halothane, and fentanyl-midazolam in children with congenital heart disease: an echocardiographic study of myocardial contractility and hemodynamics. Anesthesiology, 2001, 94: 223-229.

[10] Kleinman ME, Chameides L, Schexnayder SM, et al. Part 14: pediatric advanced life support: 2010 American Heart Association Guidelines for Cardio-pulmonary Resuscitation and Emergency Cardiovascular Care. Circulation, 2010, 122: S876-908.

[11] Mark DT, Robert HF. The Anesthetic Management of Children with Pulmonary Hypertension in the Cardiac Catheterization Laboratory. Anesthesiology Clin, 2014, 32(1): 157-173.

[12] 王嵘,李强强,张陈,等.特发性肺动脉高压患儿全身麻醉下右心导管术中及术后肺动脉高压危象的特点分析.中国医药,2021,16(4):516-520.

[13] Galiè N, Hoeper MM, Humbert M, et al. Guidelines for the diagnosis and treatment of pulmonary hypertension: the Task Force for the Diagnosis and Treatment of Pulmonary Hypertension of the European Society of Cardiology (ESC) and the European Respiratory Society (ERS), endorsed by the International Society of Heart and Lung Transplantation (ISHLT). Eur Heart J, 2009, 30(20): 2493-2537.

扩张性心肌病伴肺动脉高压患儿行心导管检查术的麻醉管理

> **摘要**
>
> 4岁的女童,因3年前在外院发现心肌致密化不全、肺动脉高压,经内科治疗后病情仍无法控制。8个月前在我院诊断为扩张性心肌病合并重度肺动脉高压,内科使用靶向药物他达拉非和波生坦控制肺动脉高压,美托洛尔控制心率,速尿和安体舒通利尿等对症治疗。近期患儿又因反复晕厥伴心功能Ⅲ级,拟在全身麻醉下行心导管检查术,麻醉管理要点是维护心功能,避免肺血管阻力升高。

扩张性心肌病(Dilated Cardiomyopathy,DCM)是以心脏扩大(左心室更为显著)为主要特点的心室广泛扩张伴收缩功能障碍。绝大多数患儿病因不明,可能与感染、遗传、代谢障碍、内分泌紊乱等因素有关,各年龄段均可发生。该病通常发病隐匿,以烦躁、厌食、乏力、腹痛、咳嗽和呼吸困难等症状最为常见,可突发心力衰竭,病程进展后期出现左心功能不全,导致肺瘀血并出现毛细血管后的肺动脉高压,也可能伴有其他原因导致的肺动脉高压。本文报道1例扩张性心肌病伴肺动脉高压患儿行心导管检查手术的麻醉管理。

病例描述

患儿,女,4岁,13.3 kg。足月顺产,产时无窒息史。患儿3年前因气促、喘息、咳嗽等不适,于外院行心脏超声后发现心肌致密化不全、肺动脉高压,当地给予地高辛、卡托普利及利尿剂治疗后仍有反复气促、咳嗽、活动耐量减低等症状。心脏超声提示全心增大(左心房及左心室增大较明显),室间隔中下段运动欠协调,二尖瓣前向流速稍增快,三尖瓣轻至中度反流,双侧心室壁顺应性欠佳,左心室心肌组织不紧凑,左心收缩功能正常低限。心脏MRI提示左、右心室心肌疏松,室间隔中段运动不协调。基因检测提示SCN5A基因存在异常,考虑为该基因变异引起的心肌病。给予波生坦、他达拉非降低肺动脉压力,美托洛尔控制心率,速尿和安体舒通利尿,卡托普利保护心功能等治疗15天,病情好转后出院。2个月前患儿在哭闹后突发晕厥,表现为口唇发绀、意识丧失、出冷汗、无抽搐、无大小便失禁,持续数秒后缓解,共发作4~5次。门诊复查心超提示全心增大、左心室双腔、三尖瓣中度反流、肺动脉高压、双侧心室顺应性欠佳、左右心功能收缩正常范围。

体格检查: 患儿生长发育稍落后于同龄人,一般活动度较差,活动稍剧烈即可导致晕厥,专科检查发现心前区明显隆起,心率85次/分,律齐,心音有力,心前区可闻及Ⅲ/Ⅵ级收缩期杂音。

实验室检查: 血常规、肝和肾功能未见明显异常。氨基脑钠肽前体(NT-ProBNP)4513 pg/ml。

心电图: 窦性心律;右胸导联T波直立,右心室大可能;左心房大;右心房大可能;V3导联总振幅>60 mm;T波变化。

24小时动态心电图：平均心率87次/分，最慢心率59次/分，最快心率148次/分，共分析总心搏总数123 572次，未见大于2.0秒的停搏。窦性心律不齐、夜间窦缓、ST-T变化。

心脏、胸部大血管、气道CT：左、右心房扩大，右心室扩大，左心室双腔，右下肺感染，左下肺先天性肺气道发育畸形可能。

心脏超声：全心增大，左心房增大最明显，房间隔凸向右心房侧，收缩期室间隔凸向左心室面，左心室侧壁及心尖处心肌组织疏松，疏松层/致密层>2，左心室壁收缩活动尚可。左心室心腔内偏后方可见肥厚疏松肌束将左心室分隔两腔，肌层厚度达1.52 cm，过此处流速1.9 m/s。右心室稍肥厚，肌小梁排列较紊乱；主动脉三叶瓣，开放活动可；左、右冠状动脉开口可见，内见前向血流信号；肺动脉增宽、总干内径1.97 cm，瓣膜开放活动可，轻度反流，反流速3.66 m/s，压差54 mmHg；二尖瓣瓣环2.6 cm，轻度反流；三尖瓣瓣环2.45 cm，前瓣瓣尖增厚、卷曲、稍脱垂，关闭点错位，中度反流，反流束宽0.44 cm，反流速5.81 m/s，压差135 mmHg；房间隔和室间隔完整，室间隔中下段运动欠协调，呈矛盾运动；左位主动脉弓；未见心包积液。肺动脉高压(重度)，全心增大，以左侧更为明显，左、右心室心肌组织疏松左心室双腔(无梗阻)。三尖瓣中度反流，左、右心收缩功能正常范围。

心脏MRI：右心室扩大，右心室收缩功能下降，左、右心室心肌疏松明显，左心室内可见异常肌束。

术前诊断：扩张性心肌病、左心室心肌致密化不全、肺动脉高压(重度)，拟择期行心导管检查术。

麻醉经过

患儿无术前用药，入手术室后予无创血压(BP)、心率(HR)、脉搏氧饱和度(SpO₂)监测示BP 102/58 mmHg，HR 102次/分，SpO₂ 97%。经外周静脉注射咪达唑仑1.0 mg、依托咪酯4.0 mg、芬太尼20 μg和罗库溴铵10 mg麻醉诱导，睫毛反射消失后可视喉镜下置入ID 5.0带囊气管内导管，插管深度经门齿14 cm。PCV模式控制通气：氧流量2 L/min，FiO₂ 60%，潮气量140 ml，呼吸频率20次/分，吸呼比1∶2，维持呼气末二氧化碳分压(ETCO₂)35~45 mmHg。

麻醉诱导后行左桡动脉穿刺置管，并持续监测有创动脉压(ABP)，同时行左颈外静脉穿刺置管，作为血管活性药通路备用。调整七氟烷吸入0.5~1.0 MAC，维持患儿心率和血压平稳，静脉输注醋酸钠林格液100 ml。

术后转归

手术时间共耗时20分钟，经心导管检查测得肺动脉压力105/47 mmHg，同步主动脉压力106/59 mmHg，左肺动脉楔压33 mmHg，左心室舒张末压40 mmHg，检查结束后停止吸入麻醉药物。在深麻醉下进行气道和口内分泌物吸引，静脉推注舒更葡萄糖纳30 mg拮抗残余肌松，待患儿自主呼吸恢复后顺利拔除气管导管，将其转入病房。

知识点回顾

1. 扩张性心肌病

扩张性心肌病患儿需要有效控制心衰和心律失常，预防猝死和栓塞，以提高其生活质量和生存率。通过应用小剂量多巴胺和多巴酚丁胺，在不增加体循环阻力的情况下，增强心肌收缩力，增加心输出量。DCM患儿的前负荷管理非常关键，增加前负荷并不能显著增加每搏量，容量超负荷不仅不能增加心输出量，反而会加重心功能不全。但是容量不足又可能导致心输出量减少。所以，通过CVP、SVV等容量监测手段，以保证维持有效的前负荷。

2. 肺高压危象

DCM伴有肺动脉高压(PH)的患儿应谨防发生肺动脉高压危象(PHC)。PHC是指在pH的基础上，因缺氧等多种因素引起肺血管剧烈收缩，肺动脉收缩压快速上升≥20 mmHg，肺血管病阻力增加而导致右心后负荷突然增高，右心室排血障碍而产生急性右心衰，静脉系统瘀血；而左心室由于回心血量骤然减少而出现低心排症状，全身灌注不足致组织缺氧，严重时可危及生命。因此患儿在麻醉前及诱导过程、苏醒过程中应注意避免诱发因素,预防 PHC 发作。

● 讨 论 ●

▶ 1. 术前评估与准备

由于 DCM 患儿病情有轻有重,重者在围术期就有可能出现心衰,心律失常甚至猝死,因此,术前需充分了解病史,调整并评估心功能。针对本患儿,在检查前重点关注了超声心动图、心电图以及心脏 MRI,结合麻醉风险进行了评估。该患儿病程已有 3 年余,活动后有气促、乏力症状,近期有反复晕厥,患儿心功能Ⅲ级,虽长期服用靶向药物控制肺动脉高压但仍进展迅速,为此我们做了充分准备,除了基础的心电图、脉搏氧饱和度、呼末二氧化碳、体温、尿量等监测外,增加了有创血压测量,力求精准控制麻醉深度以保持患儿生命体征平稳。

▶ 2. 术中麻醉管理

DCM 患儿以左心室或双心室扩大、收缩功能障碍为主要特征。DCM 伴心衰患儿麻醉时应以稳定血流动力学、改善心泵功能、维护脏器灌注和功能为目标,并贯穿于整个围术期。DCM 患儿前负荷储备耗竭,增加前负荷并不能显著增加每搏量;同时前负荷储备的耗竭使每搏量相对固定,此时心动过缓将使心输出量减少,而心动过速并不能减少左心室的充盈,相反可能使心内膜下灌注受损。适当增强心肌收缩力、降低体循环阻力可能有助于增加每搏量和心输出量。

该患儿的麻醉诱导和维持参考了小儿心脏手术的用药方法,选择了对心脏功能影响小的药物。静脉注射咪达唑仑、依托咪酯、芬太尼和罗库溴铵进行麻醉诱导,术中用七氟烷吸入维持麻醉,保持七氟烷在 0.6 MAC 以上,并根据心率、血压调整吸入浓度,在满足麻醉深度的情况下,力求心率和血压保持平稳。

DCM 患儿合并有肺高压时应做好紧急处理预案。PHC 处理预案如下:

(1) 纯氧通气。
(2) 加深麻醉/镇静,给予镇痛药。
(3) 应用肺血管扩张药,吸入依前列醇或静脉泵注米力农。
(4) 应用肌松药。
(5) 通气时使用最低水平 PEEP 以保持氧合,延长呼气相并保持低气道压。
(6) 应用碳酸氢钠纠正酸中毒。
(7) 保证良好的冠脉灌注。
(8) 维持窦性心律。
(9) 保持体温正常。
(10) 必要时考虑应用 ECMO 支持。

▶ 3. 不足之处

对于该患儿,我们未采用 CVP、SVV 等容量负荷监测手段,否则将会更有益于维护患儿的容量负荷及心功能。

● 总 结 ●

综上所述,扩张性心肌病患儿麻醉时需注意维持每搏量及心输出量,并保证适当的容量负荷。只有通过精准管理才能有效地预防发生围术期并发症和降低患儿死亡率。

(侯慧艳)

参考文献

[1] 中华医学会心血管病学分会,中国心肌炎心肌病协作组.中国扩张型心肌病诊断和治疗指南[J].临床心血管病杂志,2018,34(5): 421-434.
[2] 中华医学会呼吸病学分会肺栓塞与肺血管病学组,中国医师协会呼吸医师分会肺栓塞与肺血管病工作委员会,全国肺栓塞与肺血管病防治协作组,等.中国肺动脉高压诊断与治疗指南(2021版)[J].中华医学杂志,2021,101(1): 11-51.
[3] Juneja R, Nambiar PM. Cardiomyopathies and anaesthesia. Indian J Anaesth,2017,61(9): 728-735.

67 主动脉瓣狭窄新生儿行介入球囊扩张治疗的麻醉管理

> **摘要**
>
> 出生11天的足月男婴,出生后体检发现心脏杂音,心脏彩超提示为主动脉瓣狭窄(过瓣流速5.62 m/s,压差75 mmHg),房间隔缺损(Ⅱ)。患儿重度主动脉瓣狭窄并发心功能不全而需早期进行治疗。经皮球囊主动脉瓣成形术是治疗小儿先天性主动脉瓣狭窄的有效手段之一,可避免新生儿开胸心脏直视手术的创伤。维持心输出量和冠脉灌注是此手术麻醉关注的要点。

主动脉狭窄(aortic stenosis,AS)包括主动脉瓣狭窄、主动脉瓣上狭窄和主动脉瓣下狭窄。先天性主动脉瓣狭窄是较为常见的先天性心脏病,发病率为0.30/10 000～0.34/10 000,主动脉瓣狭窄多见于男性,男女比例为4∶1。通常AS婴儿的左心室和主动脉瓣环窄小,这类患儿可能代表了一种比较轻症类型的左心发育不良综合征。约有10%重症AS患儿在新生儿或婴儿早期就出现心功能不全的表现,甚至心源性休克,需要早期进行治疗,麻醉手术风险较高。本文报道1例主动脉瓣狭窄的新生儿行心导管介入球囊成形治疗的麻醉管理。

● 病例描述 ●

患儿,男,出生11天,体重3.27 kg,身高50 cm。足月顺产,有宫内窘迫史。患儿出生后听诊发现心脏杂音,怀疑患有先天性心脏病。病程中患儿有吐奶1次,非喷射性,呕吐物为奶液,无胆汁及咖啡样物质,量多。无青紫,无反复呼吸道感染病史。心脏超声提示AS、房间隔缺损(Ⅱ),收治入院。

体格检查:患儿神志清,呼吸尚平稳,吸空气时的脉搏血氧饱和度(SpO_2)为96%。听诊双肺呼吸音粗,无啰音;心率157次/分,心律齐,胸骨右缘1～2肋间可闻及Ⅲ/Ⅵ级粗糙射流性杂音;肝脏肋下未及;四肢末梢温,无浮肿。

实验室检查:血常规、凝血功能正常,NT-proBNP 255 pg/ml,CK-MB 3.90 μg/L。

胸部正位X片:心影大,两肺纹多,右侧锁骨骨折可能。

心电图:阵发性室上性心动过速。

心脏CT:主动脉瓣狭窄,房间隔缺损。

超声心动图:主动脉瓣狭窄伴轻度反流(压差75 mmHg),房间隔缺损(Ⅱ)。

术前诊断:主动脉瓣狭窄,阵发性室上性心动过速,房间隔缺损。拟择期行经皮球囊主动脉瓣成形术。

● 麻醉经过 ●

患儿无术前用药,入室后常规生命体征监测,BP 65/35 mmHg,HR 160次/分,SpO_2 96%。开放外周静脉,给予咪达唑仑0.3 mg、依托咪酯1.0 mg、芬太尼2.5 μg和罗库溴铵2.0 mg静注诱导,睫毛反射消失后在可视喉镜辅助下置入ID 3.5带囊气管导管,插管深度 10 cm,听诊双肺呼吸音对称。PCV-VG 模式控制通气,氧流量 1 L/min,FiO_2 50%,VT 30 ml,RR 26 次/分,I∶E 为 1∶2,术中 $ETCO_2$ 38～40 mmHg。术中吸入七氟烷维持麻醉,MAC 维持在 0.8～1.0。主动脉瓣扩张前静脉给予阿托品 0.1 mg,地塞米松 2.0 mg。

常规消毒铺巾后经右侧股动送入 4F 猪尾巴导管和 4F 椎导管,测量各腔室压力及血氧,选择性造影示主动脉瓣增厚,瓣环直径约 8.5 mm,主动脉弓形态正常,无明显动脉导管未闭,主动脉瓣无明显反流。经右股动脉递送 8×40 mm 球囊至瓣环处,予主动脉瓣球囊扩张 2 次,首次可见腰凹,末次腰凹消失。球囊扩张时患儿出现血压低、心率减慢,待球囊松弛后生命体征逐渐恢复正常。患儿术后床边超声:主动脉过瓣流速约 2.5 m/s。术毕带口插气管导管,安返新生儿监护室。

术后转归

手术时间共 35 分钟,术中出血量 5 ml。输注醋酸林格液 30 ml。留置气管导管在机械通气维持下转运 NICU,转运中 BP 62/30 mmHg、HR 155 次/分、SpO_2 95%。患儿回病房后于次日拔除气管导管,术后第 10 天出新生儿监护室。

知识点回顾

1. 主动脉狭窄的病理生理

主动脉狭窄可能发生在瓣膜、瓣下或瓣上水平。主动脉瓣狭窄最常由融合的二叶主动脉瓣引起。非阻塞性二叶主动脉瓣可无明显临床症状,有症状的新生儿多数伴有严重的主动脉瓣狭窄,同时患儿的主动脉瓣环和升主动脉、二尖瓣和左心室腔常常发育不良。主动脉瓣下狭窄有两种情况,一种是在主动脉瓣环下 1～2 cm 处存在局限性隔膜,另一种是左心室流出道纤维肌肉过度生长,使左心室流出道产生隧道样狭窄。主动脉瓣上狭窄主要由 7 号染色体 q11.23 位点弹性蛋白基因的微缺失引起。主动脉瓣上狭窄的特征为主动脉瓣窦管交界处存在沙漏样狭窄,在小部分病例中(约 30%),升主动脉存在大范围的管状狭窄,常延伸至主动脉弓和头臂干开口处。大约 40% 的主动脉瓣上狭窄患儿同时合并有严重的肺动脉狭窄和右心室压力超负荷。

2. 主动脉狭窄的临床表现

轻中度主动脉狭窄患儿常无症状,严重的狭窄可出现劳力性胸痛或晕厥,很快就可进展为充血性心力衰竭。大多数患儿血压正常,但重症主动脉狭窄患儿脉压窄。瓣膜上的 AS 患儿右臂的收缩压可能高于左臂。轻度狭窄时心电图可正常,严重狭窄可出现左心室肥厚。胸片通常是正常的,但在瓣膜性狭窄中偶尔可以看到扩张的升主动脉,心衰会导致明显的心脏增大。

3. 主动脉狭窄的手术方式

主动脉狭窄可行心导管介入治疗或外科治疗。理想情况下,介入实施主动脉瓣球囊扩张可以明显降低主动脉瓣的峰值压力阶差和平均压力阶差,而又不产生导致血流动力学明显改变的主动脉瓣反流。外科治疗时,孤立性主动脉瓣狭窄可通过横断或切开升主动脉,然后决定对主动脉瓣进行修复还是置换。主动脉瓣上狭窄合并左心室流出道发育不良的患儿,修补主动脉或主动脉下狭窄时可能需要用补片加宽左心室流出道和置换主动脉瓣。在某些情况下,还需要手术纠正冠状动脉开口处的狭窄。

讨 论

1. 术前评估与准备

新生儿和小婴儿的重症主动脉瓣狭窄在病理生理、临床表现以及处理原则等方面,与年长儿及成人患者存在很大差异。新生儿发生危重 AS 时体循环常依赖动脉导管维持,导管开始闭合后可能会出现低灌注、发紫和昏睡的迹象,导致体循环血流减少,造成循环衰竭甚至死亡。应用前列地尔重新开放动脉导管可以拯救患儿生命。本例患儿全身青紫伴呼吸困难,心脏二维脉冲彩色多普勒超声示:主动脉瓣狭窄伴轻度反流(压差 75 mmHg),房间隔缺损(Ⅱ),超声结果提示重度主动脉瓣狭窄。麻醉风险较高。约有 8% 的先心患儿会合并其他畸形,因此针对新生儿的术前评估应格外全面和细致,了解患儿是否合并其他畸形,或者是否存在某种先天性疾病综合征。新生儿糖原储存功能不成熟,糖原分解和糖异生功能低下,术前禁奶禁水时间宜尽可能短,维持生理状态。

▶ 2. 麻醉管理

本例患儿在诱导和维持中选用依托咪酯、舒芬太尼、七氟烷等对血流动力学影响较小的麻醉药物,选择了可控性更好的静脉诱导方式,缓慢滴定式给药,尽量避免血流动力学的波动。

术中麻醉管理目标是维持心输出量和冠脉灌注。在主动脉瓣球囊扩张过程中,左心室压力负荷激增,左心功能受损,心输出量骤降,可能会发生心脏骤停。麻醉医师应密切监测血流动力学指标,及时与介入医生沟通,谨防心血管不良事件的发生;同时确保急救药物和除颤设备的随时可用,一旦心搏骤停发生应立即启动心肺复苏流程。在本例球囊主动脉瓣成形术中,虽有血流动力学的显著波动,但在球囊撤离后,及药物作用下,血流动力学较快恢复正常。

AS 患儿如发生心动过速则是致命的。因为尽管收缩期有足够的时间让血液通过狭窄的主动脉瓣口,但舒张时间和心内膜下灌注却明显减少。心动过缓同样也是不可取的,因为跨瓣压力阶差与跨瓣流量的平方成正比。在心率减慢的情况下,要保证心输出量就必须以提高跨瓣压力阶差为代价来增加跨瓣流量,即每搏输出量。同时术中应避免体循环阻力的增加,增加体循环阻力将加重左心室压力负荷,导致左心输出量显著下降。本病例患儿在介入球囊扩张治疗后主动脉瓣狭窄得以有效纠治,避免了新生儿期行心内直视手术。

▶ 3. 不足之处

本病例在手术室外心导管室完成,由于条件所限,未能监测患儿体温、脑和肾血流。

● 总 结 ●

总之,麻醉医生必须具有丰富的小儿心脏麻醉经验,并善于和团队成员沟通,以确保围术期的患儿安全。由于先天性心脏病和导管术的种类繁多,应该综合考虑到患儿基础疾病、介入治疗方式以及个体化麻醉方案。

(孙莉萍)

参考文献

[1] Weber HS. Catheter management of aortic valve stenosis in neonates and children. Catheter Cardiovasc Interv, 2006, 67: 947-955.
[2] Hastreiter AR, Oshima M, Miller RA, et al. Congenital aortic stenosis syndrome in infancy. Circulation, 1963, 28: 1084-1095.
[3] Daaboul DG, DiNardo JA, Nasr VG. Anesthesia for high-risk procedures in the catheterization laboratory. Paediatr Anaesth, 2019, 29(5): 491-498.
[4] Vincent RN, Moore J, Beekman RH, et al. Procedural characteristics and adverse events in diagnostic and interventional catheterisations in paediatric and adult CHD: initial report from the IMPACT Registry. Cardiology in the young, 2016, 26(1): 70-78.
[5] 傅立军,周爱卿,郭颖,等.经皮球囊主动脉瓣成形术治疗小婴儿重症主动脉瓣狭窄的疗效观察.中华心血管病杂志, 2012, 40(4): 289-292.
[6] Daaboul DG, DiNardo JA, Nasr VG. Anesthesia for high-risk procedures in the catheterization laboratory. Paediatr Anaesth, 2019, 29(5): 491-498.

68 肺动脉瓣狭窄患儿行介入球囊扩张治疗的麻醉管理

> **摘要**
>
> 5个月的女婴,因生后体检听诊发现心脏杂音,心脏超声检查提示肺动脉瓣狭窄(跨瓣压差51 mmHg)伴双侧室壁肥厚。本例患儿是单纯性肺动脉瓣狭窄的低龄婴幼儿,生后有蛛网膜下腔出血病史,拟在全身麻醉下行心导管介入球囊肺动脉瓣成形术。肺动脉瓣球囊扩张操作会造成肺血流减少,呼气末 CO_2 及血氧饱和度也会一过性降低,甚至出现心率减慢,必要时需使用血管活性药物。

肺动脉狭窄(pulmonary stenosis, PS)以单纯肺动脉瓣狭窄最为常见,约占90%,其次为漏斗部狭窄。轻度 PS 患儿可正常生长发育且不需要手术治疗;中度 PS 患儿一般长至 20 岁前后出现活动后心悸、气急状态;重度 PS 患儿常在幼儿期出现明显症状,如不及时治疗常可在幼儿期死亡。20 世纪 80 年代之前,直视下肺动脉瓣切开术是治疗该病的唯一手段,该方法需在体外循环下进行。但随着医学发展,经皮球囊肺动脉瓣成形术已经成为单纯性 PS 首选的治疗方法。本文报道 1 例 PS 患儿行心导管介入球囊肺动脉瓣成形术的麻醉管理。

● 病例描述 ●

患儿,女,5个月,体重5 kg,身长60.5 cm。足月顺产,产时无窒息。患儿出生1个月后因体检听诊发现心脏杂音,怀疑罹患先天性心脏病。患儿口唇和四肢末端无青紫,活动能力受限,生长发育明显迟缓,无反复呼吸道感染史。既往有蛛网膜下隙出血病史,给予随访观察中。

体格检查:患儿神志清,无青紫,呼吸平稳,听诊双肺呼吸音对称,无啰音;心率142次/分,心律齐,P2亢进;肝脏肋下未及,四肢末梢暖,无水肿。

实验室检查:C反应蛋白<0.8 mg/L,白细胞计数 $15.14\times10^9/L$,血小板计数 $213\times10^9/L$,血红蛋白测定 116.0 g/L,中性粒细胞 $2.38\times10^9/L$,PT 12.4秒,APTT 41.2秒,TT 19.5秒。

CK 21U/L,LDH 553U/L。NT-proBNP 255 pg/ml。

胸部正位 X 线片:心影大,两肺纹理增多、模糊。

心电图:窦性心动过速;电轴左偏,I、aVL 深 q 波,右心室大。

超声心动图:PS(压差 51 mmHg),双侧室壁肥厚。

术前诊断:PS,心肌肥厚,拟择期行经皮心导管介入球囊肺动脉瓣成形术。

● 麻醉经过 ●

患儿无术前用药,入室后常规生命体征监测,BP 85/46 mmHg,HR 150次/分,SpO_2 99%。开放外周静脉,给予依托咪酯 1.5 mg、舒芬太尼 1.0 μg、罗库溴铵 2.5 mg 静注诱导,睫毛反射消失后在可视喉镜辅助下置入 ID 3.5 带囊气管导管,插管深度 11 cm,听诊双肺呼吸音对称。PCV 模式控制通气,氧流量 2 L/min,FiO₂ 50%,吸气压力 15 cmH₂O,RR 20 次/分,I∶E 为 1∶2,术中 ETCO₂ 40~45 mmHg。术中吸入七氟烷维持麻醉,MAC 值维持在 0.8~1.0 之间。诱导后静注阿托品 0.1 mg,地塞米松 2.0 mg。

常规消毒铺巾,穿刺右股静脉后送入 4F 猪尾巴导管和椎导管。术前测压肺动脉和右心室压力分别为 30/19 mmHg 和 55/5 mmHg,右心室造影见肺动脉瓣及瓣上狭窄,可见射流征及幕顶征。测量肺动脉瓣瓣环约 9.5 mm。经导管递送 12 mm×20 mm 球囊至狭窄处,扩张 2 次,首次扩张时可见腰凹,第二次扩张后腰凹已不明显。球囊扩张时患儿呼气末二氧化碳从 38 mmHg 逐步下降至 21 mmHg,并直至呼气末二氧化碳波形消失。患儿 SpO₂ 最低降至 65%,待球囊放松后,SpO₂、呼气末二氧化碳值得以逐渐恢复至正常水平。床旁心脏超声示过瓣流速约 2.25 m/s;术后复测肺动脉和右心室压力分别为 40/14 mmHg 和 50/5 mmHg。术毕拔除气管导管,患儿安返病房。

● 术后转归 ●

手术时间共 55 分钟,术中出血量 5 ml。输注醋酸林格液 80 ml。出导管室时鼻导管吸氧,BP 82/48 mmHg、HR 140 次/分、SpO₂ 98%。患儿在监测下转运回心内科病房,术后恢复顺利并于术后第 3 天出院。

● 知识点回顾 ●

▶ 1. 肺动脉狭窄的病理生理

患儿肺动脉瓣增厚,连接处融合或缺失,瓣口小。常因肺动脉瓣狭窄出现主肺动脉的扩张。努南综合征时常有肺动脉瓣发育不良,如瓣叶增厚、卷曲等。瓣膜下狭窄通常与较大的室间隔缺损相关,这些与法洛四联症相似。是否出现发绀视肺动脉狭窄的严重程度而定,特别是严重肺动脉狭窄的新生儿,由于右心室搏出严重受阻、右心室肥厚,右心室顺应性降低以及由此引发的三尖瓣反流导致心房水平(卵圆孔或房间隔缺损)右向左分流,可出现不同程度发绀。

▶ 2. 肺动脉狭窄的临床表现

临床表现取决于梗阻的严重程度。轻度或中度 PS 的儿童无症状,常在体检中被闻及心脏杂音。严重狭窄可引起呼吸困难、劳累、运动不耐受、腹胀、下肢水肿等右心功能不全症状。胸片可能显示右心房和右心室增大,并伴有 PS 后扩张(被认为是由于高速喷射的血液撞击肺动脉壁所致)。心电图显示右心室肥大伴右心室轴偏移。超声心动图结合多普勒成像评估肺动脉瓣形态,判断是否合并右心室肥厚,并可准确测量狭窄处前后的压力梯度。

▶ 3. iFlow 技术

syngo iFlow 技术是对常规 DSA 的 DICOM(Digital Imaging and Communications in Medicine)格式数据进行实时处理和彩色编码,分析血流达峰时间等血流变化参数。iFlow 技术作为一个量化血流评价工具,通过局部的达峰时间(TTP)和曲线下面积(AUC)等参数来反映血流速度及血流灌注量的改变,常用于外周血管的介入治疗且基于 DSA 造影的 syngo iFlow 技术可以克服心跳和呼吸运动对肺动脉血流的干扰,提供即刻的量化评估肺动脉血流动力学的工具,并且在造影的同时进行影像学分析,不增加额外介入操作、射线剂量和造影剂用量,因此为肺动脉球囊扩张手术提供一种无创血流动力学量化评价方法。

● 讨 论 ●

▶ 1. 术前评估与准备

患儿的临床表现因 PS 狭窄程度不同而异,轻或中度 PS 患儿可无症状,严重狭窄患儿则会出现发绀和呼吸困难、下肢水肿等右心衰症状。本例患儿生长发育明显迟缓,活动力下降,心脏二维脉冲彩色多普勒超声示 PS(跨瓣压差 51 mmHg),双侧室壁肥厚,提示中度肺动脉狭窄,因此麻醉的风险也相应增加。

对于发绀、红细胞增多症、流出道梗阻患儿应适当放宽术前禁食禁饮的时间,减轻脱水程度,降低发生低血糖风险,尤其是6个月以下的婴儿,其糖原分解和糖异生功能受损、糖原储存功能不成熟,因此本患儿术前就已开始给予生理性补液。

▶2. 术中麻醉管理

本例患儿在诱导和维持中选用依托咪酯、舒芬太尼、七氟烷等对血流动力学影响较小的麻醉药物,选择可控性更好的静脉诱导方式,给予缓慢滴定式给药,尽量避免血流动力学波动。

麻醉管理中,需注意体内 CO_2 过高会引起呼吸性酸中毒,引起内环境紊乱,不利于维持血流动力学稳定。术中调整呼吸参数,将 $ETCO_2$ 维持于 45~50 mmHg。肺动脉瓣球囊扩张时,肺血减少直至消失,患儿 $ETCO_2$ 逐步降低伴有 SpO_2 一过性降低,甚至出现心率减慢,待球囊减压后会逐渐恢复。麻醉医师需和导管医师有效沟通,掌控球囊扩张程度和时间,避免发生并发症。一旦发生严重的心律失常或心搏骤停,应立即释放球囊,根据情况启动心脏复苏。造影显示"腰征"消失后证明肺动脉瓣球囊扩张成功。手术完成后患儿肺血流增加,脉搏血氧饱和度升高,同样提示球囊扩张有效。术中发生心律失常可能与交感兴奋性改变有关,所以需要根据手术进程及时调整麻醉深度,必要时加用血管活性药物。此外,若出现持续性低血压,还需排除造影剂过敏的可能。

● 总 结 ●

经皮肺动脉瓣球囊成形术具有创伤小、效果好和并发症少等优点,是 PS 患儿首选的治疗方法。在操作过程中,患儿血流动力学变化迅速,麻醉医师应密切关注并谨防发生并发症。

(孙莉萍)

参考文献

[1] Teupe CHJ, Burger W, Schrader R, et al. Late(five to nine years) follow up after balloon dilation of valvar pulmonary stenosis in adults. Am J Cardiol, 1997, 80: 240-242.
[2] 刘芳,吴琳,黄国英,等.经皮肺动脉瓣球囊扩张成形术治疗小婴儿重度肺动脉瓣狭窄.中华医学杂志,2009,89(46): 3253-3256.
[3] 梁杰贤,宋兴荣,罗沙.左心发育不全综合征 Norwood I 期手术的麻醉处理.南方医科大学学报,2008,28: 417-418.
[4] 梁杰贤,张永勤,柴云飞.导管介入治疗新生儿肺动脉瓣狭窄及闭锁的麻醉管理.南方医科大学学报,2010,30(12): 2718-2720.

69 室间隔缺损合并近期上呼吸道感染患儿行心导管封堵术的麻醉管理

> **摘要**
>
> 2岁的男童,心脏超声提示室间隔缺损(膜周部),近期有上呼吸道感染,拟在全身麻醉下行经皮心导管室间隔缺损封堵术。此类患儿麻醉时需关注围术期呼吸道相关不良事件,处理要点包括选择喉罩全身麻醉,术前右美托咪定滴鼻和(或)布地奈德雾化吸入以减少对高反应性气道的刺激、术毕在深麻醉下拔管。

近期合并有上呼吸道感染(upper respiratory infection,URI)的先天性心脏病患儿在围术期发生呼吸相关不良事件(perioperative respiratory adverse events,PRAE)的风险明显增加。本文报道1例室间隔缺损合并有URI的患儿拟在心导管下行室间隔缺损封堵术的麻醉管理。

● 病例描述 ●

患儿,男,2岁,身高80 cm,体重12 kg。因室间隔缺损拟在心导管下行室间隔缺损封堵术。患儿1周前有发热,体温最高时38.6℃,口服布洛芬后体温恢复正常。退烧后出现打喷嚏、流清鼻涕、咳嗽等症状,晨起和夜间咳嗽明显,无咳痰。生长发育基本正常。

体格检查:神志清醒,体温37.3℃,心率118次/分,血压89/45 mmHg,呼吸25次/分,双肺呼吸音清。口唇及四肢末端无青紫。

专科体检:心脏浊音界扩大,心音低钝,心律齐,心前区可闻及Ⅲ/Ⅵ级杂音。肺部听诊双肺呼吸音粗,无啰音。全身四肢无浮肿。

实验室检查:血常规、肝功能及肾功能未见明显异常。

心电图:窦性心律。

胸片:心影大,双肺纹理增粗。

心脏超声:左心室射血分数(LVEF)55%。左心房增大,左心室收缩活动增强,室间隔缺损(膜周部),左向右分流,二尖瓣反流轻微。

术前诊断:1. 室间隔缺损;2. 上呼吸道感染。

● 麻醉经过 ●

患儿术前6小时禁食,术前2小时禁饮。鉴于患儿有咳嗽且以晨起和夜间明显,术前30分钟予以布地奈德雾化吸入复合右美托咪定2.0 μg/kg经鼻滴入。入心导管室后予以常规监测,心率126次/分,血压92/50 mmHg,SpO$_2$ 98%。麻醉诱导用药包括丙泊酚3.0 mg/kg,舒芬太尼0.3 μg/kg,阿托品0.01 mg/kg,地塞米松2.5 mg。待患儿睫毛反射消失,手控通气2分钟后置入2号喉罩。术中1.0~1.2 MAC七氟烷吸入维持,50%吸入氧浓度,SpO$_2$维持在98%~100%。手术时间全程大约60分钟。术毕等患儿自主呼吸恢复,吸空气5分钟后的SpO$_2$维持在96%,深麻醉状态下拔除喉罩。患儿有明显的舌后坠,放置口咽通气道后梗阻解除。待患儿Aldrete评分8分,送回病房苏醒监护。次日随访,患儿情绪平稳,Wong-Baker 疼痛评分 2 分,家长诉无明显不适,无呕吐。

● 知识点回顾 ●

1. 儿童上呼吸道感染

上呼吸道包括鼻、鼻旁窦、咽、咽鼓管、会厌和喉。URI 最常见的病原体是流感病毒、副流感病毒、呼吸道合胞病毒、冠状病毒、鼻病毒等,之后可继发细菌感染。URI 常见于儿童,其中婴幼儿和学龄前儿童发生率更高,平均每年 6~8 次。具有以下症状中的其中两种就可定义为活动性 URI:流鼻涕、咽喉疼痛、打喷嚏、鼻黏膜充血、不适、咳嗽或发热。URI 起初症状为咽喉疼痛或发痒、声音嘶哑,很快继发流鼻涕、打喷嚏和咳嗽。开始鼻涕为水样,后可转为脓性,鼻腔堵塞后,需张口呼吸。和成年人不同,儿童常出现发热,伴有全身乏力,表现为疲劳、头痛、肌痛和食欲不振。URI 通常为自限性疾病,一般 7~10 天自愈,但也有患儿的症状可持续 3 周以上。近期 URI 是指手术前 2 周内存在上呼吸道感染的症状。儿童特别是先天性心脏病患儿容易伴随有上呼吸道感染。

5 岁以下幼儿的气管和支气管管径较年长儿和成年人狭窄,支气管软骨环柔软,支架作用较差,黏膜组织疏松,容易发生渗出和水肿。少量分泌物或支气管的微弱收缩就可显著增大气道阻力,表现为自主呼吸时呼吸费力或正压通气时气道压升高。支气管高反应性可引起严重的围术期并发症,特别是上气道和下气道的功能性梗阻如喉痉挛和支气管痉挛,可导致致命性低氧血症。尽管 URI 是上呼吸道疾病,但研究显示 URI 也可导致肺功能异常,如通气灌注比值失调、闭合气量增大、弥散量受损,也可降低患儿的用力肺活量、第 1 秒用力呼气量、呼气流量峰值(peak expiratory flow,PEF)。

2. 心导管室间隔缺损封堵术的并发症

对于膜周部室缺,封堵器位置和心脏房室传导组织的距离非常靠近,因此在封堵器置入过程中和放置后可能发生左束支传导阻滞和心脏停搏,任何时候发生传导阻滞都是取出封堵器的指征。在封堵器放置后,需要在超声和心室/主动脉造影明确是否存在流出道梗阻,判断主动脉瓣功能是否完整。如果封堵器影响主动脉瓣功能或产生反流,则建议去除/更换封堵器,甚至放弃心导管介入术。其余并发症还包括心导管鞘产生的血流动力学改变、血栓形成和溶血等。

● 讨 论 ●

1. 术前评估与准备

(1)术前访视。术前访视时应关注患儿近 2 周是否有上呼吸道感染、是否是早产儿等;现病史包括症状(病程、流涕、喉咙痒痛、喷嚏、鼻充血、全身乏力、咳嗽和咳痰、发热情况等)和治疗用药。父母提供有关患儿的病史很重要,父母确认孩子"感冒"对于预测喉痉挛发生具有重要意义,比麻醉医师仅凭患儿症状判断更具有可靠性。除了 URI,以下情况也是诱发 PRAE 的危险因素:哮喘/喘鸣;在过去的一年中有 >2 周的时间存在持续性的夜间干咳;过敏性鼻炎;过敏;湿疹;被动吸烟等。

(2)麻醉时机。一直以来这类患儿实施择期手术的麻醉时机是小儿麻醉领域最具挑战和争议的热点问题。由于上呼吸道感染后 6 周内患儿的呼吸道仍处于高反应性状态,在此期间行全身麻醉,患儿出现喉痉挛、支气管痉挛等 PRAE 的风险将显著增加。PRAE 是小儿麻醉后住院延长和死亡增加的主要原因。不仅如此,行开胸手术的先天性心脏病患儿术后呼吸机支持治疗的时间、ICU 停留时间以及住院时间都会明显延长。因此,对于先天性心脏病开胸手术建议至少推迟 2~4 周。进行经皮心导管封堵手术麻醉时,麻醉医师能够同时对上呼吸道感染患儿的 PRAE 进行处理,因此患儿已少有发生不良事件。我们之前的队列研究显示,上呼吸道感染后 2 周接受全身麻醉下心导管封堵术,PRAE 的发生率最高;若手术推迟至 2 周后进行,PRAE 的发生率则明显下降。PRAE 主要指上呼吸道梗阻、氧饱和度下降、咳嗽、口腔和(或)气道分泌物增多,这些不良事件在及时处理之后都能得到缓解,未发生严重不良事件如喉痉挛和支气管痉挛。

2. 术中麻醉管理

术前 30 分钟雾化吸入布地奈德或吸入沙丁

胺醇有利于降低气道高反应性。除此之外,我们的研究也发现,右美托咪定术前30分钟滴鼻不仅能提供良好的镇静,减少患儿因哭闹而增加的口腔/气道分泌物,也能降低围术期呼吸相关不良事件的发生率。相比气管导管,喉罩和面罩通气明显减少了对气道的刺激。心导管手术结束后,需在足够的麻醉深度下清除气道分泌物,避免麻醉苏醒期间气道操作、在深麻醉下拔出喉罩可避免发生喉痉挛。一旦发生喉痉挛,处理方法包括纯氧面罩加压通气、深度镇静如静脉注射丙泊酚以及静脉注射肌松药行气管插管。

● 总 结 ●

先天性心脏病伴有近期上呼吸道感染的患儿行择期心导管封堵术时,除了关注血流动力学稳定外,建议选择喉罩下全身麻醉,术前右美托咪定滴鼻和(或)布地奈德雾化吸入并在术毕深麻醉下拔除喉罩。

(张 侃)

参考文献

[1] 小儿心脏外科学.刘锦纷,孙彦隽译.第4版.上海:世界图书出版有限公司,2014.3.

[2] 先天性心脏病外科综合治疗学.刘锦纷、孙彦隽译.第2版.上海:世界图书出版有限公司,2016.7.

[3] Cardiac Catheterization in Congenital Heart Disease: Pediatric and Adult. Charles E. Mullins. Wiley, 2005, 12.

[4] 曾宪明,朱运河,张海龙.上呼吸道感染小儿的麻醉处理.国际麻醉与复苏杂志,2014,35(9):830-834.

[5] Britta S von Ungern-Sternberg, Krisztina B, Neil AC, Claudia R, Chris J, Peter DS, Walid H. Risk assessment for respiratory complications in paediatric anaesthesia: a prospective cohort study. Lancet, 2010, 376(9743): 773-83.

[6] Zhang K, Wang SY, Li MQ, Wu C, Sun LP, Zhang S, Bai J, Zhang MZ, Zheng JJ. Anesthesia timing for children undergoing therapeutic cardiac catheterization after upper respiratory infection: a prospective observational study. Minerva Anestesiol, 2020, 86(8): 835-843.

[7] Zhang S, Zhang RD, Cai MH, Zhang K, Zhang MZ, Zheng JJ. Intranasal dexmedetomidine premedication in children with recent upper respiratory tract infection undergoing interventional cardiac catheterisation: A randomised controlled trial. Eur J Anaesthesiol, 2020, 37(2): 85-90.

[8] Zhang S, Ding S, Cai MH, Bai J, Zhang MZ, Huang Y, Zheng JJ. Impact of upper respiratory tract infections on perioperative outcomes of children undergoing therapeutic cardiac catheterization. Acta Anaesthesiol Scand, 2018, 62(7): 915-923.

复杂先天性心脏病术后频发心房扑动患儿行射频消融术的麻醉管理

> **摘要**
>
> 9岁的男童,出生后即诊断复杂性先天性心脏病,历经体肺分流术、腔肺分流术、完全性肺静脉异位引流矫治术和共同房室瓣成形术等多次手术后频发心房扑动,近期因发作次数增加,且药物控制不佳伴活动后乏力和运动耐量明显降低,拟在全身麻醉下行射频消融术。在麻醉管理时应尽量维持窦性心律,有效控制心室率,避免诱发心动过速。

心房扑动(atrial flutter,Af)是指快速、规则的心房电活动,为房性心动过速与心房颤动之间的一种过渡类型,往往呈不稳定的趋向,多为阵发性,每次发作历时数分钟至数小时甚至更长,或恢复至窦性心律或发展为心房颤动,少数为持续性,可持续数月至数年。心房扑动发作时易引起血流动力学波动,术前需准备普罗帕酮、胺碘酮和去甲肾上腺素等药物对症支持治疗。本文报道1例复杂先天性心脏病手术后患儿频发心房扑动行射频消融手术的麻醉管理。

病例描述

患儿,男,9岁,身高125 cm,体重19.8 kg。足月顺产,产时无窒息史,目前生长发育明显落后。患儿出生时听诊发现心脏杂音,于外院诊断为复杂先天性心脏病(右位心、单心室、单心房、肺动脉瓣狭窄、完全性肺静脉异位引流、主动脉右弓右降、共同房室瓣),先后分次行体肺分流术(改良BT分流术)、双侧双向上腔静脉-肺动脉吻合术(Glenn手术)+完全性肺静脉异位引流矫治术+共同房室瓣成形术。术后1个月患儿出现胸闷症状,查心电图提示心房扑动、右心室肥厚。予地高辛、可达龙等治疗后,胸闷好转。平素患儿活动后有乏力,伴多汗、烦躁,生长发育落后,无反复呼吸道感染,无明显气促,无咳嗽,无双下肢水肿。现为进一步治疗,以"先天性心脏病术后、心房扑动"收住院。

体格检查:患儿神志清醒,脉搏氧饱和度(SpO_2)80%,心率82次/分,心律齐,心音有力,胸骨右缘第2～3肋间可闻及Ⅲ/Ⅵ级收缩期杂音,胸骨正中线可见陈旧性手术瘢痕,四肢可见杵状指/趾。

实验室检查:血常规中白细胞计数7.00×10^9/L,血小板计数384×10^9/L,血红蛋白160.0 g/L,红细胞计数5.11×10^{12}/L。肝、肾功能和凝血功能无明显异常。

心脏超声:心脏大部分于右侧胸腔,腹主动脉及下腔静脉均位于脊柱左侧,提示双侧右心房结构。单心房、单心室,残余心腔位于右后方。主动脉及肺动脉均发自主心腔,主动脉位于右前,主动脉瓣环2.33 cm,左、右冠状动脉开口显示不清。肺动脉位于左后,肺动脉瓣及瓣下狭窄,肺动脉瓣环0.59 cm,总干内径0.66 cm,流速3.92 m/s,压差62 mmHg。共同房室瓣,前向流速1.0 m/s,轻中度反流,反流多束,较宽束为0.32 cm。肺静脉流速0.8 m/s。右位主动脉弓,大动脉水平无明显分流。左侧腔肺吻合口内径0.89 cm,过吻合口流速0.48 m/s,血流波动随呼吸运动变化。右侧腔肺吻合口内径0.93 cm,过吻合口流速0.37 m/s,血流波动随呼吸运动变化。左肺动脉内径0.79 cm,右肺动脉内径0.99 cm。

心脏CT:右位心、单心室、单心房、双侧右心房结构、肺动脉狭窄、完全性肺静脉异位引流术后和双侧Glenn术后。

胸部X片:先天性心脏病术后、右位心、右弓、心影增大、两肺纹多。

心电图:异位心律,心房扑动呈2:1传导,右位心,右心室肥大可能。

24小时动态心电图:主导心律为窦性心律,平均心率56次/分,最慢心率37次/分,呈窦性心律伴Ⅱ度房室传导阻滞2:1传导,最快心率72次/分,呈窦性心律伴Ⅱ度房室传导阻滞,未见大于2秒停搏,最长RR间期为2度Ⅰ型房室传导阻滞。CH1、CH3通道ST段水平型下移0.075 mV伴T波负正双向。

术前诊断:心房扑动,右位心,单心室,单心房,复杂先天性心脏病术后。

● 麻醉经过 ●

患儿无术前用药,入手术室后予无创血压(BP)102/56 mmHg,心率(HR)210次/分(房扑心率),SpO_2 72%监测。局麻下行左侧桡动脉穿刺置管,持续监测有创动脉压(ABP)98/55 mmHg。给予咪达唑仑2.0 mg、依托咪酯6.0 mg、芬太尼40 μg和罗库溴铵12 mg静注诱导,睫毛反射消失后可视喉镜下置入ID 6.0带囊气管内导管,插管深度18 cm。PCV-VG模式控制通气,氧流量2 L/min,FiO_2 50%,VT 200 ml,RR 18次/分,I:E为1:2,维持呼气末二氧化碳分压($ETCO_2$)35~45 mmHg。静脉泵注瑞芬太尼0.1 μg/(kg·min)、罗库溴铵0.5 mg/(kg·h)联合吸入1%~2%七氟烷维持麻醉。

患儿入室连接心电监测后即显示为心房扑动,待有创动脉血压监测提示循环稳定后再行麻醉诱导。气管插管完成后约5分钟出现血压下降,ABP从98/55 mmHg降低至62/40 mmHg,SpO_2也从77%下降至55%,遂使用去甲肾上腺素提升血压,起始剂量为0.05 μg/(kg·min),后逐渐加量至0.08 μg/(kg·min)。用药后患儿血压逐渐回升至105/62 mmHg,伴随SpO_2上升至78%左右。手术过程中始终使用去甲肾上腺素维持血压以保证足够的灌注。

● 术后转归 ●

行激动顺序标测后,由左下肺静脉开始消融至共同瓣前壁,患儿房扑终止,心电图表现为结性心律。心房刺激后再次诱发房扑发作,形态与之前不同,考虑为下腔静脉-共同瓣环峡部依赖性房扑,遂由共同瓣环开始消融至下腔。患儿房扑终止,仍表现为结性心律,重复心房刺激也未能再次诱发房扑,射频消融手术共耗时135分钟。

手术完成后,我们在深麻醉下进行气管内吸痰和口内分泌物吸引,给予舒更葡萄糖钠40 mg拮抗残余肌松,患儿自主呼吸恢复良好、循环稳定且吸入空气后血氧饱和度能维持在基础值,拔除气管导管并停用去甲肾上腺素,患儿生命体征稳定,安返病房。

● 知识点回顾 ●

▶ **1. 功能性单心室外科治疗**

功能性单心室是一类范畴广泛的复杂性先天性心脏病,并需要进行分期手术治疗。改良BT分流术是目前一期体肺分流术常用的术式,目的是改善氧供并促进肺动脉发育,为后期手术提供条件。改良BT分流术的优点包括保留了受累手臂的血液循环;能根据体动脉(锁骨下或无名动脉)的大小来调节分流血量;所使用的膨体PTFE动脉人造血管的早期通畅率高;保证足够的分流长度;分流易于拆除。在二期手术时,将上腔静脉分别与同侧肺动脉进行吻合(即双向Glenn术),腔肺血管吻合后肺血流量增加,能提高体动脉血氧饱和度,且不增加体循环心室的容量负荷。

▶ **2. 心房扑动**

儿童心房扑动的主要病因大多数为器质性心脏病,如心肌病、心肌炎、病态窦房综合征以及先天性心脏病术后等。心房扑动的发生机制是右心房内单一的围绕下腔静脉和邻近缓慢传导区域的大折返环引起的环形运动。心房超速刺激可诱发和终止心房扑动以及心房扑动的拖带现象均提示心房扑动为折返机制所致。AF 心电图表现为 P 波消失,代之以系列大小相同、形态如锯齿样规则的扑动波,此为 F 波。QRS 波群形态与窦性心律相同,如伴有室内差异传导,可呈宽大畸形;心室律可规则(房室传导比例多为 2∶1～4∶1),也可不规则(房室传导比例不均匀)。

心房扑动的治疗措施包括:① 可选择直流电复律、食管心房调搏术、抗心律失常药物如胺碘酮、普罗帕酮等终止发作;② 当药物或电复律转为窦性心律时,需服胺碘酮、普罗帕酮等药物以维持疗效;③ 采用导管射频消融术或外科手术可达到根治目的。

处理房扑;心室率＞100 次/分且有心功能不全时,可选西地兰 0.4～0.8 mg 稀释后缓慢静脉注射,必要时 2 小时后追加半量;心室率＜180 次/分,无明显心功能不全时,除西地兰外,还可给普罗帕酮、艾司洛尔、维拉帕米;心室率＞180 次/分伴严重血流动力学障碍且药物治疗无效时,可选用同步电击复律。

Glenn 术后患儿的主要管理目标是维持心率、心肌收缩力和前负荷,保证心输出量,必要时可使用血管活性药物(如多巴胺、去甲肾上腺素等)。呼吸管理时要维持正常水平的 $PaCO_2$,避免气道压力过高,同时可适当提高吸入氧浓度以改善氧合。

▶ **3. 不足之处**

遗憾的是,我们没有给该例患儿在手术前预先放置体外除颤电极片以备房速发作时用于同步电复律。

● 讨 论 ●

▶ **1. 术前评估与准备**

术前麻醉医生应详细了解患儿的病史及用药史,避免术中持续房速发作并进一步损害心功能。我们在术前为患儿准备了胺碘酮,心律平等抗心律失常药物。为避免患儿紧张,可以适当给予口服咪达唑仑 0.5～1 mg/kg 用于术前镇静和降低应激反应。

▶ **2. 术中麻醉管理**

围术期发生房扑时,麻醉关注点在于控制心室率。洋地黄类药物在控制心室率、改善循环、纠正和预防心衰方面疗效肯定。围术期还应排除缺氧、二氧化碳蓄积、贫血、低钾或低镁血症等情况。比如,心室率＜100 次/分、心功能代偿好可暂不

● 总 结 ●

综上所述,保证容量负荷和心肌收缩力,控制心室率和维持心输出量,必要时给予电复律治疗是此类患儿麻醉成功的关键。

(侯慧艳)

参考文献

[1] 徐志伟,苏肇伉,丁文祥.单心室的外科治疗[J].中国胸心血管外科临床杂志,2001,8(1): 5-7.
[2] 张瑞冬,张马忠,陈锡明,等.单心室小儿手术麻醉的研究进展[J].上海交通大学学报(医学版),2011,31(9): 1335-1338.
[3] 袁越,梁翊常.小儿快速心律失常[J].中华心律失常学杂志,2008,12(3): 234-237.
[4] 杨晓斐.儿童经导管射频消融术的应用进展[J].国际儿科学杂志,2013,40(5): 458-462.

71 心动过速性心肌病患儿行支气管镜检查的麻醉管理

摘要

7个月的女婴,因咳嗽、喘息、气急就诊,诊断为心动过速性心肌病,经对症治疗后仍有间断咳嗽、喘息和大汗。因患儿还曾发生进食后明显呛咳,现为排除气道异物,拟在静脉麻醉下行气管镜检查。除了气管镜检查时需共用气道外,麻醉管理时还需通过用药控制心室率和预防发生心力衰竭。

心动过速性心肌病(tachycardia induced cardiomyopathy,TIC)是持续或反复发作的因心动过速导致的一种特殊类型心肌病。TIC可继发于各种类型的快速性心律失常,临床主要表现为心脏扩大及心功能不全。此病可发生于各年龄阶段,是一种可逆的、总体预后良好的获得性心肌病。少数患儿有复发及发生心源性猝死的可能,麻醉风险较大。本文报道1例心动过速性心肌病患儿行气管镜检查术的麻醉管理。

● 病例描述 ●

患儿,女,7个月,身长73 cm,体重7.5 kg。足月顺产,产时无窒息。患儿因2个月前出现咳嗽、喘息、气急于外院就诊,心脏超声提示心内膜弹力纤维增生症不能排除和舒张性心肌病待排,二尖瓣重度反流,左心室收缩功能降低(EF 42%)。动态心电图示房性心动过速(占99.9%),平均心率155次/分,最快心率207次/分,伴T波改变。胸部CT示双肺淡薄磨玻璃影,双肺下野少许斑片影,考虑"心力衰竭,重症肺炎,T波改变",给予"无创呼吸机辅助低通气、抗感染、雾化、利尿、地高辛、米力农强心"治疗后好转出院。患儿出院后仍有间断咳嗽、喘息、大汗,患儿曾有进食后明显呛咳,气道异物不能排除。

体格检查: 患儿发育正常,精神一般。心率180次/分,心律不齐,心音有力,心前区可闻及Ⅲ/Ⅵ级杂音。双肺听诊呼吸音粗,可闻及干啰音。吸空气下脉搏氧饱和度(SpO_2)85%。腹软,肝脾肋下未及。

实验室检查: 血常规、肝、肾功能未见显著异常。

胸部平片: 心影增大,两肺渗出,左肺下叶实变;两侧胸膜增厚;左肺上叶透亮度增高。

心电图: 阵发性房室交界性心动过速,左心室高电压,ST-T改变。

超声心动图: 全心大,以左心增大为主,左心室呈球样扩张,二尖瓣中、重度反流,肺动脉高压,左心收缩功能减低(EF 40.61%),少量心包积液。

术前诊断: 心动过速性心肌病、支气管异物待排。患儿拟急诊行支气管镜检查。

● 麻醉经过 ●

患儿无术前用药,入室后常规生命体征监测,无创血压(BP)98/65 mmHg,心率(HR)144次/分,窦性心律,SpO_2 98%。开放外周静脉后给予负荷量右美托咪定 2.0 μg/(kg·h),15 分钟后予舒芬太尼 0.1 μg/kg,艾司氯胺酮 0.3 mg/kg,异丙酚 1.0 mg/kg 静注诱导。右美托咪定 1.0 μg/(kg·h) 维持麻醉,支气管静检查前使用 2% 利多卡因喷雾对咽喉部进行局部麻醉,支气管镜检查时侧孔供氧 2 L/min。术中患儿保留自主呼吸,无呛咳,生命体征平稳。术毕安返病房。

● 术后转归 ●

手术共耗时 15 分钟,无出血。输注醋酸林格液 30 ml。术毕 BP 85/45 mmHg,HR 118 次/分,SpO₂ 98%。术毕 PACU 观察,苏醒后安返病房。术后第 7 天出院。支气管镜检查结果:未发现气道异物,有左主支气管软化(中度),考虑可能受外压。

● 知识点回顾 ●

▶ 1. 心动过速性心肌病

心动过速性心肌病即持续或反复发作的快速性心律失常导致心脏扩大、心功能不全,进而引起心力衰竭的一类心肌病。2006 年美国心脏病协会将 TIC 纳入获得性心肌病。TIC 的发病机制尚不明确,各种机制相互掺杂导致 TIC 心律失常的类型及临床表现不一,而疾病的严重程度主要取决于心室率的快慢及持续时间的长短。患儿长期、持续心动过速会导致左心室充盈压力增加,周围阻力升高,射血分数下降,左心室容积扩大但心室心肌重量不变,会继发二尖瓣反流,并最终发展为慢性心力衰竭。TIC 的治疗策略是控制心室率、改善心力衰竭症状;恢复窦性心律;逆转心脏重构、预防复发。首选药物治疗,对于药物治疗无效、不耐受患儿,推荐使用射频消融术。

▶ 2. 气道异物

气道异物通常指位于声门下、气管或支气管的异物,3 岁以下婴幼儿多发,是常见的小儿急症,也是导致儿童意外死亡的主要原因。大多数气道异物位于一侧支气管内,少数位于声门下和主气道,极少数异物还可能位于患儿气道多个部位。异物吸入气道可造成黏膜损伤、出血或机械性梗阻。异物可嵌顿在肺内的各级支气管,造成阻塞部位以下的肺叶或肺段发生肺不张、肺气肿等改变。异物存留较长时间后还可能导致炎症、感染、肉芽形成等间接损伤。

● 讨 论 ●

▶ 1. 术前评估及准备

对于气道异物急诊行支气管镜检查术患儿,首先要快速评估其有无窒息、呼吸窘迫、发绀、意识不清等需要紧急处置的危急状况,若患儿一般情况比较平稳,则可通过病史、症状、体征、影像学检查等综合判断有无异物以及异物的位置、大小、种类和存留时间等。麻醉医生应根据术前评估结果制订详尽的麻醉方案,包括麻醉诱导和维持用药、术中通气方式以及手术结束以后的气道维持方式等,还要备好应对各种意外和并发症的预案。针对本例患儿,笔者团队还结合其心电图和超声心动图评估麻醉风险。患儿罹患心动过速性心肌病,需早期发现早搏、传导阻滞或 ST 段改变并对症处理。对于术前有胺碘酮使用史患儿,应监测血钾以防发生低钾血症。此外,气管镜检查过程中患儿有因缺氧发生心肌缺血、心律失常,甚至心搏骤停的风险,术前应充分与家属沟通,并备好心血管活性药物、抗心律失常药物和除颤仪等设备。

▶ 2. 麻醉管理

支气管镜检查麻醉的难点在于麻醉医生和耳鼻喉科医生共用气道,麻醉过程中既要维持足够的麻醉深度,还要保证充分的通气和氧合。麻醉后保留患儿自主呼吸,可避免因使用喷射通气装置造成的支气管镜置入和操作困难,减少不稳定异物由于正压通气移动到支气管远端及可能造成完全性梗阻。在支气管镜检查过程中,通过支气管镜侧孔给患儿供氧并使其氧饱和度始终维持在 98%~100%,患儿的氧供因此得以保证。

TIC 的病理生理特点与扩张型心肌病相似,此类患儿的麻醉管理应以控制心率、稳定血流动力学、改善心泵功能,维护脏器灌注和功能为目标,并贯穿于整个围术期。本例患儿有快速型心律失常合并中重度二尖瓣反流,需尽可能维持窦性心律。右美托咪定可降低患儿心率,但其对窦房结和心肌无直接抑制作用。有研究显示右美托咪定能通过激动迷走神经背核和疑核的α₂受体增加迷走神经活动,对心血管产生负性作用,可有效减少心脏手术患儿术后发生室性和室上性快速型心律失常,而且对于胺碘酮等抗心律失常药治疗无效的顽固性快速性心律失常,右美托咪定也具有治疗效果。不过值得注意的是,考虑患儿合并有二尖瓣中重度反流,术中除了预防发生快速型心律失常,还应维持适当较快的窦性心律,不宜让心率过慢。麻醉时除了使用右美托咪定,还联用小剂量艾司氯胺酮、舒芬太尼及异丙酚以尽可能维持术中血流动力学的稳定。此外,患儿辅以利多卡因喷雾行气管内表面麻醉以增强麻醉效果,但需注意表面麻醉要达到一定麻醉深度后进行,否则会引起屏气、喉痉挛等不良事件。患儿术前合并肺动脉高压,术中应避免高碳酸血症、低氧血症和酸中毒,这些因素都可能会加重肺动脉高压和造成急性心功能不全。

▶ **3. 不足之处**

在麻醉过程中对于心率的控制以及由此引起的血流动力学改变是本例患儿麻醉处理的要点,遗憾的是,我们未能对患儿进行有创动脉压监测,因此无法及时发现和处理由心律失常所致的血流动力学改变。

● 总　结 ●

综上所述,TIC患儿行支气管镜检查麻醉时应以控制心率、稳定血流动力学、改善心泵功能,维护脏器灌注和功能为目标,同时保证患儿足够的通气和氧合,谨防心血管不良事件发生。

（周思易）

参考文献

[1] 向婉旖,刘晓燕.儿童心动过速性心肌病研究进展.国际儿科学杂志,2021,48(2):78-81.
[2] Shinbane JS, Wood MA, Jensen DN, et al. Tachycardia-induced cardiomyopathy: a review of animal models and clinical study. J Am Coll Cardiol, 1997, 29: 709-715.
[3] Deshmukh PM, Krishnamani R, Romanyshyn M, et al. Association of angiotensin converting enzyme gene polymorphism with tachycardia cardiomyopathy. Int J Mol Med, 2004, 13: 455-458.
[4] Umana E, Solares CA, Alpert MA. Tachycardia-induced cardiomyopathy. Am J Med, 2003, 114: 51-55.
[5] Fenelon G, Wijins W, Andries E, et al. Tachycardiomyopathy: mechanism and clinical implications. Pacing Clin Electrophysiol, 1996, 19: 95-106.
[6] Arslan A, Erdogan I, Varan B, et al. Reversible cardiomyopathy tachycardio-myopathy in children [J]. Turk J Pediatr, 2019, 61(4): 552-559.
[7] Zur KB, Litman RS. Pediatricairway foreign body retrieval: surgical and anesthetic perspectives. Paediatr Anaesth, 2009, 19 Suppl 1: 109-117.
[8] Ergul Y, Ynsal S, Ozyilmaz I, et al. Electrocardiographic and electrophysiologic effects of dexmedetomidine on children [J]. Pacing Clin Electrophysiol, 2015, 38(6): 628-687.
[9] 陈超,丁煌,柯剑娟.右美托咪定在小儿心脏手术麻醉中的应用研究进展.国际麻醉学与复苏杂志,2018,39(02):139-143.
[10] Chrysostomous C, Beerman L, Shiderly D, et al. Demedetomidine: a novel drug for the treatment of atrial and junctional tachyarrhythmias during the perioperative period for congenital cardiac surgery: a preliminary study [J]. Anesth Analg, 2008, 107(5): 1514-1522.
[11] Cai Y, Li W, Chen K. Efficacyand safety of spontaneous ventilation technique using dexmedetomidine for rigidbronchoscopic airway foreign body removal in children. Paediatr Anaesth, 2013, 23(11): 1048-1053.
[12] Mason KP, Zurakowski D, Zgleszewski SE, et al. High dosedexmedetomidine as the sole sedative for pediatric MRI. Paediatr Anaesth, 2008, 18(5): 403-411.

川崎病患儿行心脏磁共振检查的镇静管理

> **摘要**
>
> 10个月的女婴,因发热1周就诊,门诊诊断为"川崎病"收治入院并拟在镇静下行心脏核磁共振检查。川崎病主要病理改变为急性全身性血管炎,有15%~25%患儿可累及冠状动脉,导致冠状动脉扩张及动脉瘤形成,并可能因冠状动脉瘤破裂、血栓闭塞、心肌梗死或心肌炎而死亡。目前应用心血管核磁共振评估冠状动脉及心肌灌注是合适的无创评估方法。选择合适的镇静药物和方法提高患儿检查成功率,避免发生并发症,现已成为川崎病诊断过程中的重要环节。

川崎病(Kawasaki disease,KD)又被称为黏膜皮肤淋巴结综合征,是一种多发于5岁以下儿童、病因未明的急性发热性疾病,常累及心脏冠状动脉。需尽早明确诊断川崎病及冠状动脉受累程度,以便采取有效的治疗措施控制病情进展。目前心血管磁共振(cardiovascular magnetic resonance,CMR)是检查冠状动脉受累程度的合适的无创伤检查方法。对于无法配合MRI检查的清醒患儿,则需要在镇静用药后进行。本文报道1例10月龄川崎病患儿行心脏磁共振检查的镇静管理。

● 病例描述 ●

患儿,女,10个月,体重9 kg,足月顺产,无窒息史。因发热1周就诊,门诊心脏超声提示右冠状动脉增宽,以"川崎病"收治入院。给予丙种球蛋白治疗后,患儿体温恢复正常。

体格检查:腋温36.8℃,脉搏118次/分,血压98/60 mmHg。患儿口唇干燥、皲裂,杨梅舌,会阴部可见散在皮疹。心肺听诊未闻及异常。

实验室检查:血常规示白细胞计数16.42×10^9/L,淋巴细胞35%,中性粒细胞52.2%,红细胞计数3.48×10^{12}/L,血红蛋白86 g/L,血小板计数493×10^9/L;C反应蛋白92 mg/L,淀粉样蛋白A>320 mg/L,血沉79 mm/小时;NT-proBNP 1 863 pg/ml,C-TNI定量<0.03 μg/L;肝、肾功能以及出凝血指标未见明显异常。

心电图:不完全性右束支传导阻滞(IRBBB),Ⅰ度房室传导阻滞(AVB),T波顶部切迹。

超声心动图:右冠状动脉近端内径0.2 cm,远端距开口处内径1.36 cm,最宽处内径0.3 cm;二尖瓣轻微反流;三尖瓣轻度反流,流速2.27 m/s;左心收缩功能在正常范围。

● 镇静经过 ●

患儿在开放外周静脉后被抱入磁共振检查室,使用核磁共振兼容的生命体征监护仪监测心率(HR)和脉搏氧饱和度(SpO_2)。患儿镇静前HR 110次/分,SpO_2 97%。静脉注射咪达唑仑1.0 mg后,缓慢静脉推注丙泊酚30 mg,待患儿意识消失且Ramsay评分≥5分时开始进行CMR检查。检查中持续生命体征监测,早期HR逐渐减慢,最低至93次/分,而SpO₂未见明显变化。检查时长共34分钟,整个过程中患儿未发生体动,生命体征平稳。检查完毕将患儿转运回苏醒室并继续观察,每5分钟进行一次改良Aldrete评分。10分钟后患儿苏醒,改良Aldrete评分达到10分,HR 106次/分,SpO₂ 97%,嘱患儿少量喝水后未有呛咳,遂安返病房。

知识点回顾

1. 川崎病

诊断川崎病主要依据发热、唇红干裂、皮疹、球结膜充血、手足硬肿以及颈部淋巴结肿大等症状。其诊断需满足以下临床表现[发热;非化脓性双眼结合膜充血;皮疹;急性期掌跖红斑、手足硬肿,恢复期指(趾)端膜状脱皮;口唇充血、皲裂,草莓舌;非化脓性颈淋巴结肿大]中的5~6项者,无论是否发生冠状动脉损伤,均可诊断为完全性川崎病;若患儿仅满足上述临床表现中的4项,则需经超声证实存在冠状动脉损伤,才可诊断为完全性川崎病。冠状动脉损伤(coronary artery lesions,CAL)的诊断标准是指存在冠状动脉内膜回声增强的表现,包括冠状动脉扩张(0~3岁患儿脉内径≥2.5 mm;4~9岁患儿≥3 mm;10~14岁患儿≥3.5 mm)、冠状动脉瘤(冠状动脉内径4~7 mm)以及巨大冠状动脉瘤(冠状动脉内径≥8 mm)。

目前阿司匹林和静脉注射人免疫球蛋白(intravenous immune globulin,IVIG)仍是治疗川崎病的主要药物。临床上大部分患儿在接受足量IVIG治疗后体温会逐渐降至正常,且其他临床症状也逐渐消退,但仍有10%~20%川崎病患儿在应用足量IVIG 36小时后仍持续发热或热退后再次出现发热症状,这种现象称为"IVIG无反应性川崎病"。针对IVIG无反应性川崎病,除了可再次使用IVIG治疗外,还可以联合糖皮质激素,同时TNF-α阻滞剂亦可用于IVIG无反应性川崎病的补救治疗。

2. 儿童中深度镇静

儿童镇静应由受过专门培训的儿科医生或麻醉医生负责实施。镇静前禁饮和禁食要求见表4-1。镇静的场所必须配备有负压吸引装置、氧气、包括气管内插管、喉罩、口咽通气道等在内的气道开放装置、监护仪以及抢救药品和设备。常用药物包括水合氯醛、右美托咪定、苯巴比妥、七氟烷、咪达唑仑、氯胺酮、丙泊酚等。可采用口服、灌肠、鼻滴、吸入、肌肉以及静脉注射等方式给药。待患儿入睡后,根据Ramsay镇静评分评估镇静深度(表4-2)。不同类型的检查对于镇静深度要求各不相同,应合理使用镇静药物以满足各种检查需求。

表4-1 镇静前禁饮禁食时间

食物种类	最短禁食时间(h)
清饮料	2
母乳	4
配方奶	6
牛奶等液体奶制品	6
轻食	6
油炸、脂肪及肉类食物	可能需要更长时间

表4-2 Ramsay镇静评分

评分	状态	描述
1	清醒	焦虑、躁动或烦躁
2		安静、配合、有定向力
3		仅对指令有反应
4	睡眠	对轻拍眉间或大声听觉刺激有敏捷反应
5		对轻拍眉间或大声听觉刺激有迟钝反应
6		对轻拍眉间或大声听觉刺激无反应

讨 论

1. 镇静前评估与准备

KD急性发热期的炎症反应可累及全身中等动脉和多器官,而且会特异性累及冠状动脉并导致CAL。因此在镇静前我们需要评估患儿的心脏功能,根据心彩超和心电图来判断心血管病变的受累程度,包括心脏灌注、收缩力、瓣膜的受损程度和冠脉受累的严重程度。对于冠脉瘤形成的患儿,暂时不考虑在麻醉镇静下行核磁共振检查。本例患儿心电图显示CRBBB和Ⅰ度AVB,心脏超声仅见瓣膜轻度反流,右冠状动脉最宽处内径0.3 cm,

依据CAL诊断标准诊断为冠状动脉扩张。所以，我们评估患儿可以耐受麻醉镇静，并在实施镇静前已备好正性肌力药物。

▶ 2. 镇静方法与镇静药物的选择

对于有心脏病史的患儿，原则上应选用对心肌收缩抑制轻、不严重影响血流动力学的麻醉镇静药物。目前，常用的非静脉镇静药物主要包括水合氯醛、苯巴比妥和右美托咪定。由于水合氯醛口感差，生物利用度低，易引起恶心、呕吐，大剂量能抑制心肌收缩力，反复多次使用会出现耐药现象，不适用于较长时间的检查；苯巴比妥类药物的肌注给药方式刺激大，单药使用时镇静效果欠佳，大剂量使用时会产生严重的呼吸抑制；右美托咪定滴鼻虽不会呼吸抑制，但会引起低血压和产生剂量依赖性心动过缓，显然不适合有AVB的患儿。鉴于本例患儿心功能正常、耐受性好，我们选择静脉注射丙泊酚复合咪达唑仑用于镇静。主要原因是丙泊酚起效快，恢复时间短，镇静成功率高。复合使用咪达唑仑后可以起到协同作用，增加了丙泊酚的镇静时长，可避免检查期间患儿出现体动后而反复追加药物。需要注意的是，丙泊酚和咪达唑仑都有一定程度的心肌抑制作用，联用后可能导致心率减慢和血压降低，镇静过程中应持续监测生命体征并备好抢救药物。

▶ 3. 镇静后苏醒

本例患儿检查完成后苏醒迅速，饮水后无呛咳并在早期恢复了饮食。静脉镇静用药不同于全麻，术后无须长时间禁食禁饮，这更有利于患儿恢复。若出现恶心、呕吐，则可适当延长禁食时间，待症状消失后再继续喂食。

▶ 4. 不足之处

患儿在全麻镇静用药后出现心率减慢，但由于监护设备的限制，未能全程监测BP，若有组织灌注不足，可能无法及时得到发现。

● 总 结 ●

本例患儿于检查前充分评估并排除禁忌后选用了静脉注射丙泊酚复合咪达唑仑镇静，检查成功率高，检查中生命体征平稳，检查后恢复迅速且无其他不良反应。这证明无明显心脏功能损害的川崎病患儿采用静脉注射丙泊酚复合咪达唑仑镇静安全有效。

（薛 彬）

参考文献

[1] Ueham R, Belay ED. Epidemiology of Kawasaki disease in Asia, Eueope, and the United States. J Epidemiol, 2012, 22(2): 79-85.

[2] Makino N, Nakamura Y, Yashim, et al. Nationwide epidemiologic survey of Kawasaki disease in Japan, 2015-2016. Pediatr Int, 2019, 61(4): 397-403.

[3] 张永兰, 杜忠东, 赵地, 等. 2000~2004年北京川崎病住院患儿流行病学调查.实用儿科临床杂志, 2007, 22(1): 12-15.

[4] Chen JJ, Ma XJ, Liu F, et al. Epidemiologic Features of Kawasaki Disease in Shanghai From 2008 to 2012. Pediatr Infect Dis J, 2016, 35(1): 7-12.

[5] Del Principe D, Pietraforte, Gambardella L, et al. Pathogenetic determinants in Kawasaki disease: The haematological point of view. J Cell Mol Med, 2017, 21(4): 632-639.

[6] Furuyama H, Odagawa Y, Katoh C, et al. Altered myocardial flow reserve and endothelial function late after Kawasaki disease. J Pediatr, 2003, 142(2): 149-154.

[7] Bratis K, Chiribiri A, Hussain T, et al. Abnormal myocardial perfusion in Kawasaki disease convalescence. JACC Cardiovasc Imaging, 2015, 8(1): 106-108.

[8] Muthusami P, Luining W, McCrindle B, et al. Myocardial perfusion, fibrosis, and contractility in children with Kawasaki disease. JACC Cardiovasc Imaging, 2018, 11(12): 1922-1924.

[9] Zorach B, Shaw PW, Bourque J, et al. Quantitative cardiovascular magnetic resonance perfusion imaging identifies reduced flow reserve in microvascularcoronary artery disease. J Cardiovasc Magn Reson, 2018, 20(1): 14.

[10] Ayusawa M, Sonobe T, Uemum S, et al. Revision of diagnostic guidelines for Kawasaki disease (5th revised edition). Pediatr Int, 2005, 47(2): 232-234.

[11] Kobayashi T, Ayusawa M, Suzuki H, et al. Revision of diagnostic guidelines for Kawasaki disease (6th revised edition). Pediatr Int, 2020, 62(10): 1135-1138.

[12] McCrindle BW, Rowley AH, Newburger JW, et al. Diagnosis, Treatment, and Long-Term Management of Kawasaki Disease: A Scientific Statement for Health Professionals From the American Heart Association. Circulation, 2017, 135(17): 927-999.

[13] Morrison JE, Anderson M, Chan KC, et al. A 15-year review of children with Kawasaki's syndrome having general anesthesia or deep sedation. Paediatr Anaesth, 2005, 15: 1053-1058.

[14] To L, Krazit ST, Kaye AD. Perioperative considerations of Kawasaki disease. Ochsner J, 2013, 13: 208-213.

[15] Coté CJ, Wilson S. American Academy of Pediatrics; American Academy of Pediatric Dentistry. Guideline for monitoring and management of pediatric patients before, during and after sedation for diagnostic and therapeutic procedure. Pediatrics, 2019, 143(6): e20191000.

73 肺动脉闭锁术后患儿行心脏磁共振检查的镇静管理

> **摘要**
>
> 3 岁的男童,3 年前肺动脉闭锁行右心室流出道重建和动脉导管关闭术,术后随访期间经心脏 CT 检查发现肺动脉总干右心室端狭窄,现为明确诊断拟再行心脏磁共振检查。由于磁共振检查时间长且噪声大,给予患儿水合氯醛口服和右美托咪定滴鼻以配合检查,联合用药可提高镇静成功率,但需注意其不良反应可能增加并导致苏醒时间延长。

心脏磁共振(MRI)检查时间长,噪声大,患儿常需要在中深度镇静下完成检查,目前常用的镇静药物有水合氯醛、右美托咪定、苯巴比妥钠和咪达唑仑等。由于发绀型先天性心脏病患儿病情复杂,用药时既要考虑镇静用药成功率又要保证患儿安全。本文报道 1 例肺动脉闭锁(pulmonary atresia,PA)术后患儿采用水合氯醛口服联合右美托咪定滴鼻镇静下行磁共振检查。

● 病例描述 ●

患儿,男,3 岁 10 个月,体重 15 kg。足月顺产,产时无窒息史。患儿因出生后发现口唇,指端青紫被诊断为肺动脉闭锁。5 月龄时心脏超声提示肺动脉瓣及部分总干闭锁,房间隔缺损 0.3 cm,室间隔缺损 1.57 cm,动脉导管未闭(PDA),在全身麻醉下行右心室流出道重建(跨瓣补片)和 PDA 关闭术,术后患儿缺氧症状得到明显改善。患儿在随访过程中经心脏 CT 检查发现肺动脉总干右心室端狭窄,伴右心室流出道肌束增厚,为明确诊断拟在镇静下行 MRI 检查。

体格检查:患儿神志清,吸空气下脉搏血氧饱和度(SpO_2)95%,心率(HR)93 次/分,心律齐,心前区可闻及Ⅲ/Ⅵ级收缩期杂音。

心电图:右心室肥大。

心脏超声:补片无明显残余分流,心房水平少量分流;肺动脉残余梗阻,左肺动脉狭窄;左心收缩功能正常范围。

心脏 CT:肺动脉总干右心室端狭窄,左肺动脉狭窄,右心室流出道肌束增厚。

● 镇静经过 ●

患儿检查前禁食 6 小时,禁饮 2 小时,检查当日由麻醉医生评估后告知家属镇静风险并签署知情同意书。患儿基础状态下 SpO_2 96%,HR 84 次/分,口服 10% 水合氯醛 50 mg/kg 联合右美托咪啶 2.0 μg/kg 滴鼻,给予吸氧 1 L/min 并每隔 5 分钟监测 SpO_2 和 HR。患儿给药 15 分钟后入睡,Ramsay 镇静评分为 5 分。MRI 检查过程中患儿 SpO_2 和 HR 分别维持在 96% 和 80 次/分左右。MRI 检查共耗时 35 分钟,结束后患儿返回苏醒室,30 分钟后患儿清醒,测得其 SpO_2 96%、HR 85 次/分且 Aldrete 评分达到 10 分,准许患儿离院。

知识点回顾

1. 肺动脉闭锁

肺动脉闭锁占所有先天性心脏病的1%～2%，并根据肺血供的来源而进行分型，有35%～70%的患儿存在动脉导管依赖性肺循环，即肺血供完全依赖于动脉导管向肺动脉供血。其余患儿的肺血流完全或大部分来源于大型主-肺侧支动脉。青紫的严重程度取决于侧支供应肺血流的多少以及肺血管在肺实质内的分布状况，侧支粗大且与肺动脉连接处无狭窄时，患儿可仅表现为轻度青紫。

由于肺动脉闭锁的疾病谱系中存在诸多差异，需根据患儿是否依赖动脉导管以及肺动脉的粗细、起源、走向和梗阻的部位来制订手术计划。对于有动脉导管依赖性的粗大肺动脉，肺动脉能连接到所有的支气管肺段且分支化正常的患儿倾向于进行根治手术（即重建右心室流出道）。右心室流出道重建的方法与肺动脉闭锁的类型相关，如果是膜性闭锁，可使用流出道补片及闭锁瓣膜切开术，而长段闭锁则通常需要重建或植入管道。由于患儿尚处于生长期，即便手术后患儿能保持良好的血流动力学，也需要定期随访并可能需要更换管道来维护右心室功能。依赖侧支动脉的患儿由于变异较大，需要将独立的肺动脉和侧支统一成单一来源，并可能需要多次手术才能使患儿的肺血供接近正常化。

2. 中深度镇静

中深度镇静定义为患儿处于无意识状态，不易被唤醒，患儿在镇静过程中能保留自主呼吸，不需要进行呼吸支持，且血流动力学平稳。2018版美国麻醉医师协会适度镇静和镇痛指南中，镇静药物包括苯二氮䓬类药物和右美托咪定，镇痛药主要有阿片类药物，给药途径分为静脉途径和非静脉途径。经静脉给药具有苏醒快、镇静成功率高等优点，但费用更加昂贵，需要专人操作和相关监测设备。当设备和人力受限时，也可考虑非静脉途径镇静。

讨 论

1. 镇静前评估与准备

该肺动脉闭锁患儿已行右心室流出道重建手术，平时吸空气时基础 SpO_2 96%，HR 84次/分，NYHA心功能分级 Ⅱ～Ⅲ级，虽然心脏 CT 检查提示肺动脉总干右心室端狭窄并左肺动脉狭窄，但心脏超声提示左心收缩功能仍在正常范围。因此，根据其临床症状、心超及心脏 CT 检查综合评估患儿心功能后判断患儿可以接受镇静用药。

2. 镇静用药

由于肺动脉闭锁患儿在治疗和随访期间会经历多次麻醉与镇静，而心脏 MRI 检查对患儿镇静要求更高且检查时间较长，而有报道使用单一镇静药物的成功率不足50%。水合氯醛是儿童常用的镇静药物，但其因具有心脏毒性、神经毒性、胃肠道反应以及潜在的致癌性使其临床应用呈下降趋势。加大水合氯醛剂量后镇静成功率会增加，但其不良反应也会随之而增加。右美托咪定经鼻给药刺激性小，生物利用度高，目前已被广泛地用于儿童镇静领域，已有研究证实了发绀型先天性心脏病患儿使用右美托咪定镇静的可行性。据笔者医院统计，先天性心脏病患儿使用水合氯醛联合右美托咪定滴鼻行心脏 MRI 检查的成功率已达90%以上，且对患儿呼吸抑制轻微，一旦镇静失败还可以继续追加适量的右美托咪定进行补救或者改用静脉麻醉让患儿完成心脏 MRI 检查。因此，对于年龄较大，既往有过反复多次镇静史的患儿行心脏 MRI 检查时，推荐联合使用两种镇静药物。

3. 不足之处

由于患儿测量无创血压时容易因抗拒而哭吵，并且会影响镇静效果，所以在镇静用药后未对患儿进行血压监测。

总 结

PA 患儿镇静下行 MRI 检查，水合氯醛口服和右美托咪定滴鼻两种药物联合使用能够增加镇静的成功率，但需注意可能伴随不良反应的增加。

（季莹莹）

参考文献

[1] Bailey MA, Saraswatula A, Dale G, et al. Paediatric

[1] sedation for imaging is safe and effective in a district general hospital. Br J Radiol, 2016, 89(1061): 20150483.

[2] Tug A, Hanci A, Türk HS, et al. Comparison of Two Different Intranasal Doses of Dexmedetomidine in Children for Magnetic Resonance Imaging Sedation. Paediatr Drugs, 2015, 17(6): 479-485.

[3] Delgado J, Toro R, Rascovsky S, et al. Chloral hydrate in pediatric magnetic resonance imaging: evaluation of a 10-year sedation experience administered by radiologists. Pediatr Radiol, 2015, 45(1): 108-114.

[4] Zhang W, Wang Z, Song X, et al. Comparison of rescue techniques for failed chloral hydrate sedation for magnetic resonance imaging scans — additional chloral hydrate vs intranasal dexmedetomidine. Paediatr Anaesth, 2016, 26(3): 273-279.

[5] Mason KP, Lönnqvist PA. Bradycardia in perspective-not all reductions in heart rate need immediate intervention. Paediatr Anaesth, 2015, 25(1): 44-51.

[6] Yang F, Li S, Shi Y, et al. Fifty Percent Effective Dose of Intranasal Dexmedetomidine Sedation for Transthoracic Echocardiography in Children With Cyanotic and Acyanotic Congenital Heart Disease. J Cardiothorac Vasc Anesth, 2020, 34(4): 966-971.

[7] Gu H, Song Y, Bai J. ED50 of Intranasal Dexmedetomidine Sedation for Transthoracic Echocardiography in Children with or without a History of Cardiac Surgery for Cyanotic Congenital Heart Disease. Biomed Res Int, 2020, 2020: 1349432.

[8] Practice Guidelines for Moderate Procedural Sedation and Analgesia 2018: A Report by the American Society of Anesthesiologists Task Force on Moderate Procedural Sedation and Analgesia, the American Association of Oral and Maxillofacial Surgeons, American College of Radiology, American Dental Association, American Society of Dentist Anesthesiologists, and Society of Interventional Radiology. Anesthesiology, 2018, 128(3): 437-479.

74

黏多糖贮积症合并重度主动脉瓣反流患儿行心脏 CT 检查的镇静管理

> **摘要**
>
> 15 岁的男孩,既往在外院诊断为"Ⅱ型黏多糖贮积症合并重度主动脉瓣反流",现为治疗主动脉瓣反流行术前心脏增强 CT 扫描检查。镇静前评估发现患儿存在困难气道且有严重心功能不全,增加了心脏增强 CT 检查镇静的风险。困难气道的处理和维持重度主动脉瓣反流的血流动力学稳定是该例患儿镇静管理要点。

黏多糖贮积症(mucoplysaccharidosis,MPS)又称黏多糖病,是一类少见的先天遗传性疾病,主要因为溶酶体内降解黏多糖的水解酶活性降低或缺乏使得黏多糖无法降解而在体内各器官贮积,最终导致多组织器官功能受损的遗传性代谢疾病。临床表现多样,包括不同程度的骨骼变形、特殊面容、智力障碍、身材矮小、肝脾增大、心脏瓣膜病以及角膜混浊等。这些临床表现主要与不同的基因突变有关,基因诊断是确诊黏多糖贮积症的最可靠方法。MPS 患儿常合并困难气道、严重心、肺功能障碍,增加了术前检查镇静的风险。本文报道 1 例黏多糖贮积症伴重度主动脉瓣反流患儿行心脏 CT 检查的镇静管理。

● 病例描述 ●

患儿,男,15 岁,身高 121 cm,体重 34 kg。足月顺产,无窒息史。2 岁时外院诊断为Ⅱ型黏多糖贮积症,平素服用艾度硫酸酯酶以控制疾病进展。7 年前于外院行悬雍垂腭咽成形术时,全麻诱导置入普通喉镜后发现声门暴露困难,经调整头颈部体位并让助手按压环状软骨,在可视喉镜辅助下方才插管成功。外院超声心动图提示重度主动脉瓣反流。现为治疗主动脉瓣反流行术前心脏增强 CT 扫描检查。

体格检查:表情淡漠,反应迟钝,智力低下,身材矮小,头大,颈短,前额突出,颅骨呈舟状畸形,眼距宽,鼻梁扁平,鼻孔增大,唇厚并外翻,舌大,颞下颌关节僵硬,指骨关节挛缩,多毛,肝、脾增大。胸骨左缘第 3~4 肋间主动脉瓣听诊区闻及舒张期的吹风样杂音。

实验室检查:血常规、肝功能、肾功能及凝血功能均正常。

超声心动图:主动脉瓣关闭不全伴重度反流,反流束宽 0.82 cm,左心室增大,左心室舒张末内径(LVDd)为 5.47 cm,左心室收缩末内径(LVDs)为 3.95 cm,左心室侧壁心肌组织疏松(疏松层/致密层=2),左心收缩功能稍减弱,左心室射血分数(LVEF)为 53.33%,左心室短轴缩短率(LVFS)为 27.79%。其他瓣膜无异常。

镇静前诊断:MPS Ⅱ型伴重度主动脉瓣反流。患儿拟在镇静下行心脏增强 CT 扫描检查。

● 镇静经过 ●

患儿常规禁食 6 小时,禁水 2 小时。镇静前

345

充分和患儿家属沟通,告知镇静风险,并签署知情同意书。患儿入室后常规监测,无创血压(BP)128/63 mmHg,心率(HR)55 次/分,脉搏血氧饱和度(SpO_2)96%。给予面罩吸氧,旁流采样管置于鼻内持续监测呼气末二氧化碳分压($ETCO_2$)。经外周静脉滴定式注入 0.5%艾司氯胺酮直至患儿意识消失及 Ramsay 镇静评分大于 4 分,行增强 CT 扫描检查,共用艾司氯胺酮 35 mg。CT 检查开始前,调整患儿体位以保证气道通畅,尽量避免头过度后仰,防止颈椎脱位造成脊髓损伤。检查过程中测得 BP 133/66 mmHg,HR 93 次/分,SpO_2 99%,$ETCO_2$ 42 mmHg。检查历时 5 分钟。检查结束后在生命体征监测下将患儿转运至麻醉后监测治疗室(PACU)。待患儿恢复至 Aldrete 评分 10 分、完全清醒、能独立行走后才同意其离院。

知识点回顾

1. MPS 分型

MPS 根据临床表现、尿中黏多糖的类型及遗传学特点等,可将其分为Ⅰ、Ⅱ、Ⅲ、Ⅳ、Ⅵ、Ⅶ、Ⅸ型等 7 种类型和多个亚型。其中Ⅱ型是 MPS 中最常见的类型,约占所有 MPS 的一半。除Ⅱ型为 X 连锁遗传外,其余类型均为常染色体隐性遗传。Ⅰ、Ⅱ、Ⅳ、Ⅵ、Ⅶ型患儿可合并困难气道。Ⅰ、Ⅱ、Ⅲ、Ⅳ、Ⅵ、Ⅶ型可累及心血管系统,主要表现为心室肥大、瓣膜病变、冠心病和充血性心力衰竭等。

2. MPS 与困难气道

MPS 患儿可合并困难气道,包括:① 面罩通气困难:患儿口咽部软组织增厚、舌大、鼻腔狭窄、鼻黏膜增厚、腺样体肥大等常使面罩通气困难;② 插管困难:患儿颈短而固定,颈椎活动受限;口腔内容物增多;黏多糖积聚在喉部阻碍会厌暴露;黏多糖积聚在气管黏膜表面,造成气管狭窄甚至扭曲变形。

3. MPS 与瓣膜性心脏病

MPS 患儿会出现以瓣膜病变为主的心脏损害,最常表现为瓣叶增厚、变形,引起瓣膜狭窄或关闭不全。二尖瓣是最常受累的瓣膜,其次是主动脉瓣。主动脉瓣关闭不全时,在舒张期,左心室同时接受左心房和主动脉反流的血液,左心室充盈过度,舒张期负荷加强,引起左心室代偿性扩张及肥厚。一旦左心室功能失偿,左心室舒张末压增高,此时,主动脉反流量有减少,最终出现左心衰竭,左心房压力增加,出现肺瘀血和肺动脉高压,以至右心衰竭。MPS 患儿大多在 10 岁前后(中位数年龄)出现心血管症状,部分重症患儿在 3 个月龄前后已存在瓣膜病变。定期行心脏超声检查可以及早发现心脏瓣膜和心肌病变。心脏瓣膜受累时可常规使用抗生素预防细菌性心内膜炎。瓣膜严重病变时可行瓣膜置换以避免严重的心脏反流造成心功能衰竭。

讨 论

1. 镇静前评估与准备

此患儿镇静前评估的重点在于困难气道。虽然该患儿存在智力障碍,镇静前我们无法对患儿张口度、下颌骨的前伸能力、咽部结构分级(改良的 Mallampati 分级)等进行评估,但该患儿存在颈短、舌大、颞下颌关节僵硬,且既往行悬雍垂腭咽成形术时已有困难插管史,因此确定患儿存在困难气道。

据报道,MPS 患儿面罩通气困难、插管困难和插管失败的发生率分别为 12%~14%、25%~43% 和 2%~12%。MPS Ⅱ患儿气道困难发生率随着年龄增长和疾病进展而增加,气道阻塞会越来越严重。对于该 MPS 患儿,最重要的是维持患儿的自主呼吸,预防发生紧急气管插管。事先我们制订了合适的镇静方案,准备好各种气道管理的应急工具(如喉罩、口/鼻咽通气道、纤支镜、环甲膜穿刺包等)和急救药品(如罗库溴铵、舒更葡糖钠、阿托品及肾上腺素等)。

2. 镇静用药

目前临床上供儿童诊疗操作的常用镇静药物主要包括水合氯醛、苯巴比妥、右美托咪定、咪达唑仑、丙泊酚、氯胺酮等药物。既往回顾性研究发现,使用水合氯醛和(或)苯巴比妥类药物对患儿进行中深度镇静时,镇静失败率随着患儿年龄增加呈升高趋势。因此,水合氯醛和苯巴比妥类药物用于该大龄儿童的 CT 镇静显然并不合适。由于丙泊酚对上气道的影响呈剂量依赖性，故而增加了气道梗阻的风险。有研究发现，Ⅱ型MPS患儿MRI镇静过程中，右美托咪定比丙泊酚在保持自然气道通畅方面具有优势，可将人为气道干预比例降低37%。但该患儿镇静前测得HR为55次/分，且存在重度主动脉反流，因此选择右美托咪定镇静方案也不合适。由于咪达唑仑味苦、口感较差，再加上该患儿存在智力障碍，同样限制了其应用。

艾司氯胺酮是氯胺酮的纯右旋对映体，与NMDA受体和μ阿片受体的亲和力更高，使用剂量仅为氯胺酮的1/2，具有较强的镇静、遗忘和镇痛作用，可控性强，起效快，对小儿呼吸抑制轻，安全性高，其在苏醒时间上也优于氯胺酮，用于小儿检查更安全和适用。另外，艾司氯胺酮能使交感活性增加，升高心率和血压，增加心脏每搏输出量和心排血量。对于重度主动脉瓣反流患儿，增加心率可减少反流时程，并增加主动脉前向血流，血压尤其是升高舒张压后可改善心肌血供，但心率、血压增加的同时使得氧耗增加，因此需要平衡利弊。

综合考虑后，我们决定选用对呼吸和循环抑制轻，能很好保留自主呼吸且对循环系统有交感兴奋作用的艾司氯胺酮。为了减轻艾司氯胺酮对该患儿血流动力学的影响，又考虑到艾司氯胺酮可能存在个体差异，我们采用了0.5%艾司氯胺酮静脉滴定式给药方法，即缓慢给药的同时判断药效，直至患儿入睡达到一定的镇静深度并能满足增强CT检查的需要。与传统按公斤体重给药的方法相比，滴定式给药方法有明确的给药终点，既避免了由于患儿的个体差异所致的镇静失败，又避免发生镇静程度过深，还能保持血流动力学平稳。

▶ **3. 镇静后苏醒与离院**

该患儿为门诊患儿，严格掌握离院指征以及对其家长进行详尽的指导显得至关重要。当检查结束后，在生命体征监测下将患儿转运至PACU继续观察，考虑到该患儿存在困难气道，且ASA分级为Ⅲ级，因此待患儿恢复至Aldrete评分10分、完全清醒且能独立行走后才同意患儿在家长陪护下离院。

▶ **4. 不足之处**

即使患儿已经达到离院标准，但是药物的残留作用可能依然存在，因此，我们有必要提供镇静后48小时的电话随访。

● **总 结** ●

综上可知，对镇静前合并困难气道、重度主动脉瓣反流的该MPS患儿而言，艾司氯胺酮静脉滴定式给药是一种合适的镇静方案。

（贺 盼）

参考文献

[1] 周伟丽.黏多糖病的治疗和护理现状.中华现代护理杂志，2014，49(23)：3004-3007.

[2] Arn P, Bruce IA, Wraith JE, et al. Airway-related symptoms and surgeries in patients with mucopolysaccharidosis I. Ann Otol Rhinol Laryngol, 2015, 124(3): 198-205.

[3] Hendriksz CJ, Berger KI, Giugliani R, et al. International guidelines for the management and treatment of Morquio A syndrome. Am J Med Genet A, 2015, 167A(1): 11-25.

[4] Burrow TA, Leslie ND. Review of the use of idursulfase in the treatment of mucopolysaccharidosis II. Biologics, 2008, 2(2): 311-320.

[5] 中华医学会儿科学分会内分泌遗传代谢学组.黏多糖贮积症Ⅱ型临床诊断与治疗专家共识.中华儿科杂志，2021，59(6)：446-451.

[6] Frawley G, Fuenzalida D, Donath S, et al. A retrospective audit of anesthetic techniques and complications in children with mucopolysaccharidoses. Pediatr Anesth, 2012, 22(8): 737-744.

[7] Cohen MA, Stuart GM. Delivery of anesthesia for children with Mucopolysaccharidosis Type III(Sanfilippo syndrome): a review of 86 anesthetics. Pediatr Anesth, 2017, 27(4): 363-369.

[8] Clark BM, Sprung J, Weingarten TN, et al. Anesthesia for patients with mucopoly-saccharidoses: comprehensive review of the literature with emphasis on airway management. Bosn J Basic Med Sci, 2018, 18(1): 1-7.

[9] Kamata M, McKee C, Truxal KV, et al. General anesthesia with a native airway for patients with mucopolysaccharidosis type III. Pediatr Anesth, 2017, 27(4): 370-376.

[10] Osthaus WA, Harendza T, Witt LH, et al. Paediatric airway management in mucopoly-saccharidosis 1: a retrospective case review. Eur J Anaesthesiol, 2012, 29(4): 204-207.

[11] 李波,陈怡绮,卞勇,等.小儿中深度镇静失败原因回顾性分析.国际麻醉学与复苏杂志,2017,38(4)：303-306.

[12] Scaravilli V, Zanella A, Ciceri V, et al. Safety of anesthesia for children with mucopoly-saccharidoses: A retrospective analysis of 54 patients. Paediatr Anaesth, 2018, 28(5): 436-442.

[13] Yoshikawa F, Tamaki Y, Okumura H, et al. Risk factors with intra-venous sedation for patients with disabilities.

Anesth Prog, 2013, 60(4): 153-161.
[14] Kang R, Shin YH, Gil NS, et al. A retrospective comparison of propofol to dexmedetomidine for pediatric magnetic resonance imaging sedation in patients with mucopolysaccharidosis type II. Paediatr Anaesth, 2018, 28(12): 1116-1122.

[15] Wang J, Huang J, Yang S, et al. Pharmacokinetics and Safety of Esketamine in Chinese Patients Undergoing Painless Gastroscopy in Comparison with Ketamine: A Randomized, Open-Label Clinical Study. Drug Des Devel Ther, 2019, 13: 4135-4144.

75 法洛四联症患儿行心脏 CT 检查的镇静管理

> **摘要**
>
> 7 个月的女婴，出生后即被诊断为"法洛四联症"，拟在术前行心脏增强 CT 扫描检查。患儿吸空气时测得脉搏血氧饱和度为 78%，既往有 2 次缺氧发作史。患儿经右美托咪定 20 μg 联合氯胺酮 10 mg 滴鼻用药后顺利完成了 CT 检查，注意避免缺氧发作应是法洛四联症患儿镇静管理的要点。

法洛四联症（tetralogy of Fallot，TOF）是常见的先天性心脏病，在发绀型先天性心脏病中位居首位。TOF 主要包括室间隔缺损、肺动脉狭窄、主动脉骑跨和右心室肥厚等畸形，平素患儿可表现为发绀、呼吸困难甚至缺氧发作。TOF 患儿镇静对麻醉医师具有挑战性，本文报道 1 例 TOF 患儿行心脏 CT 检查的镇静管理。

病例描述

患儿，女，7 月龄，体重 10.2 kg。足月剖宫产，产时无窒息，出生体重 2 700 g。因胎儿期常规产检时发现心脏结构异常，患儿出生后在外院检查诊断为法洛四联症。患儿吸空气时口唇青紫，哭闹时加重，既往有 2 次缺氧发作史。术前拟行心脏增强 CT 检查。

体格检查：患儿口唇发绀，未吸氧情况下脉搏血氧饱和度（SpO_2）82%。听诊心律齐，胸骨左缘第 3~4 肋间可闻及 Ⅲ/Ⅳ 级收缩期杂音，双肺呼吸音稍粗，未闻及干、湿啰音。

实验室检查：血红蛋白 154 g/L，血细胞比容 46.1%；肝、肾功能和出凝血功能未见异常。

胸片：心影增大，两肺纹理增多。

超声心动图：右心房、右心室增大，右心室壁肥厚，主动脉增宽，骑跨于室间隔上 50%，肺动脉及瓣下狭窄，右心室流出道流速 3.42 m/s，压差 47 mmHg，肺动脉瓣环 0.51 cm，总干内径 0.92 cm，流速 5.15 m/s，压差 106 mmHg。三尖瓣增厚、卷曲，轻、中度反流，反流多束，较宽束 0.32 cm，反流速 4.58 m/s，压差 84 mmHg。室间隔缺损，对位不良型，双向分流。可见细小侧支血管形成。

诊断：法洛四联症。

镇静经过

镇静前患儿已禁食禁饮 4 小时。麻醉医生评估患儿并和患儿家属沟通，告知镇静风险，签署知情同意书。患儿入镇静室后测得心率（HR）165 次/分，SpO_2 78%，呼吸频率（RR）36 次/分。护士常规开放外周静脉（备增强 CT 扫描时注射造影剂用）时，患儿哭闹伴发绀加重，遂决定暂停静脉穿刺。患儿经吸氧、安抚奶嘴安慰后情绪趋于稳定，经患儿双侧鼻孔缓慢滴入右美托咪定 20 μg 联合氯胺酮 10 mg，随后每间隔 5 分钟监测患儿 HR、SpO_2 以及 Ramsay 镇静评分。给药 15 分钟后，患儿 Ramsay 镇静评分为 4 分，再次开放外周静脉顺利,并将患儿转运至检查室行增强 CT 扫描检查。继续给予吸氧,测得患儿 HR 93 次/分,SpO_2 95%,RR 22 次/分。CT 检查历时 5 分钟,完成后将患儿转运至恢复室继续观察。40 分钟后患儿完全清醒,改良 Aldrete 评分 10 分,HR 116 次/分,SpO_2 80%,患儿少量进食后未发生呛咳,同意其离院。

● **知识点回顾** ●

▶ **1. 中深度镇静**

儿童经常需要中深度镇静下完成儿科门诊相关检查。中度镇静是指患儿对针对性语言指令或触觉刺激可做出有意识的主观反应,气道无须干预,自主呼吸和循环功能可维持。深度镇静是指患儿对重复性、伤害性刺激可做出有意识的主观反应,气道可能需处理,自主呼吸可维持或需处理,但循环功能尚可维持。

▶ **2. 缺氧发作**

缺氧发作是在肺动脉漏斗部狭窄基础上,突然诱发该处肌部痉挛并导致右心室流出道梗阻加重和脑缺氧,多见于婴儿,其主要诱因为吃奶、咳嗽、哭闹、贫血、疼痛刺激等。常以阵发性呼吸急促为首发症状,呼吸加深加快,发绀加重,患儿可能出现突然昏厥、抽搐、甚至死亡。缺氧发作时要缓解患儿焦虑,降低全身耗氧量,提高体循环阻力和降低肺循环阻力以减少右向左分流等。除了给予吸氧、补充容量和纠正酸中毒外,还可使用 α 受体激动剂(如去氧肾上腺素或去甲肾上腺素)提高外周血管阻力,缓解漏斗部肌肉痉挛则可以用 β 受体阻滞剂。

● **讨 论** ●

▶ **1. 镇静前评估与准备**

实施镇静前,应详细了解 TOF 患儿发绀出现的时间和严重程度,有无蹲踞史、昏厥史和缺氧发作史。喂养困难和生长发育迟缓也是心脏储备功能不足的表现。镇静前需提前做好预防缺氧发作的各种准备,备好吸氧及气管插管等装置、各种急救药物包括去氧肾上腺素、艾司洛尔、多巴胺、碳酸氢钠等。

▶ **2. 镇静方法与镇静用药**

目前发绀型先天性心脏病患儿的镇静药物选择尚未达到共识。理想的镇静方案应具有较高的镇静成功率、无呼吸和循环功能的抑制、最大限度减少血流动力学波动、起效快且不良反应小。

氯胺酮具有镇静和镇痛作用,可控性好,起效快,对小儿呼吸抑制轻,可用于小儿镇静,而且还可以提高交感神经张力,增加外周血管阻力,减少右至左分流,改善低氧血症,同时对肺血管阻力影响极小,因而是 TOF 患儿合适的镇静药物选择。氯胺酮的临床给药途径较多,主要包括静脉注射、肌内注射、口服、鼻腔用药、直肠用药等。虽然静脉注射途径起效最快、生物利用度最高,但是此患儿静脉注射途径不能立即获得,而且肌内注射途径对患儿刺激大,口服和直肠用药途径生物利用度低,遂采用经鼻的给药方式,具有起效快,无肝脏首过效应,对胃肠道无刺激性,对患儿配合度要求低,且患儿易耐受等优点。

右美托咪定是一种高度选择性的 $α_2$ 受体激动剂,由于其镇静、镇痛和抗焦虑作用,可有效用于儿科患儿镇静。$α_2$ 肾上腺素受体的激活可以使外周血管收缩,提高体循环阻力,目前尚没有足够的证据表明其对肺血管床的影响,这一特点使得右美托咪定成为 TOF 患儿镇静用药的优选。儿童中深度镇静右美托咪定滴鼻用量是 1.0~4.0 μg/kg。右美托咪定的两大不良反应包括低血压与心动过缓,需引起注意。当右美托咪定与氯胺酮联用时,前者的交感抑制作用与后者的交感兴奋作用相平衡,从而有利于维持血流动力学的稳定。右美托咪定与氯胺酮联合鼻内给药,可缩短镇静起效时间,提高镇静成功率,无气道不良事件的发生,并且两者的不良反应均减少。有文献报道,2.0 μg/kg 的右美托咪定联合 1.0 mg/kg 氯胺酮滴鼻时,儿童镇静的成功率可达 93%。

▶ **3. 不足之处**

TOF 患儿若术前禁食、禁饮时间过长容易引起诸多不良后果,如烦躁、缺氧发作、脱水和低血糖等。因此,有必要适当缩短患儿镇静前的禁食、禁饮时间,如镇静前 2 小时给予术能(≤5 ml/kg)口服。

总 结

综上所述,TOF 患儿采用右美托咪定联合氯胺酮滴鼻的镇静方案行心脏 CT 检查安全有效,但仍需关注预防给药后缺氧发作。

(贺 盼)

参考文献

[1] Bailliard F, Anderson RH. Tetralogy of Fallot. Orphanet J Rare Dis, 2009, 4: 2.

[2] Montero JV, Nieto EM, Vallejo IR, et al. Intranasal Midazolam for the Emergency Management of Hypercyanotic Spells in Tetralogy of Fallot. Pediatr Emerg Care, 2015, 31(4): 269-271.

[3] 李敏,王燕婷,彭哲哲,等.法洛四联症患儿术前镇静的研究进展.国际麻醉学与复苏杂志,2016,37(11): 1027-1030,1035.

[4] 李敏,王燕婷,张马忠,等.法洛四联症患儿术前口服咪达唑仑、氯胺酮和右美托咪定的临床观察.上海交通大学学报(医学版),2017,37(1): 71-74.

[5] 韩丁,刘亚光,贾清彦,等.氯胺酮与七氟烷麻醉诱导对先天性心脏病患儿血流动力学的影响.临床麻醉学杂志,2015,31(9): 846-849.

[6] Hickey PR, Hansen DD, Cramolini GM, et al. Pulmonary and systemic hemodynamic responses to ketamine in infants with normal and elevated pulmonary vascular resistance. Anesthesiology, 1985, 62(3): 287-293.

[7] Mason KP, Lerman J. Review article: Dexmedetomidine in children: Current knowledge and future applications. Anesth Analg, 2011, 113(5): 1129-1142.

[8] Tokuhira N, Atagi K, Shimaoka H, et al. Dexmedetomidine sedation for pediatric post-Fontan procedure patients. Pediatric Critical Care Medicine, 2009, 10(2): 207-212.

[9] Senzaki H, Ishido H, Iwamoto Y, et al. Sedation of hypercyanotic spells in a neonate with tetralogy of Fallot using dexmedetomidine. J Pediatr(Rio J), 2008, 84(4): 377-380.

[10] Goyal R, Singh S, Bangi A, et al. Case series: Dexmedetomidine and ketamine for anesthesia in patients with uncorrected congenital cyanotic heart disease presenting for non-cardiac surgery. J Anaesthesiol Clin Pharmacol, 2013, 29(4): 543-546.

[11] Hasan M, Chan L. Dexmedetomidine and ketamine sedation for dental extraction in children with cyanotic heart disease. J Oral Maxillofac Surg, 2014, 72(10): 1920.e1-4.

[12] Wajekar AS, Shetty AN, Oak SP, et al. Anaesthetic management for drainage of frontoparietal abscess in a patient of uncorrected Tetralogy of Fallot. Indian J Anaesth, 2015, 59(4): 244-246.

[13] Mester R, Easley RB, Brady KM, et al. Monitored anesthesia care with a combination of ketamine and dexmedetomidine during cardiac catheterization. Am J Ther, 2008, 15(1): 24-30.

[14] Qiao H, Xie Z, Jia J. Pediatric premedication: a double-blind randomized trial of dexmedetomidine or ketamine alone versus a combination of dexmedetomidine and ketamine. BMC Anesthesiol, 2017, 17(1): 158.

[15] Gupta K, Gupta A, Gupta PK, et al. Dexmedetomidine premedication in relevance to ketamine anaesthesia: A prospective study. Anesth Essays Res, 2011, 5(1): 87-91.

[16] Kamibayashi T, Mammoto T, Hayashi Y, et al. Further characterization of the receptor mechanism involved in the antidysrhythmic effect of dexmedetomidine on halothane/epinephrine dysrhythmias in dogs. Anesthesiology, 1995, 83(5): 1082-1089.

[17] Tosun Z, Akin A, Guler G, et al. Dexmedetomidine-ketamine and propofol-ketamine combinations for anesthesia in spontaneously breathing pediatric patients undergoing cardiac catheterization. J Cardiothorac Vasc Anesth, 2006, 20(4): 515-519.

[18] Mester R, Easley RB, Brady KM, et al. Monitored anesthesia care with a combination of ketamine and dexmedetomidine dusing cardiac catherization. Am J Ther, 2008, 15(1): 24-30.

[19] Luscri N, Tobias JD. Monitored anesthesia care with a combination of ketamine and dexmedetomidine during magnetic resonance imaging in three children with trisomy 21 and obstructive sleep apnea. Pediatr Anesth, 2006, 16(7): 782-786.

[20] Yang F, Liu Y, Yu Q, et al. Analysis of 17,948 pediatric patients undergoing procedural sedation with a combination of intranasal dexmedetomidine and ketamine. Paediatr Anaesth, 2019, 29(1): 85-91.

[21] Green SM, Leroy PL, Roback MG, et al. An international multidisciplinary consensus statement on fasting before procedural sedation in adults and children. Anaesthesia, 2020, 75(3): 374-385.

76 复杂先天性心脏病患儿心导管室内心搏骤停的处理

> **摘要**
>
> 6岁的男童,出生后不久即发现口唇青紫,当地超声提示先天性心脏病,具体诊断不详。近期因青紫加重、活动受限就诊。心脏彩超提示:功能性单心房,完全型房室间隔缺损,完全性肺静脉异位连接(心上型),肺动脉闭锁,侧支血管形成。为进一步明确诊断和治疗方案,患儿需要在全身麻醉下行诊断性心导管检查。患儿长期缺氧,红细胞明显增加,血细胞比容达到70%,为降低血栓、栓塞及凝血功能障碍等不良事件的发生风险,拟在心导管检查之前进行血浆等容血液稀释。每次经股动脉中放血20 ml,然后由股静脉输入等量同型冰冻血浆。当血液置换至180 ml时,发现患儿呼末二氧化碳波形改变,且分压由40 mmHg下降至23 mmHg左右,脉搏氧饱和度明显下降,心跳进行性减慢,最终心搏骤停。经心肺复苏后,患儿恢复心跳,生命体征趋于平稳。暂停后续的心导管的检查,在机械通气维持下转运至重症监护室。

随着心脏介入技术的发展,越来越多的复杂先天性心脏病患儿通过心导管检查得以准确诊断或者通过介入治疗而避免了开胸心脏直视手术的创伤。尽管心脏介入技术创伤比较小,不良事件通常比较轻,但围术期心搏骤停(cardiac arrest,CA)的发生率明显高于儿童的普通全身麻醉手术,与心脏外科手术的CA发生率相当或略高,分别为0.96%和0.79%左右。由于先天性心脏病患儿CA的抢救复苏成功率相对较低,所以应当重视心导管手术过程中CA的预防和治疗。导致术中心搏骤停的因素很多,可能与患儿自身、医生操作或麻醉等因素有关。CA是否能成功复苏与特定环境中的复苏措施有关,包括对突发或意外事件的预期和准备,以及实施措施的有效性。本文报道在导管室内抢救复苏成功1例复杂性先天性心脏病患儿的心搏骤停。

● **病例描述** ●

患儿,男,6岁,体重18.2 kg,身高110 cm。足月剖宫产,产时无窒息。患儿出生后不久因口唇青紫而在当地医院就诊,心脏超声提示先天性心脏病。患儿口唇和四肢末端青紫随病程逐渐加重,活动量受限,生长发育显著落后。既往无反复呼吸道感染和多汗病史。

体格检查:患儿呈中央型青紫,杵状指趾,吸空气时的脉搏血氧饱和度(SpO_2)为69%。两肺呼吸音清,未闻及啰音和触及震颤;心率101次/分,心律齐,L2~4 Ⅲ/Ⅵ级收缩期杂音;腹软,肝脾肋下未及。

实验室检查:C反应蛋白1.0 mg/L,血细胞比容(Hct)70.0%,血红蛋白测定231.0 g/L,白细胞计数$9.85×10^9$/L,中性粒细胞$2.51×10^9$/L,血小板计数$137×10^9$/L;PT 18.9秒,APTT 78.3秒,TT 13.3秒,INR 1.75,FIB 1.93 g/L;NT-proBNP 1 319 pg/ml,肌钙蛋白Ⅰ(cTnI)0.03 μg/L。

胸部正位X线片:两肺纹理增多,心影增大。

心电图:窦性心律;不完全性右束支传导阻滞(IRBBB)伴右心室增大、左心房增大可能;Ⅰ度房室传导阻滞。

超声心动图：双侧右心房结构；肺动脉闭锁；功能性单心房；主动脉发自右心室；完全型房室间隔缺损伴共同房室瓣中度反流；双侧上腔静脉；完全性肺静脉异位连接（心上型）；侧支血管形成。

心脏CT：右心房异构，心室大动脉连接不一致，纵隔内未见右肺动脉，左肺动脉近段及中段闭锁，房室间隔缺损，双侧上腔静脉，心上型完全性肺静脉异位引流，右冠状动脉及回旋支共干发自右后窦，前降支发自左前窦，侧支丰富。

术前诊断：右心房异构，心室大血管连接不一致，肺动脉闭锁，房室间隔缺损，完全性肺静脉异位引流，单心房，双侧上腔静脉。拟择期行心导管检查术。

● **麻醉经过** ●

患儿无术前用药，入室后常规生命体征监测，BP 85/36 mmHg，HR 90次/分，SpO₂ 66%。开放外周静脉，给予咪达唑仑2.0 mg、丙泊酚40 mg、芬太尼40 μg、罗库溴铵12.5 mg静注诱导，睫毛反射消失后在可视喉镜辅助下置入ID 5.5带囊气管导管，插管深度16 cm，听诊双肺呼吸音对称。PCV-VG模式控制通气，氧流量2 L/min，FiO₂ 30%，VT 130 ml，RR 18次/分，I∶E为1∶2，术中ETCO₂ 40 mmHg左右。术中吸入七氟烷维持麻醉，MAC值维持为0.8～1.0。

按照计划，在心导管检查开始之前先行血浆等容血液稀释。患儿术前血红蛋白高达231 g/L，Hct 70.0%，预估300 ml同型血浆等容置换后的患儿Hct将降至56.0%左右。

常规消毒铺巾后右股动、静脉穿刺，每次从股动脉中采血20 ml，然后经股静脉中输入等量同型冰冻血浆。当血液置换至180 ml时，出现呼末二氧化碳波形改变，ETCO₂从40 mmHg下降至23 mmHg左右，确认呼吸参数设置无误，此时患儿HR下降至30次/分左右，SpO₂降至50%以下，无创血压测量不出，股动脉收缩压40 mmHg。立即通知心内科医生暂停操作，关闭麻醉药，改用100%纯氧通气。听诊确认气管插管位置无误，X线透视见患儿心脏搏动微弱，立即予胸外按压，1∶10 000肾上腺素2.0 ml静注，2分钟后心率未恢复，重复静注1次，心率上升至90次/分，停止按压，给予肾上腺素0.8 μg/(kg·min)、去甲肾上腺素0.4 μg/(kg·min)泵注。行血气检查（表4-3），给予碳酸氢钠（18 ml，共2次）扩容纠酸、补充电解质并加速补液。15分钟后患儿心率、动脉血压趋于平稳，心率140次/分，血压120/98 mmHg，SpO₂ 60%左右，ETCO₂ 48 mmHg。取消后续的心导管检查术，在机械通气、血管活性药物维持下转运儿科重症监护室继续治疗。

表4-3 术中血气检测结果

时间点	Hb (g/dL)	Hct (%)	pH	PaO₂ (mmHg)	PaCO₂ (mmHg)	BE	Na⁺ (mmol/L)	K⁺ (mmol/L)	Cl⁻ (mmol/L)	Ca²⁺ (mmol/L)	Lac (mmol/L)
入室	19.6	59.7	7.41	39.9	26.4	-7.3	140	3.0	122	0.9	6.6

● **术后转归** ●

整个过程共计60分钟，输注醋酸林格液200 ml，采血180 ml，输注同型血浆180 ml。患儿入PICU后血压趋于稳定，当天逐渐撤停肾上腺素和去甲肾上腺素。予以抗感染、甘露醇降颅压，辅以瑞安吉营养心肌、洛赛克护胃等治疗，患儿时有抽搐，加用开浦兰、德巴金和氯西泮抗惊厥治疗。PICU内呼吸机辅助通气20天，第22天转入心内科普通病房，5天后出院。

● **知识点回顾** ●

▶ **1. 右心房异构**（right atrial isomerism, RAI）

指双侧心房的心耳呈右心耳的解剖特征，即与右心房的连接处宽大，外形短而钝，像Snoopy

的鼻子,右心耳通过梳状肌与光滑的心房壁分开。心房异构是内脏异位的典型特征之一,通常伴有非常复杂的先天性心脏畸形,右心房异构患儿通常更加严重,常合并心室-大动脉连接不一致或心室双出口,重度肺动脉狭窄或闭锁,完全性肺静脉异位引流,完全性房室通道缺损等。右心房异构通常合并脾脏缺如,又称为无脾综合征或 Ivemark 综合征。

▶ **2. 等容血液稀释**

不仅是围术期常用的血液保护措施,也是治疗红细胞增多,降低血栓、栓塞及凝血功能障碍等风险的有效手段。通常是将全血引出体外,保留以备术中失血回输或舍弃,然后以同等速度将新鲜血浆、白蛋白溶液、平衡液等血浆代用品回输到体内的过程,达到降低 Hct 和血液黏滞度以及减少异体血输入的目的。

▶ **3. 心搏骤停**

心搏骤停是指各种原因所导致的心脏射血功能突然终止。除一些极危重患儿术前可以预测外,术中发生的心搏骤停一般是意外事件,需要即停止手术,开始心肺复苏(CPR),并尽快去除导致心搏骤停的原因。当脉搏、血压消失或心输出量不能满足器官灌注(婴儿心动过缓,心率<60次/分)时也应当实施CPR。脉搏氧饱和度波形消失、呼气末二氧化碳波形突然消失或波幅减小,或测不到血压均提示即将发生心搏骤停。高质量心肺复苏、快速除颤以及尽早去除病因是成功的关键。在 CPR 的同时应关注脑保护,这样可以可大大改善患儿的长期预后。在 CPR 期间,麻醉医生应与外科和护理团队沟通协作,维持循环的稳定和保持有效的通气,尽早确定心搏骤停的原因。

● 讨 论 ●

▶ **1. 麻醉评估与准备**

发绀型先天性心脏病患儿长期缺氧,该类患儿较同龄健康儿童各脏器发育和体重增长明显减缓,术前用药应少量、谨慎,以防药量过大抑制呼吸和影响分流而诱发缺氧发作。患儿术前严重低氧血症(SpO_2 66%)、心功能不全[NT-proBNP 1 319 pg/ml,肌钙蛋白 I(cTnI)0.03 μg/L],NYHA Ⅳ级,心功能储备差,即便是轻微的改变都可能引发心输出量的急剧下降,导致冠状动脉灌注不足而加剧心肌缺血缺氧,最终致使心搏骤停。如发生低血压可应用多巴胺和(或)肾上腺素,同时适当加速补液。

▶ **2. 麻醉管理**

发绀型先天性心脏病患儿手术麻醉诱导时应防止诱导期缺氧和低血压的加重,应合理调控药物剂量和麻醉深度。本例患儿在诱导和维持中选用依托咪酯、舒芬太尼、七氟烷等对血流动力学影响较小的麻醉药物,选择了可控性更好的静脉诱导方式,缓慢滴定式给药,尽量避免血流动力学的波动。术中我们首先观察到的是呼末二氧化碳波形的改变,紧接着是心率、血压、脉氧饱和度的急剧下降,心搏骤停。我们立即启动高级生命支持(advanced life support,ALS)流程进行了心肺复苏,复苏措施及时而有效,因此患儿在 5 分钟内恢复自主心跳,15 分钟内血流动力学指标趋于平稳。

复杂先天性心脏病患儿术中心跳骤停的发生率要远高于非先天性心脏病患儿。术中心跳骤停的原因相当复杂,总的来说主要包括三方面因素:患儿因素、手术因素、麻醉因素。本例患儿心功能储备差,麻醉药物的应用、血液稀释均可引发血流动力学的波动,不仅影响冠状动脉的灌注,同时使提供肺血流的侧支血流显著减少,加重了患儿的低氧血症,心肌最终因缺血缺氧而心搏骤停。

无论心搏骤停发生在何处,因何原因,心肺复苏都应及时、正确地进行。2021 年 3 月欧洲复苏委员会(European Resuscitation Council,ERC)基于 2020 年国际心肺复苏科学国际共识和治疗建议上发布了 2021 心肺复苏指南,心导管室中的复苏流程见图 4-1。

● 总 结 ●

本病例为复杂发绀型先天性心脏病,围术期有缺氧加重和心搏骤停可能,可考虑使用胸外除颤电极并使之处于备用状态,可及时除颤,提高心肺复苏质量。

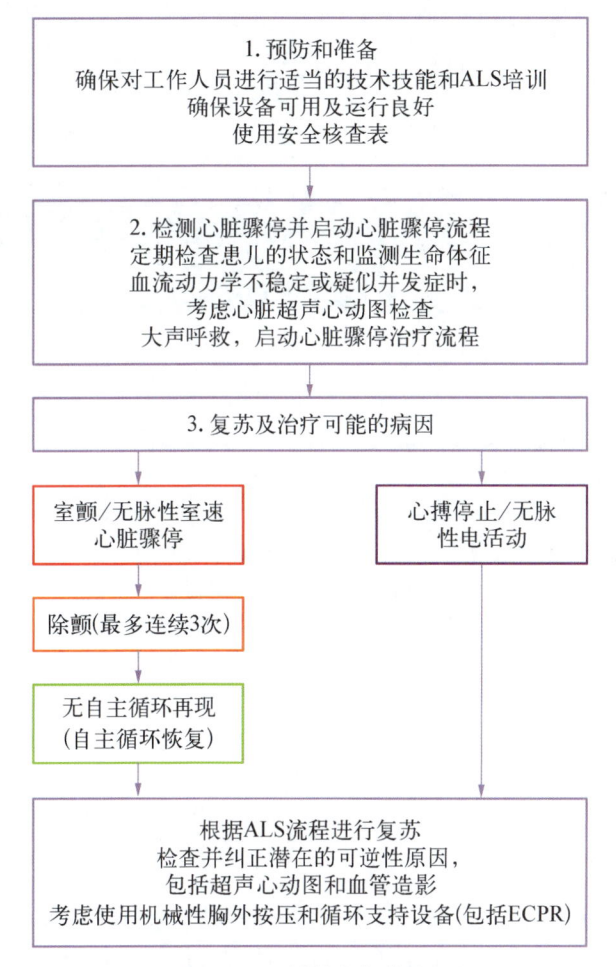

```
1. 预防和准备
确保对工作人员进行适当的技术技能和ALS培训
确保设备可用及运行良好
使用安全核查表
        ↓
2. 检测心脏骤停并启动心脏骤停流程
定期检查患儿的状态和监测生命体征
血流动力学不稳定或疑似并发症时，
考虑心脏超声心动图检查
大声呼救，启动心脏骤停治疗流程
        ↓
3. 复苏及治疗可能的病因
```

室颤/无脉性室速心脏骤停 → 除颤(最多连续3次) → 无自主循环再现（自主循环恢复）

心搏停止/无脉性电活动

根据ALS流程进行复苏
检查并纠正潜在的可逆性原因，
包括超声心动图和血管造影
考虑使用机械性胸外按压和循环支持设备(包括ECPR)

图 4-1 心导管室复苏流程

总之，发绀型先心患儿应根据不同病理生理改变和解剖特点而制订个体化麻醉管理方案以调控分流量和方向而维持氧合和循环稳定。熟练掌握低氧、低心排综合征和心搏骤停等并发症的处理方案，是保证该类患儿手术安全和预后的关键。

（孙莉萍）

参考文献

[1] Lasa JJ, Alali A, Minard CG, et al. Cardiopulmonary Resuscitation in the Pediatric Cardiac Catheterization Laboratory: A Report from the American Heart Association's Get With the Guidelines-Resuscitation Registry. Pediatr Crit Care Med, 2019, 20(11): 1040-1047.

[2] Craig-Brangan KJ, Day MP. Update: AHA guidelines for CPR and emergency cardiovascular care. Nursing, 2020, 50(6): 58-61.

[3] Odegard KC, Bergersen L, Thiagarajan R, et al. The frequency of cardiac arrests in patients with congenital heart disease undergoing cardiac catheterization. Anesth Analg, 2014, 118(1): 175-182.

[4] 孙瑛, 马家骏, 杭燕南. 小儿麻醉期间心搏骤停的原因及处理.《国外医学》麻醉学与复苏分册, 2003, 24(2): 107-110.

77 肺动脉高压患儿行右心导管检查术后肺动脉高压危象发作

> **摘要**
>
> 4岁的男童,因外院超声检查提示肺动脉高压行右心导管检查,明确肺动脉高压的原因。患儿全身麻醉,术中吸纯氧前、后的肺动脉压力分别为56/17(34)mmHg和60/20(35)mmHg,同步主动脉压力为90/58(65)mmHg和94/51(72)mmHg。苏醒时患儿烦躁、呛咳、不耐受气管插管,随后出现严重发绀和低血压。急诊床旁心脏超声:右心室扩大明显,左心室急剧缩小伴心肌收缩力下降,提示可能发生肺动脉高压危象。经肾上腺素、米力农、碳酸氢钠以及过度通气等治疗,患儿自主呼吸恢复,生命体征渐趋稳定。随后在深麻醉下拔除气管导管并返回病房。

肺动脉高压(pulmonary hypertension,PH),简称"肺高压",是一种相对少见的预后不良的疾病,是指由不同病因或/和不同机制引起的肺血管结构或功能改变,导致肺血管阻力和肺动脉压力升高的临床和病理生理综合征。临床上主要表现为进行性的右心功能不全相关症状,继而发展成右心衰竭,甚至死亡。PH患儿在缺氧、CO_2蓄积、药物以及有害刺激等作用下可导致肺动脉压力的急剧升高,引发肺动脉高压危象(pulmonary hypertensive crisis,PHC),心搏骤停和死亡率明显升高。右心导管检查是目前诊断PH的金标准。不同于成人可在局麻下完成右心导管检查,PH患儿的右心导管检查需要在全身麻醉下完成。围术期麻醉管理不当可引发PHC。本文报道1例PH患儿行右心导管检查术后PHC发作的诊治过程。

病例描述

患儿,男,4岁6个月,身高108 cm,体重17 kg。足月顺产,无窒息史。患儿因感冒、咳嗽就诊,听诊发现心脏有杂音。外院心脏超声:心脏位置及连接正常;右心房、右心室增大,左心室稍增大(LVDD=3.62 cm,4岁正常参考值上限LVDD=3.41 cm),左心室收缩活动正常;主动脉无增宽,肺动脉增宽,总干内径2.72 cm;主动脉瓣和肺动脉瓣膜开放活动可,肺动脉轻度反流,反流速3.81 m/s,压差57.9 mmHg,三尖瓣轻度反流,反流速4.19 m/s,压差70.2 mmHg;房间隔缺损(Atrial Septal Defect,ASD),大小0.24 cm×0.26 cm。为进一步诊治,门诊以"ASD伴PH(重度)"收住入院。

体格检查: 患儿神志清,一般活动度可耐受,口唇无青紫,双肺呼吸音清,未闻及明显啰音,心率(HR)100次/分,心律齐,心音有力,未闻及明显杂音,P2>A2,吸空气下脉搏氧饱和度(SpO_2)98%。

实验室检查: 血常规,凝血功能,肝、肾功能均无明显异常。

心脏超声: 心脏位置及连接正常;LVDD 3.91 cm,右心室壁稍肥厚,左心室收缩活动正常;左位主动脉弓,主动脉无增宽,肺动脉稍增宽;主动脉瓣和房室瓣开放活动可,三尖瓣轻微反流,反流速度3.53 m/s,压差50 mmHg;ASD(Ⅱ)位于房隔偏下方,缺损有2束,缺损范围0.4 cm,缺损较宽束 0.27 cm；心房水平左向右分流，卵圆孔未闭，室间隔完整。

心脏 CT：ASD，肺动脉扩张。

心电图（ECG）：窦性心动过缓、完全性右束支传导阻滞伴右心室大。

术前诊断：ASD（Ⅱ）；PH。

● **麻醉经过** ●

患儿无术前用药，入手术室后予无创血压（BP）102/56 mmHg，HR 106 次/分，SpO₂ 97%。咪达唑仑 1.0 mg，依托咪酯 6.0 mg，芬太尼 35 μg、罗库溴铵 10 mg 静脉快速诱导，可视喉镜辅助下置入 ID 5.0 带囊气管导管，插管深度 15 cm。压力控制通气（PCV-VG）模式通气：氧流量 2 L/min，吸入氧分数（FiO₂）50%，潮气量（VT）160 ml，吸呼比（I∶E）为 1∶2，调整通气频率，维持呼气末二氧化碳分压（ETCO₂）为 35~40 mmHg。术中吸入 0.5~1.0 MAC 七氟烷维持麻醉。麻醉诱导后的动脉血气见表 4-4。

表 4-4　麻醉诱导后血气检测结果

Hb (g/dL)	Hct (%)	pH	PaO₂ (mmHg)	PaCO₂ (mmHg)	BE (mmol/L)	Na⁺ (mmol/L)	K⁺ (mmol/L)	Cl⁻ (mmol/L)	Ca²⁺ (mmol/L)	Lac (mmol/L)
10.9	33.5	7.42	113	39.1	-4.0	134	3.9	104	1.2	0.8

● **术后转归** ●

右心导管检查过程平顺。左心室舒张末压力 18 mmHg，主动脉压力 90/58 mmHg，肺动脉压力 56/17 mmHg，给予 100% 氧气通气后，主动脉和肺动脉的压力分别为 94/51 mmHg 和 60/20 mmHg。

心导管检查完成后，停止吸入七氟烷，在深麻醉下吸引气道和口腔分泌物，5 分钟后患儿自主呼吸恢复，但不规律，出现体动、屏气以及呛咳等反应，不能耐受气管导管，随之改为手控辅助通气。此时，患儿 HR 从 95 次/分突然上升至 135 次/分，口唇青紫，SpO₂ 进行性下降，ETCO₂ 波形低平并逐渐消失。调整 FiO₂ 为 100%，继续手控辅助呼吸。2 分钟后，SpO₂ 从 98% 降至 65%，HR 上升至 185 次/分，右上肢 BP 由 68/35 mmHg 降至 52/30 mmHg；床旁急诊心超提示右心室明显扩大，左心室急剧缩小，心肌收缩力下降，考虑发生 PHC。立即加深吸入麻醉，静脉注射肾上腺素 10 μg、呋塞米 20 mg，患儿 HR 骤降至 45 次/分，SpO₂ 持续下降至 30% 左右，测量右上肢 BP 为 47/28 mmHg，再次静注肾上腺素 10 μg，并缓慢静脉推注 5% 碳酸氢钠 50 ml，静脉泵注米力农 0.5 μg/(kg·min)。约 2 分钟后，HR 上升至 80 次/分，但 BP 和 SpO₂ 无明显改善，再次静脉给予肾上腺素 20 μg，约 1 分钟后 HR 上升至 105 次/分，BP 上升至 115/62 mmHg，SpO₂ 逐渐上升至 98%。约 15 分钟后，患儿自主呼吸恢复，持续泵注米力农 0.5 μg/(kg·min)，维持生命体征平稳，顺利拔除气管导管。

● **知识点回顾** ●

▶ **1. 肺动脉高压危象**

PHC 是指在肺动脉高压（PH）的基础上，因缺氧、CO₂ 蓄积、有害刺激等多种因素诱发肺血管阻力和肺动脉压在短时间内急剧升高、接近或超过体循环压力，导致严重低心排血量、低氧血症、低血压及酸中毒等的临床危象状态。一旦发生 PHC，右心室后负荷急剧增加，导致右心室明显扩大，心肌收缩无力；左心回流减少，前负荷明显降低，导致明显低血压。此外，由于婴幼儿的心室顺应性比较大，压力增高的右心室可将室间隔推向前负荷较低的左心室，室间隔左移进一步降低了左心室的排出量，导致严重的低血压和心肌灌注不足。

▶ **2. 右心导管检查**

右心导管检查可以精准测定右心房、右心室以及肺动脉的压力，还可以测定心输出量和混合静脉氧饱和度,是诊断 PH 的金标准。右心导管检查联合急性肺血管扩张试验,可以评估 PH 患儿的肺血管反应性,确定诊断和指导治疗。

急性血管反应试(acute vasoreactivity test,AVT):可通过吸入一氧化氮(NO)、依洛前列素、100%的氧气或者静脉注射依前列醇、腺苷来实施。应用上述药物后,mPAP 绝对值≤40 mmHg,下降幅度超过 10 mmHg,且心输出量不变或增加,则为阳性反应,提示肺小动脉处于痉挛状态,属于"反应性 PH 或动力性 PH",通常对钙通道阻滞剂治疗效果好,预后良好;反之则为阴性,提示 PH 并不是由肺小动脉痉挛引起的,而很可能由肺血管结构严重病变或动脉数量减少引起的,属于"器质性 PH"。

小儿 AVT 实验的阳性标准与成人有所不同,而且与疾病种类有关。在特发性肺动脉高压(IPAH)/遗传性肺动脉高压(HPAH)患儿:用药前后 mPAP 和肺循环阻力指数与体循环阻力指数(PVRi/SVRi)比值下降至>20%,且不伴有心排量下降,为阳性反应,可以应用钙通道阻滞剂治疗,预后较好;在与分流相关的先心肺动脉高压(APAH‑CHD‑shunt,$Q_p:Q_s>1.5:1$)患儿:PVRI 和 PVRI/SVRI 下降>20%,且绝对值分别<6 woods·u·m^2 和<0.3,为阳性反应,手术纠治是安全的。此外,PVRI 为 6~8 woods·u·m^2 和 PVRI/SVRI 比值为 0.3~0.5 是灰色地带,手术安全不能保证。

● 讨 论 ●

▶ **1. 术前评估和准备**

PH 患儿在全身麻醉下行心导管检查的风险比较高,PHC 的发生率约为 20.5%,死亡率约为 1.4%。术前应仔细询问患儿生长发育、活动耐量、有无右心衰竭的症状以及有无 PHC 发作史等,结合心脏超声的评估结果,积极预防 PHC 的发生。本例患儿我们术前准备包括:① 术前 2 小时给予术能(5.0 ml/kg)口服,避免长时间禁饮、禁食引起饥饿不适感;② 术前 20~30 分钟口服咪达唑仑糖浆 0.5 mg/kg(最大剂量 15 mg)镇静,减少焦虑与哭吵;③ 加强监测,ECG、SpO$_2$、ETCO$_2$、体温、尿量等监测外,还应增加 ABP 和 CVP 的监测。在整个围术期要注意避免缺氧、CO$_2$ 蓄积以及有害刺激,避免 PHC 的发生,并做好抢救方案。

▶ **2. 术中麻醉管理**

麻醉过程力求平稳,以既达到良好的镇静、镇痛,又不导致循环抑制为基本原则。诱导药物应选择对 SVR 影响较小的药物,如依托咪酯、芬太尼、罗库溴铵等。PH 患儿对 SVR 下降比较敏感,容易导致明显的低血压。尽管氯胺酮能够增加 SVR,但同时也有可能增加 PVR,尤其是通气不良时。对于氯胺酮是否可以应用于 PH 患儿还存在一定的争议。要避免应用高浓度的吸入麻醉药物,应据心率、血压等的变化实时调整吸入麻醉药的浓度。

本例患儿在苏醒期发生屏气和呛咳,导致疑似 PHC 的发生,且病情进展迅速,床旁超声发现右心室明显扩大,左心室明显缩小,进一步明确 PHC 的诊断。通过加深麻醉、调高吸入氧分数、过度通气、肾上腺素、米力农、纠正酸中毒等对症处理后,患儿生命体征逐渐平稳,并在深麻醉下拔除气管导管后,送回病房。PHC 发生突然,进展迅速,处理不当,死亡率高。因此,对此类患儿术前应做好 PHC 的处理预案。PHC 处理预案如下:纯氧通气;加深麻醉,给予镇静/镇痛药;应用依前列醇吸入或米力农静脉泵注,扩张肺血管;应用神经肌肉阻滞剂,避免人机对抗;保持足够的潮气量,避免肺不张;通过低气道压、低 PEEP 以及延长呼气期来保持氧合;适当过度通气,避免高碳酸血症;谨慎输液,可以考虑碳酸氢钠纠正酸中毒;应用去甲肾上腺素、血管加压素等药物,保持冠脉灌注,必要时考虑肺血管扩张药如瑞莫杜林;维持窦性节律和房室同步;维持正常体温;如果心搏骤停,考虑 ECMO 支持。

▶ **3. 不足之处**

本例患儿在心导管检查完成之前一直比较平稳,但在苏醒过程中,出现体动、屏气以及呛咳等反应,麻醉比较浅,不能耐受气管导管,导致 PHC 的发生,且病情进展迅速。尽管抢救比较成功,但在围术期的管理过程中,应该更加细致,在确保患儿能够耐受气管导管的前提下,清理呼吸道分泌物,避免出现屏气和呛咳动作,自主呼吸满意恢复后,深麻醉下拔出气管导管,让患儿更加平稳地度过苏醒期。

● 总 结 ●

综上所述,对先天性心脏病伴 PH 患儿的麻醉管理,术前应避免缺氧、呼吸抑制及有害刺激;麻醉诱导要控制麻醉深度,避免浅麻醉或肌松不足情况下进行气管插管,麻醉诱导与维持过程中要避免低血压,吸入高浓度的氧气和适当过度通气;苏醒过程要平稳,当自主呼吸恢复,且通气量满意时,在深麻醉下拔出气管导管;在整个围术期都要做好防治 PHC 的预案。

(侯慧艳)

参考文献

[1] Galie N, Humbert M, Vachiery JL, et al. 2015 ESC/ERS Guide-lines for the diagnosis and treatment of pulmonary hypertension: the Joint Task Force for the diagnosis and treatment of pulmonary hypertension of the European Society of Cardiology (ESC) and the European Respiratory Society (ERS): Endorsed by: Association for European Paediatric and Congenital Cardiology (AEPC) International Society for Heart and Lung Transplantation (ISHLT) [J]. Eur Heart J, 2016, 37(1): 67-119.
[2] 中华医学会呼吸病学分会肺栓塞与肺血管病学组,中国医师协会呼吸医师分会肺栓塞与肺血管病工作委员会,全国肺栓塞与肺血管病防治协作组,等.中国肺动脉高压诊断与治疗指南(2021 版)[J].中华医学杂志,2021,101(1):11-51.
[3] 张蕾,周达新,管丽华,等.肺动脉高压危象的诊断、发病机制与治疗现状[J].上海医药,2015,17:4-6,18.
[4] 裴瑜馨,唐雯.儿童重症相关肺动脉高压诊治研究进展[J].中国小儿急救医学,2017,24(9):697-701.
[5] 王嵘,李强强,张陈,等.特发性肺动脉高压患儿全身麻醉下右心导管术中及术后肺动脉高压危象的特点分析[J].中国医药,2021,16(4):516-520.

78 室上速患儿射频消融术中并发心包填塞的处理

> **摘要**
>
> 　　6岁的女童，因诊断为室上性心动过速行经导管射频消融术治疗，术中并发心包填塞且伴有心率、血压下降，予以强心、扩容治疗后患儿循环趋于稳定。心包填塞是导管射频消融术的严重并发症，早期发现和及时采取有效措施解除心包填塞是决定患儿预后的关键。

　　室上性心动过速是儿童较为常见的一种快速型心律失常，若长期持续发作可影响儿童的生长发育，严重时甚至威胁患儿生命。对于药物治疗效果不佳或为了避免抗心律失常药物相关不良反应的患儿，可考虑行经导管射频消融术（radiofrequency catheter ablation，RFCA）。虽然RFCA具有创伤小和治愈率高等优势，但术中机械性操作等因素可能造成心腔壁损伤、穿孔而导致心包填塞，据统计心包填塞的发生率为0.3%~0.9%。本文报道1例6岁患儿因室上性心动过速行择期RFCA并发心包填塞的处理。

● 病例描述 ●

　　患儿，女，6岁，体重30.4 kg，足月顺产。出生时体检正常，近2年出现间断性心率加快，因室上性心动过速就诊。体格检查提示患儿生长发育正常，吸入空气平静时口唇无明显青紫，两肺呼吸音粗，未及明显啰音，心音有力，心律齐，心率（HR）104次/分，未闻及心前区杂音，腹软，四肢末梢暖，吸空气下脉搏氧饱和度（SpO$_2$）99%。

　　实验室检验结果：血常规、肝、肾功能及凝血功能均正常。

　　心电图：室上性心动过速（房室折返性心动过速）。

　　心脏超声：心脏结构无异常。

　　胸片：两肺未见活动性病变。

　　术前诊断：室上性心动过速，考虑类型为房室折返性心动过速（atrioventricular reentrant tachycardia，AVRT），拟择期行导管射频消融术。

● 麻醉经过 ●

　　患儿术前未用镇静药物，入心导管手术室后监测心电图（ECG）、无创血压（BP）、脉搏氧饱和度。静脉注射咪达唑仑3.0 mg、异丙酚50 mg、舒芬太尼6.0 μg和罗库溴铵20 mg麻醉诱导，待患儿睫毛反射消失后在可视喉镜下置入ID 5.5带囊气管内导管，插管深度15 cm。选择压力控制通气（PCV）模式，呼吸参数设定：氧流量2 L/min，FiO$_2$ 50%，吸气压力15 cmH$_2$O，呼吸频率（RR）20次/分，I∶E为1∶2，术中维持VT 200~240 ml，呼气末二氧化碳分压（ETCO$_2$）35~40 mmHg。术中患儿吸入七氟烷2%~3%维持麻醉。

　　常见消毒铺巾，左右股静脉穿刺置管后进行心内电生理检查，完成后再将消融导管送入右心房，开始射频消融手术。当手术进行约20分钟时，心电图显示患儿HR逐渐下降至72次/分，同时BP

也从 88/40 mmHg 逐渐下降至 70/33 mmHg，与手术医生沟通后停止操作，经 X 线透视见心影略有增大且心脏搏动减弱。紧急在床旁经胸心彩超提示心包内有 0.5~1.0 cm 液性暗区，考虑为心包积液。即刻在超声引导下行心包穿刺，抽出鲜红色不凝血 50 ml，放置心包引流管。同时快速输注醋酸林格液 300 ml 和连续静脉泵注多巴胺 5.0 μg/(kg·min)，维持患儿心率和血压。复查患儿动脉血气示 pH 7.37，PaO_2 145.1 mmHg，$PaCO_2$ 40.4 mmHg，BE −1.6，Hct 30.8%，Hb 9.6 g/dL，K^+ 4.0 mmol/L，Ca^{2+} 1.10 mmol/L，Cl^- 103 mmol/L，Lac 2.0 mmol/L。继续观察患儿 30 分钟，静脉输注红细胞悬液 100 ml，引流液共计 50 ml，患儿心率和血压无下降趋势，HR 维持在 90 次/分左右，BP 维持在 85/40 mmHg 左右。经协商后决定终止手术操作，并将患儿带气管导管转运至心脏重症监护室继续治疗。

术后转归

手术时间共计 50 分钟。患儿转运至心脏重症监护室后的 24 小时心包引流量为 30 ml，术后第 2 日复查心彩超未见明显心包积液，术后第 3 日 24 小时心包引流量少于 5.0 ml，予以拔除心包引流管。术后第 7 日患儿回普通病房，术后 15 日出院。

知识点回顾

1. 室上性心动过速

室上性心动过速简称室上速，是指所有希氏束及其之上传导系统病变造成的静息状态下心房和(或)心室率超过 100 次/分。室上速是儿童最常见的快速型心律失常，发病率约为 1.03/1 000，其主要类型包括房室折返性心动过速、房室结折返性心动过速等。室上速反复或持续发作可损害心功能并有可能导致心动过速型心肌病，因此一旦发现需尽快治疗。

RFCA 是将电极导管经静脉或动脉血管送入心腔特定部位，释放射频电流导致局部心内膜及心内膜下心肌凝固性坏死，达到阻断快速心律失常异常传导束和起源点的介入性技术。自 1991 年 RFCA 成功治疗儿童预激综合征，迄今已有 30 余年的历程。

2. RFCA 并发症

RFCA 的常见并发症有急性心包填塞、完全性房室传导阻滞、冠状动脉血管损伤等。急性心包填塞是心包腔中血液急剧积聚导致心脏受压、心室充盈受阻及其所引起的一系列血流动力学异常，发病急、进展快、可危及患儿生命。射频消融术中急性心包填塞常见于心腔内暴力操作及心腔内错误电极放置导致心脏穿孔破裂，常见的穿孔部位为左心房心室壁、冠状静脉窦、左心耳及肺静脉等。另一方面导管放电过程中消融功率过高，发生爆裂伤也可能导致心脏穿孔。急性心包填塞多数具有特征性临床表现，包括突发呼吸困难、烦躁、意识模糊或意识丧失，全身麻醉患儿则可以观察到血压骤降、心率开始减慢随后增快，X 线表现为心影增大和搏动消失。部分患儿在心包填塞的早期表现类似于血管迷走反射，如心率减慢、面色苍白、出汗，应及时予影像学检查明确病因。若此时给予阿托品、多巴胺等处理后症状改善不明显，则应高度怀疑发生心包填塞。紧急床边超声检查有助于诊断及跟踪心包穿刺后积血量的动态变化。

讨 论

1. 心包填塞诊断

患儿经导管射频消融术均在气管插管全麻下进行，所以无法获得患儿发生心包填塞时胸闷、气促、呼吸困难、意识淡漠等的早期主观感受。麻醉医师在密切监测患儿生命体征的同时，应关注手术医生操作细节与进程。当患儿在 X 线透视下出现心脏搏动减弱，心影增大，心影内侧透亮等表现；收缩压下降且脉压小于 30 mmHg，经快速输液不能纠正者，在排除迷走反射的情况下，应高度怀疑发生心包积液和(或)急性心包填塞，经 X 线透视和(或)床边超声有助于明确诊断。

值得注意的是，儿童因其心脏体积小，Koch 三角区范围也较成人狭窄，消融靶点更靠近传导束，由消融所致房室传导阻滞的风险也很高，当出现三度房室传导阻滞时，其临床同样表现为心率减慢和血压下降，这需要和心包填塞进行鉴别诊断。

2. 心包填塞的处理

心包穿刺引流是心包填塞首选的抢救方法,一旦确诊即应争分夺秒进行。手术可按解剖位置盲穿,也可在超声或 X 线透视下进行。穿刺过程中应密切观察患儿的生命体征,记录引流物的量、颜色、性状,引流后患儿症状应得到缓解。若患儿出血不止,有效引流后患儿症状无明显改善甚至加重者,应立即做好外科手术准备。有研究表明,13%的心房穿孔和 55%的心室穿孔并发心包填塞者需要外科手术。心包穿刺后即刻出现的并发症包括心肌刺伤或割裂、血管(冠状动脉、肋间血管、胸廓内动脉或腹内血管)损伤、气胸、空气栓塞以及心律失常(如室性和室上性),穿刺引流时应提高警惕。

在准备心包穿刺引流术过程中,麻醉医师应建立多条静脉通道,迅速输液和输注血制品,应用血管活性药物,维持患儿循环稳定。有条件的话,可将未被污染的自体血液回输至患儿体内。

3. 术后管理

发生心包填塞后,应及时终止射频消融手术,经初步处理后将患儿送至重症监护室,注意患儿血压、脉搏、心律、尿量的变化。心包穿刺中如出现心肌和冠状动脉刺伤,最初可能无症状,但是会表现为迟发心包积血或导管抽吸效果欠佳。有研究显示,心包引流或外科修补后发生心包炎、败血症、感染、心肌损伤后综合征等发生率显著升高。床旁心脏超声检查可用于明确病情进展,评估心功能和容量状况。

4. 不足之处

本例患儿采用无创血压监测循环功能,无法及时判断是否发生心包填塞等严重并发症,因此建议长时间射频消融手术应采取有创动脉血压监测,以便实时反映患儿循环功能和迅速发现严重并发症。

● 总 结 ●

总之,麻醉医师在儿童射频消融术过程中应留意心包填塞、心脏破裂等严重并发症。一旦术中出现不明原因血压下降、心率加快或减慢时都应考虑到可能发生心包填塞。心包穿刺引流是抢救心包填塞的有效措施。床边超声可快速、便捷、准确地诊断心包填塞和指导心包穿刺引流。若穿刺引流后患儿仍无法维持稳定的循环则应立即予以外科手术。

(陶颖莹)

参考文献

[1] 孙玉杰,张海澄. 2015 年《AHA/ACC/HRS 室上性心动过速管理指南》解读[J].中国循环杂志,2015,30(s2):50 - 55.

[2] 黄俊,李斌,蔡广.阵发性室上性心动过速的导管射频消融治疗进展[J].临床心血管病杂志,2017,33(3):275 - 278.

[3] Bollmann A, Ueberham L, Schuler E, et al. Cardiac tamponade in catheter ablation of atrial fibrillation: German-wide analysis of 21,141 procedures in the Helios atrial brillation ablation registry(SAFER)[J]. Europace, 2018, 20(12): 1944 - 1951.

[4] 黄松群,梁颖,黄新苗,等.心肌射频消融术中心包压塞的临床诊治特点分析[J].临床与病理杂志,2016,36(4):427 - 431.

[5] Mujović N, Marinković M, Marković N, et al. Management and outcome of periprocedural cardiac perforation and tamponade with radiofrequency catheter ablation of cardiac arrhythmias: a single medium-volume center experience [J]. Adv Ther, 2016, 33(10): 1782 - 1796.

[6] Wu MH, Chen HC, Kao FY, et al. Postnatal cumulative incidence of supraventricular tachycardia in a general pediatric population: a national birth cohort database study [J]. Heart Rhythm, 2016, 13(10): 2070 - 2075.

[7] Walsh EP, Saul JP. Transcatheter ablation for pediatric tachyarrhythmias using radiofrequency electrical energy [J]. Pediatr Ann, 1991, 20(7): 386 - 388, 392.

[8] Joung B, Lee M, Sung JH, et al. Pediatric radiofrequency catheter ablation: sedation methods and success, complication and recurrence rates[J]. Circ J, 2006, 70(3): 278 - 284.

[9] Jacek Klaudel, Wojciech Trenkner, et al. Analysis of reported cases of left main coronary artery injury during catheter ablation: In search of a pattern[J]. J Cardiovasc Electrophysiol, 2019, 30(3): 410 - 426.

[10] Bunch TJ, Asirvatham SJ, Friedman PA, et al. Outcomes after cardiac perforation during radiofrequency ablation of the atrium[J]. J Cardiovasc Electrophysiol, 2005, 16(11): 1172 - 1179.

[11] Tokuda M, Kojodjojo P, Laurence M, et al. Outcomes of cardiac perforation complicating catheter ablation of ventricular arrhythmias[J]. Circ Arrhythm Electrophysiol, 2011, 4(5): 660 - 666.

[12] Yui Y, Sekiguchi Y, Nogami A, et al. Midterm outcomes of catheter ablation for atrial fibrillation in patients with cardiac tamponade[J]. J Arrhythm, 2018, 35(1): 109 - 120.

室间隔缺损封堵术患儿术中心律失常的麻醉处理

摘要

2岁的女童,经心脏超声检查确诊为室间隔缺损就诊,择期行心导管介入封堵术。术中突发室上性心动过速,予以停止操作并对症用药处理后,患儿心律失常缓解,继续手术。经导管介入封堵治疗小儿室间隔缺损的疗效与安全性已得到公认,但在手术过程中由于操作刺激等原因会引起严重心律失常如室性心律失常、室上性心律失常等,及时对症处理并采取有效措施解除诱发心律失常原因,是本类患儿麻醉管理的一大重点。

室间隔缺损(ventricular septal defect,VSD)是心室间隔部分因组织缺损引起心室间血液交通的一种先天性心脏病。作为最常见先天性心脏病之一,其在所有先天性心脏病中约占40%。VSD介入治疗已探索近30年,具有血管损伤小、操作方法简便等特点,在越来越多临床中心得到应用。心导管介入术中并发症的发生率为4.1%~19%,最常见的就是心律失常,可由暴力操作、解剖异常等原因导致。表现为术中或术后一过性的心律失常,严重时也可造成术后永久性心律失常,对患儿术后康复造成不同程度的影响。本文报道1例VSD患儿行心导管介入封堵术中突发室上性心动过速的麻醉处理。

● 病例描述 ●

患儿,女,2岁6个月10天,体重12 kg。足月顺产,无窒息史。出生后体检听诊发现心前区杂音,心脏超声检查提示室间隔缺损(膜周部)。出生史:足月顺产,喂养与生长发育正常。

体格检查:神清,体温37℃,心率(HR)110次/分,血压96/55 mmHg,呼吸23次/分,吸空气下脉搏氧饱和度(SpO_2)99%。腹软、四肢末梢暖。

专科体检:两肺呼吸音粗,未及明显啰音,心音有力,心律齐,可闻及心前区Ⅲ/Ⅵ级全收缩期杂音,吸入空气平静时口唇无明显青紫,四肢末端无青紫及杵状指。

实验室检查:血常规、肝功能、肾功能及凝血功能正常。

心电图:窦性心律,正常范围。

心脏超声:室间隔缺损,直径11 mm,膜周型。卵圆孔未闭,直径2.3 mm。

术前诊断:室间隔缺损(膜周部),卵圆孔未闭。拟择期行心导管介入室间隔缺损封堵术。

● 麻醉经过 ●

患儿术前未用镇静药物,入心导管手术室后行胸前十二导联心电图(ECG)、无创血压(BP)、脉搏氧饱和度监测:BP 95/54 mmHg,HR 120次/分,SpO_2 98%。开放外周静脉后给予咪达唑仑1.0 mg、异丙酚30 mg、舒芬太尼3.0 μg静注诱导,待患儿睫毛反射消失后置入1.5号Ambu弯型喉罩,连接呼吸回路选择压力控制通气(PCV)模式,呼吸参数设定：氧流量 2 L/min、FiO$_2$ 50%、吸气压力 15 cmH$_2$O、RR 20次/分，I∶E 为 1∶2，术中维持 VT 80~100 ml，呼气末二氧化碳分压（ETCO$_2$）35~40 mmHg。

患儿术中持续生命体征监测，术中吸入七氟烷 1%~2%维持麻醉深度。喉罩置入后患儿生命体征：BP 94/46 mmHg，HR 125 次/分，SpO$_2$ 97%。术中，心内科医生常规消毒铺巾，并消毒右侧腹股沟区，肝素 100 IU/kg 静脉注射抗凝后，股动静脉穿刺置管。通过股静脉经端孔导管插入圈套导管和圈套器，准备去套住位于已位于上腔静脉的介入导丝时，患儿心电图显示突发阵发性室上性心动过速，HR 200 次/分左右，SpO$_2$ 91%，即刻测量 BP 80/40 mmHg，嘱台上心内科医生停止操作，同时调整吸入氧浓度至 100%。观察约半分钟后，患儿心电图示室上性心动过速消失，心率逐渐恢复窦性，HR 118 次/分，SpO$_2$ 99%，测得 BP 90/40 mmHg。观察 5 分钟下未见室上性心动过速发生，且患儿 BP、SpO$_2$ 稳定，心内科医生尝试继续进行临床操作，即刻患儿心电图显示再次出现阵发性室上性心动过速，HR 195 次/分，SpO$_2$ 90%，BP 82/36 mmHg。再次嘱台上医生停止介入操作，并予以静脉推注地塞米松 5 mg、普罗帕酮 2.0 mg/kg，并将 BP 监测调至每 1 分钟测量。停止心介入手术操作及静脉对症用药 10 分钟后，患儿心率恢复至 110 次/分左右，血压稳定在 92/50 mmHg 左右。此后未再发生快速性心律失常。心内科医生室间隔缺损封堵器放置顺利，床边心脏超声显示原室间隔缺损处无残余分流、心脏房室瓣膜活动正常。手术结束时停止七氟烷吸入，待患儿自主呼吸恢复予以拔除喉罩，送返心内科病房观察室。

● 术后转归 ●

手术时间共 55 分钟，估计出血量约为 5 ml。输注醋酸林格液 100 ml，术毕 BP 90/49 mmHg、HR 110 次/分、SpO$_2$ 98%。手术结束停止七氟烷吸入，拔除喉罩顺利，观察患儿意识恢复，自主呼吸规律，循环稳定，无呼吸抑制、喉痉挛等并发症，患儿 Aldrete 评分达 9 分后，将其送返心内科病房观察室。术后第二日复查心电图：窦性心律部分导联 T 波顶部切迹。术后患儿血压、血氧饱和度均在正常范围，意识清，无黑蒙、心悸、晕厥等不良反应。术后第 6 天带阿司匹林口服药出院。

● 知识点回顾 ●

在心导管介入术最常见的不良反应就是心律失常，常见严重心律失常主要为各种类型的室性心律失常、窦性停搏、完全性左束支传导阻滞（complete left bundle branch block，CLBBB）、完全性右束支传导阻滞（complete right bundle branch block，CRBBB）等。胸前十二导联心电图监护可于第一时间观察并发现心律失常的发生。而一旦发生第一要务是确定心律失常的类型及其对患儿血流动力学影响程度，并对症用药与治疗。

▶ **1. 介入导管对心肌的刺激**

VSD 介入封堵术中，心内科医生需要通过股动静脉置管，通过建立的轨道，置入导丝、圈套器，并在此引导下放入室间隔缺损封堵器。在此过程中导丝对于心内壁的机械刺激、损伤，很多是由于暴力或不熟练地机械操作造成，多为一过性发作的心动过速，一般在即刻停止心内操作后，无须使用药物治疗或其他特殊干预措施即可恢复。心室颤动较少见，可见于导管或导引导丝刺激心室肌时。快速性室性自主心律多见于嵴内型 VSD，或膜周部 VSD 向肌部延伸的患儿，与封堵器刺激心室肌有关。如心室率在 100 次/分以内，一般也不需要药物治疗，停止心内操作观察。而当患儿心律失常严重影响循环稳定，血压急剧下降无法维持，除对症抗心律失常药物治疗外，必要时需即刻终止手术行电复律、电除颤甚至开胸取出封堵器等操作抢救。

▶ **2. 封堵器对传导束的压迫**

膜周部 VSD 是 VSD 中最常见类型，约占所有 VSD 的 80%。由于缺损解剖位置毗邻心脏的希氏-浦肯野系统，且该类患儿传导系统的解剖结构变异较大，放置封堵器过程中，更容易因封堵器摩擦、挤压造成室间隔周围房室束及其束支器质性病变、心肌水肿等情况发生，从而引起房室传导阻滞、交界性心律等心电图改变。对于术中出现以上心律失常现象,结合专家共识及临床实际情况,如术中出现持续的完全性左束支传导阻滞或高度房室传导阻滞的患儿,给予地塞米松 5 mg 静脉推注,待传导阻滞恢复后继续封堵。若传导阻滞未能消失,则应考虑取出封堵器,改开胸手术治疗。部分患儿可能出现阿-斯综合征而需安置心脏临时起搏器。

● 讨 论 ●

▶ **1. 术前评估与准备**

对于行介入治疗封堵的 VSD 患儿,术前应明确其 VSD 解剖分型以及有无合并肺动脉高压等并发症。从临床实用性出发,目前多采用 Anderson VSD 分型,主要分为膜周型、肌部型及双动脉下型。对于本例病患术前心脏超声确诊为膜周型 VSD,考虑其解剖特点,术中发生传导束阻滞的概率较大,同时也应注意由于操作刺激导致的室性期前收缩、室性心动过速等。常规应予以实时胸前十二导联心电图监测,同时导管室也需要准备好胸外除颤仪及电极板。术前应避免患儿因禁食或用药引起电解质紊乱,尤其是低血钾患儿,更易出现难以纠治的恶性心律失常。术前备药时,还需考虑类固醇激素和阿司匹林等抗炎药物,以应对术中可能出现的封堵器机械性压迫引起心肌等组织的水肿。

▶ **2. 术中麻醉管理**

心导管介入术中为了更好地实施呼吸管理,建议选择在气管插管或喉罩置入的全麻下进行儿童心导管介入封堵术。术中麻醉管理在常规监测患儿心率、血压、呼吸等生命体征;注意麻醉药物应用剂量与麻醉深度基础上,麻醉医生还需要密切留意台上心内科医生介入治疗的操作步骤与进程对患儿的影响,主要观察介入导丝放置过程是否顺利、有无瓣膜牵拉等造成患儿血流动力学巨大波动的情况。尤其还需观察,当封堵器放置前后患儿心电图是否存在异常改变,如房室传导阻滞等心脏节律或心内传导异常等。

本病例中,患儿心电图显示主要出现的是室上性心动过速,室上性心动过速的心电图特点为心率 150～250 次/分,节律规则;QRS 波时限和形态都正常,但是发生室内差异性传导或者原有束支阻滞的时候,QRS 波形态可以异常;P 波为逆行性,在 Ⅱ 导联、Ⅲ 导联、avF 导联倒置。根据心电图特征及患儿伴有血压及脉搏血氧饱和度轻微下降,术中初步诊断患儿为室上性心动过速发作。

在患儿发作室上性心动过速过程中,主要处理措施首先为暂停介入操作、保证患儿充足氧供和通气、维持有效循环。以上操作未见明显改善时,根据心律失常类型对症用药治疗。针对术中室上性心动过速,可以采用腺苷、地高辛、普罗帕酮等静脉药物复律。本病例中采用的是普罗帕酮静脉推注处理。普罗帕酮是具有直接膜稳定效应的第一类抗心律失常药,能降低心肌动作电位的最大上升速度、延长传导系统的传导时间,延长心室的有效不应期,降低心肌的自发兴奋性和阻断兴奋的折返。首剂无效者隔 15 分钟后重复 1 次使用。单次静脉推注普罗帕酮可出现心室率减慢至 60 次/分以下,Q-T 间期延长,一般血压稳定的情况下,停药不另行处理可自行恢复。对于推注药物无效者,存在长时间发绀、低血压等提示血流动力学不稳定表现时,需立即进行同步电复律。初始能量剂量为 0.5～1.0 J/kg,若仍持续发作,可以增加到 2.0 J/kg。

▶ **3. 术后麻醉管理**

患儿术后 5～7 天是心肌水肿的高峰期,也会伴随出现进一步的心律失常、传导束异常,若患儿在术中有发生过心律失常等不良事件,建议术后持续心电监测及吸氧。若早期于病房发生Ⅲ度房室传导阻滞或完全性左束支传导阻滞,可予以糖皮质激素、白蛋白及果糖二磷酸钠等营养心肌治疗,必要时安装临时起搏器,治疗 3～7 天不恢复,也可直接心外科手术取出封堵器并修补 VSD。术后出现迟发型的Ⅲ度房室阻滞,药物治疗效果通常欠佳,应予以永久起搏器植入治疗。

● 总 结 ●

本病例发生室上性心动过速采用的静脉复律药物是普罗帕酮,使用前应注意,对于心功能低下或心脏结构严重异常的患儿,具有负性肌力作用的普罗帕酮并不适合。

目前有指南及专家共识认为,腺苷是终止室上性心动过速的首选药物,静脉快速推注腺苷对所有年龄组的儿童都是一种安全的药物,无严重不良反应发生。但当患儿存在窦房结功能障碍、房室传导阻滞或同时服用其他影响房室传导的药物(如β受体阻滞剂、钙通道阻滞剂、胺碘酮等)时,静脉推注腺苷可引发明显的心动过缓。目前对于腺苷的推荐剂量为 0.1 mg/kg。

总之,对于 VSD 患儿行介入封堵治疗,术前应明确患儿 VSD 类型及有无并发症。术中一旦发生心律失常,应根据心电特征予以积极治疗或改变手术策略。

(陶颖莹)

参考文献

[1] Moodie D. The Journal Congenital Heart Disease — 2016[J]. Congenit Heart Dis, 2016, 11(1): 5-6.
[2] 刘迎龙,许耀强.加强我国先天性心脏病三级防治[J].中国医药,2017,12(12):1761-1764.
[3] Agnoletti G, Bonnet C, et al. Complications of paediatric interventional catheterisation: an analysisof risk factors. Cardiol Young, 2005, 15: 402-408.
[4] 中国医师协会儿科医师分会先天性心脏病专家委员会,中华医学会儿科学分会心血管学组《中华儿科杂志》编辑委员会.儿童常见先天性心脏病介入治疗专家共识.中华儿科杂志,2015,53(1):17-24.
[5] Mah DY, Porras D, et al. Incidence of and risk factors for catheterization-induced complete heartblock in the pediatric cardiac catheterization laboratory. Circ Arrhythm Electrophysiol, 2014, 7: 127-133.
[6] Hijazi ZM, Hakim F, Al-Fadley F, et al. Transcatheter closure of single muscular ventricular septal defects using the Amplatzer muscular VSD occluder: Initial results and technical considerations[J]. Catheter Cardiovasc Interv, 2000, 49(2): 167-172.
[7] Hijazi ZM, Hakim F, Haweleh AA, et al. Catheter closure of perimembranous ventricular septal defects using the new Amplatzer membranous VSD occluder: initial clinical experience[J]. Catheter Cardiovasc Interv, 2002, 56(4): 508-515.
[8] 唐立鸿,薛玉梅.膜周部室间隔缺损介入封堵术对传导系统影响及其防治的相关研究进展.中国介入心脏病学杂志,2017,25(5):290-292.
[9] 纪托,陈海莲,武凌宁,等.先天性心脏病介入治疗术相关心律失常的分析.中国介入心脏病学杂志,2016,24(3):142-144.
[10] Pedersen TA, Andersen NH, Knudsen MR, et al. The effects of surgically induced right bundle branch block on left ventricular function after closure of the ventricular septal defect. Cardiol Young, 2008, 18(4): 430-436.
[11] Li P, Zhao X, Zheng X, et al. Arrhythmias after transcatheter closure of perimembranous ventricular septal defects with a modified double-diskoccluder: early and long-term result. Heart Vessels, 2012, 27(40): 405-410.
[12] 孙宪军,高伟,周爱卿,等.膜周部室间隔缺损经导管封堵术后早期心律失常危险因素的探讨.中华儿科杂志,2005,43(10):767-771.
[13] Du RZ, Qian J, Wu J, et al. Cardiac resynchronization therapy for heart failure induced by left bundle branch block after transcatheter closure of ventricular septal defect. J Geriatr Cardiol, 2014, 11(4): 357-362.
[14] 方臻飞,沈向前,胡信群,等.室间隔缺损介入治疗并发完全性房室传导阻滞临床分析[J].中华心血管病杂志,2006,34(6):495-497.

80 Fontan术后患儿行心导管造影+体-肺动脉侧支封堵术中气道出血的麻醉管理

> **摘要**
>
> 13岁的女孩，行Fontan术后3年，因反复咯血拟全身麻醉下行心导管造影+体-肺动脉侧支封堵术。术中发生气道内大量出血，经纯氧通气、加用呼气末正压、气道内喷洒肾上腺素、充分清理气道内积血后好转，顺利完成体-肺动脉侧支血管封堵，带管安返监护室。此类患儿的麻醉关注点是评估心功能和循环状态，遵循单心室生理的麻醉管理原则，快速有效处理气道内出血。

咯血是Fontan手术的远期并发症之一，主要原因是广泛的体-肺动脉侧支血管（aortopulmonary collateral arteries，APCAs）形成，这些侧支血管可能术前就已经存在，也可能是Fontan术后机体长期慢性缺氧导致的代偿性增生。APCAs是左向右分流的重要来源，进一步加重肺循环负荷，导致支气管、细支气管、和支气管黏膜下层的血管以及支气管动脉过度充血、扩张，一旦破裂，血液进入支气管腔而引起咯血。Fontan术后咯血一般出血量较大，可致严重的低氧血症甚至窒息，一经发现应尽早处理体-肺动脉侧支。本文报道1例Fontan术后患儿行心导管造影+体-肺动脉侧支封堵术中气道出血的麻醉管理。

病例描述

患儿，女，13岁，身高151 cm，体重40.6 kg。Fontan术后3年，因反复咯血拟在全身麻醉下行心导管造影+体-肺动脉侧支封堵术。患儿平素活动耐量明显下降，心功能NYHA Ⅲ级，既往反复呼吸道感染史。入院后给予垂体后叶素、巴曲亭治疗效果不佳，患儿每日仍有咯血，咯血量100～150 ml，拟在全身麻醉下行心导管造影+侧支血管封堵术。

体格检查：神清，精神可，双肺呼吸音粗、少量湿啰音，心前区可及一陈旧性手术瘢痕，鼻导管吸氧2 L/min，脉搏血氧饱和度（pulse oxygen saturation，SpO$_2$）88%。

心脏超声：D-TGA(S.D.D)/VSD/ASD/PS行Fontan术后，腔肺吻合口流速0.44 m/s，血流波形随呼吸运动变化。

术前CTA：D-TGA(S.D.D)/VSD/ASD/PS行Fontan术后，主动脉弓、右侧锁骨上动脉及椎动脉发出多支侧支血管。

麻醉经过

患儿带鼻导管吸氧进入DSA检查室，过床时患儿咳嗽并再次咯鲜血50～60 ml，色鲜红。待患儿呼吸恢复平稳，充分清理口腔内残余血液，平卧位连接监护，基础生命体征：心率（HR）100次/分，血压（BP）130/76 mmHg，SpO$_2$ 90%。给予快速麻醉诱导：静脉注射咪达唑仑2.0 mg，丙泊酚80 mg，舒芬太尼20 μg和罗库溴铵25 mg，气管插管顺利，PCV-VG模式控制通气，氧流量2 L/min，吸入氧浓度80%，潮气量400 ml，呼吸

12次/分。麻醉诱导过程平稳,插管后气道内吸引出少量新鲜血性分泌物,胃内吸引出约50 ml陈旧性血性分泌物。

术中行升主动脉造影时,麻醉机突发气道压力过高报警,患儿SpO₂急剧下降至40%~50%,气管插管内涌出大量鲜红色血液。立即给予快速输液扩容,负压吸引清理气道,气道内喷洒1:10 000肾上腺素止血,调整呼吸机参数,吸入纯氧,行呼气末正压通气(PEEP 10 cmH₂O),同时静脉推注垂体后叶素3U,气道内出血渐止,SpO₂恢复至90%以上。估算出血量200~300 ml,给予输血对症支持处理,继续手术。经DSA造影明确多支体-肺动脉侧支血管后实施侧支血管封堵术,手术顺利,术毕患儿生命体征平稳,带管安返儿童重症监护室。

● 术后转归 ●

患儿术后带气管插管机械通气支持,继续予垂体后叶素、巴曲亭及止血敏止血治疗,头孢呋辛防治感染,速尿、安体舒通利尿减轻心脏负荷,术后1天气道血性分泌物明显减少,术后第2天气道内未再发现明显活动性出血迹象,给予拔除气管插管改鼻导管吸氧,继续观察患儿未再咯血,1周后转出监护室,2周后出院。

● 知识点回顾 ●

▶ **1. 体-肺动脉侧支血管**

体-肺动脉侧支血管(aortopulmonary collateral arteries,APCAs)是指来源于主动脉或其分支,能够提供血流至肺部组织的血管,可单独或与固有肺动脉共同参与肺血供应。根据血管直径大小可分为:

(1) 大型APCAs,血管直径>2 mm;
(2) 为中型APCAs,血管直径1~2 mm;
(3) 小型APCAs,直径<1 mm。

按其起源及与肺动脉连接方式分为以下3种:
(1) 支气管动脉型:是支气管肺的营养动脉,分布于肺实质,向肺动脉细小分支供血;
(2) 直接体肺侧支型:多发自降主动脉上一中段,直接与肺动脉相连向其供血;
(3) 常起源于主动脉的分支:包括头臂动脉、冠状动脉、腹主动脉。

APCAs的处理难点在于其血管来源广泛且解剖走行变异较大,通过外科手术方式进行结扎较为困难,一般首选影像学造影明确血管数量和走行方向,然后在介入条件下实施封堵。

● 讨 论 ●

▶ **1. 术前评估和准备**

Fontan合并咯血患儿的术前评估需重点关注患儿的循环功能状态,以及肺内是否存在活动性出血。Fontan患儿对循环容量降低和静脉容量急性增加的反应能力都极为脆弱,因此应尽量避免术前禁食时间延长,麻醉诱导前输注10~15 ml/kg液体补充禁食造成的容量损失可能对患儿有利,但输注速度不宜过快。术前有明确咯血症状的患儿,由于胃内可能积存血液或血凝块,即使已严格禁食也应做好应对反流误吸的准备。

▶ **2. 术中麻醉管理**

Fontan合并咯血患儿的术中管理目标是优化体循环氧供和灌注,维持心率、心肌收缩力和前负荷以维持正常的心输出量。考虑到可能存在的饱胃问题,此类患儿的麻醉管理建议如下:

(1) 插管条件好的患儿应行快速诱导插管,对插管困难可疑者最好在表面麻醉下清醒插管,或使用困难气道插管设备实施插管。

(2) 按饱胃流程处理,留置胃管,备好负压吸引设备。对手术前咯血部位明确及咯血量较多的患儿,插管时采取向患侧倾斜体位防止血液流至健侧,有条件时应采用双腔气管导管隔离双肺。

(3) 麻醉诱导力求平稳、快速,避免诱导期间发生咳嗽诱发咯血。

(4) 维持适宜的麻醉深度,积极补充血容量保障充足的前负荷。

(5) 维持内环境稳定,避免发生低氧、高碳酸血症、代谢性酸中毒等可能导致肺血管阻力升高的因素。

Fontan术后的患儿咯血量一般都比较大,术中一旦发生气道内出血,短时间内即可造成严重的窒息缺氧,对于Fontan术后患儿非常不利,早期发现和快速处理气道内出血对于此类患儿极其重要。DSA环境下麻醉医师往往远离患儿,在无法直接观察患儿的情况下,气道症状(气道高压、潮气量下降等)往往先于心率、血压和SpO_2的变化,有条件者应密切关注患儿术中的气道压、潮气量和呼气末二氧化碳波形的变化。对于已发生气道出血的患儿,应立即改为纯氧通气,清理气道内积血,并在气道内喷洒肾上腺素、适度增加呼气末正压(PEEP)以达到止血的目的。需要注意的是,清理气道时每次吸引时间不宜过长,以免加重缺氧。

● 总 结 ●

总之,Fontan术后的患儿行心导管造影+体-肺动脉侧支封堵术的麻醉管理应兼顾Fonton循环的病理生理特点原则和气道内出血的处理原则,在维持正常心输出量的前提下尽可能减少对Fontan循环平衡不利的影响因素,快速处理气道内出血。

(王燕婷)

参考文献

[1] 吴耀华,万升阳,胡义勇,等.1例大咯血患儿的麻醉处理.临床麻醉学杂志,2003,19(6):384.

[2] 徐振东,车薛华,梁伟民.巨大肺动静脉畸形(PAVM)的麻醉处理报告1例.复旦学报(医学版),2013,40(1):121-122.

[3] Tchervenkov C I, Roy N. Congenital Heart Surgery Nomenclature and Database Project: pulmonary atresia-ventricular septal defect[J]. Annals of Thoracic Surgery, 2000, 69(4 Suppl): 97-105.

[4] Griselli M, Mcguirk SP, Winlaw DS, et al. The influence of pulmonary artery morphology on the results of operations for major aortopulmonary collateral arteries and complex congenital heart defects[J]. J Thorac Cardiovasc Surg, 2004, 127(1): 251-258.

[5] Derize Boshoff, Marc Gewillig. A review of the options for treatment of major aortopulmonary collateral arteries in the setting of tetralogy of Fallot with pulmonary atresia[J]. Cardiology in the Young, 2006, 16(3): 212-220.

[6] 祝忠群,刘锦纷,苏肇伉.大的主肺侧支动脉单源化手术进展[J].心血管病学进展,2001,22(2):98-100.

[7] Yu C H, Chen M R. Clinical Investigation of Systemic-Pulmonary Collateral Arteries[J]. Pediatric Cardiology, 2008, 29(2): 334-338.

[8] Murthy K, Reddy K P, Nagarajan R, et al. Management of ventricular septal defect with pulmonary atresia and major aortopulmonary collateral arteries: Challenges and controversies[J]. Ann Pediatr Cardiol, 2010, 3(2): 127-135.

[9] Ma X, Barboza LA, Siyahian A, et al. Tetralogy of Fallot: aorto-pulmonary collaterals and pulmonary arteries have distinctly different transcriptomes[J]. Pediatric Research, 2014, 76(4): 341.

[10] Patra S, Srinivas S K, Agrawal N, et al. Isolated major aortopulmonary collateral artery in an infant presenting with recurrent lower respiratory tract infection[J]. Case Reports, 2013: 116-122.

[11] 梁云,王一斌,李晓琴.经皮导管介入弹簧圈封堵治疗幼儿体肺动脉侧支血管的效果分析[J].重庆医学,2016,45(4):535-538.

[12] Feltes TF, Bacha E, Rd BR, et al. Indications for cardiac catheterization and intervention in pediatric cardiac disease: a scientific statement from the American Heart Association[J]. Circulation, 2011, 123(22): 2607-2652.